T0134346

Medizin und Kulturwissenschaft
Bonner Beiträge zur Geschichte, Anthropologie
und Ethik der Medizin

Band 11

Herausgegeben von
Walter Bruchhausen und Ralf Forsbach

Birgit Formanski

Lebensbilder jüdischer Akademikerinnen

Ausgewählte Medizinstudentinnen an der
Rheinischen Friedrich-Wilhelms-Universität Bonn
1900–1938

Mit einer Abbildung

V&R unipress

Bonn University Press

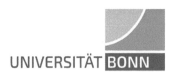

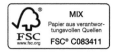

Bibliografische Information der Deutschen Nationalbibliothek
Die Deutsche Nationalbibliothek verzeichnet diese Publikation in der Deutschen
Nationalbibliografie; detaillierte bibliografische Daten sind im Internet über
https://dnb.de abrufbar.

**Veröffentlichungen der Bonn University Press
erscheinen bei V&R unipress.**

Umschlagabbildung: Bunte Keramikmosaiken im Park Güell, Barcelona. © davidpereiras /
photocase.de (#3038867)
Druck und Bindung: CPI books GmbH, Birkstraße 10, D-25917 Leck
Printed in the EU.

Vandenhoeck & Ruprecht Verlage | www.vandenhoeck-ruprecht-verlage.com

ISSN 2198-6185
ISBN 978-3-8471-1161-0

Inhalt

Anhang

Geleitwort

Die Geschichte der Medizinischen Fakultät Bonn wurde in einmaliger Ausführlichkeit vom Historiker Ralf Forsbach aufgearbeitet und 2006 als umfangreiche Monographie mit Unterstützung durch die Fakultät veröffentlicht (Die Medizinische Fakultät der Universität Bonn im »Dritten Reich«, R. Oldenbourg Verlag München, 2006). Dementsprechend lebendig ist an unserer Fakultät die Erinnerungskultur an die Zeit des Nationalsozialismus.

Es grenzt an ein Wunder und zeigt die Unerschütterlichkeit menschlichen Grundvertrauens, dass es in vielen deutschen Städten wieder jüdische Gemeinden gibt. Seit Dezember 2015 existiert an der Universität Bonn auch wieder eine jüdische Hochschulgruppe. Mitbegründer war der Medizinstudent Daniel Dejcman.

In jeder Diktatur, so auch im Nationalsozialismus, werden alle Bereiche einer Gesellschaft der Kontrolle unterworfen. Das nationalsozialistische Konzept der »Rassenhygiene« war für diese Diktatur zentral, der es darum ging ein »gesundes und starkes Volk« aufzubauen. Dementsprechend wichtig war es, die medizinische Wissenschaft und Kunst als Handlanger für dieses Konzept zu gewinnen. Gewünscht waren wissenschaftliche Begründungen des Rassismus etwa in der Eugenik aber auch seine Umsetzung in Form von Zwangssterilisationen, Selektionen für Konzentrationslager mit medizinischen Versuchen an Menschen bis hin zu einer aktiven Beteiligung an den Morden mit den Mitteln der Medizin. So wurden auch viele Hilfe suchende Patienten zu Opfern des Nationalsozialismus. Es ist erschütternd wie schnell Menschen bereit sind, ihr gesamtes Wertesystem abzulegen, durch neue Werte zu ersetzen und deren Umsetzung zuzustimmen. Wie in jeder Ideologie, ob politisch oder religiös begründet, heiligt irgendwann der Zweck alle Mittel, und im Extremfall betreibt eine minutiös arbeitende, unendlich gleichgültige Administration eine perfekte Tötungsmaschinerie.

Auch die Angehörigen der Medizinischen Fakultät Bonn lebten in diesem geschichtlichen Kontext, dem sich der Einzelne nur schwer entziehen konnte.

Jeder suchte seine individuelle Lösung, die meisten passten sich an, andere wanderten aus, wenige leisteten Widerstand.

Die Zahl annähernd 6 Millionen im Holocaust vernichteter Juden kann das Leid nicht vermitteln. Die Betrachtung der Einzelschicksale kann es sehr viel besser. Diesen Ansatz verfolgt Birgit Formanski in ihrer Monographie. Sie zeigt den Nationalsozialismus aus der Sicht einer Gruppe von Leidenden, 42 in der NS-Zeit verfolgten Frauen, die an der Medizinischen Fakultät der Universität Bonn studiert haben.

Die Porträts werden von der Autorin äußerst ausführlich in ihrem historischen Kontext dargestellt und sind erschütternd beindruckend.

Birgit Formanski hat durch ihr Werk einen wichtigen Beitrag zur Bewahrung der Erinnerung unserer Fakultät an diese dunkle Zeit geleistet, die als überwunden galt. Der in unserem und anderen Ländern derzeit wieder erstarkende Nationalismus belehrt uns eines Besseren und gemahnt uns zunehmend zur Wachsamkeit. Die vorliegende Monographie kann uns dabei helfen.

Bonn, 22. August 2019

Prof. Dr. Nicolas Wernert
Dekan der Medizinischen Fakultät der Universität Bonn

Vorwort

Intelligente jüdische Mädchen
stachen aus der gesamten weiblichen Studentenpopulation hervor,
und bei Medizinstudenten war das ganz besonders der Fall.[1]

Im 1996 herausgegebenen Katalog »100 Jahre Frauenstudium an der Rheinischen Friedrich-Wilhelms-Universität Bonn« konnten aus Platzgründen nur recht kurze Beiträge der Verfasserin zu elf jüdischen Medizinstudentinnen veröffentlicht werden.[2] Die damaligen Recherchen hatten zu Kontakten mit Familienangehörigen ehemaliger jüdischer Studentinnen in Bonn geführt. Dabei stieß der Wunsch der Autorin, auch das Leben und Wirken weiterer Bonner Studentinnen jüdischer Herkunft zu erforschen, auf große Zustimmung.

Es galt also zunächst, mehr Daten zum Leben dieser und weiterer ehemaliger Bonner Studentinnen zu sammeln, zu bündeln und zu sichern und sie damit vor dem Vergessen zu bewahren. Die Ergebnisse dieser Arbeit stehen hiermit für weitergehende Untersuchungen zur Verfügung.

Seit rund 30 Jahren wird das Unrecht aufgearbeitet, das jüdischen Studierenden und Lehrenden in nationalsozialistischer Zeit an deutschen Universitäten angetan worden ist.[3] Um dieses Anliegen geht es unter anderem auch in dieser Studie. Von den seit 1933 permanent verschärften antijüdischen Maßnahmen war auch die Gruppe, die hier vorgestellt wird, zunehmend betroffen. Lange Jahre betrachtete man sie ausschließlich pauschal als Opfer der damaligen politischen Verhältnisse. Durch eine differenziertere Sichtweise soll nun versucht werden, unter Berücksichtigung der gesamten Lebensläufe, diesen Frauen vor allem ihre Individualität zurückzugeben.

Nachforschungen im Bonner und anderen Universitätsarchiven und die Auswertung der dortigen Immatrikulationsalben,[4] Belegbögen, Personalakten und Personalverzeichnisse ergänzten das bereits vorhandene Material und er-

---

1 Chr. Wolff: Augenblicke verändern uns mehr als die Zeit. Eine Autobiographie. Frankfurt/M. 1986. Die Frau in der Gesellschaft, S. 101.
2 A. Kuhn, V. Rothe, Br. Mühlenbruch (Hg.): 100 Jahre Frauenstudium. Frauen der Rheinischen Friedrich-Wilhelms-Universität Bonn, Dortmund 1996.
3 S. Happ, V. Jüttemann (Hg.): »Es ist mit einem Schlag alles so restlos vernichtet!« Opfer des Nationalsozialismus an der Universität Münster. Veröffentlichung des Universitätsarchivs Münster, 12, Münster 2018.
4 UA Bonn: Diese wurden bis zum Wintersemester 1928/29 geführt.

weiterten den Personenkreis. Belege aus Stadt- und Landesarchiven gaben oftmals Hinweise zu einzelnen Familienmitgliedern und deren möglichen Aktivitäten innerhalb der jüdischen Gemeinden.

Die von verschiedenen fachärztlichen Einrichtungen initiierten Aufarbeitungen des nationalsozialistischen Unrechts an jüdischen Kolleginnen und Kollegen, deren Ergebnisse inzwischen der Öffentlichkeit zugänglich sind, lieferten häufig Daten zu Ärztinnen, über deren Leben bisher kaum etwas bekannt war.

Auch Zufallsfunde in der Sekundärliteratur trugen dazu bei, die Namen einiger Studentinnen, die vor Studienbeginn zum christlichen Glauben konvertiert waren, ausfindig zu machen. Auswertungen der inzwischen verbreiteten Grabsteinepigraphik halfen, mitunter schwierige Verwandtschaftsverhältnisse zu klären. Nicht zu vergessen sind die Suchmöglichkeiten durch das Internet, die beispielsweise Zugang geben zu Familiennachrichten, die in jüdischen Zeitungen veröffentlicht worden waren.

Kriegsbedingte Verluste im Bonner Universitätsarchiv, die Zerstörung jüdischer Dokumente durch die Ausschreitungen im Rahmen der Reichspogromnacht 1938 und die anscheinend in vielen Fällen systematisch noch vor Kriegsende vorgenommene Vernichtung von Unterlagen erschwerten die Recherchen erheblich. Sprachliche Hürden verhinderten den Kontakt zu bulgarischen, polnischen, russischen und auch türkischen Ansprechpartnern.

Die Bearbeitung dieses umfangreichen Themas ließ sich nur mit größeren Unterbrechungen fortsetzen. Von Vorteil war, dass der Großteil der damals noch kostenfreien Nachforschungen bereits Ende der 1990er Jahre abgeschlossen worden war.

Im Folgenden werden 42 ausgewählte jüdische deutsche und ausländische Medizinstudentinnen, die von 1900 bis 1938 die Bonner Universität besucht haben, in Einzelporträts vorgestellt. In wenigen Ausnahmen war es notwendig, auf Material aus Bereichen außerhalb der Medizinischen Fakultät zurückzugreifen. So wurden beispielsweise die Biographien zweier Schwestern, die unterschiedlichen Fachrichtungen angehörten, in einem Beitrag behandelt. In einem anderen Porträt wurden die Lebenswege einer Medizinerin und zweier Absolventinnen der Philosophischen Fakultät gemeinsam vorgestellt. Lebensdaten jüdischer Studentinnen anderer Fakultäten oder auch Universitäten waren hilfreich bei Vergleichen, manchmal auch die Bezugnahme auf nichtjüdische Studierende; derartige Ausnahmen sind gesondert gekennzeichnet.

Die damals an der Bonner Universität lehrenden jüdischen Wissenschaftler finden ebenfalls Erwähnung. Der Großvater einer der Studentinnen immatrikulierte sich bereits in den 1820er Jahren an der Bonner Universität, eine Kurzfassung der Entwicklung der Medizinischen Fakultät bis zur Immatrikulation der Enkelin Anfang des 20. Jahrhundert durfte daher nicht unerwähnt bleiben.

Ausgewählt wurden in der Regel Studentinnen, zu deren beruflichen Tätigkeiten und Leben umfangreiches Material zusammengetragen werden konnte. Nicht vergessen werden dürfen allerdings die Studienabsolventinnen der beginnenden 1930er Jahre, denen ab 1933 die Berufsausübung fast unmöglich gemacht worden war und die daher kaum Spuren ihrer Berufstätigkeit im Deutschen Reich hinterlassen haben. Vorgestellt werden Frauen, die entweder ihr gesamtes Studium in Bonn verbrachten, ihr Studium hier nur beendeten oder wegen der Promotion hierherkamen, aber auch Studierende, die bei ihrer akademischen Ausbildung auf »wenigstens« ein Semester an der Rheinischen Friedrich-Wilhelms-Universität verweisen wollten. Nur kurze Erwähnung finden die ausländischen Erstsemester, die, vermutlich wegen des hervorragenden Rufes der Bonner Universität, an den Rhein kamen.

Ein Schwerpunkt in den einzelnen Porträts ist die Darstellung des jüdischen Familienhintergrundes und des sprichwörtlichen familiären Zusammenhalts, der häufig das Studium der Frauen überhaupt erst ermöglichte. Dazu war es notwendig, Besonderheiten der beruflichen Struktur der jüdischen ›Community‹ innerhalb des vorgegebenen Zeitraumes darzustellen. Die insgesamt schmale Datenbasis erlaubte eigentlich keine repräsentative Aussage. Dennoch zeigt sich auch hier – wie bereits in vorangegangenen Studien –, dass die meisten Väter der Studentinnen dem Kaufmannsstand angehörten. Von großer Bedeutung war auch vielfach das Engagement jüdischer Mütter, die selbst keinen eigenen akademischen Abschluss hatten, jedoch den eigenen Töchtern – beispielsweise durch Privatunterricht – den Weg zur Reifeprüfung ebneten und dadurch das Hochschulstudium erst möglich machten.

In ihren Examina erzielten, besonders in der Frühzeit des Frauenmedizinstudiums, die jüdischen Studentinnen hervorragende Prüfungsergebnisse. Als Pionierinnen ebneten sie damit den Weg für die nachfolgenden Generationen von Studentinnen.

Dargestellt werden sowohl die akademischen, als auch die beruflichen und privaten Werdegänge vor und nach 1933, dabei wird auch auf das Schicksal der Familienmitglieder Bezug genommen; immer war es dabei ein Anliegen, diskret mit den persönlichen Informationen umzugehen.

Zum besseren Verständnis war es notwendig, politische, wirtschaftliche und soziale Bedingungen sowohl einzelner Herkunftsländer der Ausländerinnen als auch aller Emigrationsländer ausführlich darzustellen. Die Bildungschancen für Frauen im schulischen und akademischen Bereich und Arbeitsmöglichkeiten für Medizinerinnen fanden dabei in erster Linie Beachtung, unter besonderer Berücksichtigung der jüdischen Belange.

Die aus dem Deutschen Reich stammenden hier vorgestellten Medizinerinnen emigrierten zum größten Teil in die USA, nach Großbritannien und Palästina, außerdem nach Argentinien, Australien, Bulgarien, Canada, Chile, Frankreich, Holland, Italien und in die Schweiz. Als emigrierte Akademikerinnen, die später im besten Falle in ihrer neuen Heimat wieder als Ärztinnen arbeiten konnten, sorgten sie damit unter anderem für einen Wissenstransfer von Bonn in mindestens zwölf Länder.

Diese Arbeit konnte letztlich nur durch die vielfältige und dauerhafte Unterstützung interessierter und kollegialer Historikerinnen und Historiker sowie Kolleginnen und Kollegen anderer Fachbereiche fertiggestellt werden. Besonderer Dank gilt hierbei Dr. Thomas Becker und seinem Team, Frau Dr. Becker-Jákli, Prof. Dr. Klaas S. de Boer (emer.), Priv.-Doz. Dr. Ralf Forsbach, Dr. Sabine Happ, Dr. Yvonne Leiverkus, Prof. Dr. Trude Maurer †, Peter Offenborn, Dr. Norbert Schlossmacher und Dr. habil. Michael Schneider (emer.). Nicht vergessen werden sollten die wertvollen redaktionellen Hinweise und die Unterstützung von Prof. Dr. med. Walter Bruchhausen.

Freundinnen und Freunde, die regen Anteil am Vorankommen der Studie nahmen, standen in unterschiedlichen Phasen des Arbeitsprozesses unterstützend zur Seite. Für eine Beschleunigung in der Schlussphase sorgten Donate Quadflieg, Dr. med. vet. Heike Rudorf DVR und Tobias Formanski.

Mit kollegialer Unterstützung, großer Geduld und viel Verständnis hat mein Mann das Zustandekommen dieser Arbeit begleitet.

Portraits

Dr. med. Hermine Maas

27.03.1871 Trier[1] – 06.04.1934 Nürnberg
Frauen- und Kinderärztin, Sanitätsrätin[2]

V: Albert Maas, Kaufmann (15.05.1836 Maring/Kreis Bernkastel – 27.01.1910).[3]
M: Caroline M., geb. Mayer (08.06.1839 Hechingen – 17.11.1903 Trier).[4]
G: Paul M. (24.03.1873 – 13.06.1942 Aachen, Suizid),[5] Dr. med., Facharzt für Hals-, Nasen-Ohren, verh. mit Ida M., geb. Kamp (02.07.1875 – 13.06.1942 Aachen, Suizid).[6]

Zu den ersten Studentinnen des Medizinstudiums an der Rheinischen Friedrich-Wilhelms-Universität zu Bonn gehört Hermine Maas. Nach dem Besuch der Trierer Königlichen höheren Töchterschule hatte sie am 24. März 1890 am dort angeschlossenen Seminar das Lehrerinnenexamen für Mittlere und Höhere Mädchenschulen abgelegt. Acht Jahre arbeitete sie in diesem Beruf, sowohl an ihrem Geburtsort als auch in dem zu dieser Zeit zum deutschen Reichsgebiet zählenden Metz.[7]

Ihr zwei Jahre jüngerer Bruder Paul wurde am 25. April 1896 an der Medizinischen Fakultät der Bonner Universität mit Prädikat promoviert.[8] Wenig später scheint sich Hermine Maas ebenfalls zum Medizinstudium entschlossen zu haben. Ab Sommer 1898 bereitete sie sich auf die Reifeprüfung vor, die sie als

1 Stadtarchiv Trier: (STA Vororte Nr. 85/1871), Auskunft v. 17.10.2016.
2 Stadtarchiv Nürnberg: Auskunft v. 25.01.2017.
3 Stadtarchiv Bonn: Einwohnermeldekartei 1880–1919 (Mikrofilm).
4 Stadtarchiv Trier: (STA Nr. 770/1903), Auskunft v. 17.10.2016.
5 Stadtarchiv Trier: (STA Vororte Nr.: 108/1873) u. Eintrag im Geburtseintrag: am 14.06.1942 in Aachen (Nr.: 1353 oder 1358, wegen der handschriftlichen Überschreibung schlecht zu entziffern), verstorben: Auskunft v. 17.10.2016 u. Datenbank der Kulturgüter in der Region Trier: www.roscheiderhof.de/kulturdb/client/einObjekt.php?id=34005 (05.08.2017) u. Gedenkbuchprojekt für die Opfer der Shoa in Trier e.V.: Biography Paul Maas: https://www.gedenkbuchprojekt.de/html/biographie.php?language=de&file=maas_ida.html&lastName=Maas&firstName=Paul (abgerufen am 06.08.2020).
6 Gedenkbuchprojekt für die Opfer der Shoa in Trier e.V., (wie Anm. 5).
7 UA Heidelberg: Hermine Maas: Faszikel H-III-862/2 mit Promotionsurkunde, s. dem der Dissertation beigefügten Lebenslauf, Auskunft v. 03.04.2013.
8 UA Bonn: Doctorenalbum der Medizinischen Fakultät Bonn SH 1896. Das Dissertationsthema lautete: »Über die Tuberculose der weiblichen Genitalien im Kindesalter«. https://www.uni-bonn.de/.../universitaetsverwaltung/.../universitaetsgeschichte/juedisc...: Immatrikulation: 20.04.1895.

Externe am 30. Juli 1900 am Apostelgymnasium zu Köln bestand. Zu diesem Zeitpunkt war sie 29 Jahre alt.

Ihren weiteren Werdegang beschreibt Hermine Maas in ihrem im Jahre 1906 verfassten Lebenslauf: »Oktober 1900 wurde ich in Bonn als Hospitantin in der medizinischen Fakultät eingeschrieben, studierte während der ersten vier Semester in Bonn und bestand daselbst am 28. Juli 1902 das Tentamen physicum – und zwar ausschließlich als Gasthörerin.«[9]

Als Hermine Maas ihr Medizinstudium in Bonn begann, sorgten insgesamt 24 Professoren für ein umfangreiches Vorlesungs- und Seminarangebot. Zu den anerkannten Koryphäen der »zweitgrößten preußischen und viertbedeutendsten Universität im Reich nach Berlin«[10] gehörten beispielsweise der Physiologie Eduard Pflüger,[11] der Pharmakologe Carl Binz[12] und der Pathologe Karl Koester,[13] unterstützt wurden diese von dreizehn habilitierten Assistenten.[14]

Im Großherzogtum Baden hatten sich derweil die Zulassungsbedingungen für Frauen zur Universität grundsätzlich geändert, denn die »vorläufige und versuchsweise Immatrikulation von Frauen«[15] war am 28. Februar 1899 genehmigt worden. Zum Hauptstudium immatrikulierte sich Hermine Maas daher für das Wintersemester 1902/03 sowie für das folgende Semester in Heidelberg; seit dem Sommersemester 1900 studierten dort bereits mehrere Frauen.[16]

Da die Medizinische Fakultät der Berliner Universität um die Jahrhundertwende reichsweit den besten Ruf hatte, verbrachten fast alle der hier vorgestellten Medizinerinnen mindestens ein Semester in Berlin. Diese Hochschule war seit den 1870er und 1880er Jahren mit insgesamt 18 neuen Lehrstühlen »zielstrebig zum deutschen Wissenschaftszentrum« ausgebaut worden.[17]

---

9 UA Heidelberg Hermine Maas (wie Anm. 7).
10 D. Höroldt: Die Rheinische Friedrich-Wilhelm-Universität und die Landwirtschaftliche Akademie Poppelsdorf, in: Bonn in der Kaiserzeit 1871–1914. FS zum 100-jährigen Jubiläum des Bonner Heimat-Geschichtsvereins, hg. von D. Höroldt und M. van Rey, Bonn 1986, S. 291–308, S. 299.
11 Vgl. E. Heischkel-Artelt: E. Pflüger (1829–1910), in: Bonner Gelehrte. Beiträge zur Geschichte der Wissenschaften in Bonn. Medizin. (Veröffentlichungen zur 150-Jahrfeier der Rheinischen Friedrich-Wilhelms-Universität Bonn), Bonn 1992, S. 92–99.
12 Vgl. R. Domenjoz: C. Binz (1832–1913), in: Bonner Gelehrte (wie Anm. 11), S. 156–162.
13 Vgl. G. B. Gruber: K. Koester (1843–1904), in: Bonner Gelehrte (wie Anm. 11), S. 133–139.
14 UA Bonn Vorlesungsverzeichnis WH 1900/01, eigene Auswertung.
15 W. U. Eckart: »Zunächst jedoch nur versuchs- und probeweise«. Sommersemester 1900: Die ersten Medizinstudentinnen beziehen die Universität Heidelberg, in: Heidelberg-Jb zur Geschichte der Stadt, 1994 (4. Jg.), Heidelberg 1999, S. 77–98, das Manuskript wurde freundlicherweise vom Uni Archiv Heidelberg zur Verfügung gestellt, hier: S. 1–20, S. 5.
16 Vgl. Eckart (wie Anm. 15), S. 6: es handelte sich dabei um Rachel Gotein, Irma Klausner u. Else v. d. Leyen.
17 L. Hirsch: Vom Schtetl in den Hörsaal: Jüdische Frauen und Kulturtransfer (minima judaica, hg. von M. Brocke, Salomon Ludwig Steinheim-Institut für deutsch-jüdische Geschichte, Bd. 9), Berlin 2010, S. 156.

Der Wechsel zum Wintersemester 1903/04 an die Berliner Universität, wiederum als Gaststudentin an einer preußischen Universität, hätte für Hermine Maas nicht gravierender ausfallen können. In diesem Semester studierten an der Berliner Medizinischen Fakultät insgesamt 1.025 Studenten, darunter 21 Frauen. Als Gasthörerin hatte sie dort die Genehmigung eines jeden Dozenten, bei dem sie Veranstaltungen belegen wollte, einzuholen. Nicht nur die Mehrzahl der Berliner Dozenten, auch die Kommilitonen wollten zu dieser Zeit Frauen in ihren Reihen nicht dulden und haben das auch deutlich zu erkennen gegeben.[18] Zum Sommersemester 1904 kehrte Hermine Maas nach Heidelberg zurück. Dort wurde sie im Jahre 1907 als zweite ordentliche Heidelberger Studentin mit einer »frauenheilkundlichen Arbeit promoviert«,[19] benotet ›cum laude‹. Der Titel der Dissertation lautet: »Die in der Heidelberger Klinik von 1902 bis 1906 beobachteten Fälle von Amenorrhoe (nach ätiologischen Gesichtspunkten zusammengestellt)«.[20]

Nach ihrer Promotion praktizierte Hermine Maas zwei Jahre lang sowohl an der Heidelberger Kinderklinik als auch in einem Säuglingsheim bei Solingen, ehe sie sich als Ärztin für Kinderheilkunde selbständig machte. Zu der Zeit noch verweigerte die Ärzteschaft den Kolleginnen und Kollegen, die sich ausschließlich um kranke Kinder kümmerten, die Facharztbezeichnung. Erst auf dem 43., in Bremen im Jahre 1924 stattfindenden Ärztetag »erkannte man die Pädiatrie als Sonderfach mit einer dreijährigen Ausbildungszeit an«; behandelt werden durften allerdings nur Kinder »bis zum vollendeten 13. Lebensjahr«. Auf dem 1928 in Danzig stattfindenden 47. Ärztetag erweiterte man die Ausbildungszeit auf vier Jahre, davon musste ein Jahr in der Inneren Medizin nachgewiesen werden.[21]

Hermine Maas ließ sich im Mai 1909 in Nürnberg nieder. Zu der dortigen Synagogengemeinde gehörten in den 1920er Jahren ca. 9.000 Mitglieder, sie war damit die zweitgrößte jüdische Gemeinde Bayerns.[22] Bis 1933 praktizierten in der fränkischen Stadt insgesamt 26 Kinderärztinnen und Kinderärzte, 15 davon

18 Vgl. A. Burchardt: Blaustrumpf–Modestudentin–Anarchistin? Deutsche und russische Medizinstudentinnen in Berlin 1896–1918, Stuttgart 1997, S. 110.
19 Eckart (wie Anm. 15), S. 14.
20 UA Heidelberg (wie Anm. 7).
21 E. Seidler: Jüdische Kinderärzte 1933–1945. Entrechtet – Geflohen – Ermordet, erweiterte Auflage, Basel, Freiburg 2007, S. 352 u. S. 15. S. dazu auch S. Schleiermacher: Berufsnormalität und Weiblichkeit bis zum Ende der Weimarer Republik, in: J. Bleker u. S. Schleiermacher: Ärztinnen im Kaiserreich. Lebensläufe einer Generation, Weinheim 2000, S. 89–107, S. 100f.
22 Vgl. www.jüdische-gemeinden.de/index.php/.../m.../1474-nuernberg-mittelfranken-bayern (abgerufen am 05.08.2017).

gehörten dem jüdischen Glauben an,[23] darunter die Kolleginnen Eugenie Steckelmacher,[24] Maja Feilchenfeld[25] sowie Bertha Stern.[26]

Hermine Maas, Mitglied im »Ärztlichen Bezirksverein Nürnberg«,[27] führte
ihre Praxis zuerst in der Breitengasse und bis zum Herbst 1933 in der Für-
therstraße.[28] Zum Jahreswechsel 1910/11 wurde der preußischen Staatsangehörigen Hermine Maas die erste Stelle einer Schulärztin im Königreich Bayern
übertragen, zusätzlich übernahm sie die Leitung einer Kinderberatungsstelle.[29]
Vom 5. Juli 1912 bis zum 15. Juni 1931 nahm sie regelmäßig an den Schularzt-
sitzungen teil, für die Februarsitzung des Jahres 1928 hatte sie beispielsweise ein
Gutachten zu mangelhaften Lichtverhältnissen in der Thusneldaschule angefertigt. Aus gesundheitlichen Gründen gab sie ihre berufliche Tätigkeit im Jahre
1933 auf.[30]

Die Vorbereitung zur Erlangung der Reife, die Durchführung des Studiums
und die anschließende zweijährige Ausbildungszeit in einem Zeitraum von neun
Jahren wurden Hermine Maas ermöglicht, weil ihre Eltern bzw. zuletzt ihr ver-
witweter Vater in der Lage und auch Willens waren, der Tochter, sozusagen als
›Aussteuer‹, eine qualifizierte Ausbildung zu bieten. Das Anliegen, nicht nur den
Söhnen, sondern auch den Töchtern eine gute Berufsausbildung zu ermöglichen, war im Judentum weit verbreitet.[31]

Bereits zu einem frühen Zeitpunkt erfuhr Hermine Maas Anerkennung und
Förderung. Noch vor der Promotion schickte sie, vermutlich auf Veranlassung
einer ihrer Professoren, einen Fachaufsatz an die Redaktion der renommierten
Münchner Medizinischen Wochenzeitschrift, der dort umgehend veröffentlicht
wurde;[32] knapp zwanzig Jahre später nutzte sie dieses Forum erneut für eine
Mitteilung aus ihrem damaligen Arbeitsbereich.[33]

---

23 Vgl. Seidler (wie Anm. 21), S. 352.
24 Vgl. Jüdische Ärzte aus Deutschland: Siegfried und Eugenie Steckelmacher (née Waller-
    stein), s. http://aerzte.erez-israel.de/steckelmacher/): (abgerufen am 05.08.2017).
25 Jüdische Ärzte aus Deutschland: Maja Feilchenfeld (née: Rosenblatt), s.u.: https://www.
    ecosia.org/search?tt=mzl&q=aerzte.+erez+israel+Maja+Feilchenfeld, (abgerufen am
    05.08.2017).
26 Seidler (wie Anm. 21), S. 353, s. dazu auch den Beitrag zu Elisabeth Herrmanns.
27 Stadtarchiv Nürnberg (wie Anm. 2): zumindest im Jahr 1912 wurde sie im gedruckten
    Mitgliederverzeichnis als Mitglied geführt, es liegen allerdings nur wenige Exemplare vor.
28 Stadtarchiv Nürnberg (wie Anm. 2): Archivbestand der Meldekarten jüdischer Einwohner
    (C 21/X Nr. 6–3239).
29 Stadtarchiv Nürnberg (wie Anm. 2). Seidler (wie Anm. 21), S. 352.
30 Stadtarchiv Nürnberg (wie Anm. 2): Bestand des Gesundheitsamtes: Protokolle zu Schul-
    arztsitzungen (C 48/I Nr. 1 u. C 48/I, Nr. 7, 8).
31 Sh. Volkov: Jüdische Assimilation und Eigenart im Kaiserreich, in: Jüdisches Leben und
    Antisemitismus im 19. und 20. Jahrhundert. Zehn Essays, München 1990, S. 131–145, 142.
32 H. Maas: Eine neue waschbare Bauchbinde. Aus der chirurgischen Universitätsklinik zu
    Heidelberg. Münchner Medizinische Wochenschrift (1906), S. 166.

An Selbstbewusstsein und Durchsetzungsvermögen scheint es Hermine Maas nicht gemangelt zu haben – so hielt die 39-jährige Medizinerin beispielsweise am 1. Dezember 1910 im Ärztlichen Verein Nürnberg einen Vortrag über das Thema »Neuerungen auf dem Gebiet der Bandagen«.[34] Das war sicher das erste Mal, dass eine Frau vor diesem Gremium sprach.

Viele Ärztinnen dieser Generation blieben bewusst ledig, um sich ausschließlich ihrem Beruf widmen zu können; möglichweise gehört auch Hermine Maas dazu.[35]

Seitdem die »Gesellschaft für Kinderheilkunde« am 14. Juli 1933 von der staatlich kontrollierten »Reichsarbeitsgemeinschaft für Mutter und Kind« übernommen worden war, wurde den jüdischen Verbandsmitgliedern deutlich zu verstehen gegeben, dass auf deren Mitgliedschaft kein Wert mehr gelegt würde. Von 1933 bis 1939 traten 179 jüdische Mitglieder aus, die häufig beigefügten Anschreiben sind »erschütternde, verzweifelte bis stolze Abschiede aus einer wissenschaftlichen Gemeinschaft, der sie vielfach lange angehört hatten«.[36] Ob Hermine Maas wegen der krankheitsbedingten Aufgabe der Praxis oder aus Missbilligung über das diskriminierende Verhalten der Gesellschaft gegenüber den jüdischen Mitgliedern den Verband verlassen hatte, ist nicht erkennbar.[37]

Belegbögen, die Auskunft geben über die in den einzelnen Semestern bei bestimmten Professoren erbrachten studentischen Leistungen, existieren an der Bonner Universität erst ab dem Sommersemester 1903. Namentliche Hinweise auf Gasthörerinnen, die vor 1903 an der Universität Bonn studiert haben, sind nicht vorhanden. Erst durch die Auswertung der Heidelberger Promotionsunterlagen ist nun bekannt geworden, dass Hermine Maas mit zu den ersten Frauen gehörte, die als Gasthörerinnen an der Bonner Universität zugelassen worden waren.

---

33 H. Maas: Hämolytischer Ikterus oder perniziöse Anämie? Mitteilungen aus den Grenzgebieten der Medizinischen Chirurgie; Bd. 38 (1924), Heft 2, Münchner Medizinische Wochenschrift 72 (1925), S. 276.

34 Hermine Maas, in: Ärztinnen im Kaiserreich-Charité: geschichte.charite.de/aeik/biografie.php?ID=AEIK00570 (abgerufen am 01.12.2016). Wie Anm. 2: Entsprechende Unterlagen gelten als Kriegsverluste (C 7/V).

35 Vgl. A. von Villeiz: Mit aller Kraft verdrängt. Entrechtung und Verfolgung »nichtarischer« Ärzte in Hamburg 1933 bis 1945. Studien zur Geschichte, Bd. 11, hg. von St. Springorum und A. Bräuner, Hamburg 2009, S. 52. E. Brinkschulte: Ausgewählte Biographien der Berliner Dokumentation: Deutsche Ärztinnen im Kaiserreich, in: Weibliche Ärzte. Die Durchsetzung des Berufsbildes in Deutschland, hg. von E. Brinkschulte, Berlin 1994, S. 169–189, S. 187. Zu Mathilde Wagner: »Der Verzicht auf eine eigene Familie war ihr aufgrund ihrer Einstellung zum ärztlichen Beruf selbstverständlich«. M. Wagner war evangelisch, sie hatte nicht in Bonn studiert.

36 Vgl. Seidler (wie Anm. 21), S. 25.

37 Vgl. Seidler (wie Anm. 21), S. 23–25 u. S. 352.

Henriette Maas zählte zu den frühen studentischen Pionierinnen jüdischen Glaubens an deutschen Universitäten. Ebenfalls zu dieser Gruppe gehören in Bonn unter anderem die Kommilitoninnen Lilly Meyer-Wedell[38] und Hedwig Jung-Danielewicz.[39] Sie alle entwarfen zu einem frühen Zeitpunkt »neue Leitbilder und Rollenmodelle für Frauen, die weit über den Kreis des deutschen Judentums hinaus wirkten«.[40]

Ab dem 11. Dezember 1933 wohnte Hermine im jüdischen Altersheim in der Nürnberger Wielandstraße 6. Dort verstarb sie im Alter von nur 63 Jahren. Über die Art ihrer Erkrankung ist nichts bekannt.[41] Ihr Bruder und dessen Frau entschieden sich im Jahre 1942 in aussichtsloser Lage in Aachen für den Suizid. Auf ihrem Grabstein steht: »Ihr Leben endete gemeinsam in nationalsozialistischer Bedrängnis.«[42]

Eigene Publikationen

Eine neue waschbare Bauchbinde. Aus der chirurgischen Universitätsklinik zu Heidelberg. Münchner Medizinische Wochenschrift (1906), S. 166 (zitiert nach Gemkow 1991).

Die in der Heidelberger Klinik von 1902 bis 1906 beobachteten Fälle von Amenorrhoe (nach ätiologischen Gesichtspunkten zusammengestellt). Heidelberg, Med. Diss. v. 1907.

Hämolytischer Ikterus oder perniziöse Anämie? Mitteilungen aus den Grenzgebieten der Medizinischen Chirurgie; Bd. 38 (1924), Heft 2; Münchner Medizinische Wochenschrift 72 (1925), S. 276.

Einiges über die Hygiene während des schulpflichtigen Alters. Dr. med. Maas, Hermine, städt. Schulärztin (Nürnberg: Stich 1913) S. 74–79. 8«. Nürnberg st. HM Labenwolfstr. m. R-Abtlg. m. Frauen-S P 1913.

---

38 S. Beitrag zu Lilly Meyer-Wedell.
39 S. Beitrag zu Hedwig Jung-Danielewicz.
40 M. Richarz: Vom Kramladen an die Universität. Jüdische Bürgerfamilien des späten 19. Jahrhunderts, in: Journal für Geschichte (1985), Heft 2, S. 42–49, S. 49.
41 Stadtarchiv Nürnberg (wie Anm. 2).
42 http://www.gedenkbuchprojekt.de/html/biographie.php?file=maas_ida.html&id=698 (abgerufen am 11.03.2018).

Dr. med. Lilly Meyer-Wedell, geb. Wedell

04.02.1880 Düsseldorf – 02.12.1944 London/Großbritannien[1]
Kinderärztin und Jugendpolitikerin

V: Abraham Wedell (04.06.1844 Posen – 02.09.1891 Düsseldorf), Dr. phil., Rabbiner.[2]
M: Ida W., geb. Meyer (12.12.1854 Hannover – 09.11.1921 Düsseldorf).[3]
G: Margaretha Feist, geb. W. (18.06.1877 Düsseldorf), verh. mit Dr. Gustav Feist, Rechtsanwalt.[4]
Hans Menasem W. (19.06.1881 Düsseldorf – 01.04.1964 Düsseldorf), Rechtsanwalt und ev. Pfarrer,[5] verh. mit Gertrud W., geb. Bonhoeffer (1895 Schelploh/Lüneburger Heide).[6]
Else Oppenheimer, geb. W. (07.03.1885 Düsseldorf),[7] verh mit Dr. jur. Arthur Oppenheimer (04.10.1875 Mönchen-Gladbach – 03.11.1941 New York/USA), Rechtsanwalt.[8]
E: Jacques Meyer/Jim Jacques Jacob Meyer (01.04.1869 Hannover – März 1947 Großbritannien), Kaufmann.[9]
K: Peter M. (28.07.1909 Hamburg – 06.02.1958 London).[10] Klaus M. (18.07.1913) Hamburg – 2006).[11]

Lilly Meyer-Wedell zählte während ihrer Studienzeit zu den jüngsten Hochschülerinnen, die – ohne sich an weiblichen Vorbildern orientieren zu können – unbeirrt ihre wissenschaftliche Universitätsausbildung zu Ende führten. Dar-

1 E. Brinkschulte und A. Brinkmann: Spurensuche 2014 – Ausstellung in Hamburg. Ausgewählte Porträts von Mitgliedern des BDÄ, in: Ärztin 3, Dezember 2014, 61. Jg., S. 12–13, S. 12.
2 Nachruf Dr. A. Wedell: Beiträge zur Geschichte des Niederrheines Jg. 1892, Heft 6, S. 224, Sign. J 3–6.
3 Stadtarchiv Landeshauptstadt Düsseldorf, Auskunft v. 11.08.2008.
4 Ebd. PDF-Jüdische Studierende an der Universität Bonn: https://www.uni-bonn.de/…/archiv/…/juedische-studierende-e-f (abgerufen am 04.05.2017).
5 Stadtarchiv Landeshauptstadt Düsseldorf (wie Anm. 3.)
6 H. u. G. Wedell: Vom Segen des Glaubens. Schriften des Archivs der Ev. Kirche im Rheinland, Nr. 7, Düsseldorf 1995, S. 11.
7 Stadtarchiv Landeshauptstadt Düsseldorf (wie Anm. 3.)
8 S. Mauss: Eine Sozietät handelt vorausschauend und schnell: Dr. Arthur Oppenheimer: www.anwalt-ohne-recht.de/Duesseldorf_zusatzPanels_2011.pdf (abgerufen am 05.02.2017).
9 Wedell (wie Anm. 6), S. 13 A 3.
10 Informationen zu Jacques und Peter Meyer: www.geni.com/…/Klaus-Meyer/6000000027937809 (abgerufen am 01.09.2015).
11 Brief v. Prof. emeritus George Wedell v. 14.04.2009. Dank an P. Offenborn für diesen u. weitere Hinweise u. die Bereitstellung zahlreicher Unterlagen zu Familie Wedell.

über hinaus gehörte sie später zu den Frauen, die ihre beruflichen Pflichten und außerdem etliche weitere Aktivitäten scheinbar gut miteinander vereinbaren konnte.

Laut Bundesratsbeschluss vom April 1899 war Frauen endlich auch an preußischen Universitäten »das Anrecht auf Ablegung der medizinischen Staatsprüfungen und der Erwerb der deutschen Approbation«[12] gewährt worden. Zu den ersten Studentinnen der Berliner Medizinischen Fakultät, denen allerdings nur der Gasthörerinnenstatus gewährt wurde, gehörte Lilly Wedell; zuvor hatte sie als 19-jährige Externe am Königlichen Gymnasium in Neuss die Reifeprüfung abgelegt.[13] Bei ihrem Studienbeginn in Berlin im Sommersemester 1900 hielten sich dort insgesamt acht deutsche Kommilitoninnen auf, deren Zahl auch im folgenden Wintersemester konstant blieb.[14]

Zu dieser Zeit war den Studierenden die Gestaltung des Studiums weitgehend freigestellt, die erforderlichen Kenntnisse wurden ausschließlich im Physikum, Staatsexamen und der Approbation abgefragt.[15] Lilly Wedell hatte sich kurz nach Studienbeginn jedoch auf geänderte Studienrichtlinien einzustellen, denn laut Verordnung vom 28. Mai 1901[16] verlängerte sich die Dauer des Medizinstudiums auf nunmehr zehn Semester. Die bis dahin erst im Abschlussexamen behandelten Fächer Anatomie und Physiologie wurden von nun an bereits im Physikum begutachtet, das Staatsexamen sah neuerdings insgesamt sieben ›Prüfungsabschnitte‹ vor. Auf Wunsch der Ärzteschaft sollte sich außerdem direkt nach der Ärztlichen Prüfung die praktische Ausbildung »an dazu besonders ermächtigten« medizinischen Einrichtungen »unter Aufsicht und Anleitung des Direktors oder des ärztlichen Leiters« anschließen.[17]

---

12 A. Burchardt: Männliche Lehrende – Weibliche Studierende: Die Berliner Professoren und die ersten Medizinstudentinnen 1896–1910, in: Chr. Meinl und M. Renneberg (Hg.): Geschlechterverhältnisse in Medizin, Naturwissenschaften und Technik, Stuttgart 1996, S. 280–287, S. 280.

13 Brinkschulte u. Brinkmann (wie Anm. 1), S. 12.

14 Vgl. M. Ebert: Zwischen Anerkennung und Ächtung. Medizinerinnen der Ludwig-Maximilians-Universität in der ersten Hälfte des 20. Jahrhunderts, 2003 Neustadt, S. 73. A. Burchardt: Blaustrumpf–Modestudentin–Anarchistin? Deutsche und russische Medizinstudentinnen in Berlin 1896–1918. Ergebnisse der Frauenforschung, Bd. 44, Stuttgart/Weimar 1997, S. 271.

15 Vgl. Charlotte Wolff, in: Ärztinnen im Kaiserreich-Charité: geschichte.charite.de/aeik/biografie.php?ID=AEIK00948 (abgerufen am 21.02.2017). Wolff, (s. Vorwort, wie Anm. 1), S. 66. Sie hatte nicht in Bonn studiert.

16 Vgl. A. Hirschwald: Die Gesetzlichen Bestimmungen über ärztliche Prüfungen für das Deutsche Reich vom 28.05.1901 (unter Berücksichtigung der Änderung infolge der Bekanntmachungen vom 12.02.1907, 30.03.1908, 02.02.1909 und 13.05.1918), Berlin 1918, s. Prüfungsordnung für Ärzte. Medical 2013 https://books.google.de/books?isbn=3662352753 (abgerufen am 10.02.2017).

17 Approbationsordnung für Ärzte (ÄappO), Bundesärzteordnung (BÄO). Mit Erläuterungen und praktischen Hinweisen, bearb. v. A. Güntert, E. Wannert, H. P. Brauer, F. F. Strobrawa.

Lilly Wedell absolvierte ihr Studium bis zum Sommersemester 1904 an den Universitäten Berlin und Bonn, vermutlich in zweimaligem Wechsel. Aus den Bonner Universitätsunterlagen lässt sich nicht ablesen, ob sie im Winterhalbjahr 1901/02 das erste Mal von der Spree an den Rhein kam. Im darauffolgenden Sommerhalbjahr 1902 legte Lilly Wedell als Studentin im 5. Semester an der Bonner Medizinischen Fakultät das Physikum ab.[18] An dieser Hochschule wurden die Namen der Studentinnen im Personalverzeichnis der Universität erst im Sommersemester 1903 vermerkt.[19]

Im Wintersemester 1903/04 wird Lilly Wedell mit 81 weiteren Studentinnen in den Unterlagen der Bonner Universität geführt,[20] nur sechs dieser Frauen besuchten die Medizinische Fakultät. Vier von diesen zwischen 1874 und 1881 geborenen damaligen Studentinnen sind später als Ärztinnen nachweisbar, Amalie von Skopnik,[21] Paula Buché,[22] Anna Stemmermann[23] und Lilly Wedell, die als einzige dieser Frauen der jüdischen Religionsgemeinschaft angehörte.

In den ersten Studienjahren konnte sich Lilly Wedell, zumindest teilweise, mit ihrem Bruder Hans über ihre an der Universität Bonn gemachten Erfahrungen austauschen. Hans Wedell hatte sein Jurastudium im Sommer 1899 in Bonn begonnen[24] und, nach Zwischenaufenthalten in Leipzig und Berlin, im Sommerhalbjahr 1901[25] bis zum Ende des Sommersemesters 1902 fortgesetzt.[26]

Stand 2013, Deutscher Ärzteverlag, Köln 2003, s. https://books.google.de/books?isbn= 3769131770 (abgerufen am 10. 10. 2017).

18 Vgl. Burchardt (wie Anm. 14), S. 284 f.

19 Amtliches PV der Rheinische-Friedrich-Wilhelms-Universität zu Bonn für das SH 1903 unter der Rubrik »Damen«.

20 Amtliches PV der Rheinischen-Friedrich-Wilhelms-Universität zu Bonn für das WH 1903/ 04.

21 Amalie Du Vinage von Skopnik, in: Ärztinnen im Kaiserreich-Charité: geschichte.charite.de/aeik/biografie.php?ID=AEIK00332 (abgerufen am 21. 02. 2017). Konfession: ev.

22 Paula Buché-Geis, geb. Buché, in: Ärztinnen im Kaiserreich-Charité: geschichte.charite.de/ aeik/biografie.php?ID=AEIK00795 (abgerufen am 21. 02. 2017). Konfession: r. k.

23 Anna Stemmermann, in: Ärztinnen im Kaiserreich-Charité: geschichte.charite.de/aeik/ biografie.php?ID=AEIK00710 (abgerufen am 21. 02. 2017). Konfession: ev.

24 PDF: Jüdische Studierende an der Universität Bonn, A-Z unterteilt: https://www.uni-bonn. de/.../universitaetsverwaltung/.../universitaetsgeschichte/juedisc... (abgerufen am 21. 02. 2017). H. Wedell hatte sich zum Studienbeginn erfolgreich um ein Stipendium beworben, das ihn in den ersten beiden Semestern mit jeweilig 800 Mark unterstützte: Wedell (wie Anm. 6), S. 24.

25 UA Bonn: Immatrikulationsalbum SH: 22. April 1901.

26 Amtliches PV der Rheinischen Friedrich-Wilhelms-Universität zu Bonn für das SH 1902. 35 Jahre später legte er an dieser Hochschule die für sein Zweitstudium Ev. Theologie notwendigen Sprachprüfungen ab. Er beendete sein Studium in kürzester Zeit und konnte bereits am 13. Juni 1902 eine Stelle als »Referendar des Präsidenten des Oberlandesgerichtsrates« in Düsseldorf antreten, s. Wedell (wie Anm. 6), S. 34.

Mindestens das Wintersemester 1901/02 und das Sommersemester 1902[27] verbrachten beide Geschwister die Studienzeit am Rhein.

Bei dem Aufruf vom 3. Februar 1902 an den Preußischen Kultusminister, der von insgesamt 41 Studentinnen der preußischen Hochschulen Berlin, Bonn, Breslau, Königsberg, Göttingen und Marburg unterzeichnet worden war, ging es um die Einführung der Immatrikulation für entsprechend vorgebildete Frauen.[28] Die Unterzeichnerinnen verwiesen in diesem Zusammenhang auf die in ihren Augen ungerechte Gleichbehandlung von Frauen mit Reifezeugnis und anderen Frauen »ohne genügend Vorbildung«, die in »unverhältnismäßig große(r) Zahl« an preußischen Universitäten studierten.[29] Damit waren ohne Zweifel russische Studentinnen gemeint.

Bei ihrem Studienbeginn im Sommersemester 1900 in Berlin traf Lilly Meyer-Wedell an der Berliner Medizinischen Fakultät auf nur sieben weitere deutsche Abiturientinnen, hingegen auf 19 aus Russland stammende Kommilitoninnen, fast ausschließlich jüdischen Glaubens.[30] Zum Zeitpunkt ihrer Petitionsunterzeichnung hielt sich Lilly Wedell an der Universität Bonn auf, wo, nach jetzigem Kenntnisstand, zu der Zeit keine einzige russische Medizinstudentin gemeldet war.[31] Zu den Unterzeichnerinnen gehörten außer Lilly Wedell noch drei weitere Medizinstudentinnen[32] sowie zwei Examenskandidatinnen.[33]

Ob die deutschen Medizinstudentinnen überhaupt wussten, dass die vorwiegend russisch-jüdischen Kommilitoninnen aufgrund der in Russland herrschenden Numerus clausus-Regelungen nahezu keinerlei Gelegenheit hatten, im eigenen Lande die Reifeprüfung abzulegen, ist nicht geklärt.[34] Wäre Lillys Vater zu diesem Zeitpunkt noch am Leben gewesen, hätte dieser vermutlich seiner Tochter von der Petitionsunterzeichnung abgeraten.

---

27 UA Bonn PV WH 1901/02 u. SH 1902.

28 S. dazu die Beiträge zu Hermine Maas u. Hedwig Jung-Danielewicz. M. Lemberg: Es begann vor 100 Jahren. Die ersten Frauen an der Universität Marburg und die Studentinnenvereinigungen bis zur »Gleichschaltung«. (Schriften der Universitätsbibliothek Marburg 76), Marburg 1976, S. 71 f.: dort wird sie als Bonner Unterzeichnerin der Petitionsschrift von 1902 genannt, u. Burchardt (wie Anm. 12), S. 284.

29 Lemberg (wie Anm. 27). S. 71 f. s. dazu auch den Beitrag zu Hedwig Jung-Danielewicz.

30 Vgl. Burchardt (wie Anm. 12), S. 73 f.

31 Vgl. P. Schmidt: Vorgeschichte und Anfänge des Frauenstudiums in Bonn, in: M. van Rey und N. Schlossmacher (Hg.): Bonn und das Rheinland. Beiträge zur Geschichte und Kultur einer Region. FS zum 65. Geburtstag von Dietrich Höroldt. (Veröffentlichungen des Stadtarchivs Bonn 52), Bonn 1992, S. 545–569, S. 552: Im Zusammenhang mit ausländischen Studentinnen erwähnt der Autor nur eine Engländerin sowie eine Amerikanerin.

32 Vgl. Lemberg (wie Anm. 27), S. 72: Paula Buché, Katharina Sturm u. Hermine Maas, s. zu H. Maas den entsprechenden Beitrag.

33 Lemberg (wie Anm. 27), S. 72 u. A. Koslowski: Frieda Busch (1868–1961) in: Kuhn, (s. Vorwort, wie Anm. 2), S. 116 f. u. A. Koslowski: Katharina Freytag (1879–1940), ebenda, S. 139.

34 S. dazu den Beitrag zu Rachil Friedmann-Katzmann.

Abraham Wedell war im Jahre 1882 von der Organisation »Vereinigte Comités von Berlin, Wien, Paris, London und New York« beauftragt worden, Verhandlungen mit der russischen Regierung aufzunehmen, um »die Auswanderung russischer Juden zu organisieren. Diesen war am 15. Mai 1882 der Landerwerb sowie der Aufenthalt außerhalb von Städten verboten und damit die persönliche Freiheit genommen worden«.[35] Bei seinem Aufenthalt in Russland wird sich der Rabbiner über die Lebensumstände der dort lebenden jüdischen Bevölkerung informiert und daher gewusst haben, dass nur durch eine im Ausland erworbe Promotion jüdischen Akademikerinnen und Akademikern ein Leben außerhalb des Ghettos ermöglicht wurde.[36]

Die preußische Regierung reagierte insofern auf die Studentinnenpetition von 1902, indem sie sich »eingehender mit der Frage nach der Vorbildung der russischen Studentinnen« beschäftigte,[37] vom Wunsch der deutschen Studentinnen nach der Immatrikulation zeigte sie sich jedoch nicht beeindruckt. Nachdem nun auch im Wintersemester 1903/04 an preußischen Universitäten den Studentinnen mit Reifeprüfungen weiterhin nur der Status der Gasthörerinnen zugebilligt worden war, zog Lilly Wedell daraus Konsequenzen.

Am 21. September 1903 hatte Prinzregent Luitpold eine für bayrische Universitäten weitreichende Entscheidung getroffen. Demnach waren

»vom Wintersemester 1903/04 an Damen, welche das Reifezeugnis eines humanistischen Gymnasiums oder eines deutschen Realgymnasiums besitzen, zur Immatrikulation an den bayrischen Universitäten zugelassen«.[38]

Zum Sommersemester 1904 immatrikulierte sich Lilly Wedell daher an der Medizinischen Fakultät der Universität München. Sie bestand dort als ordentliche Studentin am 1. Februar 1905 das medizinische Staatsexamen, erhielt am gleichen Tage die Approbation und wurde am 1. Mai 1905 als zweite Frau an dieser Universität promoviert.[39] In ihrer Dissertation beschäftigte sie sich mit dem Thema »Zur Kenntnis der aufsteigenden Sekundär-Degeneration im

---

35 Rabbiner und Rabbinerinnen: Von der ältesten Zeit bis in die Gegenwart. Einzelporträts/ Namen u. Daten/Werke/Zeitschriften/Geschehnisse, hg. von M. Kühntopf, Norderstedt 2009, S. 92, s. dazu H.-D. Löwe: Antisemitismus in der ausgehenden Zarenzeit, in: B. Martin u. E. Schulin (Hg.): Die Juden als Minderheit in der Geschichte, München 1981, S. 184–208.
36 S. dazu den Beitrag zu Rachil Friedmann-Katzmann.
37 Burchardt (wie Anm. 12), u. S. 88.
38 M. Meister: Über die Anfänge des Frauenstudiums in Bayern, in: H. Häntzschel und H. Bußmann (Hg.): Bedrohlich gescheit. Ein Jahrhundert Frauen und Wissenschaft in Bayern, München 1997, S. 35–56, S. 53.
39 A. von Villeiz: Mit aller Kraft verdrängt. Entrechung und Verfolgung »nichtarischer« Ärzte in Hamburg 1933 bis 1945. (Studien zur jüdischen Geschichte, Bd. 11), hg. von St. Springorum und A. Bräuner, Hamburg 2009, S. 360f.

menschlichen Halsmark.«[40] Damals war nicht abzusehen, dass die Alma mater ihr 34 Jahre später dieses Examen aberkennen würde.[41]

Von 1905 bis 1909 war Lilly Wedell als Volontär- beziehungsweise als Assistenzärztin am Pathologischen Institut der Akademie für Praktische Medizin Köln und am Kinderhospital der Akademie Köln tätig. Daran schloss sich eine Ausbildungszeit an der Königlichen Universitätsklinik der Berliner Charité an; während dieser Zeit verbrachte sie zusätzlich vier Monate an einer Säuglingsfürsorgestelle.[42]

Am 17. Oktober 1907 heiratete die damals 27-jährige Lilly Wedell ihren elf Jahre älteren Onkel[43] Jacques Meyer,[44] über dessen Tätigkeit als Wirtschaftsfachmann weiter unten berichtet wird.

Unterbrochen wurde die an deutschen Kliniken und Krankenanstalten erworbene Ausbildungszeit durch einen Auslandsaufenthalt im Zeitraum 1907/08.[45] »Anglo-hannoveranische Verbindungen«[46] der Familie verschafften der jung verheirateten Lilly Meyer-Wedell eine neun Monate dauernde Zusatzausbildung am renommierten St. Mary's Hospital und an ›The Lister Institute of Preventive Medicine‹ am Holland Park in London. Ungefähr 30 Jahre später fand die Ärztin genau dort, als nunmehr aus dem Deutschen Reich vertriebene Emigrantin, eine dauerhafte Bleibe.[47]

Nach der Rückkehr aus England zog sie zu ihrem Ehemann nach Hamburg und trat dort sogleich eine Stelle an der Kinder-Poliklinik[48] des Israelitischen Krankenhauses Hamburg-Eppendorf an, im Jahr darauf vertiefte sie ihre Kenntnisse im Bereich der chemischen Laborarbeit im Eppendorfer Krankenhaus. Das Ergebnis einer ihrer wissenschaftlichen Studien wurde im Jahr 1909 veröffentlicht,[49] im gleichen Jahr war sie beteiligt an einer weiteren Veröffent-

---

40 Vgl. Lilly Meyer-Wedell, in: Ärztinnen im Kaiserreich-Charité: geschichte.charite.de/aerztinnen/HTML/rec00740c1.html (abgerufen am 17.04.2014) u. Lilly Meyer-Wedell, München, Diss. Med. 1905.

41 Vgl. St. Harecker: »Degradierte Doktoren«: Die Aberkennung der Doktorenwürde an der Ludwig-Maximilians-Universität München während der Zeit des Nationalsozialismus, München 2007, S. 331.

42 Vgl. Harecker (wie Anm. 41), S. 331.

43 Zu Eheschließungen zwischen Verwandten in jüdischen Familien siehe den Beitrag zu Ilse Marcus, geb. Oestreich.

44 Vgl. P. Offenborn: Dr. Lilly Meyer-Wedell. Kinderärztin und Jugendpolitikerin in der Hamburger jüdischen Gemeinde 1930–1935, Hamburg, 2008, S. 14.

45 Vgl. Ebert (wie Anm. 14), S. 73.

46 Wedell (wie Anm. 6), S. 15.

47 Ebd., S. 13.

48 Vgl. Meyer-Wedell (wie Anm. 40).

49 L. Meyer-Wedell: Über die von G. Tsuchiga angegebene Methode zur Bestimmung von Eiweiß im Harn. Jahrbücher der Hamburgischen Staatl. Krankenanstalten, hg. von Prof. Lenhartz, u.a. BD. XIII, Jg. 1908, Hamburg und Leipzig 1909, S. 26f.

lichung, gemeinsam mit Professor Otto Schumm, dem Leiter des Chemischen Laboratoriums.[50]

Die Medizinerin stellte sich im Jahre 1909 im »Hamburger Fremdenblatt«, einer der großen liberal bis konservativ eingestellten Hamburger Tageszeitungen,[51] als neu niedergelassene Spezialärztin für Kinderkrankheiten vor. Sprechstunden bot sie an in der direkt neben ihrer Wohnung gelegenen Praxis in der Rothenbaumchaussee 79; die Ärztin war erreichbar von »9–10 vorm. u. 4–5 nachm., Sonntags 10–11 vorm.«.[52]

Am 28. Juli 1909 kam Sohn Peter auf die Welt, sein Bruder Klaus am 18. Juli 1913;[53] auch nach der Geburt ihrer Kinder war Lilly Meyer-Wedell weiterhin berufstätig.

Während der Zeit des Ersten Weltkrieges liegen keinerlei Informationen über Lilly Meyer-Wedell vor. Allerdings gibt es Hinweise zu den beruflichen Aktivitäten ihres Ehemannes, die durchaus Rückschlüsse auf die gesellschaftliche Position der Familie innerhalb der Hamburger Gesellschaft erlauben.

Seit dem Jahre 1904 vertrat Jacques Meyer in Hamburg die Zweigniederlassung der Pariser Firma Louis Dreyfus & Cie, die für die Getreideeinfuhr aus dem »südrussischen Markt« verantwortlich war. Nach Kriegsbeginn wurde diese »Unternehmensniederlassung in Hamburg ... als Feindvermögen unter deutsche Zwangsverwaltung gestellt«.[54] Die Regierung rechnete offensichtlich nur mit einem kurzen Krieg und ließ sogar im Oktober 1914 noch die Ausfuhr von 30.000 t Getreide zu.[55] Da jedoch die Erträge im Land aufgrund der Mobilisierung der Soldaten bald zurückgingen und durch die von den Engländern ausgesprochene Blockade vom 2. November 1914 die Lebensmitteleinfuhr weiter eingeschränkt wurde,[56] war dringender Handlungsbedarf angesagt.

Der Hamburger Reeder Albert Ballin[57] hatte bereits vor 1914 eine mangelnde Versorgung der Bevölkerung im Kriegsfalle ausgemacht,[58] nach Kriegsbeginn wurde er aktiv, um Versorgungsengpässen entgegenzuwirken. In Folge »agierte (er) in Zusammenarbeit mit einer einflussreichen Gruppe Hamburger Geschäftsleute für die deutsche Heeresverwaltung«, zu der Jacques Meyer als Ex-

---

50 Über die Brauchbarkeit der sogen. ›Pankreasreaktion‹ nach Cammidge, von O. Schumm u. C. Hegler unter Mitwirkung von Frau Dr. Meyer-Wedell, Münch. Med. Wschr. 1909, S. 1878.
51 Dank für den Hinweis an P. Offenborn.
52 Brinkschulte u. Brinckmann (wie Anm. 1), S. 13.
53 Vgl. Offenborn (wie Anm. 44), S. 15.
54 Offenborn: Brieflicher Hinweis v. 09.03.2017.
55 Vgl. F. W. Henning: Landwirtschaft und ländliche Gesellschaft in Deutschland, Bd. 2: 1750–1976, Paderborn 1978, S. 183.
56 Vgl. Henning (wie Anm. 55), S. 176.
57 Vgl. Deutsche Biographie-Ballin, G. Klein: Ballin, Albert, in: Neue Deutsche Biographie 1 (1953), S. 561 f.
58 Henning (wie Anm. 55).

perte zählte. Dieser gehörte verschiedenen Kommissionen an, so beispielsweise 1915/16 in Bukarest, wo er mit der rumänischen Regierung »über die Lieferung von Getreidemengen verhandelte«. Im Januar 1918 war er für die Zentralein- kaufsgesellschaft unter anderem für den Einkauf des Getreides in der Ukraine zuständig. Nach dem Krieg vertrat der Kaufmann Jacques Meyer als Direktor der ›Einfuhrgesellschaft für Getreide und Futtermittel GmbH Hamburg‹ zumindest zeitweise die Interessen dieser Einrichtung.[59]

Lilly Meyer-Wedell engagierte sich frühzeitig und über einen langen Zeitraum hinweg auch außerhalb ihrer Sprechstunden in der Säuglings- und Kleinkin- derfürsorge, des Weiteren in einer hamburgischen Säuglingsberatungsstelle und ferner in der Schulgesundheitspflege. Im Jahre 1927 zog die Familie in den Mittelweg 157. Die Sprechstundenzeiten erweiterte sie in diesem Jahr »von 8 1/2–3 1/2 Uhr nachmittags, wochentags außer Sonnabend«, im Dezember 1929 wurden diese jedoch auf die Zeiten »2 1/2–3 1/2 Uhr, außer Sonnabends« reduziert.[60]

Im Laufe ihrer Praxistätigkeit war bei Meyer-Wedell möglicherweise der Wunsch nach einer überregionalen Vernetzung mit anderen Ärztinnen ent- standen. Als dazu eine erste Anfrage von Kolleginnen aus Berlin kam, war sie sofort bereit, sich von Hamburg aus an den Vorarbeiten des von Laura Turnau[61] initiierten Planes zu beteiligen. Am 25. Oktober 1924 kam es schließlich in Berlin zur Gründung des »Bundes Deutscher Ärztinnen« (BDÄ).

Die vier Gründungsmitglieder, Laura Turnau sowie die ehemaligen Bonner Studentinnen Hermine Heusler-Edenhuizen[62], Toni von Langsdorff[63] und Lilly Meyer-Wedell, wurden dabei in den Vorstand gewählt. Von ihnen gehörten Lilly Meyer-Wedell und Laura Turnau der jüdischen Glaubensgemeinschaft an, au- ßerdem Else Liefmann, die sich unter anderem als erste Beisitzerin engagierte.[64]

---

59 Offenborn, (wie Anm. 44): Brieflicher Hinweis v. 11.02.2013.

60 Brinkschulte u. Brinckmann (wie Anm. 1), S. 13.

61 Vgl. L. Turnau, in: Ärztinnen im Kaiserreich-Charité:geschichte.charite.de/aeik/biogra- fie.php?ID=AEIK00136 (abgerufen am 06.02.2017). Sie hatte nicht in Bonn studiert.

62 Vgl. H. Heusler-Edenhuizen: Die erste deutsche Frauenärztin. Lebenserinnerungen: Im Kampf um den ärztlichen Beruf der Frau. Eingeleitet v. R. Nave-Herz, hg. v. H. Prahm, Opladen 1997.

63 Vgl. Toni v. Langsdorff, in: Ärztinnen im Kaiserreich geschichte.charite.de/aeik/biogra- fie.php?ID=AEIK00540 (abgerufen am 06.02.2017). Anwärterin des NSD-Ärztinnenbun- des, u. The Biographical Dictionary of Women in Science. Lives from ancient times to the Mid-20 th Century, ed. by M. Ogilvie, J. Harvey and M. Rossiter, N. Y. 2003, S. 744.

64 Vgl. Else Liefmann, in: Ärztinnen im Kaiserreich-Charité: geschichte.charite.de/aeik/bio- grafie.php?ID=AEIK00556 (abgerufen am 08.02.2017).

Die Satzung des Ärztinnenbundes[65] bedeutete keinerlei Kampfansage an die männliche Standesorganisation, Ziel war eher der Versuch, »kollegiale Akzeptanz« zu erreichen. Die Ärztinnen waren bemüht, »Auseinandersetzungen mit der mächtigen männlichen Ärzteschaft« zu vermeiden und verhinderten aus diesem Grunde in den 1920er Jahren die Absichten jüngerer Kolleginnen, »gegen die offene(n) Frauenfeindschaft der aus dem Kriege heimgekehrten Jungärzte« vorzugehen.[66]

Lilly Meyer-Wedell nahm als Vorstandsmitglied etliche Termine wahr, so hielt sie beispielsweise bei der Sitzung des Gesamtvorstandes des BDÄ vom 1. Mai bis zum 10. Mai 1925 in Thale im Harz verschiedene Vorträge, unter anderem zu den Themen »Schulgesundheitspflege« und »Schulärztin«, Grundlage der Referate war die Auswertung umfangreichen statistischen Materials.[67]

Der tatsächliche Auslöser für die Gründung des BDÄ war jedoch eine persönliche Einladung der amerikanischen Ärztinnenvereinigung Anfang der 1920er Jahre zum Treffen der »1919 gegründeten Medical Women's International Association (MWIA)«. Die darin von den Amerikanerinnen ausgesprochene Einladung, erstmalig nach Ende des Ersten Weltkrieges als Delegation deutscher Medizinerinnen zum Internationalen Treffen der Ärztinnen im Jahre 1924 nach London zu kommen, wurde von den deutschen Kolleginnen angenommen; zur Abordnung gehörte als Gründungsmitglied und stellvertretende Vorsitzende Lilly Meyer-Wedell.[68]

Die englische Presse widmete der deutschen Delegation mehrere Artikel. Die BDÄ-Vorstandsmitglieder Hermine Heusler-Edenhuizen, Laura Turnau, Lilly Meyer-Wedell und die sie begleitende Bakteriologin Lydia Rabinowitsch-Kempner[69] wurden dabei als »some of the most interesting women of Germany« bezeichnet.[70] Dass Lilli Meyer-Wedell ihre Ausbildung als Ärztin mit der bereits oben erwähnten mehrmonatigen Fortbildung in England abgeschlossen hatte, wird von den gastgebenden Kolleginnen mit Wohlwollen zur Kenntnis genommen worden sein. Der offizielle Empfang sowohl beim damaligen Premierminister MacDonald in Downingstreet 10 als auch die Einladung beim Erzbischof

---

65 J. Bleker: Der Bund Deutscher Ärztinnen 1924–1936, in: U. Berger (Hg.): Ärztin in Vergangenheit-Gegenwart-Zukunft 1924–1999, FS des Deutschen Ärztinnenbundes e. V., Greven 1999, S. 11–14, S. 11.

66 Bleker (wie Anm. 65), S. 11.

67 Lilli Meyer-Wedell (wie Anm. 40).

68 Bleker (wie Anm. 65), S. 12.

69 Vgl. K. Graffmann-Weschke: Die Bakteriologin Prof. Dr. Lydia Rabinowitsch-Kempner-Ehrenmitglied bei der Gründung des deutschen Ärztinnenbundes 1924, in: Berger (Hg.) (wie Anm. 65), S. 17f.

70 Heusler-Edenhuizen (wie Anm. 62), S. 148: »Londoner Zeitungsartikel über die deutsche Ärztinnendelegation 1924 unter Leitung v. Dr. Heusler-Edenhuizen, einer der ›Pionierinnen der Medizin für Frauen in Deutschland‹« (Zeitungsquelle unbekannt).

von Canterbury war für die deutschen Frauen eine Auszeichnung besonderer Art.[71]

Lilli Meyer-Wedell hatte sich kurz nach ihrer Ankunft in Hamburg der Hamburger Deutsch-Israelischen Gemeinde (DIG) angeschlossen. Die Mitarbeit von Frauen, vor allem im erzieherischen Bereich, war in dieser Gemeinde gern gesehen, allerdings nicht in verantwortlicher Position.[72] Erstmalig war es Frauen in dieser Gemeinde am 28. März 1930 möglich, sich für die Wahl zum Repräsentantenkollegium aufstellen zu lassen. Eine der drei gewählten Frauen war Lilly Meyer-Wedell, die sich nun als Mitglied des Jugendamtsausschusses vor allem für die Belange jüdischer Jugendlicher, die keine Lehrstellen erhielten, einsetzen konnte. Da sie wegen der Auswirkungen der Weltwirtschaftskrise gerade »für Kinder und Jugendliche die Gefahren der sozialen Ausgrenzung und Verelendung« kommen sah, bemühte sie sich um Lösungsansätze, die nicht immer auf Gegenliebe des bewusst sparsam kalkulierenden Vorstandes stießen.[73]

Erfolg hatte sie zum Beispiel bei der Einrichtung einer Werkstatt für Jugendliche und der Öffnung eines Landschulheimes für junge Erwachsene, die die Schule beendet hatten. Außerdem ermöglichte sie »erwerbslosen Jugendlichen mit einem Ausbildungskursus im Jugendheim einen Weg zur beruflichen Qualifizierung und Selbsthilfe«.[74] Sie folgte dabei auch den Spuren ihres Vaters, der sich schon ca. fünfzig Jahre zuvor darum bemüht hatte, jüdische Jugendliche für das Erlernen eines Handwerks zu interessieren.[75]

Nicht durchsetzen konnte sie sich jedoch beim Vorstand des DIG mit ihrer Forderung nach Einführung eines berufsbildenden neunten Schuljahres für Mädchen. Probleme gab es überdies mit manchen Jugendlichen, die sich einem jüdischen freiwilligen Arbeitsdienst verweigerten.[76]

So aufgeschlossen die Ärztin in Fragen der Jugendpolitik auch war, so gehörte sie beim Thema Verhütung eher nicht zu den fortschrittlich eingestellten Frauen. Sie war »eine der Mitunterzeichnenden eines Briefes von Hamburger Ärztinnen an die Gesundheitsbehörde (1930), in dem diese aus sittlichen Gründen gegen die Aufstellung von Schutzmittelautomaten protestierten«.[77] Dass allgemein zugängliche Verhütungsmittel möglicherweise ungewollte Schwangerschaften und die Ansteckung von Geschlechtskrankheiten vermeiden konnten, war für

---

71 Vgl. Heusler-Edenhuizen (wie Anm. 62), S. 149.
72 S. dazu den Beitrag zu Tilly Levy.
73 Offenborn (wie Anm. 44), S. 18 ff.
74 Ebd., S. 49.
75 A. Wedell war im Jahre 1880 einer der Mitbegründer des »Düsseldorfer Vereins zur Verbreitung des Handwerkes«, s. Offenborn (wie Anm. 44), S. 11.
76 Offenborn (wie Anm. 44), S. 53.
77 Lilli Meyer-Wedell (wie Anm. 40).

Lilly Meyer-Wedell in diesem Zusammenhang anscheinend von untergeordneter Bedeutung.

Die jüdische Gemeinschaft spielte für das Ehepaar Meyer-Wedell eine große Rolle. Auch Jacques Meyer, Sohn des hannoveranischen Landesrabbiners Samuel Meyer,[78] war geprägt durch die jüdische Tradition. Lilly und Jacques Meyer engagierten sich beide im jüdischen Centralverein (CV),[79] er im Jahre 1929 als Direktor der CV/Ortsgruppe Hamburg. Diese speziell jüdischen Aktivitäten schlossen die Toleranz gegenüber Andersgläubigen ein. Lilly Meyer-Wedells Bruder Hans war 1914 zum evangelischen Glauben konvertiert. Bei seiner Hochzeit am 10. Juni 1919 mit der Protestantin Gertrud Bonhoeffer, einer Cousine Dietrich Bonhoeffers,[80] war seine Schwester Lilly eine der Trauzeuginnen.[81]

Ein wichtiges Vorbild für Lilly Meyer-Wedell war ihre Mutter Ida, die bereits mit 37 Jahren Witwe geworden war. Diese hatte sich bei ihrer ehrenamtlichen Arbeit vor allem für die Rechte der jüdischen Frauen innerhalb der Gemeinde engagiert, aber auch für Familien, die dringend Unterstützung brauchten.[82] Diese Lebensart übernahm – so die einhellige Meinung der Familie – Lilly Meyer-Wedell von ihrer Mutter.[83] Ida Wedell hatte nach dem frühen Tode ihres Mannes dafür gesorgt, dass der Familienverband für die Ausbildung der Kinder aufkam, die Töchter ausdrücklich einschließend. Sie persönlich war nur mit einer schmalen Witwenrente ausgestattet. Für ihren eigenen Lebensunterhalt kam sie, nachdem die Kinder aus dem Hause waren, selbst auf.[84]

Lilly und Jacques Meyer-Wedell pflegten in Hamburg einen großen Freundeskreis, zu dem auch die »Geigerin und Hochschuldozentin Eva Hauptmann, eine der Schwiegertöchter von Gerhard Hauptmann«, gehörte, diese »gab in der Villa auch das eine oder andere Konzert«. Darüber hinaus pflegte die Gastgeberin als Gründungsmitglied des Hamburger Zonta-Clubs enge Verbindungen zu gut ausgebildeten Frauen in verantwortlichen Positionen verschiedener Berufsgruppen.[85]

---

78 http://steinheim-institut.de/wiki/index.php/RabbinerHandbuch:1:Namenliste: Meyer Samuel, Dr., 02.03.1819 Hannover – 06.07.1882 Hannover, (abgerufen am 07.02.2017).

79 Vgl. v. Villeiz (wie Anm. 39), S. 361.

80 Wedell (wie Anm. 6), S. 8.

81 Offenborn (wie Anm. 44), S. 10.

82 Inschrift der Grabstelle von Ida Wedell: »Ihr Leben war Fürsorge für Notleidende«, Hinweis v. P. Offenborn.

83 Auskunft der Familie v. 10.09.2008.

84 Vgl. Offenborn (wie Anm. 44), S. 12f.

85 Ebert (wie Anm. 14), S. 73 u (PDF): Die Zonta-Gründungsmitglieder: d-nb.info/980487692/ 04 (abgerufen am 08.02.2017). Im Zonta-Club gehörte sie zu einer Gruppe von Frauen, die die Einrichtung eines Heimes für Mädchen des Freiwilligen Arbeitsdienstes organisierte, s.: Tr. Hoffmann: Der erste deutsche Zonta-Club. Auf den Spuren außergewöhnlicher Frauen,

Politisch zählte Dr. Meyer-Wedell, die sich in der Jüdischen Gemeinde für die
Liberalen einsetzte und noch im Jahre 1933 vor einer Frauenversammlung der
Deutschen Staatspartei mit einer auch in der Presse beachteten Rede zum
Freiwilligendienst für Frauen warb,[86] sicher nicht zum linken politischen
Spektrum; Sohn Peter hingegen war Mitglied der Arbeitsgemeinschaft jüdischer
Sozialisten (AjS).[87]

Bis 1933 war die Stellung von Lilly Meyer-Wedell als Medizinerin und engagierte Jugendpolitikerin, gewiss auch auf Grund ihrer Persönlichkeit, in Hamburg unangefochten. Dank ihrer Initiative gab es in Hamburg ebenfalls eine
BDÄ-Ortsgruppe. Zusätzlich zu ihren BDÄ-Vorstandsaufgaben als zweite Vorsitzende und teilweise geschäftsführende Vorsitzende hatte sie im Jahre 1926
auch am Wohnsitz den stellvertretenden Vorsitz übernommen.[88] Auf überre-
gionaler Ebene war sie im Jahre 1927 verantwortlich für Schulfragen und im Jahr
darauf »Delegierte im Fachausschuss der Jugendverbände beim Akademike-
rinnenverbund« und 1928 Vorsitzende des Jugendausschusses.[89]

Vermutlich aus Gründen der Anpassung verzichtete der BDÄ jedoch wenige
Monate nach der Machtübernahme der Nationalsozialisten auf die Kompetenz
solch engagierter Mitglieder und »schloss Ende Juni 1933 alle Kolleginnen jüdischer Abstammung aus. Hierzu gehörten drei der sechs Mitglieder des
Gründungsvorstandes«, eine davon war Lilly Meyer-Wedell.[90]

Im gleichen Jahr wurde Sohn Klaus, der, ebenso wie sein Bruder »politisch
widerständig aktiv gewesen« sein soll,[91] verhaftet und in ein Konzentrationslager
gebracht. Es ist nicht bekannt, wie es den Eltern gelang, seinen Aufenthaltsort
ausfindig zu machen und die Verlegung in ein Gefängnis zu erreichen; nach Lilly
Meyer-Wedells Worten war der Aufenthalt im Gefängnis »der reine Himmel,
wenn man vorher im Konzentrationslager war«.[92]

Jacques Meyer hatte sich bereits Anfang der 1930er Jahre über die judenfeindliche Einstellung vieler Hamburger Bürgerinnen und Bürger Sorgen gemacht und wollte daher politisch aktiv gegen den Antisemitismus vorgehen. So

---

2. Auflage Hamburg 2006, eine erweiterte Auflage erscheint 2019, Dank für diesen Hinweis
  an J. Lessmann v. Januar 2019.
86 Vgl. Hamburger Anzeiger (1933), Nr. 27 »Freiwilliger weiblicher Arbeitsdienst.«
87 Vgl. Offenborn (wie Anm. 44), S. 91.
88 Vgl. U. Berger: L. Meyer-Wedell, Kinderärztin, in: Berger (wie Anm. 65), S. 16.
89 Ebert (wie Anm. 14), S. 74.
90 Vgl. Bleker (wie Anm. 65), S. 13: Laura Turnau, s. A 64 u. Else Liefmann, s. A 69.
91 Offenborn (wie Anm. 44), S. 91.
92 Ebert (wie Anm. 14), S. 74.

»versuchte (er), die Vertreter des DIG dahingehend zu bewegen, dass sie bei den Bürgermeistern Ross und Petersen in dieser Sache vorstellig wurden«.[93]

Das Ehepaar Meyer-Wedell hatte vor 1933 unter anderem dem Bund Deutscher Frauenvereine[94] großzügige Spenden zukommen lassen, dazu waren beide bald nicht mehr in der Lage. Durch den Boykottaufruf gegen jüdische Ärzte litt Lilly Meyer-Wedell unter erheblichen finanziellen Einbußen in ihrer Praxis, auch die Verdienstmöglichkeiten des »Großkaufmanns« Jacques Meyer waren inzwischen stark eingeschränkt. Bereits im Jahre 1934 sah er sich außerstande, »die hohen steuerlichen Forderungen, die die Gemeinde gegen ihn erhob«, zu begleichen.[95]

Nach einem schweren Autounfall am 8. Oktober 1935 in Hamburg legte Lilly Meyer-Wedell sämtliche Aufgaben innerhalb der jüdischen Gemeinde nieder,[96] Ende des Jahres 1936 emigrierte sie mit ihrem Ehemann und beiden Söhnen nach England.[97]

Sohn Peter blieb offensichtlich auch in der neuen Heimat seiner politischen Meinung treu, er war »very active in the Fabian Society, the intellectual wing of the British Labour Movement«[98] und sein jüngerer Bruder Klaus »took a lot of interest in public transport policy and was chairman for many years of an organisation promoting the use of railways.[99] Dieser hatte sein Studium offensichtlich noch im Deutschen Reich abschließen können, in einem Brief bezeichnete sein Vater ihn als Referendar.[100]

Vermutlich aus gesundheitlichen Gründen ließ sich Lilly Meyer-Wedell nach ihrer Ankunft in England nicht bei der ärztlichen Standesorganisation registrieren.[101] Als Ärztin der jüdischen Gemeinde betreute sie hingegen regelmäßig

---

93 A. Hoffmann: Schule und Akkulturation. Geschlechterdifferenzierte Erziehung von Knaben und Mädchen der Hamburger jüdisch-liberalen Oberschicht 1848–1942. Schriftenreihe Jüdische Bildungsgeschichte in Deutschland, Bd. 3, Münster u.a., S. 204.
94 Vgl. Lilly Meyer-Wedell (wie Anm. 40).
95 Offenborn (wie Anm. 44), S. 90f.
96 Vgl. Offenborn (wie Anm. 44), S. 90.
97 Vgl. Ebert (wie Anm. 14), S. 74. Es war für sie jedoch noch kein endgültiger Abschied vom ›Kontinent‹. Um die Spätfolgen des Unfalles auszukurieren, hielt sie sich im November 1936 in einem Brüsseler Sanatorium auf.
98 Brief G. Wedell (wie Anm. 11).
99 Brief G. Wedell (wie Anm. 11).
100 Vgl. Offenborn (wie Anm. 44), S. 91 A 4.
101 P. Weindling: Frauen aus medizinischen Berufen als Flüchtlinge in Großbritannien während der 1930er und 1940er Jahre, in: Ärztinnen – Patientinnen/Frauen im deutschen und britischen Gesundheitswesen, hg. von U. Lindner und M. Niehuss, Köln 2002, S. 111–127, S. 119.

Mitglieder, so soll sie häufig »nach der Sabbatruhe noch kleine Patientinnen und Patienten aufgesucht haben.«[102]

Soweit bekannt ist, konnten die engeren Verwandten von Lilly Meyer-Wedell rechtzeitig aus dem Deutschen Reich fliehen. Ihre Schwester Else und deren Ehemann, Arthur Oppenheimer, fanden in den USA eine neue Heimat.[103] Dort musste ihr Bruder bis zum Ende des Krieges ausharren, ehe er seine Ehefrau und die Kinder wiedersehen konnte.[104]

Lilly Meyer-Wedell litt nach der Emigration in zunehmendem Maße unter Heimweh und außerdem unter zunehmender Desorientierung, die vermutlich zu dem Fenstersturz mit tödlichen Folgen im Jahre 1941 führte.[105]

Eigene Publikationen

Zur Kenntnis der aufsteigenden Sekundär-Degeneration im menschlichen Halsmark. München, Diss. Med. v. 1905.

Über die von G. Tsuchiga angegebene Methode zur Bestimmung von Eiweiß im Harn. Jahrbücher der Hamburgischen Staatl. Krankenanstalten, hrsg. von Prof. Lenhartz, u. a. BD. XIII, Jg. 1908, Hamburg und Leipzig 1909, S. 26f.

Der FAD in Hamburg. Jüdische Wohlfahrtspflege und Sozialpolitik. 4 (1933), Nr. 1/2.

Blood examinations in pregnancy. BJOG: an international journal of obstetric and gynecology. Vol. 50 (1943), S. 405–416.

Über die Brauchbarkeit der sogen. ›Pankreasreaktion‹ nach Cammidge, von O. Schumm u. C. Hegler unter Mitwirkung von Frau Dr. Meyer-Wedell. Münch. Med. Wschr. 1909, S. 1878.

---

102 Auskunft der Familie v. 10.09.2008. Zu der Zeit existierte in der englischen Hauptstadt »nur eine sehr kleine und praktisch unsichtbare jüdische Präsenz in der Medizin«, s. Weindling (wie Anm. 101), S. 120. Allerdings gab es in den Großstädten London, Manchester und Leeds jüdische Krankenhäuser neueren Datums, darüber hinaus spielte die Jewish Health Organisation vor allem in der »Mütterberatung und Kinder- und Säuglingsfürsorge« eine wichtige Rolle.

103 Vgl. Offenborn (wie Anm. 44), S. 9.

104 Wedell (wie Anm. 6), S. 32: Im Sommer 1938 erhielt Hans Wedell von der Universität Princeton für das akademische Jahr 1938/39 eine Einladung als »Postgraduate Fellow«. Er konnte erst im Sommer 1945 zu seiner Familie zurückkehren, s. S. 149.

105 Vgl. v. Villeiz (wie Anm. 39), S. 361.

Dr. med. MARTHA SEEFELD, geb. KASSEL

18.04.1880 Steinau/Oder/Niederschlesien – 29.09.1952 New York/USA[1]
Allgemeinpraktikerin und Ärztin für Haut- und Geschlechtskrankheiten

V: Paul Kassel (Jurist, Rechtsanwalt u. Justizrat). M: Emma K., geb. Levy.[2]
G: Heinrich K., gest. 1937 (Jurist u. Rechtsanwalt).[3]
E1: Simon Mühlfelder, Dr. med. (09.04.1885 Walldorf/Werra – 24.07.1965 Berlin), Hochzeit: 1912, Scheidung: 1920.[4] E2: Max Seefeld, Dr. med. (07.05.1888 Lanken – 18.03.1945 Las Acacias/Argentinien), Hochzeit 13.09.1938.[5]

Der Werdegang der aus Schlesien stammenden Martha Kassel ist nicht unbedingt in allen Bereichen typisch für Vertreterinnen der ersten Studentinnengeneration.

Im Jahre 1899 erlaubten die in Leobschütz[6] wohnenden Eltern Paul und Emma Kassel ihrer damals 19-jährigen Tochter Martha den Umzug nach Berlin, damit diese dort eine weiterführende Schule aufsuchen konnte. Nach vierjährigem Besuch der Helene-Lange-Kurse legte Martha Kassel als Externe zu Ostern 1903 in Hanau die Reifeprüfung ab; die großzügige finanzielle ›Aussteuer‹ ermöglichte anschließend ein Studium an sieben verschiedenen Universitäten.

Seit dem Jahr 1896 durften »Gasthörerinnen mit hinlänglicher Qualifikation«[7] an preußischen Universitäten studieren, so auch in Bonn. Im Winterhalbjahr 1896/97 war es dort erstmals 15 Gasthörerinnen erlaubt gewesen, an Veranstaltungen einzelner Fakultäten der Rheinischen Friedrich-Wilhelms-Universität teilzunehmen. Diese Anzahl steigerte sich bis zum Winterhalbjahr auf 99 Frauen, stieg in unregelmäßiger Folge auf 107 im Winterhalbjahr 1902/03

---

1 Martha Seefeld, geb. Kassel, in: Ärztinnen im Kaiserreich: https://geschichte.charite.de/aeik/biografie.php?ID=AEIK00485 (abgerufen am 18.10.2017).
2 R. Schwoch (Hg.): Berliner jüdische Kassenärzte und ihr Schicksal im Nationalsozialismus. Ein Gedenkbuch, Berlin 2009, S. 802.
3 Schwoch (wie Anm. 2), S. 802.
4 Martha Seefeld (wie Anm. 1).
5 Schwoch (wie Anm. 2), S. 802f.
6 Heute: Glubczyce, d. V.
7 P. Schmidt: Vorgeschichte und Anfänge des Frauenstudiums in Bonn, in: van Rey und Schlossmacher: Bonn und das Rheinland, S. 545–569, S. 552 (s. Beitrag L. Meyer-Wedell, wie Anm. 31).

und pendelte sich im Sommerhalbjahr 1903 auf 87 Studentinnen ein. In diesem Semester wurden erstmals die Namen der Gasthörerinnen mit den jeweiligen Studienfächern veröffentlicht. Eine der neun Medizinstudentinnen, die sich für das damals so bezeichnete Fach Heilkunde entschieden hatten, war Martha Kassel.[8]

Die Bonner Universität genoss bis zum Ende des Ersten Weltkrieges über die Landesgrenzen hinaus hohes Ansehen:[9] »die Rheinische Friedrich-Wilhelms-Universität war« beispielsweise »eng in die sich damals rasant verdichtende internationale ›scientific community‹ eingebunden.«[10]

Sogar ausländische Erstsemester fanden den Weg nach Bonn. Marie Süsskind, die im Jahre 1899 auf Sumatra geborene Tochter eines österreichischen jüdischen Verpflegungsbeamten, immatrikulierte sich am 3. Juni 1918 beispielsweise im Fach Medizin.[11] Die Züricherin Hedwig Bloch schrieb sich im Winterhalbjahr 1910 in Bonn ein. Der Nachweis eines Aufenthaltes an der Universität Bonn sollte offensichtlich der zuvor am 29. November 1909 an der Medizinischen Fakultät Basel erhaltenen Promotion noch ein »Sahnehäubchen« aufsetzen und die Berufsaussichten in der Heimat verbessern.[12] Vor Ausbruch des Ersten Weltkrieges zog es regelmäßig große Scharen von Studentinnen und Studenten an die »Sommeruniversität« Bonn, während im Winterhalbjahr die Zahl der Studierenden regelmäßig zurückging. Dies trifft allerdings nicht durchweg auf die Zeit zu, während der Frauen ausschließlich als Gasthörerinnen an dieser Universität Veranstaltungen besuchen konnten.[13] Vielleicht gehörte auch Martha Kassel zu den Studentinnen, die nicht nur wegen der renommierten Universität, sondern auch wegen der schönen Landschaft für ein Semester nach Bonn kamen und die Freizeit zu Ausflügen in die Umgebung nutzten.[14]

Anders als andere Medizinstudentinnen ihrer Zeit hatte Martha Kassel offensichtlich keine Bedenken, auch an kleineren Universitäten zu studieren, wie

---

8 UA Bonn: s. entsprechende Amtliches PV. Nennung v. Martha Kassel: SH 1903.

9 Th. P. Becker: Studierende an der Universität Bonn im Ersten Weltkrieg, in: D. Geppert und N. Schlossmacher (Hg.): Der Erste Weltkrieg in Bonn. Die Heimatfront 1914–1918, (Bonner Geschichts- und Heimatblätter, hg. vom Bonner Heimat- und Geschichtsverein und dem Stadtarchiv Bonn, Bd. 65/66), Bonn 2016, S. 395–415, S. 395.

10 D. Geppert: Kriegslegitimation und Selbstrechtfertigung. Bonner Professoren im »Krieg der Geister«, in: Geppert und Schlossmacher (wie Anm. 9), S. 371–394, S. 373.

11 UA Bonn Immatrikulationsalbum SH 1918. Die Eltern lebten zu diesem Zeitpunkt in Holländisch-Indien.

12 UA Bonn Immatrikulationsalbum WH 1910. Universität Basel: Sign. Universitäts-Archiv F2 u. X4, 4. Die am 27.05.1882 geborene Tochter eines verstorbenen jüdischen Kaufmanns studierte v. 19.10.1903–10.06.1909 in Basel (exam. Abiit 10.VI.09). Auskunft vom Staatsarchiv des Kantons Basel-Stadt v. 24.11.1998.

13 UA Bonn: PV 1906 u. PV 1906/07: Im SH 1906 waren z.B. 118 Frauen gemeldet, im folgenden WH: 164.

14 Vgl. Becker (wie Anm. 9), S. 395.

beispielsweise in Göttingen, wo sie zwei Semester verbrachte.[15] An die Universität Erlangen, wo Martha Kassel im Sommersemester 1905 die vorklinische Ausbildung abschloss, zog es vor dem Ersten Weltkrieg ebenfalls ausnehmend wenige Medizinstudentinnen.[16]

Die zweite Hälfte ihres Studiums verbrachte Martha Kassel in Berlin, Zürich, München und in Halle. Dort legte sie im Sommersemester 1909 das Staatsexamen ab. Approbiert wurde sie am 15. September 1910 und begann zeitgleich ihre Ausbildung als Assistenzärztin an einer der bekanntesten Berliner Kinderkliniken, dem Kaiser-und-Kaiserin-Friedrich-Krankenhaus (KKFK).[17] Während des Praktischen Jahres arbeitete sie an der Hallenser Kinderpoliklinik, am Poliklinischen Institut der Universität Berlin und der orthopädisch-chirurgischen Abteilung der Charité in Berlin.[18] Promoviert wurde sie am 3. August 1912 in Berlin,[19] ihr Doktorvater war der Berliner Ordinarius Adolf Aron Baginsky.[20]

Im Jahr 1912 heiratete Martha Kassel den Kollegen Simon Mühlfelder, nach der Scheidung im Jahre 1919 nahm sie erneut ihren Mädchennamen an.[21]

Die Ärztin Martha Kassel zeichnete sich durch besonderes berufliches Engagement aus. So kontrollierte sie während ihrer Tätigkeit in der Kinderklinik bis zu sechsmal in der Nacht den Gesundheitszustand frisch operierter kleiner Patienten. Während des Ersten Weltkrieges übertrug man ihr in einem Berliner Krankenhaus eine Stelle als Oberärztin.[22]

Martha Kassel hatte, nach ihrem Briefwechsel zu urteilen, als junge Studentin ein recht ungebundenes Leben geführt, in dem die ›freie Liebe‹ eine nicht un-

---

15 Martha Seefeld (wie Anm. 1). Vgl. C. Tolmien: Die Universität Göttingen im Kaiserreich, in: Göttingen: Von der preußischen Mittelstadt zur südniedersächsischen Großstadt 1866–1989, Bd. 3: Großstadt 1866–1989, R. v. Thadden (Hg.), Göttingen 1999, S. 357–395, S. 381: Seit dem WH 1903/04 stieg die Zahl der Hospitantinnen von 58 auf 154 im SH 1908 an, darunter waren jedoch nur zwei Medizinerinnen.

16 Vgl. G. Kaiser: Studentinnen in Würzburg, München und Erlangen, in: Häntzschel und Bußmann, S. 57–68, S. 63 ff.

17 Martha Seefeld vgl. (wie Anm. 1), s. dazu den Beitrag zu Ilse Ferdinand Rainova, geb. Philippson.

18 Vgl. Schwoch (wie Anm. 2), S. 802.

19 Martha Seefeld (vgl. wie Anm. 1).

20 Vgl. Ev. Geriatriezentrum: Berühmte Vorväter: www.egzb.de/egzb/geschichte-des-hauses/beruehmte-vorvaeter/ dolf Baginsky (abgerufen am 08.08.2016).

21 Vgl. Schwoch (wie Anm. 2), S. 802. Daher wird, bis zur zweiten Ehelichung der Name »Kassel« beibehalten.

22 Vgl. M. Gailus: Elisabeth Schmitz und ihre Denkschrift gegen die Judenverfolgung. Vortrag am 15. November 2009 in der Gedenk- u. Bildungsstätte Haus der Wannsee-Konferenz: www.ghwk.de/fileadmin/user_upload/pdf-wannsee/.../newsletter_29.pdf (abgerufen am 01.06.2014). Zum Thema ›Oberärztin‹: Martha Kassel war zu der Zeit getauft, s. dazu den Beitrag zu Else Neustadt-Steinfeld.

bedeutende Rolle gespielt hatte.[23] »Seit früher Studentenzeit pflegte die stark schwärmerisch, romantisch-jugendbewegte« junge Frau offenbar einen »ausgeprägt modernen, ungebundenen Lebensstil«. Ihre künstlerisch-literarischen Interessen brachte sie in Verbindung mit Menschen, denen ein bürgerlich angepasstes Leben eher fremd war.[24] Durch diese Kontakte ist sie möglicherweise verstärkt auf das Problem von Geschlechtskrankheiten aufmerksam geworden. Um diese sehr weit verbreitete Krankheiten zu heilen, standen zu der Zeit »nur wenige Therapien« zur Verfügung.[25]

Kurz nach Erhalt der Promotion im Jahre 1912 spezialisierte sich Martha Kassel auf das Fach Dermatologie. Damit gehörte sie einer Minderheit an, denn nur fünf der insgesamt 168 bis zum Jahre 1910 im Deutschen Reich approbierten Ärztinnen entschieden sich für das Fachgebiet Haut- und Geschlechtskrankheiten.[26]

Seit dem Jahr 1912 hatte Martha Kassel mit einer kurzen Unterbrechung die ›post-doc‹-Ausbildung in Berlin absolviert und dabei in fachlicher Hinsicht vielfache Kontakte knüpfen können. Es war daher für sie nur folgerichtig, sich im Jahre 1919 dort auch als Fachärztin niederzulassen.[27] Knapp ein Drittel der vor dem Ersten Weltkrieg approbierten Ärztinnen machten sich in der Reichshauptstadt selbständig,[28] in der Großstadt Berlin rechneten die Medizinerinnen – eher als in kleineren Städten – mit regem Zuspruch von Patientinnen.

Martha Kassel, vermutlich aus einem liberalen Elternhaus stammend, war bereits in ihrer Jugend evangelisch getauft worden. Nach Machtantritt der Nationalsozialisten verzweifelte sie jedoch an ihrer Kirche. Da von protestantischer Seite nicht das ersehnte deutliche Wort gegen die Judenverfolgung erfolgte, trat sie aus Protest aus der Kirche aus. Sie besuchte aber weiterhin, als nun heimatlose Christin, evangelische Gottesdienste.[29] Gemeinsam mit ihrer Freundin Elisabeth Schmitz[30] nahm sie, wenige Tage nach dem Pogrom im Jahre 1938, an dem von Pastor Gollwitzer in Berlin-Dahlem gehaltenen legendären Buß- und

---

23 M. Gailus: Mir aber zerriss es das Herz. Der stille Widerstand der Elisabeth Schmitz, Göttingen, 2010, S. 82, A. 9, S. 277.

24 Gailus (wie Anm. 23), S. 82.

25 R. Jacob: Abraham Buschke (1868–1943), Arzt für Haut- und Geschlechtskrankheiten, in: Jüdische Ärzte in Schöneberg/Topographie einer Vertreibung, R. Jacob und R. Federspiel (Hg.), (Reihe: Frag doch! Geschichte konkret, Bd. 2), Berlin 2012, S. 61–65, S. 61.

26 Vgl. B. Vogt: Erste Ergebnisse der Berliner Dokumentation: Deutsche Ärztinnen im Kaiserreich, in: Brinkschulte (s. Beitrag H. Maas, wie Anm. 35), S. 158–168, S. 164.

27 Martha Seefeld vgl. (wie Anm. 1).

28 Vgl. Vogt (wie Anm. 26), S. 166.

29 Vgl. Gailus (wie Anm. 23), S. 43, S. 89 u. S. 120.

30 Elisabeth Schmitz u. ihre Denkschrift über die Juden. Chrismon: https://chrismon.evange lisch.de/.../elisabeth-schmitz-und-ihre-denkschrift... (abgerufen am 08.08.2016).

Bettag-Gottesdienst teil.[31] Martha Kassel hatte sich nie als Jüdin gefühlt, wurde jedoch langfristig durch die rassistische Gesetzgebung nach 1933 zur Jüdin gemacht.

Wegen ausbleibender Einkünfte und nunmehr fehlender Rücklagen konnte Martha Kassel nach dem Entzug der Approbation und dem Ausschluss von der Rechnungserstattung mit Wirkung vom Februar 1934[32] die Wohnung in der Luisenstraße 67 nicht länger halten. Das Angebot der ebenfalls in diesem Hause lebenden Studienrätin Elisabeth Schmitz, quasi als Untermieterin, in deren 3-Zimmer Wohnung einzuziehen, nahm sie dankbar an. Nach der Denunziation vier Jahre später, zog sie, um Elisabeth Schmitz nicht weiter zu gefährden, zu ihrem späteren Ehemann, Dr. med. Max Seefeld, mit dem sie seit Ende des Ersten Weltkrieges befreundet war. Noch zu dieser Zeit scheint Martha Seefeld, wie sie sich nun nannte, die Hoffnung auf eine erneute Zulassung als Ärztin nicht restlos aufgegeben zu haben, denn im Januar 1938 informierte sie das Ärzteblatt für Berlin über ihren Umzug.[33]

»Nach der für beide äußerst bedrohlichen Pogromnacht« wurde Martha Seefeld und ihrem Ehemann endgültig klar, in welcher Gefahr sie schwebten.[34] Es gelang ihnen, die ohnehin geplanten Ausreisepläne schnellstmöglich umzusetzen. Die Bürgschaft für die Einreise war durch einen in Argentinien lebenden Bruder von Max Seefeld, der bereits die argentinische Staatsangehörigkeit besaß, übernommen worden.[35] Über enge verwandtschaftliche Beziehungen verfügte Martha Seefeld zu dieser Zeit offensichtlich nicht mehr. Der Bruder hatte seine erfolgreiche Anwaltskanzlei aufgeben müssen und war nach schwerer Erkrankung im Jahre 1937 verstorben.[36]

Um dem Arztehepaar Seefeld bei der Finanzierung der Ausreise nach Argentinien zu helfen, erstand Elisabeth Schmitz das kleine bebaute Seegrundstück, das Max Seefeld gehörte. In solchen Fällen sah die NS-Gesetzgebung vor, dass dabei dem Eigentümer nur ein »Bruchteil« des Ertrages gutgeschrieben

---

31 Vgl. Gailus (wie Anm. 23), S. 120. Fr. Künzel u. R. Pabst (Hg.): »Ich will dir nur schnell sagen, daß ich lebe, Liebster«. Helmut Gollwitzer – Eva Bildt. Briefe aus dem Kriege 1940–1945, München 2008, S. 11: Die »Kirchengemeinde Berlin-Dahlem ... war eine der wenigen Kirchengemeinden in Berlin, in denen sich viele »nichtarische Christen sammelten«.

32 Vgl. St. Leibfried und Fl. Tennstedt: Berufsverbote und Sozialpolitik 1933. Die Auswirkungen der nationalsozialistischen Machtergreifung auf die Krankenkassenverwaltung und die Kassenärzte. Analyse. Materialien zu Angriff und Selbsthilfe/Erinnerungen, Bremen 1979, S. 253. Es handelt sich hierbei um die Ringblätter 02/34 (3. Jg Nr. 1).

33 Vgl. Gailus (wie Anm. 23), S. 78 ff., S. 108 u. S. 283 A 101, S. 264 A 1. Ärzteblatt für Berlin 43, Nr. 6: 05.02.1938, S. 89: Mitteilung der Wohnungsveränderungen v. 24.-29.01.1938: »Frau Dr. Kassel, Martha, NW7, Luisenstraße 67, jetzt: C 25, Kaiserstraße 28«.

34 Vgl. Gailus (wie Anm. 23), S. 108.

35 Martha Seefeld vgl. (wie Anm. 1).

36 Vgl. Gailus (wie Anm. 23), S. 140 u. S. 89.

wurde,[37] dennoch war auch dieser kleine Betrag hochwillkommen. Einen letzten Freundschaftsdienst erwies Elisabeth Schmitz ihrer langjährigen Freundin und deren Ehemann, indem sie beide im Dezember 1938 auf ihrer letzten Reise durch Deutschland begleitete. Sie brachte die beiden in Hamburg zum Schiff und regelte anschließend für das Ehepaar in Berlin noch letzte Formalitäten.[38]

Elisabeth Schmitz ist am 17. April 2013 in der israelischen Gedenkstätte Yad Vashem als Gerechte der Völker aufgenommen worden.[39] Damit wurde deren Mut, den sie während der nationalsozialistischen Zeit bewiesen hatte, gewürdigt. Es ging dabei nicht nur um die von ihr verfertigte und verteilte Denkschrift gegen das Unrecht der damaligen Machthaber,[40] sondern um die tatkräftige Unterstützung verfolgter Jüdinnen und Juden, besonders der von Martha Seefeld.

Wann sich Martha Seefeld und die 13 Jahre jüngere Elisabeth Schmitz kennengelernt hatten, ist nicht bekannt. Martha Seefeld hatte als Schülerin im Jahre 1903 die Erlaubnis erhalten, an der Hohen Schule in Hanau die Reifeprüfung abzulegen.[41] An diesem Gymnasium unterrichtete der Vater der damals 10-jährigen Elisabeth Schmitz. Ein freundschaftlich vertrauter Kartengruß von Martha Seefeld an Familie Schmitz lässt darauf schließen, dass eine gewisse Vertrautheit zu den Eltern der Freundin bestand.

Beide Frauen hatten später auch in Bonn studiert und konnten daher Erinnerungen an ihre Studienzeit austauschen, wenn auch aus unterschiedlichen Jahren.[42]

Nicht alle Studentinnen schwärmten, wie beispielsweise Amelie Du Vinage von Skopnik, »von den herrlichen Studienjahren« in Bonn.[43] Elisabeth Schmitz war auf Vorschlag ihres Vaters, der bereits seine Studentenjahre in Bonn verbracht hatte, an den Rhein gekommen. Sie immatrikulierte sich am 27. April 1914 in den Fächern Germanistik, Geschichte und evangelische Theologie. Ihr behagte jedoch die dort vorherrschende »behäbige Beamtenmentalität« überhaupt nicht. Sie fühlte sich »in der von alldeutscher Burschenherrlichkeit bestimmten kleinen rheinischen Universitätsstadt beengt und unwohl«.[44]

Während der Zeit der zunehmenden Ausgrenzung und Erniedrigung stand Elisabeth Schmitz ihrer Mitbewohnerin und Freundin verlässlich zur Seite. Die

---

37 Gailus (wie Anm. 23), S. 137.
38 Vgl. Gailus (wie Anm. 23), S. 125.
39 Elisabeth Schmitz: www.fr-online.de › ... › Frankfurt/Rhein-Main › Hanau und Main-Kinzig (abgerufen am 29.05.2014).
40 Vgl. Gailus (wie Anm. 22).
41 Martha Seefeld (wie Anm. 1).
42 UA Bonn: Elisabeth Schmitz: Immatrikulationsverzeichnis SH 1914.
43 M. Ebert: Zwischen Anerkennung und Ächtung. Medizinerinnen der Ludwig-Maximilians-Universität in der ersten Hälfte des 20. Jahrhunderts, Neustadt a. d. Aisch 2003, S. 84.
44 Gailus (wie Anm. 23), S. 38.

Frage, warum Juden so verhasst seien, konnte allerdings auch sie nicht beantworten. Martha Seefeld fühlte sich als Deutsche, liebte ihre schlesische Heimat und war seit ihrer Schulzeit der deutschen Literatur verbunden.[45] Ein erschütterndes Zeugnis der Hilflosigkeit und der zunehmenden Verzweiflung ist der von Manfred Gailus so bezeichnete »Angstzettel«. Auf einem Rezeptblock, den zu gebrauchen ihr zu dieser Zeit nicht mehr gestattet war, hatte die Ärztin folgende Zeilen an ihre Freundin gerichtet: »Elisabeth, dass alles was ich sage und tue, Angst ist, weißt Du doch. Und sie wird größer und größer«.[46]

Unter den ersten Studentinnen waren unter anderem Frauen vertreten, die ihrem äußeren Erscheinungsbild wenig Aufmerksamkeit zollten, die keinen Wert darauf legten, als Frau wahrgenommen zu werden, die quasi hauptsächlich für ihr Studium lebten; im Volksmund wurden diese Studentinnen als »Blaustrümpfe« bezeichnet.[47] In diese Kategorie passte Martha Kassel nun wahrlich nicht. Trotz der häufigen Studienortwechsel hatte sie ihr Studium dennoch relativ zügig abgeschlossen, dabei aber nicht ihre Identität als lebensfrohe und sinnliche junge Frau verleugnet.

Am kulturellen Leben der Metropole Berlin durfte Martha Seefeld als Jüdin in den letzten Jahren nicht mehr teilnehmen. Obwohl sie sich der jüdischen Religionsgemeinschaft überhaupt nicht zugehörig fühlte, war es durch ihren ebenfalls in Berlin wohnenden Bruder zu Kontakt zu einem Kreis namhafter jüdischer Intellektueller gekommen. Dazu gehörte auch der Schriftsteller und Publizist Julius Bab.[48] Der Theaterpädagoge, Dozent und Dramaturg Bab war im Jahre 1933 Mitinitiator bei der Gründung des »Jüdischen Kulturbundes.«[49] Unter dem Dach dieses Zusammenschlusses boten inzwischen verfemte Künstler in bemerkenswerter Dichte ein Kulturangebot besonderer Art und zwar unter Aufsicht der Geheimen Staatspolizei, die darauf achtete, dass nur Juden diese Veranstaltungen besuchten.[50]

Da es Martha und Max Seefeld versagt war, den Arztberuf im Exilland ausüben zu dürfen, bewirtschafteten beide eine kleine Landwirtschaft, die sie sich zugelegt hatten.[51] »Die ungewohnt harte körperliche Arbeit ... das Leben ohne Elektrizität mit unzureichenden sanitären Anlagen sowie Überschwemmungen und Dürre«[52] werden der ›Stadtfrau‹ Martha Seefeld vermutlich Probleme be-

---

45 Vgl. Gailus (wie Anm. 23), S. 113 ff.
46 Gailus (wie Anm. 23), S. 113.
47 A. Burchardt: Blaustrumpf-Modestudentin-Anarchistin? Deutsche und russische Medizinstudentinnen 1896–1918, Stuttgart 1997, S. 170–178.
48 Vgl. Gailus (wie Anm. 23), S. 83.
49 Vgl. Jüdische Lebenswelten. Katalog, A. Nachama u. G. Sievernich (Hg.), Berlin 1991; S. 639.
50 Vgl. I. Elbogen u. E. Sterling: Die Geschichte der Juden in Deutschland; Fr./M. 1988, S. 313.
51 Martha Seefeld vgl. (wie Anm. 1).
52 Th. O. H. Kaiser: Auf den Spuren einer fast verschwundenen Minderheit: Deutsche Juden in Argentinien, in: Dtsch. Pfarrerblatt-Heft 8/2009, S. 1–10; S. 3.

reitet haben. Nach dem überraschenden Tod von Max Seefeld im Jahre 1946 siedelte seine Witwe in die USA über und holte die dortigen medizinischen Examina nach. Zwei Jahre später »engagierte sie sich als Ärztin, aber auch als Köchin, in einem Camp für Jungen« in North-Carolina.[53] Diese Jobs in Ferienlagern verlangten viel Idealismus, waren nur zeitweilig verfügbar und wurden in der Regel schlecht bezahlt.[54] Sie verbesserten damit keinesfalls die schlechte finanzielle Lage, in der sich Martha Seefeld befand.

Zehn Jahre nach der erzwungenen Ausreise aus dem Deutschen Reich nahm Martha Seefeld wieder Kontakt zu Elisabeth Schmitz auf, so konnte sie sich wenigstens brieflich mit ihrer Freundin aus Berliner Tagen austauschen.[55]

Bis zu ihrem Tode im Jahre 1952 wurde sie finanziell von alten Berliner Freunden, darunter vermutlich auch von Elisabeth Schmitz, unterstützt. In den letzten Lebensjahren teilte sie sich in Halvenford bei Philadelphia eine Wohnung mit zwei Freundinnen, die ebenfalls aus ihrer Heimat Schlesien stammten.[56]

Eigene Publikationen

Über Lebercirrhose unter Beifügung eines Falles von hypertrophischer Lebercirrhose im Kindesalter. Leipzig, Med. Diss. v. 1912.

Wedekinds Erotik. Sexual-Probleme. Zschr. für Sexualwissenschaft und Sexualpolitik, Fr./M. 1913, S. 115–118.

---

53 Schwoch (wie Anm. 2), S. 802.
54 Vgl. W. Benz (Hg.): Das Tagebuch der H. Nathorff. Berlin-New York. Aufzeichnungen 1933 bis 1945, München 1987, S. 178ff.
55 Vgl. Gailus (wie Anm. 23), S. 164 u. S. 288 A 55.
56 Vgl. Gailus (wie Anm. 23), S. 164 u. A 75.

Dr. med. HEDWIG JUNG-DANIELEWICZ, geb. DANIELEWICZ

15.12.1880 Berlin – verschollen 1942 in Minsk/Russland[1]
Frauen- und Kinderärztin

V: Michaelis Danielewicz (Getreidehändler u. Immobilienmakler). M: Henriette D., geb. Nehab.
G: Richard D. (1879 bis nach 1938 Palästina). Else (1882–1942 Maly Trostinez). Klara (1886). Käte (1890).[2]
E: Carl Jung-Dörfler (1879 Obersdorf/Sieg – 1927 Obersdorf/Sieg), Bergmann u. Maler.[3]

Nicht alle der ersten zehn Medizinerinnen deutscher Staatsangehörigkeit, die bis zum Jahr 1912 an der Medizinischen Fakultät der Bonner Universität ihre Promotion erwarben,[4] hatten zuvor an dieser Hochschule studiert und dort auch ihr Staatsexamen abgelegt. Hedwig Danielewicz wechselte beispielsweise mit dem zuvor an der Universität Berlin bestandenen Staatsexamen nach Bonn, um dort das Promotionsverfahren durchzuführen,[5] weitere Kommilitoninnen kamen ebenfalls von anderen Universitäten.[6] Die an der Universität Bonn durchgeführten Prüfungen entsprachen den üblichen strengen Anforderungen,[7] doch

---

1 Vgl. Jung-Danielewicz, Hedwig, in: Ärztinnen im Kaiserreich: https://geschichte.charite.de/ aeik/biografie.php?ID=AEIK00796 (abgerufen am 18.10.2017).

2 Vgl. H. Jacobs u.a. (Hg.): Stolpersteine/Stumbling stones. Erinnerungen an Menschen aus Düsseldorf, Erkrath, Langenfeld, Mettmann, Monheim u. Ratingen, Düsseldorf 2012, S. 118.

3 Vgl. Die Ärztin und der Maler: Carl Jung-Dörfler und Hedwig Danielewicz. Real-Historisches Drama in drei Akten, nachgezeichnet von P. U. Unschuld, Düsseldorf 1994, S. 100.

4 Vgl. J. Bleker und S. Schleiermacher: Tabellarischer Teil, in: Bleker und Schleiermacher (s. Beitrag H. Maas, wie Anm. 21), S. 175–220: Frieda Corssen, geb. Busch, Hermine Heusler-Edenhuizen, geb. Edenhuizen. Katharina Freytag. Paula Buché-Geis, geb. Buché. Hedwig Jung-Danielewicz, geb. Danielewicz. Clementine Kacer-Krajca, geb. Krajca. Grete Ehrenberg. Sophia Breyer-Herzberg, geb. Herzberg. Elisabeth Kahn-Wolz, geb. Wolz. Tilly Levy, geb. Loewy, Auswertung d. V.

5 Vgl. Hedwig Jung-Danielewicz, (wie Anm. 1).

6 Vgl. Buchin, in: Bleker und Schleiermacher, (s. Beitrag H. Maas, wie Anm. 21): S. 233–305: Katharina Freytag: Staatsexamen in Leipzig. Grete Ehrenberg Staatsexamen in Würzburg. Clementine Kacer-Krajca, Staatsexamen in Heidelberg, s. ebenso den entsprechenden Beitrag zu Bertha Heinemann.

7 Vgl. Ärztin 7/1983: Eine außergewöhnliche Kollegin. Lebenserinnerungen v. Dr. Elsa Winokurow, S. 7–8, S. 8 Teil 1. »Das Doktorexamen rigorosum wurde nach den vom Dekan aus der Reichshauptstadt bzw. Ministerien eingeholten Vorschriften streng durchgeführt«. Es handelte sich hierbei um die Promotion einer Ausländerin.

hatte sich anscheinend inzwischen herumgesprochen, dass die Bonner Professoren insgesamt recht ›frauenfreundlich‹ eingestellt waren – wenn die Studienleistungen ihren Ansprüchen entsprachen.[8]

Beide Elternteile von Hedwig Danielewicz stammten aus der Provinz Posen und waren mit ihren Familien um die zweite Hälfte des 19. Jahrhunderts nach Berlin gekommen. Da Michaelis Danielewicz als Getreidehändler in der Reichshauptstadt jedoch nur über ein geringes Einkommen verfügte, versuchte er in der Aufbruchphase der »Gründerzeit« sein Glück als Immobilienmakler,[9] scheiterte jedoch kläglich. Jeder Wohnungswechsel in den trostlosen Arbeitervierteln im Norden und Nordosten Berlins zeigte den weiteren wirtschaftlichen Niedergang der Familie an.[10]

So beklagenswert die wirtschaftliche Lage der Familie auch war, so wichtig war für sie der »Aufstieg ins Geistige, in eine höhere kulturelle Schicht«[11], daher genossen Akademiker bei den Danielewicz' hohes Ansehen. Somit ist es nicht verwunderlich, dass sich die Familie, trotz der gravierenden finanziellen Probleme, zum Ziel setzte, Hedwigs Begabung frühzeitig zu fördern.

Nach dem siebenjährigen Unterricht am Berliner Sophiengymnasium belegte die aufgeweckte zweitälteste Tochter der Familie Danielewicz vier Jahre lang die von Helene Lange eingerichteten Realkurse für Frauen. Ab Ostern 1897 wurde dabei ausschließlich prüfungsrelevanter Unterrichtsstoff vermittelt, entsprechend »langweilig und öde« zogen sich für Hedwig Danielewicz diese Schuljahre hin. Ostern 1901 bestand sie als Externe an einem Berliner Jungengymnasium die Prüfung und »zählte damit zu den frühesten Jahrgängen weiblicher Oberschüler, die die Hochschulreife erwarben«.[12]

Hedwig Danielewicz führte seit 1933 Tagebuch. Die Endfassung dieser Niederschrift schickte sie zwei Wochen vor ihrer Deportation Anfang November 1942 unter dem Titel »Das Leben einer Konvertitin« an die katholische Schriftstellerin Gertrud von le Fort.[13]

Die Ärztin, die ihres Mannes wegen zum katholischen Glauben übergetreten war, beschrieb in ihren Notizen die immer schlechter werdende berufliche,

---

8 Vgl. J. Bleker: Die bis 1918 in Deutschland approbierten Ärztinnen im Überblick, in: Bleker u. Schleiermacher (s. Beitrag H. Maas, wie Anm. 21), S. 35–52, S. 50.

9 J. Dülffer: Deutschland als Kaiserreich (1871–1918), in: Rassow. Deutsche Geschichte, vollständig neue bearbeitete u. illustrierte Ausgabe, hg. v. M. Vogt, Stuttgart 1987, S. 469–567, S. 468.

10 Vgl. Die Ärztin und der Maler (wie Anm. 3), S. 15.

11 St. Zweig: Die Welt von gestern. Erinnerungen eines Europäers, Frankfurt/Main 1970 (Erstausgabe 1944), S. 25. »Auch der ärmste Hausierer ... wird versuchen, wenigstens einen Sohn unter schwersten Opfern studieren zu lassen, u. es wird als Ehrentitel für die ganze Familie betrachtet, jemanden in ihrer Mitte zu haben, der sichtbar im Geistigen gilt«.

12 Die Ärztin und der Maler (wie Anm. 3), S. 26f.

13 Vgl. Jacobs u. a. (wie Anm. 2).

persönliche und politische Lage. Sich selbst stellt sie hierbei unter anderem dar als »schmutzigbefleckt (!), ehrlos, verächtlich, verworfen, nicht nur von den Menschen, sondern auch von Gott«.[14] Diese maßlosen Selbstvorwürfe weisen auf die psychisch labile Verfassung der vereinsamten, verwitweten Autorin hin.

In ihrem Tagebuch behauptet Hedwig Danielewicz, sie wäre schon als Kind von ihren Verwandten geradezu bedrängt worden, Medizin zu studieren.[15] In vielen jüdischen Familien galt tatsächlich das abgeschlossene Medizinstudium als die einzige Möglichkeit, begabten, fleißigen und tüchtigen Töchtern eine gute akademische Berufsperspektive als Selbständige zu ermöglichen. Ließen sich Ärztinnen kurz nach der Jahrhundertwende in größeren Städten nieder, waren deren Praxen in der Regel bereits nach ein bis zwei Jahren ertragreich, Kollegen brauchten dazu rund fünf Jahre.[16]

Diese vermeintlich wirtschaftlich sicheren Berufsaussichten veranlassten Eltern mitunter, abweichende Studienwünsche mit überzeugenden Argumenten in Richtung Studienfach Medizin ›umzulenken‹.[17] Es ist jedoch schwer vorstellbar, dass bei Hedwig Danielewicz allein wirtschaftliche Gründe oder auch Familiengehorsam für die Berufswahl ausschlaggebend gewesen sein könnten.

Um Töchtern das Medizinstudium zu ermöglichen, waren viele Eltern gezwungen, finanzielle Opfer zu bringen, und zudem zusätzlich auf die Unterstützung der Verwandtschaft angewiesen. Ein Onkel von Hedwig Danielewicz finanzierte beispielsweise nicht nur die Studiengrundkosten in Höhe von über 4.000 RM,[18] sondern ebenso die Ausgaben für »Bücher, Instrumente, Studien- und Prüfungsgebühren«.[19] Einschließlich der Lebenshaltungskosten beliefen sich die Medizinstudienkosten um das Jahr 1900 auf die Gesamtsumme von ca. 10.000 RM, um 1904 auf 12.000 RM und um 1913 soll es mitunter sogar ca. 25.000 RM gekostet haben.[20]

---

14 Die Ärztin und der Maler (wie Anm. 3), S. 82.

15 Ebd., S. 14.

16 Vgl. H. Heusler-Edenhuizen: Die erste deutsche Frauenärztin. Lebenserinnerungen: Im Kampf um den ärztlichen Beruf der Frau, eingeleitet v. R. Nave-Herz, hg. v. H. Prahm, Opladen 1997, S. 108.

17 Vgl. Wolff, (s. Vorwort, wie Anm. 1).

18 Vgl. L. Hirsch: Vom Schtetl in den Hörsaal: Jüdische Frauen und Kulturtransfer, (minima judaica, hg. von S. Brocke, Salomon Ludwig Steinheim-Institut für deutsch-jüdische Geschichte, Bd. 9), Berlin 2010, S. 233 A 89.

19 Th. Nowack: Die ersten vollimmatrikulierten Medizinstudentinnen an der Bonner Universität, in: Meinel und Renneberg, (s. Beitrag L. Meyer-Wedell, Anm. 12), S. 305–313, S. 306f. Die Studiengebühren für das Lehramtsstudium betrugen hingegen nur etwa 800 Mark.

20 Vgl. S. Schleiermacher: Ärztinnen im Kaiserreich: Ein Forschungsprojekt zur Geschlechtergeschichte, in: Meinel und Renneberg (wie Anm. 19), S. 217–224, S. 219. Hirsch (wie Anm. 18), S. 199f.: Gerade um die Jahrhundertwende erreichten die in manchen jüdischen Familien noch üblichen Mitgiften »eine historische Rekordhöhe«. Statt einen unter Umständen nichtsnutzigen akademischen Schwiegersohn für bis zu 75.000 Reichsmark »ein-

Hedwig Jung-Danielewicz' Rückblick auf die eigene Lebensleistung fiel insgesamt ungewöhnlich negativ aus. Ein Blick auf ihren Werdegang zeigt hingegen eine Frau, die, trotz widriger Umstände, Mut, Ausdauer, Durchsetzungsvermögen und Selbstbewusstsein bewiesen hat.

Ein knappes Jahr nach Studienbeginn im Wintersemester 1901/02 unterzeichnete Hedwig Danielewicz mit 26 anderen Berliner Kommilitonennen eine Petition an den preußischen Kultusminister, in der die Immatrikulation von Studentinnen mit Reifeprüfungen gefordert wurde. Diese Aktion zeigte jedoch keinerlei Erfolg, Studentinnen mit Reifeprüfung wurde weiterhin der Status der »ordentlichen« Studentinnen verwehrt.[21]

Aus finanziellen Gründen plante Hedwig Danielewicz, die gesamte Studienzeit an der Berliner Universität zu verbringen. Zu der Zeit gab es gerade an dieser Fakultät jedoch seitens einiger Professoren noch vehementen Widerstand gegen das Frauenstudium. Da der Ordinarius der Anatomie, Professor Waldecker, beispielsweise nicht dazu bereit war, Frauen ausreichend Übungsräume zur Verfügung zu stellen, wechselte Hedwig Danielewicz, um ihr Studium zügig fortführen zu können, zum Wintersemester 1902/1903 an die großherzoglich Badische Universität Heidelberg; auf dem »Studien- und Sittenzeugnis« ist allerdings die Rede vom »Sohn des Michaelis Danielewicz«.[22]

Zu dieser Zeit standen die den Universitäten angeschlossenen Mensen nur studierenden Männern offen, aus diesem Grunde boten in vielen Universitätsstädten Wirtinnen Mittagstische für Studentinnen an. Statt nun beim Essen in geselliger Runde Kontakte zu den wenigen anderen Kommilitoninnen aufnehmen zu können, musste sich Hedwig Danielewicz auf Geheiß ihrer Eltern ein Zimmer ›mit Verpflegung‹ suchen, die Semester in Freiburg verbrachte sie daher einsam und isoliert.[23]

In Freiburg bestand sie im Winterhalbjahr 1903/04 das Physikum, kehrte im folgenden Wintersemester noch einmal dorthin zurück und legte dann – als erste Frau – am 29. Januar 1907 an der Berliner Universität das Staatsexamen ab. Ihr Mut, das Examen an dieser Universität abzulegen, an der nicht nur Profes-

---

zukaufen«, investierten damals ›modernere‹ Eltern lieber in die Ausbildung der eigenen Tochter, die sie gut versorgt wissen wollten. S. dazu die Beiträge Carrie Sprinz u. R. Liebeschütz-Plaut.

21 Vgl. Die Ärztin und der Maler (wie Anm. 3), S. 34: am »18.08.1908 genehmigte das Preußische Kultusministerium die Zulassung der Frauen zur Immatrikulation«, s. dazu die Beiträge H. Maas u. L. Meyer-Wedell.

22 Jacobs u.a. (wie Anm. 2), der bis dahin nur Studenten ausgehändigte Vordruck wurde dabei handschriftlich der »weiblichen« Form angepasst.

23 Vgl. Die Ärztin und der Maler (wie Anm. 3), S. 28.

soren, sondern auch etliche Studenten versuchten, den Kommilitoninnen die gesamte Studienzeit zu verleiden, kann nicht hoch genug eingeschätzt werden.[24]

An der Medizinischen Fakultät der Bonner Universität waren mit Maria Gräfin Linden[25] und Hermine Edenhuizen[26] bereits zu einem frühen Zeitpunkt zwei Assistentinnen beschäftigt gewesen. 1907 erhielt überdies die im Jahre 1904 in Freiburg promovierte 32-jährige Elisabeth Cords am Anatomisch-Zoologischen Institut eine Assistentinnenstelle.[27] An dieser Universität gab es anscheinend keine Vorurteile gegenüber Frauen in der Medizin, »in Bonn war die Professorenschaft offenbar entgegenkommend«,[28] ein gutes Argument für Hedwig Danielewicz, zur Promotion nach Bonn zu gehen. Am Friedrich-Wilhelm-Stift absolvierte sie ihr Praktisches Jahr und verfasste während dieser Zeit ihre Dissertation zum Thema: »Klinische Beiträge zur Pyocyanasebehandlung«, die sie im Jahre 1908 vorlegte. Sowohl für die Dissertation als auch für die am 24. Dezember 1908 verliehene Approbation erhielt sie die Note »cum laude«.[29]

Richard Bunge, Leiter der Chirurgischen Abteilung am Friedrich Wilhelm Stift, war einer der sie in Bonn begleitenden Professoren.[30] Wegen der angenehmen Arbeitsatmosphäre am dortigen Krankenhaus verlängerte die junge Volontärassistentin Hedwig Danielewicz die Zeit in Bonn, obwohl sie dort für ihre Arbeit keinen Lohn erhielt. Anschließend trat sie vorübergehend eine gut bezahlte Stelle an der Volksheilstätte der Landesversicherungsanstalt in Beelitz an, sicher auch, um die Familie, von deren Unterstützung sie nach wie vor abhing, finanziell zu entlasten.[31] Für die medizinische Fortbildung waren Kliniktätigkeiten allerdings unverzichtbar.

Ihren Beruf übte Hedwig Danielewicz mit großem Engagement aus und war zudem Neuerungen gegenüber aufgeschlossen. Als neu hinzugekommene As-

---

24 Vgl. A. Burchardt: Blaustrumpf-Modestudentin-Anarchistin? Deutsche und russische Medizinstudentinnen in Berlin 1896–1918, Stuttgart/Weimar 1997, S. 111.

25 S. dazu den entsprechenden Beitrag zu Johanna und Mathilde Hertz.

26 Heuseler-Edenhuizen (wie Anm. 16), S. 81.

27 Vgl. Buchin (wie Anm. 6), S. 242: Elisabeth Cords, sie hatte nicht in Bonn studiert.

28 Bleker (wie Anm. 8), S. 50.

29 Die Ärztin und der Maler (wie Anm. 3), S. 77, S. 34: Knapp drei Monate nachdem sie ihr Studium als Gasthörerin absolviert hatte, genehmigte schließlich das Preußische Kultusministerium die Immatrikulation von Frauen.

30 Vgl. Die Ärztin und der Maler (wie Anm. 3), S. 32. Zu Richard Bunge vgl. O. Wenig (Hg.): Verzeichnis der Professoren und Dozenten der Rheinischen Friedrich-Wilhelms-Universität zu Bonn 1818–1968. 150 Jahre Rheinische Friedrich-Wilhelms-Universität Bonn 1818–1968, Bonn 1968. S. 41. Zu Margot Bunge: M. Röwekamp: Juristisches Lexikon zu Leben u. Werk, Baden-Baden 2005, S. 67–68, S. 67: Tochter v. R. Bunge, geb. 1909, Promotion im Fach Jura 1933 cum laude. »Nach 1933 drohten der Referendarin große Schwierigkeiten, da von den Urgroßeltern mütterlicherseits drei Elternteile jüdischer Abstammung waren«.

31 Vgl. Die Ärztin und der Maler (wie Anm. 3), S. 77. Als Assistenzärztin verdiente sie dort 200 Mark im Monat, dazu »15 Mark Getränkeablösung, für diejenigen die nicht täglich zu den freien Mahlzeiten eine Flasche Wein (!) konsumierten«.

sistenzärztin am Städtischen Krankenhaus Koblenz hatte sie sich bemüht, dort »sogleich einige der vorbildlichen Strukturen und Maßnahmen einzuführen, die sie (zuvor) in Aachen kennengelernt hatte«; leider scheiterten ihre Versuche am beharrlichen Widerstand der Oberschwester.[32] Für ihr großes Verantwortungsbewusstsein spricht, dass sie nach einem misslungenen Eingriff mit Todesfolge in der Koblenzer Wöchnerinnenstation[33] auf eigene Initiative vorübergehend erneut als unbezahlte Volontärärztin an die geburtshilfliche Poliklinik in Berlin zurückkehrte, um sich dort die Kenntnisse und die Praxis anzueignen, »die ihr in Koblenz so offenkundig gefehlt hatten«.[34]

Schon während der nachfolgenden Assistentinnenzeit im Krankenhaus litt die ursprünglich einmal vergnügte und zutrauliche Hedwig Danielewicz, die schon zu ihrer Volksschulzeit von den Mitschülerinnen und der Klassenlehrerin »als Judenkind«[35] verspottet wurde,[36] wiederum unter vielfachen Anfeindungen. Nicht immer war jedoch deutlich erkennbar, ob dabei die Jüdin oder etwa die konkurrierende Ärztin gemeint war. In ihrem Tagebuch spricht sie von dem »doppelten Fluch, Frau und Jüdin« zu sein, sie bezieht sich dabei zum Beispiel auf Erlebnisse in dem Aachener Krankenhaus, wo sie von jungen, alkoholisierten Ärzten angegriffen worden war. Der vorgesetzte Arzt ließ es hierbei eindeutig an Dienstaufsicht fehlen, wenn nicht sogar heimliche Genugtuung und Schadenfreude dabei mit im Spiele waren. Es muss schwierig für sie gewesen sein, »in solcher Atmosphäre von Hass ein Jahr auszuhalten«.[37]

Aufgrund dieser und anderer in Krankenhäusern gemachten Erfahrungen kam für sie daher nur Selbständigkeit infrage, ein Wunsch, der aus finanziellen Gründen überhaupt nicht umsetzbar schien. Eine ihr bis dahin unbekannte jüdische Ärztin aus dem Berliner Norden, Dr. Martha Wygodzinsky,[38] »erfuhr (jedoch) von dem Plan der mittellosen Kollegin und stellte ihr für die Praxisgründung 3.000 Mark zinslos zur Verfügung.« Nach gründlicher Vorüberlegung nahm Hedwig Danielewicz dieses Angebot an und beschloss im Jahre 1912, sich in der »Kunst- und Gartenstadt« Düsseldorf niederzulassen, in der zu der Zeit noch keine Ärztin praktizierte. Der Anfang war durchaus vielversprechend, nach kurzer Zeit suchten regelmäßig täglich vier bis sechs Patientinnen diese Praxis auf.[39]

---

32 Ebd., S. 81.
33 Ebd., S. 82. Während der Abwesenheit des Krankenhauschefs wurde sie konfrontiert mit einer besonders schwierigen Geburt.
34 Ebd., S. 82.
35 Die Ärztin und der Maler (wie Anm. 3), S. 17.
36 Ebd.
37 Ebd., S. 80 ff.
38 Vgl. Buchin (wie Anm. 6): Martha Wygodzinsky hatte nicht in Bonn studiert.
39 Die Ärztin und der Maler (wie Anm. 3), S. 82.

Im Privatleben schien sich für die Ärztin ebenfalls eine Wendung zum Guten angebahnt zu haben; der Kontakt zu einem jungen Mann gab der isoliert lebenden jungen Frau ihr Selbstbewusstsein zurück. Carl Jung-Dörfel stammte aus einer Siegerländer Bergarbeiterfamilie und hatte anfangs selbst untertage gearbeitet. Erst spät kam er zur Malerei, fand Gönner, die es ihm ermöglichten, die engere Heimat hinter sich zu lassen. Nach langem innerem Ringen konvertierte Hedwig Danielewicz, die Enkelin gläubiger Juden aus Posen,[40] zum Katholizismus. Erst danach war die Eheschließung mit dem aus einer streng katholischen Familie stammenden Siegerländer Maler möglich.[41] Nur wenige unbeschwerte Jahre blieben dem jungen Paar. Wegen eines Nervenleidens wurde Jung-Dörfel während seiner Zeit als Soldat dienstuntauglich geschrieben und litt seither verstärkt unter Depressionen.[42]

Anfang der 1920er Jahre kam es zu finanziellen Problemen, »als die Leistungen der Krankenkassen an die Ärzte so spät erfolgten, dass die angewiesenen Geldbeträge durch die Inflation bereits weitgehend entwertet waren«.[43] Durch den Verkauf der Bilder von Jung konnten die Verluste jedoch ausgeglichen werden. Nachdem sich die wirtschaftliche Situation wieder verbessert hatte, unterstützte Hedwig Jung-Danielewicz dann erneut sowohl seine als auch die eigene Familie.

Dramatisch wurde es jedoch, als sie ihr »kleines Depot an Wertpapieren«, also ihre Altersvorsorge, verkaufen musste. Sie wollte damit dem unheilbar erkrankten Ehemann, der schließlich 1927 verstarb, einen Sanatoriumsaufenthalt ermöglichen.[44] Damals konnte sie nicht ahnen, welche Auswirkungen der Tod ihres Mannes auf ihr weiteres Schicksal noch haben würde. Die Ehe mit einem ›arischen‹ Partner hätte sie später weitgehend vor Verfolgung geschützt.[45]

Spätestens Ende der 1920er Jahre scheint Hedwig Jung-Danielewicz regelmäßig Kontakte zur Kollegenschaft gepflegt zu haben, am 9. April 1930 hielt sie im Düsseldorfer Ortsverein des ›Bundes deutscher Ärztinnen‹ zum Todestag von Helene Lange einen Vortrag über diese Politikerin und Frauenrechtlerin, deren Kurse sie ca. 30 Jahre zuvor zur Vorbereitung auf die Reifeprüfung besucht hatte.[46] An dieser Veranstaltung werden auch Ärztinnen teilgenommen haben, die zu der Zeit anscheinend keine gravierenden Vorbehalte gegen jüdische

---

40 ebd., S. 11: »im Hause ihrer Großeltern lernte Hedwig Danielewicz die althergebrachten Kulthandlungen kennen.«
41 Ebd., S. 100 ff.: Carl Jung-Dörfler 1879–1927.
42 Ebd., S. 37, 106, 133.
43 Ebenda, S. 130.
44 Ebd., S. 130 ff.
45 Vgl. Hirsch (wie Anm. 18), S. 28.
46 Vgl. Hedwig Jung-Danielewicz (wie Anm. 1).

Kolleginnen hatten; mit dieser Toleranz war es – auch in der Bevölkerung – jedoch bald vorbei.

Im Jahre 1934, als die ersten Einschränkungen für jüdische Ärzte bereits deutlich spürbar wurden, erkrankte Hedwig Jung-Danielewicz an Krebs, der zwar erfolgreich behandelt werden konnte, ihr allerdings auch Kräfte raubte, die sie jetzt im immer unversöhnlicheren Umfeld gut hätte gebrauchen können. Ab 1936 nahmen die Anfeindungen, denen jüdische Menschen ausgesetzt waren, deutlich zu. Besonders hart traf Hedwig Jung-Danieliewiecz der Erlass, als Jüdin die Gartenbänke in der von ihr so geliebten Hofgartenwiese nicht mehr benutzen zu dürfen.[47] Ihr Bruder Richard emigrierte 1938 mit seiner Familie nach Palästina. Sie hingegen fühlte sich für die alte Mutter und die kranke Schwester verantwortlich und blieb im Lande. Dieses Pflichtgefühl war besonders bei alleinstehenden Töchtern, die ihre verwitweten Mütter und womöglich kranken Anverwandten nicht alleine ihrem Schicksal überlassen wollten, stark ausgeprägt;[48] Hedwig Jung-Danielewicz wollte sich zudem um den künstlerischen Nachlass ihres Mannes kümmern.[49]

Noch 1933 hatte Hedwig Jung-Danielewicz zu den gut verdienenden Ärztinnen gehört. So erhielt sie jährlich im Durchschnitt für ihre Kassenpraxis 5.000 RM und das Dreifache für ihre privatärztliche Praxis. Diese Einnahmen verringerten sich seit 1933 »durch die stets wiederholten Boykottaufforderungen an die Patienten jüdischer Ärzte im Laufe der Jahre auf einen Bruchteil ihrer früheren Einkünfte«.[50]

Nach dem Tod der Mutter im Jahre 1940 zog Hedwig Jung-Danielewicz in die Wohnung ihrer Schwester. Ende Oktober 1941 war sie bereits über den baldigen Abtransport in den Osten informiert. Der unmittelbar darauf von ihr in aller Eile auf den Weg gebrachte Hilferuf an den in der Schweiz lebenden Neffen, in dem sie »um schnellstmögliche Hilfe zur Einreise nach Kuba« bat und dabei ausdrücklich weitere Alternativen mit einschloss, war von vornherein zum Scheitern verurteilt.[51] Bei der Deportation am 8. November 1941, die schneller als geglaubt erfolgte, konnte sie aus der Wohnung nur noch »das allernotwendigste an Bekleidung sowie ihre Papiere mitnehmen«.[52]

Am 28. Juni 1941 war die weißrussische Hauptstadt Minsk von deutschen Truppen erobert worden. Kurz nach der Besetzung der Stadt verschleppten die

---

47 Vgl. Die Ärztin und der Maler (wie Anm. 3), S. 176.
48 Ebd., S. 173 ff. u. 18, s. dazu den Beitrag zu Johanna Maas.
49 Vgl. Hedwig Jung-Danielewicz (wie Anm. 1).
50 Vgl. Die Ärztin und der Maler (wie Anm. 3), S. 182.
51 Jacobs u. a. (wie Anm. 2).
52 Die Ärztin und der Maler (wie Anm. 3), S. 209.

Deutschen die ca. 85.000 dort lebenden Juden in das zuvor errichtete Ghetto, die Massenhinrichtungen der Inhaftierten setzten sofort ein.[53]

Mit dem ersten Transport, der am 9. November 1941 vom Düsseldorfer Schlachthof aus in Richtung Minsk ging, wurden Hedwig Jung-Danielewicz und ihre Schwester Else in das »Generalkommissariat Weißruthenien im Reichskommissariat Ostland« verschleppt.[54]

Hedwig Jung-Danielewicz soll in dem in der Nähe von Minsk errichteten Lager Maly Trostinez[55] als Krankenbetreuerin[56] Menschen, die auf medizinische Hilfe angewiesen waren, versorgt haben. Zu diesem Zeitpunkt war sie 61 Jahre alt. Durch Max Luchner, einem in Minsk stationierten deutschen Soldaten, konnte sie Kontakt zu ihrer Schwester, die mit einem Nichtjuden verheiratet war, aufrecht halten. Der junge Soldat versorgte sie außerdem mit Lebensmitteln und besorgte dringend benötigte Medikamente. 1942 wurde ihre Schwester Else bei einer Massenerschießung ermordet.[57]

Am Amtsgericht Düsseldorf wurde Hedwig Jung-Danielewicz mit dem 8. Mai 1945 für tot erklärt.[58]

Erst 70 Jahre nach Ende des Zweiten Weltkrieges ist Ende Juni 2018 in der Nähe der weißrussischen Stadt Minsk eine Gedenkstätte für das Lager Malyj Trostenez errichtet worden. An der Hinrichtungsstelle im Wald von Blagowschtschina hatten deutsche Besatzer ca. 40.000 bis 60.000 deportierte Juden aus den von den Deutschen besetzten Gebieten ermordet. Bundespräsident Frank-Walter Steinmeier eröffnete die Gedenkstätte gemeinsam mit dem weißrussischen Präsidenten Aljaksandr Lukaschenko und dem österreichischen Präsidenten Alexander Van der Bellen. Das deutsche Staatsoberhaupt sah es dabei als »lange überfälligen Schritt« an, auch an das Lager Malyj Trostenez zu erinnern.[59]

Die in Dortmund beheimatete Internationale Begegnungsstätte, die eine Geschichtswerkstatt in Minsk betreibt, hat dort eine Gedenkplakette unter anderem für Hedwig Jung-Danielewicz aufstellen lassen.[60] Vor dem Haus Uh-

---

53 Vgl. N. Schlossmacher: Verzogen nach: »unbekannt wohin«. Zur Ermordung von Bonnerinnen und Bonnern bei Minsk im Juli 1942, in: Bonner Geschichtsblätter, Bd. 57/58, Bonn 2008, S. 389–404, S. 397 f.

54 Jacobs u. a. (wie Anm. 2), S. 118. Schlossmacher (wie Anm. 60), S. 398.

55 Vgl. Maly Trostinez: s. E. Seidler: Jüdische Kinderärzte 1933–1945. Entrechtet – Geflohen – Ermordet, erweiterte Auflage, Basel, Freiburg 2007, S. 462 A 8.

56 S. dazu den Beitrag zu Johanna Maas.

57 Jacobs u. a. (wie Anm. 2).

58 Vgl. Die Ärztin und der Maler (wie Anm. 3), S. 182 ff.

59 FAZ, 30. 06. 2018 u. 10. 08. 2018.

60 I. Petz: »Mit Gras überwuchert.« An die einstige NS-Vernichtungsstätte Maly Trostinez bei Mink soll endlich eine Gedenkstätte erinnern. Doch in Weißrussland, wo man noch immer an den Sowjetkult glaubt, ist das ein heikles Unterfangen, in: FAZ, 16. 07. 2013.

landstrasse Nr. 23, in der sie fast zwanzig Jahre als Kinderärztin tätig gewesen war, ist zu ihrem Gedenken ein Stolperstein verlegt worden.[61]

Eigene Publikation

H. Danielewicz: Klinische Beiträge zur Pyocyanasebehandlung. Bonn, Med. Diss. v. 1908.

---

61 Vgl. Jacobs/Genger/Kramp (wie Anm. 2).

Dr. med. ALICE STRAUSS, geb. LEWISOHN

30.12.1881 London/Großbritannien
Allgemeinpraktikerin und Sprachlehrerin

V: Leon Lewisohn, Kaufmann.[1]
E: Friedrich Wilhelm Strauss, verstorben vor 1915.[2]

Der Werdegang von Alice Lewisohn ist einigermaßen ungewöhnlich, aber durchaus kein Einzelfall. Schon früh kamen Engländerinnen zum Medizinstudium ins Deutsche Reich, beispielsweise die 1864 geborene Alice Leiter[3] und auch die elf Jahre jüngere Ethel Blume.[4]

Diese Ausländerinnen entschieden sich für eine berufliche Qualifikation im Deutschen Reich, obwohl in deren Heimatland Frauen der frühzeitige Besuch von Hochschulen möglich war. Durch das Engagement der Frauenrechtlerin Elizabeth Reid (1789–1866)[5] war in England bereits im Jahre 1849 das erste Frauencollege gegründet worden. Im Bedford College konnten sich Schülerinnen auf Examina vorbereiten, die ab 1879 von Dozenten der University of London abgenommen wurden. Zu diesem Zeitpunkt waren sie dort »zu allen akademischen Graden und Ehrenwürden sowie Preisen« zugelassen. Drei Jahre später wurden Studentinnen dieser Universität die gleichen Rechte zugestanden wie den Studenten bereits zuvor.[6]

---

1 A. Strauss: Zur Psychologie der pathologischen Schwindler, Bonn, Diss. Med. v. 1914, s. den beigefügten Lebenslauf.
2 Historisches Archiv Köln, Auskunft v. 11.09.1998.
3 Vgl. A. Leiter, in: Ärztinnen im Kaiserreich-Charité (26.09.1864 London – 19.03.1930), sie gehörte der jüdischen Konfession an u. hatte nicht in Bonn studiert: geschichte.charite.de/aeik/biografie.php?ID=AEIK00546 (abgerufen am 07.10.2016).
4 Vgl. J. Buchin: Kurzbiographien der Ärztinnen aus dem Kaiserreich, in: Bleker und Schleiermacher, (s. Beitrag H. Maas, wie Anm. 21), S. 233–305, S. 237: Ethel Blume hatte zwar in Bonn die Höhere Töchterschule der Pastorin Schubring besucht, nicht aber dort studiert, s. I. Kästner: Die ersten Leipziger Promovendinnen in der Medizin, in: 100 Jahre Frauenstudium an der Alma mater Lipsiensis., I. Nagelschmidt (Hg.), Leipziger Studien zur Frauen- und Geschlechterforschung, S. 137–158, S. 141.
5 Vgl. E. Reid: discovery.nationalarchives.gov.uk › Discovery (abgerufen am 25.02.2016).
6 J. Jacobi: »They made old Cambridge wonder«. Englische Frauencolleges zwischen Tradition und Aufbruch, in: Der Weg an die Universität. Höhere Frauenstudien vom Mittelalter bis zum

Gleichberechtigt waren die Hochschülerinnen, die beispielsweise an dem der Universität Cambridge nahe verbundenen Girton-College studierten, hingegen nicht. Sie konnten dort zwar ab 1873 ihre Abschlussexamina durchführen, diese wurden jedoch, ähnlich wie bei dem Mädchencollege in Oxford, nicht von der Universitätsprüfungskommission, die auch die Studenten prüfte, abgenommen; sie erhielten lediglich einen Abschluss ›zweiter‹ Klasse. Die beiden Eliteuniversitäten Cambridge und Oxford ließen, trotz bestandener Examina, erst Anfang des 20. Jahrhunderts Gleichberechtigung zu.[7]

Nach dem Besuch der Londoner Public High School hätten Alice Lewisohn in England hervorragende Bildungsmöglichkeiten offen gestanden. Diese – vor allem von jungen Frauen angenommenen Angebote – beschränkten sich nicht nur auf London, das damals »als Avantgarde in der Reform der akademischen Ausbildung« galt. Auch in Liverpool, Bristol, Birmingham, Leeds, Sheffield und Manchester waren nach 1870 so genannte »redbrick« Frauenuniversitäten eingerichtet worden, in denen auf die Unterrichtung »moderner Fächer« Wert gelegt wurde.[8]

Deutsche Hochschuleinrichtungen genossen um 1900 weltweit einen hervorragenden Ruf.[9] Für den Abschluss an einer solchen Hochschule, an der Männer und Frauen gemeinsam studieren konnten, waren die von England kommenden Frauen bereit, für das Studium einen erheblichen Mehraufwand an Zeit und Geld auf sich zu nehmen. Dass um die Jahrhundertwende nur Gasthörerinnen zugelassen wurden, war den Ausländerinnen bekannt, von der baldigen Zulassung von Frauen zur Immatrikulation gingen diese allerdings aus.

Da sich das englische Schulwesen grundsätzlich von dem deutschen Bildungssystem unterschied,[10] besuchte Alice Lewisohn zunächst einmal die Gymnasialkurse für Frauen in Berlin, um sich das Wissen anzueignen, das bei Reifeprüfungen an reichsdeutschen Gymnasien abverlangt wurde. Die deutsche Sprache wird sie beherrscht haben, denn ihre Familie stammte anscheinend ursprünglich aus Hamburg.[11] Nach dem erfolgreich bestandenen Abitur als

---

20. Jahrhundert, hg. v. Tr. Maurer im Auftrag der Akademie der Wissenschaft u. d. Georg-August-Universität Göttingen, Göttingen 2010, S. 91–107, S. 100.

7 Vgl. Jacobi (wie Anm. 6), S. 92.

8 Jacobi (wie Anm. 6), S. 100.

9 Vgl. A. Burchardt: Die Durchsetzung des medizinischen Frauenstudiums in Deutschland, in: Brinkschulte, (s. Beitrag H. Maas, wie Anm. 35), S. 10–22, S. 15.

10 Vgl. Jacobi (wie Anm. 6), S. 92.

11 Vgl. H. Albrecht: Adolph Lewisohn. Kupfermagnat im »Goldenen Zeitalter.« Mäzene für Wissenschaft, hg. v. E. Nümann, Hamburg 2013, S. 34f. Ein direkter Nachweis für die Herkunft aus Hamburg fehlt, die Unterlagen sind möglicherweise nicht vollständig, s. Auswertung der Kultussteuerkartei der jüdischen Gemeinde Hamburg. Folgende Familien mit Namen Lewisohn sind darin aufgeführt: 1) Aron L., steuerlich veranlagt 1929. 1933 ausgeschieden. 2) Clara Mathilde L., Frl., steuerlich veranschlagt 1913, 1913 ausgeschieden, Fortzug wegen Heirat; ihre Eltern waren Philip L. u. Theodora, geb. Cleve. 3) Leopold L.,

Externe am königlichen Luisengymnasium im September 1902[12] war eine Immatrikulation an preußischen Universitäten zwar immer noch nicht möglich, jedoch zeitlich absehbar.

Fast alle der hier vorgestellten Studentinnen führten zielbewusst den anfangs gewählten Studiengang zum Abschluss. Alice Lewisohn jedoch gönnte sich vor der endgültigen Entscheidung zum Medizinstudium eine Orientierungszeit. Im Winterhalbjahr 1902/03 belegte sie das Fach Alte Philologie, vom Sommerhalbjahr 1903 bis zum Sommerhalbjahr 1904 hörte sie naturwissenschaftliche Vorlesungen. Ab dem Wintersemester 1904/05 wechselte sie schließlich zur Medizinischen Fakultät.[13] Da im Medizinstudium naturwissenschaftliche Kenntnisse Voraussetzungen sind, brachte dieser Wechsel keinen weiteren Zeitverlust mit sich. Im Jahre 1905 bestand sie die ärztliche Zwischenprüfung und vier Jahre später das Staatsexamen;[14] die Approbation erfolgte am 1. Oktober 1910.[15]

Das Praktische Jahr verbrachte Alice Lewisohn am Berliner Städtischen Krankenhaus »Am Urban« und in der Psychiatrischen Klinik der Krankenanstalt Lindenburg in Köln, »woselbst sie noch als Volontärassistentin bis März 1911 tätig war«. In gleicher Funktion arbeitete sie 1912 im Ambulatorium der Universitätsklinik für Innere Krankheiten im preußischen Königsberg, also Hunderte von Kilometern entfernt von den bisherigen Ausbildungsorten.[16] »Königsberg war eine ausgesprochene Anfänger-Universität«, die Dozenten »waren entweder jung oder in jungen Jahren dorthin gekommen«.[17] War es aus diesem Grunde womöglich einfacher gewesen, dort eine Assistentinnenstelle zu erhalten? Anschließend kehrte sie an die Psychiatrische Klinik der Kölner Krankenanstalt Lindenburg zurück und erarbeitete dort ihr Dissertationsthema mit dem Titel »Zur Psychologie der pathologischen Schwindler« unter Leitung von Gustav Aschaffenburg.[18]

---

steuerlich veranlagt 1913–1916, Wegzug nach Kopenhagen. 4) Samuel L., steuerlich veranlagt 1913/14, keine weiteren Informationen. 5) Julius L. (Name Julius gestrichen, ersetzt durch: Selly, geb. Reben, steuerlich veranlagt 1913–1935, 21. 04. 1936 ausgeschieden, Adresse: 17, Collingham Road, South Kensington, London, freiwilliges Mitglied.* Anmerkung auf Kartei:) *Lt. Schreiben vom 15. 04. 1936 die freiwilligen Zahlen eingestellt, da seit 22 Jahren in London. Dank für diese Information an P. Offenborn.

12 Alice Strauss, geb. Lewisohn, in: Ärztinnen im Kaiserreich: https://geschichte.charite.de/aeik/biografie.php?ID=AEIK00724 (abgerufen am 05. 01. 2020).

13 UA Berlin, Auskunft v. 22. 12. 1997.

14 Vgl. die von ihr im Lebenslauf gemachten Angaben differieren um ein Jahr mit den Angaben des Universitätsarchivs Berlin, demnach hätte sie das Staatsexamen bereits im Jahr 1908 abgelegt.

15 Alice Strauss, geb. Lewisohn (wie Anm. 12).

16 Jung-Danielewicz, (wie Anm. 1) den der Dissertation beigefügte Lebenslauf.

17 P. Mensching: Über einen verfolgten deutschen Altphilologen: Paul Maas (1880–1964), Berlin 1987, S. 23.

18 Vgl. Gustav Aschaffenburg (23. 05. 1866 Zweibrücken – 02. 09. 1944 Baltimore/USA): Gustav Aschaffenburg-Catalogus Professorum Halensis: www.catalogus-professorum-halensis.de/

Da die Universität Köln zu diesem Zeitpunkt noch nicht wieder eröffnet worden war,[19] richtete Alice Lewisohn das Promotionsgesuch an den Dekan der Medizinischen Fakultät der Universität Bonn, das dieser positiv beschied. Mit Alexander Westphal fand die Promovendin einen fortschrittlich eingestellten Doktorvater,[20] der im Jahre 1904 die Leitung der Psychiatrischen Klinik, die zum Landschaftsverband Rheinland gehörte, übernommen hatte. Zu den von ihm eingeführten Neuerungen im Klinikbereich gehörte beispielsweise die Aufhebung zahlreicher restriktiver Maßnahmen das Pflegepersonal betreffend. Änderungen, die für ein besseres Betriebsklima sorgten und damit zugleich den Patientinnen und Patienten zugute kamen.[21] Bereits unter Westphals Vorgänger C. Pelmann[22] wurde seit 1889 in dieser Klinik auf die Anwendung der Zwangsjacke und die Fixierung auf Stühlen oder ans Bett verzichtet.[23] Alice Lewisohn lernte somit während der Vorbereitung auf ihre Promotion eine Klinik kennen, in der ansatzweise die Würde der Patientinnen und Patienten gewahrt sowie die Eingriffe in das persönliche Leben des Pflegepersonals minimiert und die Bedingungen der Unterkunft im Klinikbereich verbessert worden waren.

Zum Zeitpunkt ihrer Dissertation lebte Alice Lewisohn seit mindestens zwölf Jahren in ihrer neuen Heimat und war inzwischen eng verwurzelt in der deutschen Kultur. So zitierte sie in ihrer Dissertation unter anderem auch Briefe und Tagebuchaufzeichnungen sowohl von Grillparzer als auch von Hebbel.[24]

Als inzwischen verheiratete 33-jährige Frau wurde Alice Strauss am 31. Januar 1914 an der Bonner Medizinischen Fakultät promoviert.[25] Über weitere Tätigkeiten als Assistenzärztin liegen derzeit keine Informationen vor.

Alice Strauss' Ausbildungsgang lässt auf eine beabsichtigte Spezialisierung im Bereich der Psychiatrie schließen. Tatsächlich suchte man damals Fachärztinnen für Anstalten, in denen Frauen untergebracht waren, um vor allem zu verhindern, dass »erregte Patientinnen den jungen unerfahrenen Arzt in Ver-

---

aschaffenburggustav.html (abgerufen am 19.02.2017). UA Bonn: Alice Strauss (wie Anm. 16), s. dem der Dissertation beigefügten Lebenslauf.

19 S. dazu den Beitrag zu Alice Neuberger-Ochs.

20 Vgl. Alexander Westphal German Neurologist/Stock Photo BT9703: images.sciencesource.com/preview/14233879/BT9703.html (abgerufen am 19.02.2017). S. Anm. 1 u. dem der Dissertation beigefügten Lebenslauf.

21 Vgl. Geschichte-LVR-Klinik: www.klinik-bonn.lvr.de/de/nav_main/ueber_uns/geschichte/die.../geschichte_1.html (abgerufen am 07.10.2016).

22 Vgl. K. Dieckhöfer: C. Pelmann (1889–1916), in: Bonner Gelehrte, (s. Beitrag zu H. Maas, wie Anm. 11), S. 309–314. W. Bruchhausen: Wissenschaftlich-technischer Fortschritt und Untergangsängste: Medizinische Fakultät und Universitätskliniken 1870–1933, in: Th. Becker und Ph. Rosin (Hg.): Die Natur- und Lebenswissenschaften=Geschichte der Universität Bonn, Bd. 4, Göttingen 2018, S. 45–57, S. 49–57.

23 Vgl. Geschichte-LVR-Klinik (wie Anm. 23).

24 Jung-Danielewicz (wie Anm. 1) u. die der Dissertation beigefügte Literaturangabe.

25 UA Bonn: Promotionsalbum der Medizinischen Fakultät v. 1914.

legenheit bringen könnten.« Von den Ärztinnen der älteren Generation hatten sich ca. 9 % auf die Bereiche Psychiatrie/Neurologie spezialisiert,[26] dazu gehörte auch Alice Strauss, geborene Lewisohn.

Seit 1917 lebte die Ärztin in Köln in der Görresstraße 9, und dort eröffnete sie im Jahre 1919 auch ihre Praxis.[27] Die Niederlassung hätte zu keinem ungünstigeren Zeitpunkt erfolgen können. Nicht nur Nachkriegsfolgen belasteten die Menschen, auch die nachrevolutionären Wirren sorgten für große Verunsicherung. Die Besetzung des Rheinlandes wenig später verschlechterte die ohnehin marode Wirtschaftslage und die darauf folgende Inflationszeit verbreitete Hoffnungslosigkeit.[28] Zusätzlich zu den politischen und wirtschaftlichen Unwägbarkeiten kamen weitere Belastungen.

Nach dem Krieg drängten nicht nur die heimkehrenden Militärärzte in den Beruf zurück, auch inzwischen approbierte jüngere Kolleginnen und Kollegen suchten auf dem Arbeitsmarkt geeignete Stellen. Änderungen, die das Gesundheitssystem vor dem Kollaps bewahren sollten, stellten sich als große Belastung für praktizierende Ärztinnen und Ärzte heraus.[29] Von Beginn an stand die Praxisgründung von Alice Strauss demnach unter schlechten Vorzeichen, denn »naturgemäß war nach der Niederlassung mit Entbehrungen und einer ökonomischen Durststrecke von etwa zwei Jahren zu rechnen«.[30]

Auch in privater Hinsicht blieb ihr Kummer nicht erspart. Nach nur kurzer Ehezeit verstarb ihr Ehemann, Friedrich Wilhelm Strauss, bereits im Jahre 1914,[31] ob er als Soldat im Feld umgekommen war, ist nicht bekannt.

Etwas mehr als zehn Jahre hatte Alice Strauss' medizinische Ausbildung bis zur Promotion gedauert, höchstens elf Jahre lang war es ihr möglich, ihre Praxis zu führen. Im Reichsmedizinalkalender wurde sie bis zum Jahreswechsel 1926/27 als niedergelassene Ärztin geführt, im Amtlichen Adressbuch der Stadt Köln in den Jahren 1930 bis 1935 als »Witwe Dr. Alice Strauss, Sprachlehrerin«, in den Jahren 1936 und 1937 mit dem Vermerk »ohne Gewerbe«.[32] Die Englischkenntnisse als ›native speaker‹ sicherten ihr womöglich, nach Aufgabe der Praxis, zumindest fünf Jahre lang einen kleinen Verdienst.

---

26 J. Bleker: Berufsalltag deutscher Ärztinnen; in: Maurer, (wie Anm. 6), S. 236–251, S. 249.
27 Historisches Archiv (wie Anm. 2).
28 Vgl. W. Janssen: Kleine Rheinische Geschichte, Düsseldorf 1997, Kapitel: »Die Zeit der Weimarer Republik«, S. 375–387, 375ff.
29 Vgl. U. Rudloff u. H. Ludwig: Jewish gynecologists in Germany in the first half of the twentieth century, in: Arch Gynecol Obstet (2005) 272, 245–260, 246ff.
30 S. Schleiermacher: Berufsnormalität und Weiblichkeit bis zum Ende der Weimarer Republik, in: Bleker und Schleiermacher, (s. Beitrag H. Maas, wie Anm. 21), S. 89–112, S. 92.
31 Historisches Archiv (wie Anm. 2). Weitere Informationen zu F. W. Strauss konnten nicht ausfindig gemacht werden.
32 Gedenkstätte Köln, Auskunft v. Februar 2015.

Alices Strauss' Vater scheint ein Verwandter des 1849 in Hamburg geborenen und später in die USA ausgewanderten Kupfermagnaten Adolph Lewisohn gewesen zu sein. Beide Cousins hatten gemeinsam ihre Ausbildungszeit in der Hamburger Firma verbracht. Adolph Lewisohn legte anschließend in den USA die Basis für das Firmenimperium, während Leon Lewisohn eine Filiale des Familienbetriebes in England leitete. Im Jahre 1875 übernahm Adolph Lewisohn im Laufe seiner Europatour vertretungsweise die Leitung der Londoner Niederlassung, während sein frisch verheirateter Cousin Leon und dessen Frau die Hochzeitsreise antraten. Vier Jahre später besuchten Alice Lewisohns Eltern den Cousin in den USA, gemeinsam besuchten sie dabei eine Veranstaltung, »auf der Thomas Edison seine neueste Erfindung vorführte – den Phonographen«.[33]

Die aus einem ursprünglich wohlhabenden Hause stammende Alice Strauss verfügte in den späten 1920er Jahren anscheinend über keine ausreichenden finanziellen Reserven, um ihre Praxis weiterführen zu können; für die Schließung der Praxis gab es demnach keine politischen Gründe. Die nach der Machtergreifung Hitlers erlassenen antijüdischen Gesetze sorgten hingegen sehr wohl für die in kurzer Zeit erfolgten Umzüge in den Jahren 1935, 1936 und 1937 und waren daher verantwortlich für den jeweilig weiteren wirtschaftlichen Abstieg.[34]

Ihr Verwandter Adolph Lewisohn hatte von den USA aus die immer größer werdende Ausgrenzung der Juden aus der deutschen Gesellschaft mit Sorge beobachtet, kurz vor den Ereignissen im Zusammenhang mit dem Novemberpogrom verstarb dieser 89-jährig auf seinem amerikanischen Landsitz. Sein »hinterlassenes Vermögen belief sich auf rund 200 Millionen Dollar; der größte Teil davon floss in diverse Stiftungen«.[35]

Ob Alice Strauss kontinuierlichen Kontakt zu diesem Familienzweig hatte oder später erneut aufnahm, ist nicht bekannt. Möglicherweise haben Verwandte ihr zur Einreise nach England oder den USA verholfen.[36]

Laut Adressbuch wohnte Dr. Alice Strauss im Jahre 1937 in der Universitätsstraße 203[37], zu dem Zeitpunkt konnte sie das Deutsche Reich aber bereits verlassen haben. Über den weiteren Lebensweg der damals 56-jährigen Ärztin ist derzeit nichts bekannt.

---

33 Albrecht (wie Anm. 11), S. 35.
34 S. dazu die Beträge zu Tilly Levy.
35 R. Hauschildt-Thiessen: Adolf Lewisohn (1849–1938), seine Familie und seine Stiftungen, in: Hamburgische Geschichts- und Heimatblätter, 15. 2004/09, S. 233–241, S. 239.
36 Ebd.
37 Gedenkstätte Köln, Auskunft v. Februar 2015.

Eigene Publikation

Zur Psychologie der pathologischen Schwindler, Bonn, Diss. Med. von 1914.

Dr. med. SOPHIA BREYER-HERZBERG, geb. HERZBERG

11.03.1882 Altena/Lenne – 22.02.1974 Venlo/Niederlande
Fachärztin für Frauenheilkunde und Plastische Chirurgin

V: Isaac/Isidor Herzberg (08.08.1852 – 12.11.1920 Köln), Commis, Direktor einer Versicherungsanstalt.[1] M: Rosalie H., geb. Elsberg (24.07.1851 Ahlen – 18.07.1940 London). Das Aufgebot für die Ehe erfolgte am 11.02.1881 in Ahlen.[2]
G: Adele Ahrndt, geb. H. (31.05.1885 Altena/Lenne – 24.07.1933 Bad Oeynhausen), Musikerin, verh. mit Gustav A. (09.03.1884 Bielefeld – 20.09.1934).[3] Meyer Max H. (06.04.1887 – 31.05.1888)[4]. Erich H. (17.06.1890 – nach 1936 USA).[5] Olga Josephs, geb. H. (01.03.1896 Köln – 10.02.1993 London, Dr. med. dent. Zahnärztin, verh. mit C. Josephs (30.10.1884 – 09.12.1932 Köln), Seidenfabrikant.[6]
E: Otto Breyer (17.12.1880 Kismarton/Eisenstadt/Österreich-Ungarn), Dr. phil., Chemiker.[7]
K: Marianne Sigler, geb. Br. (14.05.1922 – Juni 2005 England), Angestellte.[8] E: Ernst S. (14.06.1919 Chemnitz), Kaufmann. K: Peter S. (1948 London), Jurist.[9]

1 Zu Sophia Breyer-Herzberg: Gemeentearchief Venlo: telef. Auskunft v. 15.10.2015. Isaac/Isidor Herzberg: Personenstandsarchiv Detmold Akte P 5, Nr. 268. Dank an M. Biroth für die Unterstützung.
2 www.geni.com/people/.../6000000002678612188 (abgerufen am 15.10.2015). www.geni.com/.../Rosalie.../5244231953600027051 (abgerufen am 15.10.2015). StadtA Altena Akte Standesamt o. Signatur: Verzeichnis über die angeordneten oder auf Requisition der Stadt Altena verkündeten Aufgebote 1874-1899.
3 StadtA Altena GR Altena Nr. 203/1885, StadtA Bad Oeynhausen StR Nr. 116/1933. Deportationen-Bünde im Nationalsozialismus www.fvsg-buende.de/geschichtsarchiv/juden/deportationen.html (abgerufen am 18.08.2017). m.liriklagump3.info/.../lagu_jewish_survivor_marianne_sigler_testimony_...Part 1 (abgerufen am 02.10.2015). (Interview mit Marianne Sigler, der Tochter von Sophia Breyer-Herzberg).
4 StadtA Altena GR Altena Nr. 132/1887 u. StR Altena Nr. 122/1888, s. auch epidat-Datenbank des Steinheim-Institutes in Essen Jüdischer Friedhof Altena (Grab 24).
5 StadtA Altena GR Altena Nr. 181/1890. jewish_survivor_marianne_sigler_testimony (wie Anm. 3).
6 www.geni.com/people/Olga-Josephs/6000000002678612178 (abgerufen am 07.08.2017) Olga Herzberg-Josephs. Vgl. I. Franken unter Mitwirkung von S. Morrell und M. Wittka: »Ja, das Studium der Weiber ist schwer!« Studentinnen und Dozentinnen an der Kölner Universität bis 1933, Köln 1995, S. 86.
7 Otto Breyer: sourcessgd.kb.nl/.../SGD_19511952_0001406.pd... (abgerufen am 02.10.2015).
8 www.geni.com/.../Sophie-Breyer/600000000267861..._jewish_survivor_marianne_sigler_testimony (wie Anm. 3).
9 Peter Sigler: www.michelmores.com › Our People (abgerufen am 15.10.2015).

Sophia Herzberg stammte aus einer alteingesessenen jüdischen Altenaer Familie, deren Vorfahren dort nachweislich seit dem 17. Jahrhundert gelebt hatten. Mit dem Wegzug der Herzbergs nach Köln im Jahre 1891 verließen die letzten Angehörigen dieser Familie die bisherige Heimatstadt.[10] Für die Zeit von 1881 bis zu seinem Wegzug nach Köln war Sophias Vater, Isidor Herzberg, nicht nur »Repräsentant der jüdischen Gemeinde Altena«, sondern zugleich »Vorstandsmitglied des Kreissynagogenverbandes.«[11]

Eine gute Ausbildung war damals nach Meinung vieler jüdischer Eltern die beste Voraussetzung dafür, »das nötige Selbstbewusstsein« zu entwickeln, »um sich in einer Umgebung«, die jüdischen Menschen »gelegentlich mit Vorurteilen begegnet(en)«,[12] erfolgreich behaupten zu können; dieser Ansicht waren offensichtlich auch Isidor und Rosalie Herzberg. Im Gegenzug erwarteten sie hingegen von ihren Kindern Sophia, Adele, Erich und Olga Einsatzfreude, Ausdauer und vorzeigbare Leistungen – in diesem Hause schien die Note »gut« nicht »gut genug« gewesen zu sein.[13]

Diesem Leistungsdruck mochte oder konnte sich der einzige Sohn, der vom Vater für den Kaufmannsberuf bestimmt war, nicht unterziehen. Von einer Fahrt zu seiner Ausbildungsstätte kehrte Erich Herzberg nicht mehr nach Hause zurück und informierte die Familie über seine Auswanderung erst nach der Ankunft in den Vereinigten Staaten; nur einmal noch suchte er nach dem Tod des Vaters seine Heimatstadt Köln auf.[14] Die zweitälteste Tochter Adele absolvierte eine Ausbildung zur Musikerin, über ihren beruflichen Werdegang ist nichts bekannt.[15]

Die jüngste Tochter Olga legte als 19-Jährige im Jahr 1915 an der Kölner Gymnasialen Studienanstalt die Reifeprüfung ab, studierte in Frankfurt/Main, München sowie in ihrer Heimatstadt das Fach Zahnmedizin und wurde dort »als erste Kölner Medizinerin am 30. Juli 1920« mit der Arbeit »Über das Zusammentreffen von Haut- und Zahnanomalien« zur Zahnärztin promoviert.[16]

Für die 14 Jahre ältere Schwester Sophia waren die Hürden für das angestrebte Universitätsstudium noch vergleichsweise hoch. Nach dem Umzug nach Köln besuchte die damals neunjährige Schülerin zunächst eine weiterführende Schule und vom Herbst 1901 bis zum Frühjahr 1905 eine Gymnasialklasse für Mädchen. Die Reifeprüfung legte sie als Externe im selben Jahr am Kaiser-Karl-Gymna-

---

10 Vgl. StadtA Altena Akte B 439. _jewish_survivor_marianne_sigler_testimony_, (wie Anm. 3).
11 Sophia Herzberg: www.steinheim-institut.de/cgi-bin/epidat?sel=alt&function=Ins. (abgerufen am 02.10.2014).
12 V. Mühlstein: Helene Schweitzer-Bresslau. Ein Leben für Lambarene, München 1998, S. 23.
13 Mühlstein (wie Anm. 12), S. 25.
14 Vgl. _jewish_survivor_marianne_sigler_testimony_ (wie Anm. 3).
15 Vgl. _jewish_survivor_marianne_sigler_testimony_ (wie Anm. 3).
16 Vgl. Franken (wie Anm. 6), S. 86, s. dazu auch den Beitrag zu Alice Neuberger, geb. Ochs.

sium in Aachen ab.[17] Während der fünf oder sechs Tage dauernden schriftlichen und mündlichen Abiturprüfung wird sie vermutlich von der dort lebenden Verwandtschaft[18] die notwendige moralische Unterstützung erhalten haben.

Als 23-Jährige ging Sophia Herzberg zum Medizinstudium nach Heidelberg und schloss dort nach dem fünften Semester im Sommer 1907 das Grundstudium mit dem Physikum ab. Abgesehen von einem zweisemestrigen Aufenthalt an der Berliner Universität absolvierte sie den klinischen Teil des Studiums in Bonn.[19]

Sophia Herzberg war nicht das erste Familienmitglied, das an der Bonner Universität studierte. Ein Verwandter väterlicherseits, der 1880 ebenfalls in Altena geborene Max Meyer Herzberg, hatte sich am 23. April 1898 an der Philosophischen Fakultät für das Fach Chemie immatrikuliert.[20]

Seine Cousine Sophia schloss gut 10 Jahre später am 26. Mai 1911 ihre Promotion mit ›s. c. l.‹ ab, der besten zu erreichenden Note. Es wurde ihr dabei bescheinigt, in der »unter Leitung von Professor Jores in Köln« entstandenen Dissertation zum Thema »Über Magenveränderungen bei perniciöser Anämie«[21] »bemerkenswerte Resultate« erzielt zu haben. Zuvor hatte die Promovendin von Straßburg aus am 19. Mai 1911 folgendes Gesuch an den »Herrn Dekan der Medizinischen Fakultät« gestellt: »Hiermit möchte ich Sie ergebenst bitten, mir den Tag der Doctorpromotion bestimmen zu wollen, und zwar wenn eben angängig noch im Mai, da ich Anfang nächsten Monats ins Ausland wollte«.[22] Diesem Ansinnen entsprachen sowohl der Dekan als auch die Prüfungskommission. Nicht immer jedoch war die Dekanatsleitung den Wünschen dieser Studentin entgegengekommen, so war das Gesuch vom 12. Juli 1910, »Unterfertigte bittet hohe Fakultät des praktischen Jahres wegen, um die ausnahmsweise Zulassung zum Doktorexamen« abschlägig beschieden worden.[23]

---

17 UA Bonn: Promotionsalbum der Medizinischen Fakultät 25. 05. 1911.
18 Sophia Herzberg, wie Anm. 11. Vgl. L. Peters (Hg.): Eine jüdische Kindheit am Niederrhein. Die Erinnerungen des Julius Grunewald (1860-1929), Köln, Weimar, Wien 2009, S. 101: privat vorbereitete Schülerinnen erhielten grundsätzlich keine Befreiung von der mündlichen Prüfung.
19 Vgl. UA Bonn: Promotionsalbum der Medizinischen Fakultät 25. 05. 1911.
20 Dr. Max Herzberg: www3.uni-bonn.de/.../universitaetsverwaltung/.../universitaetsgeschichte/... (abgerufen am 02. 10. 2014). www.steinheim-institut.de/cgi-bin/epidat?sel=alt&function=Ins... (abgerufen am 19. 10. 2015).
21 J. Buchin: Kurzbiographien der Ärztinnen aus dem Kaiserreich, in: Bleker u. Schleiermacher, (s. Beitrag H. Maas, wie Anm. 21), S. 233-305, S. 188. UA Bonn: Sophia Herzberg: Promotionsalbum der Medizinischen Fakultät v. 1911, s. beigefügten Lebenslauf.
22 UA Bonn: Personalakte Sophia Herzberg.
23 Vgl. UA Bonn: Personalakte Sophia Herzberg: die Promotion fand erst am 26. Mai 1911 statt.

Die Prüfung zum Staatsexamen war im April 1910 abgenommen worden, die Approbation am 1. Mai 1911 erteilt.[24]

Sophia Herzberg ist eine der acht hier vorgestellten reichsdeutschen Studentinnen, die noch vor Beginn des Ersten Weltkrieges ihr Medizinstudium abgeschlossen haben;[25] ein Umstand, der knapp 25 Jahre später eine wichtige Rolle spielen sollte.

Die Medizinalpraktikantinnenzeit verbrachte sie sowohl am Pathologischen Institut der Kölner Akademie für praktische Medizin als auch am städtischen Elisabethkrankenhaus Aachen, gefolgt von einer Verwendung in Breslau.[26] Im Jahre 1917 ließ sich Dr. Sophia Herzberg als Ärztin am Hohenstaufenring 34 in Köln nieder. Zu ihren Patientinnen gehörte unter anderem die 13 Jahre jüngere Gussi Zinsser, Tochter des Dermatologen und Hochschullehrers Ferdinand Zinsser, die im Jahre 1919 die zweite Ehefrau des verwitweten Kölner Oberbürgermeisters Konrad Adenauer geworden war.[27]

Während der Besatzungszeit nach dem Ersten Weltkrieg suchten viele weibliche Besatzungsmitglieder und Frauen der Offiziere die fließend englisch sprechende Ärztin in ihrer Praxis auf.[28] Sophias anglophil eingestellter Vater hatte seine Kinder wiederholt nach England geschickt, damit sich diese dort die Kenntnisse der Landessprache aneignen sollten; davon profitierte neben Sophia Herzberg auch deren jüngste Schwester Olga nach ihrer Emigration nach England.[29]

Im Jahre 1921, kurz nach dem Tod des Vaters, heiratete Sophia Herzberg den Chemiker Dr. Otto Breyer. Ihre im Jahre 1922 geborene Tochter Marianne wurde von einer Nanny betreut, so dass die junge Mutter auch weiterhin ihrem Beruf nachgehen konnte.[30] Ab dem Jahre 1929 führte die Ärztin ihre Praxis im Sachsenring 99, in dem Haus, in dem auch die Familie wohnte.[31]

Möglicherweise war bei Sophia Breyer-Herzberg das Interesse für das Fach Gynäkologie schon während ihrer Assistentinnenzeit an der Straßburger Frau-

---

24 Vgl. Sophia Herzberg, in: Ärztinnen im Kaiserreich: https://geschichte.charite.de/aeik/ biografie.php?ID=AEIK00262 (abgerufen am 19.10.2015).

25 Vgl. Die anderen Promovendinnen waren: H. Danielewicz, A. Strauss, T. Levy, R. Friedmann-Katzmann, J. Hertz, B. Heinemann, G. Seligmann, s. UA Bonn: Promotionsalbum der Medizinischen Fakultät u. die entsprechenden Beiträge dieser Arbeit.

26 Vgl. Sophia Herzberg: Historisches Ärztelexikon für Schlesien. Biographisch-bibliographisches Lexikon schlesischer Ärzte u. Wundärzte, bearb. v. M. Sachs unter Mitarbeit v. G. Rudolph u. A. Kutschelis, Bd. 3 (H–K), Frankfurt/M., 2002, S. 99.

27 Vgl. Gussie Adenauer: www.konrad-adenauer.de/wegbegleiter/138/adenauer-gussie/ (abgerufen am 24.10.2015). _jewish_survivor_marianne_sigler_testimony_. (wie Anm. 3).

28 Vgl. _jewish_survivor_marianne_sigler_testimony_. (wie Anm. 3).

29 Ebd.

30 Ebd.

31 Vgl. Sophia Breyer-Herzberg (wie Anm. 24).

enklinik[32] geweckt worden. Nach längerer Tätigkeit als praktische Ärztin erwarb sie schließlich die entsprechende Qualifikation zur Fachärztin für Gynäkologie, die auf dem 43. Deutschen Ärztetag im Jahre 1924 als »Leitsätze zur Facharztfrage« aufgestellt worden war.[33] Ab dem Jahre 1931 nahm Sophia Herzberg als Fachärztin für Gynäkologie auch chirurgische Eingriffe vor. Letztlich enttäuscht über das Verhalten der jüdischen Frauen in Köln, die bei gynäkologischen Fragen dann doch lieber weiterhin den ›Herrn Professor‹ aufsuchten, widmete sich Sophia bald einem weiteren Fachgebiet.[34]

Während des Ersten Weltkrieges wurden vielfach Soldaten durch schwerwiegende Verletzungen dauerhaft entstellt. Um diesen Kriegsopfern wieder ein menschenwürdiges Aussehen und dadurch eine erneute Teilhabe am gesellschaftlichen Leben zu ermöglichen, konzentrierte man sich nach 1918 im In- und Ausland auf die Weiterentwicklung der Plastischen Chirurgie; die medizinischen Fortschritte wurden in der Fachpresse veröffentlicht.[35] Während eines in Wien und Paris verbrachten ›sabbaticals‹ erwarb Sophia Breyer-Herzberg fachärztliche Kenntnisse im Bereich der Plastischen Chirurgie und machte sie anscheinend zu ihrem vornehmlichen Behandlungsgebiet.[36]

Trotz der starken beruflichen Beanspruchung nahm sich Sophia Breyer-Herzberg Zeit für ihre persönlichen Interessen wie Literatur und Geschichte, an der regen Kölner Kunstszene nahm sie ebenfalls lebhaften Anteil. Wichtig waren für sie zudem Treffen mit dem vielseitig zusammengesetzten Freundeskreis, zu dem Ärzte, Juristen, Kunsthistoriker und Architekten gehörten; fast immer waren auch die Ehefrauen dieser Freunde berufstätig, so wie die Kollegin Alice Haubrich-Gottschalk[37], verheiratet mit dem Juristen und Kunstmäzen Joseph Haubrich. Für das wohlhabende Ehepaar Breyer-Herzberg war es unerheblich, ob Menschen über Vermögen verfügten oder nicht, ausschlaggebende Kriterien für Freundschaften waren gegenseitige Sympathie und intellektuelle Beweglichkeit. Anders als bei den meisten jüdischen Familien, die ausschließlich

---

32 Ebd.
33 S. Schleiermacher: Berufsnormalität und Weiblichkeit bis zum Ende der Weimarer Republik, in: Bleker und Schleiermacher, (s. Beitrag H. Maas, wie Anm. 21), S. 89–107, S. 101. Danach durfte sich die Ärzteschaft erst nach einer meist dreijährigen Spezialausbildung als Fachärztin bzw. Facharzt bezeichnen.
34 Vgl. _jewish_survivor_marianne_sigler_testimony_. (wie Anm. 3).
35 Vgl. G. M. Lösch: Plastische Chirurgie–Ästhetik Ethik Geschichte. Kulturgeschichte eines medizinischen Fachgebietes, Heidelberg 2014, S. 143 ff. auch als PDF abrufbar: www.springer.com/cda/.../productFlyer_978-3-642-37969-7.pdf?... (abgerufen am 24. 10. 2015).
36 Vgl. _jewish_survivor_marianne_sigler_testimony_. (wie Anm. 3).
37 Vgl. E. Seidler: Jüdische Kinderärzte 1933–1945. Entrechtet – Geflohen – Ermordet, erweiterte Neuauflage, Basel 2007, S. 301.

Kontakt zu Glaubensgenossen pflegten,[38] spielte für die sich beide als Agnostiker bezeichnenden Ehepartner Glaubenszugehörigkeit keine Rolle.[39]

Sophia Breyer-Herzberg besaß ein fein ausgeprägtes soziales Empfinden und handelte danach. In wirtschaftlich schwierigen Zeiten ließ sie zweimal in der Woche Essen an Hilfsbedürftige verteilen. Im Jahr 1929 hielt sie beispielsweise ihre siebenjährige Tochter dazu an, bei der alljährlichen Geburtstagsfeier auf Geschenke zu verzichten. Kinder, deren Eltern kein Geld für Extraausgaben zur Verfügung hatten, sollten bei der Feier nicht ausgeschlossen werden.[40]

Die Ärztin war auch politisch hellwach und erkannte frühzeitig die Gefahr des aufkommenden Antisemitismus. Bereits Ende der 1920er Jahre hätte sie es für klüger gehalten, nicht auf Dauer im Deutschen Reich wohnen zu bleiben, für den damaligen Kölner Hauskauf ihres Ehemanns zeigte sie daher wenig Verständnis. Die früh verwitwete Schwester Olga ging aus politischen Gründen bereits 1933 in Begleitung ihrer Mutter nach London und richtete dort eine zahnärztliche Praxis ein.[41]

Otto Breyer hingegen konnte sich gar nicht vorstellen, Köln zu verlassen. Der Nachkömmling ursprünglich ungarischer und später im Burgenland wohnender Weinbergbesitzer hatte in Wien studiert und war anschließend im Deutschen Reich heimisch geworden. Die damals vielen Deutschen nachgesagten Eigenschaften wie Pflichtbewusstsein, Genauigkeit und Ordnungssinn sagten ihm zu, wenig Verständnis zeigte er für andere Lebensformen. Die durch ihr unkonventionelles Aussehen und Benehmen auffallenden osteuropäischen Juden, die nach dem Ersten Weltkrieg in großer Zahl in den Westen strömten, hatten sich seiner Meinung nach entweder an hiesige Gepflogenheiten anzupassen oder weiterzuziehen.[42] Um den wirtschaftlichen Erfolg seiner Lackfabrik auf Dauer halten zu können, investierte Breyer in aufwändige Untersuchungsreihen, deren Ergebnisse die ständig höheren Anforderungen an spezifische Eigenschaften der Lackfarben verbessern sollten. Als sich beispielsweise Oberbürgermeister Adenauer beim Bau der Mühlheimer Brücke für den Anstrich in einem bestimmten Grünton entschied,[43] tüftelten Lackspezialisten lange daran, das rostfreie ›Brückengrün‹ zu entwickeln, so auch Otto Breyer.[44]

---

38 Vgl. Wolff (s. Vorwort, wie Anm. 1), S. 16: »Deutsche Juden hatten eine emotionale Affinität zueinander, sie fühlten sich zueinander hingezogen u. das schloss tendenziell Nichtjuden aus«.
39 Vgl. _jewish_survivor_marianne_sigler_testimony_. (wie Anm. 3).
40 Vgl. _jewish_survivor_marianne_sigler_testimony_. (wie Anm. 3).
41 Ebd.
42 Vgl. Jüdisches Leben in Deutschland. Bd. 3: Selbstzeugnisse zur Sozialgeschichte 1819–1945. Veröffentlichungen des Leo Baeck Instituts, hg. u. eingeleitet v. M. Richarz, Stuttgart 1982, S. 15f., S. 34.
43 FAZ, 16.09.2017: R. Burger: Aufbruch am Rhein. Der Modernisierer Konrad Adenauer wurde vor 100 Jahren Oberbürgermeister v. Köln: »Noch heute wird die Kölner Brücken-

Als die Tochter Marianne am 1. April 1933 in der Schule erzählte, dass vor dem Praxiseingang der Mutter ein SA-Mann Patientinnen davon abhalten wollte, die jüdische Ärztin aufzusuchen, wurde sie – ihrer Erinnerung nach – von der ganzen Klasse nach Hause begleitet, um dieses ›Ereignis‹ in Augenschein zu nehmen.[45]

Bei der »Wiedereinführung des Berufsbeamtentums« handelte es sich um die infame Strategie der Nationalsozialisten, jüdische Kolleginnen und Kollegen die Kassenzulassung zu verweigern. Dazu schickten die Kassen- und die Kassenärztlichen Vereinigungen Fragebogen an alle in Deutschland praktizierenden Ärztinnen und Ärzte. Ziel dieser Befragung war der Ausschluss der Kolleginnen und Kollegen von der Kassenzulassung.

Im ersten Teil der Befragung ging es dabei um die Konfessionszugehörigkeit der Befragten, deren Eltern und Großeltern mütterlicher- und väterlicherseits sowie, falls vorhanden, der Ehepartner und deren Verwandtschaft. Der zweite Teil des Fragebogens betraf die für die Beibehaltung der Kassenzulassung entscheidenden Fragen, die unter Umständen eine Ausnahme zuließen.[46] Eine (vorläufige) weitere Kassenzulassung gab es zum Beispiel für diejenigen Ärztinnen und Ärzte, die sich schon vor dem Ersten Weltkrieg hatten niederlassen können. Erst mit dem Erlass von 1899 war jedoch für Frauen die Möglichkeit eröffnet worden, das Medizinexamen ablegen zu können.[47] Eine Niederlassung vor dem Jahre 1914 konnten daher nur verhältnismäßig wenig Ärztinnen vorweisen, dazu gehörten unter anderem Hermine Maas,[48] Hedwig Jung-Danielewicz,[49] Lilly Meyer-Wedell,[50] Johanna Hertz[51] und Tilly Levy[52] sowie Sophia Breyer-Herzberg.

Letzterer wurde dennoch im Jahre 1934 die Kassenzulassung entzogen. Ihr Name stand sogar schon auf der Liste der von der Rechnungserstattung ausgeschlossenen Ärztinnen und Ärzte, die im Februar 1934 in den sogenannten Ring-Blättern veröffentlichten wurde. Durch ihren Einspruch beim Reichsar-

---

Grün oder auch Adenauer-Grün genannte Farbe hergestellt.« Vgl. Brückengrün: www.chemie.de › Lexikon (abgerufen am 24.10.2015.)

44 Vgl. _jewish_survivor_marianne_sigler_testimony_. (wie Anm. 3).

45 Ebd.

46 Vgl. St. Leibfried und Fl. Tennstedt: Berufsverbote und Sozialpolitik 1933. Die Auswirkungen der nationalsozialistischen Machtergreifung auf die Krankenkassenverwaltung und die Kassenärzte. Analyse/Materialien zu Angriff und Selbsthilfe/Erinnerungen, Bremen 1977, S. 83ff.

47 Vgl. J. Bleker: Vorspiel: Deutsche Ärztinnen mit ausländischem Doktorgrad 1871–1901, in: Bleker u. Schleiermacher, (s. Beitrag H. Maas, wie Anm. 21), S. 11–34, S. 29.

48 Vgl. Seidler (wie Anm. 37), S. 352.

49 Vgl. Buchin (wie Anm. 21), S. 263.

50 Vgl. Seidler (wie Anm. 37), S. 291.

51 Ebd., S. 207.

52 Vgl. Buchin, (wie Anm. 21), S. 273.

beitsminister erreichte sie jedoch ihre Wiederzulassung, wie aus der Mitteilung der Ring-Blätter Nr. 5/1934 zu entnehmen ist.[53]

Verschiedene Ereignisse hatten schließlich auch Sophia Breyer-Herzbergs Ehemann dazu gebracht, sich doch darüber Gedanken zu machen, wie die Familie und der Betrieb in Sicherheit gebracht werden könnten. Im Jahre 1937 lagen dem auch im Ausland anerkannten und geschätzten Chemiker Otto Breyer Angebote vor, die unter Umständen Erfolg versprechende Existenzgründungen in Großbritannien oder Schweden ermöglicht hätten; vor Ort wollte sich Otto Breyer über diese Angebote informieren. Auf dem Weg zur Kanalfähre suchte er in Holland noch denjenigen Geschäftsmann auf, der zu seinen ersten Großkunden zählte. Der holländische Ansprechpartner, der ein Interesse an weiterhin engen Geschäftsbeziehungen zu Breyer hatte und zudem auch den Wirtschaftsstandort der Gemeinde Dinxperlo stärken wollte, konnte den Chemiker schnell davon überzeugen, die Fabrik unter besten Bedingungen dort zu errichten. Der Holländer stellte die unmittelbare Nähe zur deutschen Grenze, die mitten durch den Ort verlief, als geschäftlichen Vorteil hin und kam damit den Gefühlen Breyers, der das Deutsche Reich eigentlich gar nicht freiwillig verlassen wollte, sehr entgegen.

Statt zum Beispiel eine neue Existenz in Hull, eine der damals bedeutendsten englischen Seehafenstädte, aufzubauen, ging Familie Breyer nun in ein Dorf mit 5.000 Einwohnern, mit einem einzigen Einkaufsladen.[54] Wäre die Familie nach England emigriert, hätte Otto Breyer nach Ausbruch des Zweiten Weltkrieges mit einer zeitweiligen Internierung rechnen müssen, er und seine Familie wären dort allerdings vor der Verfolgung der Nationalsozialisten sicher gewesen.[55]

Zurückgekehrt nach Köln gelang es Otto Breyer mit viel Geschick, einen Großteil des Betriebes erst einmal unbemerkt außer Landes zu bringen und in Dinxperlo aufzubauen. Nicht bedacht hatte er jedoch dabei, dass er bei Aufdeckung dieses Devisenvergehens das Leben seiner Frau unter Umständen in Gefahr bringen könnte. Denn Sophia Breyer-Herzberg hielt sich nach wie vor in Köln auf und war dabei, den dortigen Haushalt aufzulösen, Tochter Marianne besuchte zu der Zeit Großmutter und Tante in London. Nachdem die Kölner Behörden den Abtransport der chemischen Anlage entdeckt hatten, hielten diese

---

53 Vgl. Leibfried u. Tennstedt (wie Anm. 46), S. 268: Bei der Auswertung der Fragebögen kam es sehr oft vor, dass sich übereifrige Anhänger des neuen Regimes nicht an die Regeln hielten, so wie auch in diesem Fall. Vgl. A. v. Villeiz: Die Vertreibung der jüdischen Ärzte Hamburgs aus dem Berufsleben 1933–1945, in: häb 3 04, S. 110–114, S. 112: Jüdische Ärztinnen und Ärzten, die den Nachweis der Approbation vor 1914 erbringen konnten, wurde die Kassenzulassung nicht bereits 1933/1934 entzogen, sondern in der Regel ›erst‹ mit dem generellen Entzug der Approbation zum 30. September 1938.

54 Vgl. _jewish_survivor_marianne_sigler_testimony_. (wie Anm. 3).

55 Vgl. _jewish_survivor_marianne_sigler_testimony_. (wie Anm. 3).

Sophia Breyer-Herzberg sozusagen als ›Pfand‹ zurück. Erst als sich der Bürgermeister von Dinxperlo bereiterklärte, für die von den deutschen Behörden verlangte hohe Abfindungssumme aufzukommen, durfte sie das Land verlassen. Der Bürgermeister bewies damit ein feines kaufmännisches Gespür, denn der Ort Dinxperlo profitierte bald von der Ansiedlung dieses Betriebes. Anders als andere Flüchtlingsfamilien, die sich mit Schicksalsgenossen beengte Unterkünfte teilen mussten, stand den Breyers bei ihrer Ankunft in Holland ein Einfamilienhaus mit Dienstmädchen zur Verfügung.[56]

Die ordnungsgemäße Abwicklung der Emigration, beispielsweise die Abgabe der Reichsfluchtsteuer, kam einer »schier unendlichen bürokratischen Odyssee«[57] gleich. Zusätzlich musste Sophia Breyer-Herzberg für ihre eigene berufliche Zukunft rechtzeitig die Weichen stellen. Eine Abschrift ihres Doktorexamens war auf ihr Gesuch hin, am 18. Januar 1936 von ihrer Alma mater Bonn an ihre damalige Kölner Adresse zugeschickt worden.[58] Möglicherweise nahm sie noch in Köln Sprachunterricht, um baldmöglichst das holländische Staatsexamen ablegen und in Dinxperlo praktizieren zu können.[59] Mit großer Wahrscheinlichkeit gab es Mitte der 1930er Jahre im kleinen Ort Dinxperlo weder eine frauenärztliche Praxis noch die Möglichkeit, kranke Kinder vor Ort medizinisch betreuen zu lassen.

Tochter Marianne besuchte bis zum Anfang des Jahres 1937 das Kölner Kaiserin-Augusta-Gymnasium. Damit diese auch im Ausland weiterhin gute Schulnoten erreichte, erhielt die 15-Jährige noch in Köln Unterricht in der niederländischen Sprache. Die unzureichenden Verkehrsverbindungen zwischen Dinxperlo und der nächst größeren Stadt Arnheim ließen jedoch eine weitere schulische Ausbildung der Tochter in Holland anscheinend nicht mehr zu. Als Vertrauensperson, die die Landessprache fließend beherrschte, glaubte der Vater zudem, nicht auf die Unterstützung der Tochter verzichten zu können, die bis zu ihrem Weggang aus Dinxperlo im Betrieb ihres Vaters beschäftigt war.[60]

Vermutlich hielt die Familie noch Kontakte zu Kölner Freunden aufrecht, ob Breyers allerdings unverzüglich und umfassend über die Ausgrenzung und Verfolgung der dort noch lebenden jüdischen Bevölkerung informiert wurde, ist ungewiss.

Über die Vorkommnisse der Reichspogromnacht wusste Tochter Marianne offensichtlich nicht Bescheid. Sie und ihre Freunde aus dem Dorf konnten sich

---

56 Vgl. _jewish_survivor_marianne_sigler_testimony_. (wie Anm. 3).
57 Philo-Atlas: Handbuch für die jüdische Auswanderung. Reprint der Ausgabe v. 1938 mit einem Vorwort v. S. Urban-Fahr, Bodenheim/Mainz 2003, S. 8.
58 UA Bonn: Personalakte Sophia Herzberg.
59 Vgl. _jewish_survivor_marianne_sigler_testimony_. (wie Anm. 3).
60 Ebd.

lange Zeit keinen Reim darauf machen, warum ab November 1938 ein nicht enden wollender Strom von deutschen Flüchtlingen grenznah unterwegs war. Später waren dies nicht nur Deutsche, »der gesamte Niederrhein war … Ziel von flüchtigen Juden insbesondere aus Österreich und den Balkanländern, die hier versuchten, niederländisches Gebiet zu erreichen.«[61]

Nach Beginn des Zweiten Weltkrieges und dem Einmarsch der Deutschen am 10. Mai 1940 verschlechterte sich die Lage der emigrierten Familie ständig. Die Demontage der Fabrik muss für Otto Breyer ein Schock gewesen sein. Als im Jahre 1941 auch im besetzen Holland den Menschen, die nach den Nürnberger Gesetzen als Juden galten, das Tragen des gelben Sterns auferlegt wurde, befestigte auch der große Freundeskreis von Tochter Marianne das als Stigma gedachte Zeichen an die Kleidung, es handelte sich hierbei um dokumentierte Solidarität für immerhin einen Tag.[62]

Im späteren Verlauf konnten sich Sophia und Otto Breyer in der Nähe von Dinxperlo bis zum Kriegsende auf einem Bauernhof versteckt halten. Marianne war 1942 von zu Hause weggegangen, hatte sich Widerständlern angeschlossen und wurde nach ihrer Verhaftung in Handschellen in Begleitung eines SA-Mannes per Bahn zu einer Sammelstelle nach Amsterdam gebracht. Ihre mitgegebenen Papiere waren mit einem roten ›S‹ gekennzeichnet, die sie als gefährliches Subjekt auswiesen, das sofort in eine Strafbaracke eingewiesen werden sollte. Kurz vor Ankunft des Zuges zerriss ihr Begleiter diese Papiere und teilte bei der Übergabe der Gefangenen der Behörde lediglich mit, er habe die Jüdin auf der Straße aufgegriffen; ein verschärftes Strafmaß blieb ihr dadurch erspart. Am 10. März 1943 wurde sie in das Lager Westerbork[63] eingeliefert, später von dort nach Theresienstadt transportiert, wo sie die Befreiung durch die Russen erlebte.[64]

Unmittelbar nach Kriegsende, als Breyers endlich ihr Versteck verlassen konnten, fuhr Sophia Breyer-Herzberg unverzüglich mit dem Rad die ca. 150 Kilometer lange Strecke vom gelderländischen Dinxperlo nach Westerbork in der Gemeinde Midden-Drenthe, um dort nach ihrer Tochter zu suchen, von der sie seit 1942 kein Lebenszeichen mehr erhalten hatte. In Westerbork erfuhr sie, dass Marianne in Theresienstadt überlebt hatte. Die Namen der dort Überlebenden waren nach der Befreiung des Lagers in Radio Luxemburg verlesen worden und diese Mitteilung lag in Westerbork in schriftlicher Form vor. Wegen

---

61 D. Hangebruch: Emigriert – Deportiert. Das Schicksal der Juden in Krefeld zwischen 1933–1945, in: Krefelder Juden, mit Beiträgen von E. Stockhausen und K. H. S. Schulte u.a. (Krefelder Studien 2, hg. Der Oberstadtdirektor, Stadtarchiv), Bonn 1980, S. 137–412, S. 197 A 313.
62 Vgl. _jewish_survivor_marianne_sigler_testimony_. (wie Anm. 3).
63 Vgl. www.jewishgen.org/ForgottenCamps/…/WestEng.ht.. (abgerufen am 13.10.2015).
64 Vgl. jewish_survivor_marianne_sigler_testimony_. Part 2.

der zerstörten Infrastruktur kam Marianne, die ihr Leben lang an den Folgen der Inhaftierung zu leiden hatte, erst Wochen später zu Hause an, sehnsüchtig erwartet von ihrer Familie und den Freunden. Sie lebte später mit ihrem Ehemann und dem Sohn in England.[65]

Lange Jahre war es der Wunsch, Überlebende und Zeugen des Holocaust in einem großen Projekt zu ihren Erinnerungen zu befragen. Erst als der Regisseur Steven Spielberg zu diesem Zweck im Jahre 1994 eine Stiftung gründete,[66] standen die dazu notwendigen Gelder bereit. Mehr als 50.000 Aussagen sind inzwischen in 56 Ländern in 32 Sprachen aufgezeichnet worden.[67] Am 29. Mai 1997 berichtete die zu diesem Zeitpunkt 75-jährige Marianne Sigler, Tochter Sophia Breyer-Herzbergs, in einem mehrstündigen Interview über ihr Leben als Jüdin in Deutschland und in Holland von 1933 bis 1945, aber auch über das Leben ihrer Großeltern, Eltern und die eigene Kindheit und die Zeit nach Ende des Zweiten Weltkrieges.

Marianne Sigler, geborene Breyer, hatte sich zu diesem Interview entschlossen, speziell weil sie sichergehen wollte, dass das den Juden angetane Unrecht nicht vergessen wird, auch wenn in absehbarer Zeit keine Überlebenden mehr dazu befragt werden können. Bei dem sachlich vorgetragenen Lebensbericht, durchaus auch gewürzt mit ›kölschem Humor‹, spürte man zu Ende der Befragung deutlich die emotionale Betroffenheit. Nach Kriegsende interessierte sich kaum jemand für das Schicksal der Überlebenden und danach ›verstummten‹ viele Jüdinnen und Juden, die dann selbst erst einmal mit dem Aufbau eines ›normalen‹ Lebens beschäftigt waren. Marianne Sigler berichtete nun erstmals in dieser Ausführlichkeit von ihrem und der Familie erlebten Schicksal. Es handelt sich hierbei zwar um durchaus subjektive Schilderungen über Vorgänge, die jahrzehntelang zurückliegen, dennoch ist dieses Zeitzeugnis wichtig.

Otto Breyer gelang es nach Kriegsende relativ schnell, in der Nähe von Venlo eine weitere Fabrik aufzubauen.[68] Anfang der 1950er Jahre stellte der staatenlose Chemiker bei der niederländischen Regierung einen Antrag auf Einbürgerung, der vom Wirtschaftsminister wärmstens befürwortet wurde. Als Farbenhersteller war er zu einem bedeutenden Devisenbringer für den holländischen Staat geworden.[69]

---

65 Ebd.
66 Vgl. www.judentum-projekt.de › ... › NS-Verfolgung › Shoah-Foundation (abgerufen am 13.10.2015).
67 Vgl. USC Shoah Foundation: https://sfi.usc.edu/about (abgerufen am 25.10.2015).
68 Vgl. issuu.com/.../docs/nederlandse-chemische-industrie (abgerufen am 25.10.2015). Dank an Kl. de Boer für diese Information.
69 Vgl. Otto Breyer: resourcessgd.kb.nl/.../SGD_19511952_0001406.pd... (abgerufen am 25.10.2015).

Der Lebensmittelpunkt des Ehepaares befand sich nun in Venlo. Dort war Sophia Breyer-Herzberg bis zur Schließung ihrer Praxis in den frühen 1970er Jahren eine gefragte Fachärztin für Patientinnen unter anderem aus Köln, Großbritannien und den USA.[70]

Trotz Ausgrenzung und Verfolgung in Deutschland, Neustart in der Emigration und Überleben im Untergrund, war es ihr als 63-Jähriger nach 1945 gelungen, erneut in einer ihr bis dahin fremden Umgebung eine neue Praxis aufzubauen; sie hat, ungeachtet all dieser Schwierigkeiten, ihren Beruf über 50 Jahre ausüben können.

In Venlo ist Dr. Sophia Breyer-Herzberg im Alter von 92 Jahren verstorben.[71]

Eigene Publikation

Über Magenveränderungen bei perniciöser Anämie. Bonn, Med. Diss. v. 1911.

---

70 Vgl. _jewish_survivor_marianne_sigler_testimony_. Part 2 (wie Anm. 64).
71 StadtA Altena GR Altena Nr. 93/1882. Standesamt/Stadt Venlo StR Venlo Nr. 96/1974.

Dr. med. Tilly Levy, geb. Loewy

26.10.1883 Przemysl/Österreich-Ungarn – 1951 Kfar Ata/Israel[1]
Fachärztin für Kinderheilkunde

V: Samuel Loewy (18.11.1861 Przemysl – vor 1910 London), Commis. M: Bertha L., geb. Engelberg (01.07.1863 Przemysl – 15.02.1936 Hamburg).
G: Tonie L. (22.11.1884 Przemysl – gest. in Brasilien). Josef Chaim L. (20.02.1888 Przemysl). Anna Amalia L. (02.09.1896 Hamburg). Julius Manfred L. (28.05.1900 Hamburg).
E: Simon Levy (26.03.1881 Bonn-Beuel – 23.09.1961 Hamburg), Dr. med.
K: Marianne Ruth Schleyer, geb. Levy (24.12.1912). Walter Samuel L. (06.04.1914). Joachim Chaim L. (18.11.1918). Jacob L. (18.12.1922).[2]

Am 14. August 1912 wurde die damals 29-jährige Tilly Levy, geb. Loewy, an der Medizinischen Fakultät der Bonner Universität mit Auszeichnung promoviert;[3] vier Monate später brachte sie das erste von vier Kindern zur Welt.

Im Jahre 1889 war Familie Loewy von Przemysl nach Hamburg übergesiedelt. Nach dem Besuch der Israelitischen Töchterschule erhielt Tochter Tilly Privatunterricht, anschließend besuchte sie das Realgymnasium in Hamburg und bereitete sich in Zürich privat auf die Reifeprüfung vor, die sie schließlich in Basel im März 1906 ablegte. Für das Sommersemester immatrikulierte sich Tilly Loewy an der Medizinischen Fakultät der Züricher Universität, zum Wintersemester wechselte sie nach Leipzig. Da das eidgenössische Abitur in Deutschland nicht anerkannt wurde, legte sie im März 1909 als Externe an einem Leipziger humanistischen Gymnasium die Reifeprüfung ab; zwei Monate später bestand sie das Tentamen physikum. Von Oktober 1909 ging sie für zwei Semester nach Freiburg, ehe sie im Oktober 1910 zum Studienabschluss nach Bonn kam. Im Mai 1911 bestand sie das Staatsexamen, die Approbation erhielt sie 1912, im gleichen Jahr fand die Promotion statt.[4]

Das Dissertationsthema lautete: »Myom und Schwangerschaft«.[5]

---

1 Vgl. Tilly Levy, geb. Loewy, in: Ärztinnen im Kaiserreich https://geschichte.charite.de/aeik/biografie.php?ID=AEIK00550 (abgerufen am 27.04.2014).
2 Staatsarchiv (Senat der Freien u. Hansestadt Hamburg), Antwort vom 28.10.1997.
3 UA Bonn: Promotionsalbum der Medizinischen Fakultät 14.08.1912.
4 Vgl. ebd., s. den beigefügten Lebenslauf.
5 UA Bonn: Promotionsalbum (wie Anm. 3).

Ein Jahr, bevor Tilly Loewy die Reifeprüfung ablegte, ging der Vater, der für den Familienverband im makedonischen Tabakgeschäft tätig war, nach England und starb dort wenige Jahre später. Ob die Mutter die anstehenden gesamten Studienkosten von ca. 12.000 bis 15.000 Reichsmark[6] aus ihrem eigenen Vermögen begleichen konnte oder ob nach dem Tod des Vaters Verwandte dafür aufkamen, ist nicht bekannt.

Samuel Heine, ein Onkel Heinrich Heines, hatte im Jahre 1840 das Israelitische Krankenhaus in Hamburg gegründet.[7] An dieser angesehenen Einrichtung absolvierte Tilly Loewy ein Praktikum, wann genau konnte die Familie nicht mehr sagen. Während dieser Zeit war sie dem Assistenzarzt Simon Levy zugeordnet.[8] Da beide nicht nur fachliches Interesse verband, wurde die Verbindung auch später noch aufrechterhalten und führte schließlich zur Eheschließung im Jahre 1911; vier Jahre zuvor hatte die Braut durch »Naturalisation« die deutsche und die hamburgische Staatsangehörigkeit erhalten.[9]

Ihr aus Bonn-Beuel stammender Ehemann hatte an der Bonner Universität studiert und dort auch sein Examen abgelegt. Höchstwahrscheinlich auf seine Anregung hin beendete Tilly Levy ihr Studium an genau dieser Hochschule. Zu den Dozenten, die beide in Bonn aufgesucht hatten, gehörte unter anderem Hugo Ribbert.[10]

Nach Aussagen der Nichte von Simon Levy, Margot Barnard, war die Tante eine ausgesprochen modern eingestellte Frau, die keine Probleme darin sah, Berufstätigkeit, Ehe und Kinder miteinander zu vereinbaren. Technische Neuerungen im Bereich des Haushaltes wusste sie sofort für sich zu nutzen. In wirtschaftlich guten Zeiten machten Dienstmädchen, Köchin und Gouvernante es zudem möglich, auch noch Zeit für den großen Freundeskreis aufzubringen.[11]

Tilly Levy ließ sich 1913 als dritte jüdische Ärztin in Hamburg nieder,[12] 1909 war Lilly Meyer-Wedell, gefolgt im Jahre 1911 von Toni Engel-Blumenfeld[13] in die

---

6 Vgl. J. Bleker: Zur Herkunft der frühen Ärztinnen, in: Bleker und Schleiermacher, (s. Beitrag H. Maas, wie Anm. 21), S. 53–74, S. 74.

7 A. von Villeiz: Mit aller Kraft verdrängt. Entrechtung und Verfolgung »nicht arischer« Ärzte in Hamburg 1933 bis 1945. (Studien zur jüdischen Geschichte, Bd. 11, hg. von St. Springorum und A. Brämer), Hamburg 2009, S. 53.

8 Staatsarchiv (Senat der Freien u. Hansestadt Hamburg), (wie Anm. 2).

9 Staatsarchiv (Senat der Freien u. Hansestadt Hamburg), (wie Anm. 2).

10 Vgl. UA Bonn: Promotionsalbum der Medizinischen Fakultät 23.01.1909: Simon Levy: Aus dem pathologischen Institut der Universität Bonn: Über metastasierendes Myxom, s. beigefügten Lebenslauf. UA Bonn: Promotionsalbum der Medizinischen Fakultät 14.08.1912: Tilly Levy: Myom und Schwangerschaft, s. beigefügten Lebenslauf.

11 Vgl. M. Barnard: Gesprächsnotiz vom 13.05.1998.

12 J. Buchin: Kurzbiographien der Ärztinnen aus dem Kaiserreich, in: Bleker u. Schleiermacher, (s. Beitrag H. Maas, wie Anm. 21), S. 233–305, S. 252.

Hansestadt gekommen;[14] als weitere jüdische Ärztinnen kamen 1914 Elsa Emma Rosenbaum,[15] 1917 Jenny Brienitzer[16] und im Jahre 1924 Clara Poll-Cords.[17] Bei ihnen handelt sich allesamt um Frauen, die zu den ersten Promovendinnen an deutschen Universitäten gehörten. 1933 praktizierten ungefähr 50 jüdische Ärztinnen in Hamburg.[18]

Zweiundzwanzig Jahre arbeitete Tilly Levy in Hamburg als Ärztin. Die Jahre von 1914 bis 1925 waren geprägt durch Kriegsnotstand, Nachkriegsprobleme und Inflation. Während dieser Zeit praktizierten Tilly Levy und ihr Ehemann weitgehend in gemeinsamen Praxisräumen. Nachdem sich ihr Ehemann beim Ausbruch des Ersten Weltkrieges freiwillig zum Sanitätsdienst gemeldet hatte, führte Tilly während der gesamten Kriegszeit nicht nur seine Praxis;[19] zusätzlich hielt sie Sprechstunden in der eigenen Praxis am Pferdemarkt ab, diese Räumlichkeiten mussten jedoch Ende des Krieges aufgegeben werden.[20] Mehrere Ansätze von Tilly, selbständig eine Praxis auf Dauer zu halten, schlugen immer wieder fehl. Der Wunsch, in beruflicher Hinsicht eigene Wege gehen zu wollen, war damals für eine mit einem Kollegen verheiratete Ärztin eher ungewöhnlich. Während der Ferienzeiten in den Jahren 1924 und 1925 führte Tilly Levy als Badeärztin in der »Villa Amanda« am Timmendorfer Strand eine Sommerpraxis.[21]

Tilly und ihr Ehemann gehörten zu den sozial eingestellten jüdischen Ärzten, die ihre Praxen in Hamburger Arbeitervierteln führten. Die Familie Levy lebte selbst von 1919 bis 1933 in der Hamburgerstraße im Stadtteil Barmbeck,[22] in dem bürgerliche Wohngegenden und Fabrikgelände sich ablösten.[23]

---

13 Vgl. Toni Engel-Blumenfeld, geb. Blumenfeld, in Ärztinnen im Kaiserreich https://geschichte.charite.de/aeik/biografie.php?ID=AEIK00342 (abgerufen am 27.04.2014), sie hatte nicht in Bonn studiert.

14 S. den Beitrag zu Lilly Meyer-Wedell.

15 Vgl. Else Emma Rosenbaum, geb. Philip, in: Ärztinnen im Kaiserreich https://geschichte.charite.de/aeik/biografie.php?ID=AEIK00639 (abgerufen am 27.04.2014), sie hatte nicht in Bonn studiert.

16 Vgl. Jenny Brienitzer, geb. Kaplan, in: Ärztinnen im Kaiserreich https://geschichte.charite.de/aeik/biografie.php?ID=AEIK00021 (abgerufen am 27.04.2014), sie hatte nicht in Bonn studiert.

17 Vgl. Clara Poll-Cords, geb. Cords, in: Ärztinnen im Kaiserreich https://geschichte.charite.de/aeik/biografie.php?ID=AEIK00077 (abgerufen am 06.08.2020), sie hatte nicht in Bonn studiert, war dort aber von 1915–1917 im Johanniter-Krankenhaus tätig.

18 Vgl. v. Villeiz (wie Anm. 7), S. 51 u. S. 52 A 131.

19 Vgl. R. Schleyer, geb. Levy, Brief vom 27.10 1998.

20 Vgl. s. Hamburger Adreßbücher 1913–1935: von 1915–1918: am Pferdemarkt, 1935: Uferstraße.

21 S. Matrosenanzug-Davidstern. (Bilder jüdischen Lebens in der Provinz), Hg.: B. Goldberg u.a., Neumünster 2002.

22 Hamburger Adreßbuch Jahrgang 1909: http://agora.sub.uni-hamburg.de/subhh-adress/digbib/view?did=cl.

Starke Einkommensverluste machten den Hamburger Ärzten Anfang der 1920er Jahre zu schaffen. »Um der eskalierenden Inflation zu begegnen, hatten die Hamburger Krankenkassen wegen der starken Einkommensverluste 1922/1923 schließlich täglich Vorschusszahlungen (zu) leisten«.[24] Vor diesem Hintergrund waren Tilly und Simon Levy Anfang der 1920er Jahre zur Auswanderung bereit.

Schon als sich Tilly Levy in der Schweiz auf das Studium vorbereitet hatte, war es in Basel zu Kontakten zu Zionisten gekommen, für deren Idee sie sich ihr ganzes Leben lang begeisterte, so wie es auch auf ihrem Grabstein zu lesen ist.[25] Tillys Mann teilte ihre Begeisterung für diese Bewegung. Daher kam für beide nur ›Erez Israel‹[26] in Frage. Eine Reise nach Palästina sollte Klarheit über die dort herrschenden Lebensverhältnisse bringen. Simon Levy war um diese Zeit nicht der einzige im Deutschen Reich lebende Arzt, der sich aufmerksam in Palästina umschaute. Der Berliner Kollege Joseph Lachmann schätzte nach mehrmaligen Erkundigungsreisen die wirtschaftliche Lage dort allerdings eher nüchtern ein. Lachmann hielt die »Bebauung des Landes für sehr schwierig und vorläufig unrentabel wegen der vielen Krankheiten«. Außerdem seien die Siedler »noch zu wenig verbaut, sie beschäftigten sich in ihren Mußestunden mit Literatur«.[27]

Simon Levy hingegen ließ sich anscheinend vom Idealismus der jungen Siedler anstecken, er vereinbarte bei seinem Besuch im Jahre 1923 mit einem dort bereits ansässigen Arztkollegen die Einrichtung einer Geburtshelferklinik in Haifa. Zur Umsetzung des Planes fuhren nach seiner Rückkehr Tilly Levy mit ihrer Mutter, ihrer Schwester Anna und insgesamt sieben Kindern nach Haifa. Wegen Aussichtslosigkeit des Vorhabens kehrte die Gruppe allerdings acht Monate später nach Hamburg zurück.[28]

Nach der missglückten Niederlassung in Palästina spezialisierte sich Tilly Levy Ende der 1920er Jahre als Kinderärztin im Eppendorfer Krankenhaus und war anschließend für die ›Allgemeine Wohlfahrtskasse‹ tätig, die Sprechstunden hielt sie in den eigenen Praxisräumen ab.[29] Sehr viele jüdische Ärzte in Hamburg hatten sich auf ein Fachgebiet spezialisiert, bei den Gynäkologen betrug der Anteil der jüdischen Ärzte 40 % und bei den Kinderärzten sogar 50 %.[30] Rund ein Drittel der hamburgischen Kassenärzte waren jüdischen Glaubens, ebenso hoch war der Anteil der Ärzte, die in der ärztlichen Fürsorge tätig waren.[31]

---

23 Auskunft v. P. Offenborn v. 26.04.2013.
24 v. Villeiz (wie Anm. 7), S. 64.
25 Vgl. Brief von R. Schleyer vom 20.10.1998.
26 Nachama u. Sievernich, (s. Beitrag M. Seefeld, wie Anm. 49), S. 567, S. 575f. u. 684.
27 R. Jacob: Joseph Lachmann (1882–1961), Hals-, Nasen- Ohrenarzt, in: Jacob u. Federspiel, (s. Beitrag M. Seefeld, wie Anm. 25), S. 80–85, S. 81.
28 Schleyer, (wie Anm. 19): nach 1933 wohnte die Familie bis zur Emigration im Looggestieg 12.
29 Schleyer (wie Anm. 19).
30 v. Villeiz (wie Anm. 7), S. 39.
31 v. Villeiz (wie Anm. 7), S. 40.

Simon Levy beteiligte sich in Hamburg aktiv als gewähltes Mitglied in Gremien der Deutsch-Israelitischen Gemeinde (DIG).[32] Obwohl für Tilly keine Karteikarte angelegt worden ist, geben die Auswertungen der Karten für ihren Mann und diejenigen für die Söhne Walter und Joachim Einblick auch auf ihren Lebensweg.

Auf den Karten sind sämtliche Wohnungsadressen der Familie vermerkt. Diese Informationen sind eine wichtige Ergänzung zu den zum Teil unvollständigen Angaben zur Erwerbstätigkeit mit Geschäfts- und Wohnadressen der Familie im Hamburger Adressbuch der Jahre 1914 bis 1936. Die Auswertung der DIG-Karten belegt einen dreifachen Wohnungs- und Praxenwechsel zwischen 1934 und 1936, dem Jahr der Emigration.[33] Diese unfreiwilligen Ortswechsel weisen auf die veränderten Bedingungen für die Erwerbstätigkeit jüdischer Ärzte und die Verschlechterung ihrer Lebensbedingungen nach 1933 hin. Aufgrund der Ausnahmebestimmungen durften Tilly als vor dem Jahre 1914 approbierte Ärztin und Simon Levy als anerkannter Frontkämpfer vorerst noch weiterhin praktizieren.[34]

Die Karten geben ebenso Auskunft über den Zeitpunkt der Auswanderung der Familie. Der Maschinenbaulehrling Joachim Levy, der am 15. August 1933 Mitglied der DIG geworden war, war vor dem 12. August 1936 ausgewandert.[35] Sein Bruder Walter war bereits am 11. Februar 1935 emigriert.[36] Walter hatte zwar auf der Talmud Torah Schule als Angehöriger des letzten Jahrgangs noch das Reifezeugnis erwerben können, aber keine Studiengenehmigung mehr erhalten[37]. Die Abmeldung des DIG-Mitgliedes Simon Levy traf in Hamburg im Oktober 1936 ein.[38]

Nach Machtantritt der Nationalsozialisten hatten sich die wirtschaftlichen Bedingungen für Ärzte in Palästina im Vergleich zu den 1920er Jahren nicht verbessert. Dennoch war die Familie nach dem tätlichen Angriff eines natio-

---

32　S. Levy wurde 1920 in das Repräsentantenkollegium der Deutsch–Israelitischen Gemeinschaft gewählt, 1922 setzte er sich für eine Hilfsaktion zu Gunsten der Jüdischen Bibliothek ein. In der Hamburger Zionistischen Vereinigung wurde er für den Bereich Finanzen u. Arbeit und sowohl ins Kollegium des Synagogenverbandes gewählt, s. I. Lorenz: Juden in Hamburg zur Zeit der Weimarer Republik, 2 Bde. Hamburger Beiträge zur Geschichte der deutschen Juden, Bd. 13, Hamburg 1987, S. 635, S. 813 f. u. S. 924 f.

33　Vgl. STAH 522–1 Jüdische Gemeinden, 992 b Kultussteuerkarte. Dank an P. Offenborn für die Recherchen vor Ort.

34　Vgl. v. Villeiz (wie Anm. 7), S. 87.

35　Es ist nicht klar, ob er die Gemeinde brieflich über seine Ausreise nach Palästina informiert hat oder ob die Post nicht zustellbare Briefe der Gemeinde mit dem postalischen Vermerk »ausgewandert«, zurückgeschickt hat.

36　Vgl. STAH 522–1 (wie Anm. 33).

37　Schleyer (wie Anm. 19).

38　Vgl. STAH 522–1 (wie Anm. 33). Brief v. P. Offenborn 02. 03. 1999.

nalsozialistischen Schlägertrupps auf Simon Levy[39] froh, das Deutsche Reich endlich verlassen zu können.

Für die Berufsausübung des Arztehepaares war es, nach Aussage der Familie, entscheidend, vor einer bestimmten Frist Palästina erreicht zu haben. Die Britische Mandatsregierung hatte ein Gesetz erlassen, nach dem jüdische praktische Ärzte, die in Deutschland Berufsverbot hatten, bei der Immigration bis zum September 1936 in Palästina die sofortige Berufserlaubnis erhalten würden.[40] Zuvor galt es jedoch, das Einreisezertifikat zu erhalten, das vom Palästina-Amt der in Berlin ansässigen Jewish Agency vergeben wurde; entscheidend dabei war die jeweilige Quotenregelung der britischen Mandatsregierung. »Ärzte benötigten ein ›Kapitalisten-Visum‹, das an ein zu entrichtendes Vorzeigegeld von 1.000 britischen Pfund geknüpft war«;[41] eine Summe, die es erst einmal aufzubringen galt.

Für Hamburger Ärzte war Palästina als Emigrationsziel offensichtlich ausgesprochen attraktiv, »jeder dritte Hamburger Arzt, der 1933 und 1934 Hamburg verließ, emigrierte nach Palästina«.[42] Familie Levy gehörte demnach nicht zu den ersten Ankömmlingen – ein schwerwiegender Nachteil, wie sich bald herausstellen sollte. Im Jahre 1932 arbeiteten in Palästina 476 Ärzte, drei Jahre später waren es bereits 1.849.

Sorgen, überhaupt Arbeit im eigenen Beruf zu finden, äußert beispielsweise die Hamburger Ärztin Annemarie Oettinger bereits bei der Überfahrt:

> »Ende November 1935 wanderte ich ein. Ich fuhr auf dem Ärzteschiff Galiläa nach Haifa. Auf dem Schiff zählten wir über 100 Ärzte, zehn davon aus Hamburg. Im Ganzen waren auf dem Schiff 300 Passagiere, darunter die Familienangehörigen der Ärzte. Wir sahen uns an: Woher nehmen wir die Patienten?«[43]

Der Beginn in der neuen Heimat gestaltete sich für Familie Levy schwierig, sie hatte »schwere und bittere Zeiten«[44] zu bewältigen. Die Auswanderung war zudem auch eine Art Kulturschock. Musik spielte in dieser Familie zuvor eine große Rolle. Simon Levy hatte während des Studiums, um die Eltern finanziell zu entlasten, Musikunterricht erteilt. Bei Hauskonzerten musizierte später die ganze Familie. Folglich wurde großer Wert auf die musikalische Erziehung der Kinder gelegt. Als der kleine Yehudi Menuhin während seiner Tournee Ende der 1920er/Anfang der 1930er Jahren in Hamburg ein Konzert gab, saß Familie Levy

---

39 Vgl. v. Villeiz (wie Anm. 7), S. 334.
40 Vgl. R. Schleyer, (wie Anm. 19).
41 v. Villeiz (wie Anm. 7), S. 123.
42 Ebd.
43 Ebd., S. 126.
44 Schleyer, (wie Anm. 19).

mit den größeren Kindern im Publikum.[45] Diese ›abendländische‹ Tradition des Musikerlebens gehörte nach der Ankunft in Palästina der Vergangenheit an.

Schon die ersten jüdischen Siedler hatten unter dem ungewohnten Klima und der Termitenplage gelitten, die nachfolgenden Einwanderer wurden zusätzlich mit weiteren Problemen konfrontiert. Aufgrund der hohen Immigrationsrate reagierte die einheimische palästinensische Bevölkerung mit zunehmender Feindseligkeit, auch hervorgerufen durch die immens hohe Arbeitslosigkeit.[46]

Die große wirtschaftliche Not ließ manche Vorhaben scheitern, so konnte Tilly Levy ihre im Jahre 1936 eingerichtete privatärztliche Praxis in Haifa nicht halten.[47] Die alltäglichen Probleme, wie zum Beispiel die äußerst beengten Wohnraumverhältnisse, löste sie durchaus mit Witz und Erfindungsreichtum.[48] Schwieriger war es für sie hingegen, sich auf die aus unterschiedlichen Ländern und Kulturen zusammengesetzte Bevölkerung einzustellen.

Dem Ehemann, Sohn einer Metzgerfamilie aus Beuel, gelang es eher, sich mit den damals dort herrschenden Verhältnissen zu arrangieren. Zu Simon Levys Patientenkreis gehörten auch palästinensische Einheimische, die von ihm meist kostenlos behandelt wurden. Lange Zeit stand ein Auto mit Fahrer im Hof bereit, um den Arzt bei Bedarf zu Patienten in die Palästinenserviertel zu fahren. Simon Levy, der über einige Arabischkenntnisse verfügte, hatte sich auf die Behandlung einer dort typischen Augenkrankheit spezialisiert.[49]

Nach Meinung der Familie wäre Tilly Levy wegen ihrer streng wissenschaftlichen Denkweise für medizinische Forschungsarbeit prädestiniert gewesen. Auch wenn für sie nach Studienabschluss die Universitätslaufbahn möglich gewesen wäre, hätte sie ihre wissenschaftliche Arbeit in Haifa dennoch höchstwahrscheinlich nicht fortsetzen können.

Über ihren eigenen Fachbereich hinaus scheint sie vielseitige Interessen gehabt zu haben. In ihrer neuen Heimat traf sie sich regelmäßig mit herausragenden Intellektuellen, wie zum Beispiel dem ehemaligen Leipziger Professor Max Eitingon,[50] mit dem sie seit Leipziger Studientagen befreundet war, einem früheren Mitarbeiter Siegmund Freuds.[51] Zum Freundeskreis gehörte auch

---

45 Barnard, (wie Anm. 11).

46 Vgl. E. Proskauer: Wege u. Umwege. Erinnerungen einer Berliner Rechtsanwältin, Frankfurt/ M. 1996; S. 61f.

47 Vgl. Barnard, (wie Anm. 11).

48 Vgl. ebd.: so ließ sie z. B. Bettkästen anfertigen, um Stauraum zu gewinnen.

49 Vgl. ebd.

50 Vgl. ebd.

51 Vgl. M. Eitingon, s. International Biographical Dictionary of Central European Emigrés 1933–1945, Vol. II; Part 1: A–K; München 1983. S. 254. W. Tetzlaff: 2000 Kurzbiographien bedeutender deutscher Juden des 20. Jahrhunderts. Lindhorst 1982, S. 68.

Nechama Leibowitz[52], die dort jahrzehntelang in wöchentlichen Radioansprachen theologische Fragen der jüdischen Religion erörterte. Vermutlich zählte auch deren Bruder Jeshajahu Leibowitz[53] zu dieser Runde. Der promovierte Philosoph und Mediziner galt jahrzehntelang als einer der unabhängigen kritischen Denker Israels. Er war verheiratet mit Grete Winter aus der Weberstraße 10 in Bonn, die sich im Wintersemester 1929/30 an der Bonner Universität im Fach Mathematik immatrikuliert hatte und 1933 in Heidelberg promoviert worden war.[54]

Bei den Debatten im Hause Levy ging es auch um die Zukunft des Staates Israel. Noch vor der Auswanderung hatte Tilly Levy Mädchen und Jungen im Rahmen der Jugend-Alija auf den Aufenthalt in Palästina vorbereitet.[55] In Anbetracht der nun beispielsweise aus Afrika eintreffenden Einwanderergruppen sah sie schon damals mit großer Sorge den schwindenden Einfluss der aus dem deutschen Sprachraum kommenden Menschen voraus.

Bei den Redebeiträgen auf dem Baseler Kongress der Zionisten zu Anfang des 20. Jahrhunderts, den sie damals als junge Frau besucht hatte, war die Zukunft des jüdischen Staates anders vorhergesehen worden.[56] Ihr bereitete es offensichtlich Probleme, sich von diesem idealisierten Bild zu trennen. Israel zu verlassen, kam für sie allerdings überhaupt nicht in Frage.

Knapp zehn Jahre nach Ankunft in der neuen Heimat erkrankte Tilly Levy schwer. Von 1948 bis zu ihrem Tode 1951 war sie vollkommen gelähmt und auf die Hilfe ihrer Familie angewiesen.

Die Tochter ursprünglich aus dem galizischen Przemysl stammender Juden hatte sich mit nicht nachlassendem Eifer die schulischen und später medizinischen Kenntnisse angeeignet, die es ihr ermöglichten, ein Studium anzufangen und schließlich auch zu beenden. Nur zweiundzwanzig Jahre lang konnte sie ihren Beruf ausüben, als 53-jährige Frau gab es für sie nach der erzwungenen Emigration in Palästina keine Möglichkeit mehr, als Ärztin tätig zu sein.

---

52 Vgl. Nechama Leibowitz: jwa.org/encyclopedia/article/leibowitz-nehama (abgerufen am 27.04.2014).

53 Vgl. Jeshajahu Leibowitz: www.hagalil.com/israel/leibowitz/leibowitz.htm (abgerufen am 27.04.2014).

54 UA Bonn, s. Personalverzeichnis der Universität WS 1929/30: Grete Leibowitz; geb. Winter. https://dmv.mathematik.de/m-publikationen/.../leserforum.html?... (abgerufen am 01.05. 2014).

55 Vgl. Schleyer, (wie Anm. 19).

56 Stenographisches Protokoll der Verhandlungen des 7. Zionistenkongresses in Basel v. 27.07.–02.08.1905: http://sammlungen.ub.uni-frankfurt.de/cm/periodical/titleinfo/34762 68 (abgerufen am 05.05.2020).

Nach dem Tod seiner Frau im Jahre 1951 kam Simon Levy vier Jahre später nach Hamburg zurück und praktizierte von 1955 bis zum 31. Dezember 1959 in der Grindelallee.[57]

Eigene Publikation

»Myom und Schwangerschaft«. Bonn, Med. Diss. von 1912.

---

57 Vgl. v. Villeiz (wie Anm. 7), S. 334.

Dr. phil. Johanna Maas

14.08.1885 Frankfurt/Main – 26.02.1979 Flushing/N. Y./USA[1]
Chemikerin und Allgemeinpraktikerin

V: Maximilian Maas (1852 – 02.01.1923), Dr. phil., Bankier u. Privatgelehrter. M: Henriette M., geb. Oppenheim-Prins (19.01.1876 – 20.04.1940 Karlsruhe).
G: Paul L. M. (18.11.1880 Frankfurt/M. – 15.07.1964 Oxford/Großbritannien), Dr. phil., Altphilologe, Universitätsprofessor. Estella Helene M. (12.02.1882 – 14.12.1942 Suizid), Medizinisch-technische Assistentin. Zwei weitere Schwestern, früh verstorben.

Johanna Maas, genannt Hanne, besuchte von 1892 bis 1899 höhere Mädchenschulen in Frankfurt/Main und Freiburg, ab 1899 war sie Schülerin des humanistischen Mädchengymnasiums in Karlsruhe und legte dort – als eine der ersten Frauen im Deutschen Reich – im Jahre 1902 die Reifeprüfung ab.[2] Von den 15 jungen Frauen, die bis einschließlich 1902 die dortige Schule besuchten, entschieden sich zwölf für das Fach Humanmedizin, eine für die Zahnheilkunde, eine für das Pharmaziestudium und Hanne Maas für das Studium der Chemie[3].

München war »traditionell ein Anziehungspunkt für Naturwissenschaftler«, so auch für junge Frauen, die sich für dieses Fach interessierten. Die Hochschülerinnen ließen sich dabei auch nicht von der ablehnenden Haltung der Mitglieder der Naturwissenschaftlichen Fakultät abhalten, die sich noch im Jahre 1903, auf Nachfrage des bayrischen Kultusministeriums, ausdrücklich gegen das Frauenstudium ausgesprochen hatten. Dabei wurde den Frauen doch schon seit Beginn des 19. Jahrhunderts eine besondere Eignung für dieses Fach nachgesagt. Nach damaliger Meinung musste bei der Beschäftigung mit Chemie keine besondere Körperkraft vorausgesetzt werden und die notwendigen Ar-

---

1 Johanna Maas, in: Ärztinnen im Kaiserreich https://geschichte.charite.de/aeik/biografie.php?ID=AEIK00887 (abgerufen am 06.08.2020).
2 Johanna Maas (wie Anm. 1).
3 Vgl. S. Reichenberger: Das Karlsruher Mädchengymnasium in seinen ersten 25 Jahren. 1893–1918, 1918, S. 43. L. Becker: Die Anfänge des Frauenstudiums an der Universität Bonn (1908–1918), in: Das Forum für junge Geschichtswissenschaft, Bd. 3, 2015, S. 75–103, S. 80: Nach Eröffnung des Karlsruher Mädchengymnasiums kam es bis zum Jahre 1909 zur Gründung »40 weitere(r) Gymnasialgründungen für Mädchen«.

beiten ließen sich ansonsten, dem damals herrschenden Sinn für Anstand entsprechend, »in Zurückgezogenheit« erledigen.[4]

Nach der Reifeprüfung studierte Hanne Maas als Gasthörerin zwei Semester an der Philosophischen Fakultät der Universität München, die Immatrikulation erfolgte zum frühest möglichen Termin zum Wintersemester 1903/04. Im Januar 1905 legte sie das Verbandsexamen ab und wurde am 4. Dezember 1908 promoviert; für die Dissertation hatte sie sich dem Thema »Hexarhodantosalze des Molybdäns« gewidmet.[5]

Das Studium der Chemie war ein vergleichsweise teurer Studiengang, besonders geeignet für Studierende, denen ein hoher monatlicher ›Wechsel‹ zur Verfügung stand, denn es mussten »Materialgelder für den Laborverbrauch im Institut, Aufwendungen für eigene Materialien und für den Ersatz zerbrochener Gerätschaften«[6] bereitgestellt werden.

Auch Hanne Maas kam aus einer relativ wohlhabenden Familie. Der Bruder konnte sich beispielsweise nach Studienabschluss im Jahre 1902 mehrere Jahre ausschließlich seinem Fach widmen, ohne zusätzlich Lehrverpflichtungen auf sich nehmen zu müssen.[7]

Möglicherweise haben unzureichende Berufsaussichten im Fach Chemie[8] Hanne Maas letztlich dazu bewogen, sich unmittelbar nach Erhalt der Promotion einem anderen Studienfach zuzuwenden. Vielleicht weckte aber auch der frühe Tod der beiden jüngeren Schwestern[9] bei Hanne Maas den Wunsch, anderen Menschen medizinische Hilfe geben zu können.

Am 22. April 1909 immatrikulierte sich die damals 24-jährige Dr. Hanne Maas als medizinisches Erstsemester an der Universität Bonn. Im Immatrikulationsalbum gab sie an, insgesamt 13 Semester an der Münchner Universität studiert zu haben.[10] Erst zehn Jahre später schloss sie das Zweitstudium mit dem Erwerb des medizinischen Staatsexamens in München ab, die Approbation erhielt sie im gleichen Jahr.[11] An welchen Krankenhäusern oder Kliniken sie in den anschließenden sieben Jahren praktizierte, ist nicht bekannt.

---

4 S. Nagler-Springmann: Naturwidrige Amazonen. Frauen und Naturwissenschaften, in: Häntzschel, Bussmann. (s. Beitrag L. Meyer-Wedell, wie Anm. 38), S. 164–177, S. 164ff.
5 Johanna Maas: Hexarhodantosalze des Molybdäns. Diss. Philos. Fakultät München v. 1909.
6 Nagler-Springmann (wie Anm. 4), S. 167.
7 Vgl. P. Mensching, Über einen verfolgten deutschen Altphilologen, Berlin 1987, S. 15.
8 Vgl. Nagler-Springmann (wie Anm. 4), S. 166, s. dazu auch: J. A. Johnson: Women in the Chemical Industry in the First Half of the 20th Century, in: Women in Industrial research, ed. by R. Tobies a. A. B. Vogt (Wissenschaftskultur um 1900, Bd. 8), Stuttgart 2014, S. 119–141.
9 Vgl. Mensching (wie Anm. 7), S. 110 u. 130.
10 UA Bonn, Immatrikulationsalbum: Dr. Johanna Maas, 22.04.1909.
11 Staatsexamen u. Approbation an der Universität München im Jahre 1919, J. Buchin: Kurzbiographien der Ärztinnen aus dem Kaiserreich, in: Bleker u. Schleiermacher, (s. Beitrag H. Maas, wie Anm. 21), S. 234–305, S. 275. Vgl. Mensching (wie Anm. 7), S. 111.

Im Jahre 1926 ließ sich Hanne Maas in Karlsruhe nieder und erhielt vier Jahre später schließlich die Krankenkassenzulassung.[12]

Viele der ersten Studentinnen haben möglicherweise nach Eintritt ins Berufsleben den intensiven Kontakt zu anderen Kommilitoninnen während ihrer Studienzeit schmerzlich vermisst. Die Mitgliedschaft im Karlsruher Akademikerinnen-Verband ermöglichte Hanne Maas schließlich den Gesprächsaustausch mit anderen, am Ort lebenden studierten Frauen.[13]

Unzufriedenheit mit den seinerzeit geltenden Bedingungen im Gesundheitswesen brachte sie 1928 dazu, sich der von Eduard Kahn[14] geleiteten, sehr aktiven Karlsruher Ortsgruppe des ›Vereins sozialistischer Ärzte‹ (VSÄ) anzuschließen.[15] Dieser Gruppe gehörte auch dessen Ehefrau, die in Bonn im Jahre 1885 geborene Elisabeth Kahn-Wolz, an. Beide Ärztinnen kannten sich höchstwahrscheinlich von ihrem Studium in Bonn.

Elisabeth Kahn-Wolz[16] führte 1919 bis 1937 eine Kinderarztpraxis in Karlsruhe. Am 27. April 1933 entzog man ihr die Leitung der Städtischen Beratungsstelle IV für Säuglinge und Kleinkinder,[17] im Jahre 1937 folgte sie mit den drei Kindern ihrem bereits zwei Jahre zuvor in die USA emigrierten Ehemann.[18] Eduard Seidler hatte zwar Elisabeth Kahn-Wolz in seinem Sammelband über jüdische Kinderärzte aufgenommen,[19] jedoch zugleich darauf hingewiesen, dass es Zweifel an deren jüdischer Herkunft gäbe.[20] Recherchen im Bonner Stadtar-

---

12 St. Leibfried u. Fl. Tennstedt: Berufsverbote und Sozialpolitk 1933. Die Auswirkungen der nationalsozialistischen Machtergreifung auf die Krankenkassenverwaltung und die Kassenärzte. Analyse/Materialien zu Angriff und Selbsthilfe/Erinnerungen, Bremen 1977, S. 253.

13 Chr. v. Oertzen: »Strategie Verständigung«. Zur transnationalen Vernetzung von Akademikerinnen 1917–1955, Göttingen 2012, S. 291 u. 328. BFUW (British Federation of University Women).

14 Stadtarchiv Karlsruhe Auskunft v. 28. 08. 2013: Personendaten Eduard Kahn: Eduard Kahn, jüdischer Herkunft, ehemaliger SPD-Stadtverordneter und Leiter der Karlsruher VSÄ, war vom 25. 03. bis zum 31. 03. 1933 in Haft, zwei Jahre später gelang es ihm vorerst, allein in die USA zu emigrieren.

15 Vgl. Der sozialistische Arzt, 3. Jg. (1928), H. 4 (April), S. 48; s. dazu außerdem den Beitrag zu Henriette Klein-Herz.

16 Elisabeth Wolz legte nach dem Besuch einer Höheren Mädchenschule u. eines Lehrerinnenseminars am Realgymnasium in Krefeld die Reifeprüfung ab. Seit dem SH 1905 hörte sie als Gasthörerin Vorlesungen an der Medizinischen Fakultät, ab dem WH 1908/09 als ordentliche Studentin, s. UA Bonn Immatrikulationsalbum 06. 10. 1908. Im Jahr 1913 wurde sie mit der Note m. c. l. promoviert, s. UA Bonn: Promotionsalbum der Medizinischen Fakultät: 04. 06. 1913.

17 Stadtarchiv Karlsruhe, Auskunft v. 28. 08. 2013: Personendaten Elisabeth Kahn-Wolz.

18 Stadtarchiv Karlsruhe, Auskunft v. 28. 08. 2013: Personendaten Eduard Kahn u. Elisabeth Kahn-Wolz.

19 E. Seidler: Jüdische Kinderärzte 1933–1945. Entrechtet – Geflohen – Ermordet, erweiterte Neuauflage, Basel, Freiburg 2007, S. 305f.

20 Stadtarchiv Karlsruhe, Auskunft v. 28. 08. 2013: Personendaten Elisabeth Kahn-Wolz.

chiv haben nun ergeben, dass die ehemalige Bonner Studentin aus einem christlichen Elternhause stammt.[21]

Hanne Maas führte eine gutgehende Praxis mit ständig wachsenden Einnahmen, das jährliche Einkommen im Jahre 1932 betrug beispielsweise im Jahre 1932 ca. 6.000 Reichsmark.[22] Mit dem Entzug der Approbation im Jahre 1933 durfte sie einen Großteil ihrer Patienten nicht mehr behandeln. Sie selbst formulierte die darauf eintretenden Veränderungen folgendermaßen:»1933 wurde mir meine christliche Krankenkassenarztpraxis weggenommen. Ebenso verlor ich meine christlichen Privatpatienten«.[23]

Viele der durch die nationalsozialistische Gesetzgebung gefährdeten Frauen fühlten sich für ihre alten Eltern verantwortlich und schoben daher die als dringend notwendig erkannte Emigration hinaus, bis es häufig zu spät für die Auswanderung war.[24] Versuche, gemeinsam mit den hilfebedürftigen Verwandten eine Bleibe im Ausland zu finden, scheiterten häufig.

Hanne Maas beispielsweise wandte sich relativ spät, erst im März 1939, als langjähriges aktives Mitglied des Karlsruher Akademikerinnen-Ortsverbandes an Kolleginnen des entsprechenden englischen Verbandes BFUW. In ihrem Schreiben teilte sie damals mit,»sie suche eine Stelle als Ärztin in einem Altenheim, um weiter beruflich tätig zu sein und mit ihrer Mutter zusammen leben zu können, die sie nicht alleine in Deutschland zurücklassen wolle«.

Ein Grund für die im angelsächsischen Raum unmittelbar nach Ende des Ersten Weltkrieges erfolgte Vernetzung der Akademischen Frauenverbände war das Ziel gewesen,»weltweit für den Zugang von Frauen zu Hochschule und Wissenschaft (zu) sorgen.«[25] Erst im Jahre 1926 kam es zur Gründung des Deutschen Akademikerinnenbundes, der sich sogleich dem internationalen Verband IFUW anschloss.[26] Bei der Gründung der Verbände bekannten sich die Frauen außerdem zu den Zielen des Völkerbundes und fühlten sich als Mitglieder der »Weltgemeinschaft« für die »Sicherung des Weltfriedens« mit verantwortlich. Nachdem in England und den USA bekannt wurde, dass ab 1933 deutsche Wissenschaftlerinnen aufgrund ihrer Religionszugehörigkeit oder auch wegen politischer Aktivitäten verfolgt wurden, bewiesen die Angehörigen der angelsächsischen Akademikerinnenverbände ein hohes Maß an Verantwortungsbewusstsein den deutschen ›Schwestern‹ gegenüber.

---

21 Stadtarchiv Bonn: Sterberegister Bonn 1892 (Nr. 481). Hausliste Beethovenstraße 38. Max Wolz (12.05.1850 – 17.01.1928), Mechaniker u. Leiter der Handwerkerschule Bonn führte Werkstätten für wissenschaftliche Präzisionsinstrumente.
22 Vgl. Mensching (wie Anm. 7), S. 138, Erklärung v. Hanne Maas v. 15.09.1950.
23 Mensching (wie Anm. 7), S. 138.
24 S. dazu den Beitrag zu Hedwig Jung-Danielewicz.
25 von Oertzen (wie Anm. 13), S. 291 und S. 8.
26 Ebd. S. 12.

Auch ehemalige Bonner Studentinnen profitierten von den teilweise über einen längeren Zeitraum gewährten Unterstützungen. Förderungen erhielten unter anderem die in Bonn im Jahre 1907 promovierte Archäologin Margarete Bieber,[27] die Indologin Betty Heimann[28] sowie die beiden Kunsthistorikerinnen Helen Rosenau-Carmi[29] und Heidi Heimann.[30]

Nur fünf deutschen Anfragestellerinnen konnte insgesamt, zum großen Bedauern des BFUW, damals nicht geholfen werden,[31] dazu zählte Hanne Maas.

Nachdem Hanne Maas im Januar 1940 den Bescheid über die Räumung ihrer Wohnung erhalten hatte[32] und die Praxis wegen fehlender Einnahmen bereits im September 1939 aufgelöst worden war, zog sie gemeinsam mit der verwitweten Mutter von Karlsruhe nach Frankfurt/Main.[33] Dort erhielt die Medizinerin schließlich im März 1940 eine Assistenzärztinnenstelle in der Nervenabteilung des Jüdischen Krankenhauses der jüdischen Gemeinde.[34] Im Jahre 1933 war Hanne Maas die Approbation entzogen worden, die Erlaubnis zum vorläufig erneuten Praktizieren als sogenannte Krankenbehandlerin erteilte der »Beauftragte für die widerruflich/zugelassenen jüdischen Behandler« vor Antritt der Arbeitsstelle am 20. Februar 1940.[35]

Am 15./16. September 1942 wurde Hanne Maas direkt von ihrem Arbeitsplatz im Jüdischen Krankenhaus in der Gagernstraße 36 dem Transport 689–XII/3 zugeteilt und nach Theresienstadt deportiert.[36]

---

27 Vgl. M. Hinterberger: Margarete Bieber – Eine Archäologin in zwei Welten (1879-1978), in: Kuhn, (s. Vorwort, wie Anm. 2), S. 140-145. Vgl. v. Oertzen (wie Anm. 13), S. 253, S. 447. Vgl. K. Michels: Transplantierte Kunstwissenschaft. Deutschsprachige Kunstgeschichte im amerikanischen Exil. Studien aus dem Warburg-Haus, hg. von W. Kemp, G. Mattenklot u. a. Bd. 2, Berlin 1999, S. 64-66.

28 Vgl. J. H. Voigt: Betty Heimann (1888-1961) – die erste deutsche Indologin, in: An Indiens Tempelstätten. Fotoimpressionen der Indologin Betty Heimann, Linden-Museum Hannover 2003, S. 15-35. H. Delf: Heimann, Betty, Indologin (29. 03. 1888 Wandsbek/Hamburg – 19. 05. 1961 Sirmione/Gardasee), in: J. Dick und M. Sassenberg (Hg.): Jüdische Frauen im 19. und 20. Jahrhundert. Lexikon zu Leben und Werk. (Eine Publikation des Moses Mendelssohn-Zentrums für europäisch-jüdische Geschichte, Potsdam und des Salomon Ludwig Steinheim-Instituts für deutsch-jüdische Geschichte, Duisburg), Reinbek 1993, S. 165.

29 UA Bonn: Immatrikulationsverzeichnis: 22. 04. 1925. Vgl. v. Oertzen (wie Anm. 13), S. 317 u. 497. U. Wendland: Biographisches Handbuch deutschsprachiger Kunsthistoriker im Exil: Leben und Werk der unter dem Nationalsozialismus verfolgten und vertriebenen Wissenschaftler, München 1999, S. 563-566.

30 Vgl. v. Oertzen (wie Anm. 13), S. 252 u. 467. Vgl. R. Hausherr: Adelheid Heimann (27. 06. 1903 – 24. 04. 1993), in: Zeitschrift für Kunstgeschichte (ZfK), München, Berlin 1997, S. 574-676.

31 v. Oertzen (wie Anm. 13), S. 291 u. S. 328. BFUW (British Federation of University Women).

32 S. dazu den Beitrag zu Alice Neuberger-Ochs.

33 Vgl. Mensching (wie Anm. 7), S. 77, die Mutter verstarb im Jahre 1940.

34 Vgl. Mensching (wie Anm. 7), S. 77.

35 S. dazu den Beitrag zu Martha Jacob.

36 Mensching (wie Anm. 7), S. 139.

Die noch sehr junge Gabriele Maas, Tochter des Bruders, schrieb dazu ihrer nichtjüdischen Mutter nach Dänemark: »Hanne bleibt vorläufig in Böhmen. Schreiben wird sie von dort aus nicht. Sie war sehr ruhig und ging so wie man bei so etwas sein sollte. Tell ist wohl auch bald dran«.[37] Hanne Maas' ältere Schwester Estella, genannt Tell, hatte bis zu ihrer Entlassung im Jahr 1933 als medizinisch-technische Assistentin an der Universitäts-Augenklinik in Berlin gearbeitet. Als sie zur Deportation am 14. Dezember 1942 abgeholt wurde, nahm sie Gift und verstarb wenige Stunden später in einem Frankfurter jüdischen Krankenhaus.[38]

Dazu noch einmal die von Gabriele Maas in einer vom Roten Kreuz übermittelten Nachricht an den in England lebenden Vater: »Arme Tell ist am 14.12. gestorben, Veronal, ihr blieb kaum eine bessere Möglichkeit. Keine Postverbindung mit Hanne«.[39]

Hanne Maas muss eine fähige Ärztin und eine bemerkenswerte Persönlichkeit gewesen sein. »Große Tatkraft und Arbeitsfreudigkeit sowie … energisches Eintreten für das, was sie als richtig erkannt(e)«, waren Eigenschaften, die sie für die Stelle der Blockchefärztin qualifizierten. Die Lagerleitung übertrug ihr damit die ärztliche Verantwortung für die eine Hälfte des Lagers.[40]

Lange Zeit hofften die in Theresienstadt Inhaftierten auf ein baldiges Ende des Krieges, wie sich jedoch die Lagerleitung angesichts der seit Anfang 1945 drohenden Niederlage den Gefangenen gegenüber verhalten würde, war damals nicht einzuschätzen.

Am 15. Februar 1945 sollten durch die Initiative des Schweizer Altbundesrates Muzy 1.200 Juden aus dem Lager befreit und in die Schweiz gebracht werden, wider Erwarten stimmte die Lagerleitung zu.

Nach Bekanntwerden dieses Vorhabens wurde im Lager heftig darüber diskutiert, ob man diesem Angebot trauen könne. Falls auch Hanne Maas Bedenken gehabt haben sollte, setzte sie sich jedenfalls darüber hinweg und erklärte ihr Einvernehmen, als Ärztin den Transport in die Schweiz zu begleiten. Daraufhin stellte ihr »der Judenälteste« am 1. Januar 1945 einen Ausweis für das »Jüdische Siedlungsgebiet Theresienstadt, Badhausgasse 19« aus. Die Perversion, mit der das Lager geführt wurde, zeigt die Aufschrift des Stempels, mit der das Dokument versehen war: »Jüdische Selbstverwaltung Theresienstadt«.[41]

---

37 Mensching (wie Anm. 7), S. 81.
38 Stolpersteine Eichkampstraße 108, Berlin, Bezirksamt Charlottenburg-Wilmersdorf: https://www.berlin.de/ba-charlottenburg-wilmersdorf/ueber.../artikel.179805.php (abgerufen am 13.09.2016). In dem bereits am 14. September 1942 verfassten Abschiedsbrief hatte die 60-Jährige letzte Weisungen angeordnet.
39 Mensching (wie Anm. 7), S. 81.
40 Ebd., S. 139.
41 Ebd., S. 139.

Die in anderem Zusammenhang mitunter undurchsichtigen Aktionen des umstrittenen Schweizers mit besten Kontakten zu Heinrich Himmler geben letztlich auch heute noch keine Antwort darauf, welche Motive Muzy zu dieser Befreiungsaktion bewegt haben könnten. Die fast zwei Tage lang dauernde Fahrt führte über die Strecke »Karlsbad, Bayreuth, Nürnberg, Augsburg, Friedrichshafen« bis Konstanz, wo man den Zug, bevor die Grenze passiert werden durfte, »eine ganze Nacht« lang stehen ließ.[42] Die Ängste und Sorgen, die die Zuginsassen dabei durchlebten, können durchaus nachvollzogen werden.

Am 3. März 1945 erreichte Paul Maas die sehr vorsichtig formulierte Anfrage der ›War Organisation of the British Red Cross Society and Order of St. John of Jerusalem‹:

»Dear Sir,/ We have been informed by the International Red Cross at Geneva that – Johanna Maas, born 14.8.1885 – has arrived in Switzerland from Theresienstadt./ You did not give us the birthdates of your sister, and we would be glad if you write and tell us whether these are the same as the one listed./ We do hope this is bringing you good news«.[43]

Und der fern von seiner Familie in Oxford relativ isoliert lebende Altphilologe formulierte diese Nachricht in einem Briefentwurf an Freunde in der Schweiz:

»Johanna Maas, sororum ultima mearum post biennium Theresianum Angelomontium Obwaldense confugit. Quod ille feceris, mihi fecer (?)«.[44]

Als zweite Ärztin im Lager Belmont in Montreux versorgte Hanne Maas bis zum Jahr 1947 ehemalige Mitgefangene. Über ihre Zukunft war sie sich bald klar. Als ehemaliges Mitglied des Karlsruher Synagogenrates zog es sie in den neu gegründeten Staat Israel, die Einreise wurde ihr allerdings verweigert.[45]

Eine Heimat boten ihr hingegen die USA. Am 30. April 1947 traf die nunmehr 62-Jährige dort ein und verdiente dort, nach Ablegung der erforderlichen Examina, bereits am 1. Juli 1948 ihr erstes Gehalt.[46]

Amerikanische Ärztinnen hatten lange Zeit in den USA mit Vorurteilen zu kämpfen, nachfolgende Studentinnengenerationen bevorzugten daher eher an-

---

42 M. Flügge: Rettung ohne Retter oder: Ein Zug aus Theresienstadt, München 2004, S. 11, 155f., S. 157f., 159. Br. u. G. Bräunle: Dr. Johanna Maas: Eine Holocaust-Überlebende in Karlsruhe (Karlsruhe Stadtgeschichte: Blick in die Vergangenheit Nr. 119 v. 15.06.2018): https://www.karlsruhe.de/b1/stadtgeschichte/blick_geschichte/blick119/maas.de. Vor Verlassen der deutschen Grenze mussten die Häftlinge auf Geheiß der Bewacher den Judenstern entfernen u. wurden mit Proviant versorgt, die Frauen zusätzlich mit Lippenstift u. Puder.

43 Mensching (wie Anm. 7), S. 82.

44 Die abgeschickte Version lautete: »my sister doctor Johanna Maas after two years theresienstadt now Engelberg ti(t)tlis-hotel what you do to her you do to me«, s. Mensching (wie Anm. 7), S. 82.

45 Ebd., S. 84 u. S. 92. Br. u. G. Bräunle (wie Anm. 42).

46 Ebd., S. 84 u. 140.

dere Studienfächer. Im Jahre 1920 waren 9.015 Medizinerinnen registriert, 1930 nur noch 6.825. Dass diese Zahl auch weiterhin begrenzt blieb, dafür sorgte von 1925 bis 1945 ein Numerus clausus für Medizinstudentinnen.[47]

Im Staate New York mit der Hauptstadt Albany fand die erfahrene Medizinerin Hanne Maas sehr schnell eine Arbeitsstelle, der Kontakt zum amerikanischen Akademikerinnenverband mag bei der Stellenvermittlung möglicherweise hilfreich gewesen sein.

Hanne Maas zog nach ihrer Pensionierung im 70. Lebensjahr in die Nähe von New York und betreute dort als Ärztin die Bewohnerinnen und Bewohner eines Altenheimes. Ihre sehr kleine Rente für ihre Berufstätigkeit in den USA wurde seit Mitte der 1950er Jahre aufgestockt durch Wiedergutmachungszahlungen der Bundesrepublik Deutschland, »die im Laufe der Jahre entsprechend der inländischen Rentenentwicklung anstieg«.[48] Um diese Ansprüche an die Bundesrepublik allerdings genehmigt zu bekommen, mussten beglaubigte Dokumente vorgelegt werden und dabei konnte es zu großen Problemen kommen.

Es war anscheinend Methode der Gestapo und der mit ihr zusammenarbeitenden Behörden gewesen, die auf der Deportationsliste stehenden Menschen in großer Eile und unter erheblichem Druck abzutransportieren. Als Hanne Maas geholt wurde, war es ihr beispielsweise nicht möglich gewesen, ihre Dokumente über ihre Karlsruher Arbeitsverhältnisse mitzunehmen. In der Bundesrepublik waren nach Kriegsende, entweder durch Kriegsfolgen oder vorsätzliche Vernichtung, sehr häufig die in den Verbänden und anderen Einrichtungen gelagerten Unterlagen nicht mehr auffindbar.[49] Daher war Hanne Maas auf eidesstattliche Aussagen Überlebender, mit denen sie vorher zusammengearbeitet hatte, angewiesen.[50]

Über die Zeit ihrer Gefangenschaft erhielt sie im Jahre 1953 von den amerikanischen und den französischen »Tracing«-Einrichtungen und dem deutschen Suchdienst in Arolsen »Inhaftierungsbescheinigungen«.[51]

Obwohl Hanne Maas nie als Dozentin im Fach Chemie tätig gewesen war, stiftete die emeritierte Chemieprofessorin Sonja Krause, eine weitläufige Verwandte und enge Vertraute, ihr zu Ehren den »Johanna Maas Chemistry Tea-

---

47 Vgl. S. Quack: Zuflucht Amerika. Zur Sozialgeschichte der Emigration deutsch-jüdischer Frauen in die USA 1933–1945. Reihe: Politik- und Gesellschaftsgeschichte, Bd. 40, Bonn 1995, S. 117.
48 Mensching (wie Anm. 7), S. 140.
49 Ebd., S. 138, »weder bei der Ärztekammer noch bei der Kassenärztlichen Vereinigung noch bei der Ärztlichen Privatverrechnungsstelle Karlsruhe … (waren) Personal- u. Abrechnungsakten vorhanden.«
50 Vgl. Mensching (wie Anm. 7), S. 139.
51 Ebd., S. 140.

ching Award« der New Yorker School of Science Polytechnique Institute (RPI), eine Auszeichnung, die alljährlich verliehen wird.[52]

Eigene Publikation

Hexarhodantosalze des Molybdäns. München. Diss. Philos. Fakultät 1909.

---

[52] School of Science Rensselar: https://science.rpi.edu/chemistry/.../phd/Recognition-and-awards (abgerufen am 13.09.2016). »The Dr. Johanna Maas Chemistry Teaching Assistant Award: Given to a graduate student who displays exceptional performance as a teaching assistant, and is given in recognition of the important role graduate teaching assistants play in our undergraduate educational program. The prize consists of a cash ward.« Br. u. G. Bräunle (wie Anm. 42).

Dr. med. JOHANNA HERTZ

02.10.1887 Karlsruhe – 1967 nahe Cambridge/Großbritannien[1]
Kinderärztin

Dr. phil. et habil. MATHILDE HERTZ

14.01.1891 Bonn – 20.11.1975 Cambridge/Großbritannien
Bildhauerin, Tierpsychologin und Sinnesphysiologin

V: Prof. Dr. Heinrich Hertz (22.02.1857 Hamburg – 01.01.1894 Bonn), Physiker, Universitätsprofessor.[2]
M: Elisabeth; geb. Doll (27.06.1864 – Dezember 1941 Großbritannien).

Die Kinderärztin Johanna Herz und deren Schwester, die Künstlerin und Naturwissenschaftlerin Mathilde Hertz, die beide an der Universität Bonn studiert haben, werden hier in einem Doppelporträt vorgestellt.

Heinrich Hertz, der weltberühmte Vater von Johanna und Mathilde, gilt als der »Wegbereiter der modernen Telekommunikation«. Als Ordinarius für Physik an der Technischen Hochschule Karlsruhe war ihm zum Jahreswechsel 1887/1888 der experimentelle Nachweis elektromagnetischer Wellen geglückt.[3] Für die Bonner Universität war es daher ein großer Erfolg, diesen anerkannten Wissenschaftler als Ordinarius für den Lehrstuhl Physik zu gewinnen. Lange Forschungszeit war ihm an seiner neuen Wirkungsstätte allerdings nicht vergönnt, denn nach nur fünf Jahren Tätigkeit in Bonn verstarb Heinrich Hertz bereits im Alter von nur 37 Jahren an einer Blutvergiftung.[4] Nach Meinung seines Professorenkollegen Alfred Philippson[5] lag der Grund dafür vor allem an den »ganz unhygienischen und verseuchten, feuchten Räumen des damaligen Phy-

1 Johanna Hertz, in: Ärztinnen im Kaiserreich https://geschichte.charite.de/aeik/biografie.php?ID=AEIK00439 (abgerufen am 18.02.2018).
2 Mathilde Hertz, s. Regina A. Kressley: https://www.encyclopedia.com/science/dictionariesthesauruses-pictures-and-press-releases/hertz-mathilde-carmen (abgerufen am 27.05.2020). A. Hermann: Hertz, Heinrich, in: Neue Deutsche Biographie 8 (1969), S. 713–714.
3 Vgl. S. Jaeger: Vom erklärbaren, doch ungeklärten Abbruch einer Karriere – Die Tierpsychologin und Sinnesphysiologin Mathilde Hertz (1891–1975), in: H. Gundlach (Hg.): Untersuchungen zur Geschichte der Psychologie und der Psychotechnik, München/Wien. Passauer Schriften zur Psychologiegeschichte, hg. vom Institut der Neueren Psychologie der Universität Passau, Bd. 11, S. 229–262, S. 230.
4 Vgl. J. Kniestedt: Heinrich Hertz (II) – Entdecker der elektromagnetischen Wellen, in: Telekom-Unterrichtsblätter (11.06.2011): www.seefunknetz.de/hhertz2.htm (abgerufen am 19.01.2017).
5 Vgl. A. Mehmel: Philippson, Alfred, in: Neue Deutsche Biographie 20 (2001), S. 399f.

sikalischen Instituts in dem Eckflügel des Universitätsgebäudes zwischen Hofgarten und Kaiserplatz.«[6]

Die Witwe, die für zwei kleine Kinder zu sorgen hatte, lebte nach dem frühen Tod ihres Mannes in »ökonomisch schwierigen Verhältnissen«,[7] die sich auch später nicht wesentlich verbesserten. Unterstützung von ihrer Familie scheint es nicht gegeben zu haben. Ihr Vater, Max Doll, der von 1872 bis 1899, zuletzt als Obergeometer, am Karlsruher Polytechnikum unterrichtet hatte, war bereits im Jahre 1905 verstorben,[8] anscheinend ohne seiner Tochter ein nennenswertes Erbe hinterlassen zu haben. Hilfreichen Beistand von Seiten der Familie ihres Mannes gab es hingegen sehr wohl. Der in Hamburg lebende Schwiegervater, Rechtsanwalt Gustav Hertz[9], war in seiner Heimatstadt erst zum Oberlandesgerichtsrat und dann zum Justizsenator berufen worden; er und seine Frau galten in der Hansestadt als wohlhabend.[10] Heinrich Hertz hatte Zeit seines Lebens eine ausgesprochen gute Beziehung zu seinen Eltern. Diese fühlten sich nach dem Tod ihres Sohnes für dessen Kinder mit verantwortlich und übernahmen die Schulausbildungskosten zumindest der älteren Tochter Johanna. Diese lebte zeitweilig bei den Großeltern und legte die Reifeprüfung an einem Hamburger Realgymnasium ab.[11]

Zurückgekehrt nach Bonn, besuchte Johanna Hertz seit dem Sommersemester 1908, anfangs noch als Gasthörerin, Veranstaltungen an der Medizinischen Fakultät der Universität. Nach Einführung der neuen Richtlinien zum Frauenstudium an preußischen Universitäten erhielt sie bei der Immatrikulation am 17. Oktober 1908 als in der Reihenfolge zweite Studentin die Matri-

---

6 A. Philippson: Wie ich zum Geographen wurde. Aufgezeichnet im Konzentrationslager Theresienstadt zwischen 1942 und 1945, hg. v. H. Böhm u. A. Mehmel, Bonn 2000. Veröffentlichungen des Archivs der Rheinischen Friedrich-Wilhelms-Universität zu Bonn, Bd. 11, S. 490.

7 Jaeger (wie Anm. 3), S. 230. S. dazu I. Neffgen: Frauen an der Universität Bonn von der Gründung bis zum Ersten Weltkrieg, in: A. Stieldorf u. a.: »Doch plötzlich jetzt emanzipiert will Wissenschaft sie treiben«. Frauen an der Universität Bonn (1818–1918), (Bonner Schriften zur Universitäts- und Wissenschaftsgeschichte, Bd. 9), Bonn 2018, S. 31–54. Allgemein zur Versorgung von Professorenwitwen: S. 41 A 37 u. speziell zu Elisabeth Hertz: s. S. 42 A 41.

8 Vgl. C. Meyer-Stoll: Die Maß- und Gewichtsreformen in Deutschland im 19. Jahrhundert unter besonderer Berücksichtigung der Rolle Carl August Steinheils und der Bayrischen Akademie der Wissenschaften. Bayrische Akademie der Wissenschaften, Philosophisch-Historische Klasse. Abhandlung – N. F., H. 136, München 2010, S. 260.

9 Vgl. Hertz, Gustav, Indexeintrag: Deutsche Biographie, https://www.deutsche-biographie. de/pnd118703927.html [20.01.2018] (abgerufen 19.01.2018).

10 Vgl. Jüdisches Geistesleben in Bonn 1706–1945. Eine Biobibliographie, bearb. v. H. Fremerey-Dohna u. R. Schoene. Veröffentlichungen des Stadtarchivs Bonn, Bd. 37, Bonn 1985, S. 72–76, S. 73.

11 UA Bonn, Immatrikualtionsalbum vom 17.10.1908.

kelnummer 32.[12] Mit Ausnahme der zwei in München absolvierten Semester blieb sie ihrer Alma mater treu, mit dem Vorteil, weiterhin bei ihrer Mutter wohnen und dadurch Kosten sparen zu können.

Zusätzlich zum Studium engagierte sich Johanna Hertz für die Belange anderer Kommilitoninnen. Schon früh hatten Bonner Gasthörerinnen Vereine gebildet, die ihre studentischen Interessen wahrnehmen sollten: Es handelte sich dabei um den ›Verein studierender Frauen Hilaritas‹ und die beiden katholischen deutschen Studentinnenvereine ›Hrotsvit‹ und ›Hochwart‹. Johanna Hertz schloss sich dem im Jahre 1905 gegründeten ›Bonner Studentinnen-Verein« an, der acht Jahre später in den ›Deutschen Akademischen Frauenbund‹ umbenannt und ab 1922 Mitglied im »Deutschen Verband Akademischer Frauenvereine D.V.A.F.« wurde.[13] Der Rektor erkannte zwar im Jahre 1908 diese Interessenverbände als »universitäre Vereine« an, erst vier Jahre später wurden diese jedoch in die »studentischen Vertreterversammlungen« aufgenommen und erhielten damit das Recht, an »den akademischen Feiern« teilzunehmen.[14]

Johanna Hertz kandidierte in der Generalversammlung des ›Studentinnen-Vereins‹ Bonn am 15. Februar 1909 für das kommende Sommersemester erfolgreich für den Posten der zweiten Vorsitzenden,[15] die Medizinstudentin Elisabeth Wolz[16] wurde bei dieser Wahl zur Kassenführerin gewählt. Den Posten der ersten Schriftführerin erhielt Maria Munk,[17] die später als erste Frau in Preußen das Assessorenexamen bestehen sollte.

Das Dissertationsthema: »Über die Beeinflussung von Röntgenstrahlen nach Bestrahlungs-Versuch am Kaninchen«, das Johanna Hertz gut zwanzig Jahre nach dem Tode ihres Vaters gestellt bekam, war sicher eine ›Hommage‹ an den so früh verstorbenen Gelehrten Heinrich Hertz. Möglicherweise hatte sogar Johanna Hertz selbst um eine dem Arbeitsbereich des Vaters nahekommende Themenstellung aus der Medizin gebeten. Am 25. Juli 1914 wurde die Tochter von Heinrich Hertz mit der Note ›m. c. l.‹ an der Medizinischen Fakultät der

---

12 Ebd.
13 Vgl. Kuhn, in: Vorwort (wie Anm. 2), S. 11, s. dazu: Th. Becker: »Darum singen wir den Lobgesang dem Studium der Frauen«. Die Bonner Studentinnenverbindungen, in: Stieldorf u. a., (wie Anm. 7), S. 107–120.
14 D. Geppert: Kaiser-Kommers und Bismarckkult. Bonner Studierende im Kaiserreich, 1871–1914, in: Bonna Perl am grünen Rheine: Studieren in Bonn von 1918 bis zur Gegenwart, Th. Becker (Hg.), Bonner Schriften zur Universitäts- und Wissenschaftsgeschichte 5, Göttingen 2013, S. 83–104, S. 92.
15 Vgl. UA Bonn: Studentinnen-Verein-Bonn: Semesterbericht WH 1908/09.
16 S. dazu den Beitrag zu Johanna Maas.
17 Vgl. M. Röwekamp: Juristinnenlexikon zu Leben und Werk, Baden-Baden 2005, S. 275–279: Munk, Marie (04. 07. 1885 Berlin, gest. 17. 01. 1978 Cambridge/MA) Richterin, Professorin, Rechtsanwältin, 1933 als Jüdin entlassen.

Universität Bonn promoviert.[18] Das Staatsexamen hatte sie bereits im Jahre 1913 bestanden, die Approbation erhielt sie ein Jahr später.[19] Der Meldebogen der Familie Hertz belegt für Johanna in der Zeit nach dem bestandenen Staatsexamen und vor der Promotion einen Aufenthalt in Heidelberg, möglicherweise ging es dabei um Recherchen für ihre in Arbeit befindliche Dissertation.[20]

Nach dem Studienabschluss arbeitete sie vorwiegend in Frankfurt/Main, im Jahre 1914 an der Medizinischen Klinik, im Jahr darauf dort als sogenannte »Kriegsassistentin« an der Kinderklinik und im Jahre 1919 an der Kinder- und Poliklinik. Im Jahr 1920 soll sie in Dürrheim/Baden tätig gewesen sein,[21] möglicherweise in einem der dort ansässigen Kinderheime.

Ab dem Jahr 1922 praktizierte Johanna Hertz als Kinderärztin in Bonn und zwar im elterlichen Hause, Quantiusstraße 13; Sprechstunden hielt sie täglich von »8–9 u. 3–4, außer Samstag nachmittags«.[22]

Die Bonner Wissenschaftlerin Maria Gräfin Linden[23] lebte 34 Jahre lang als Untermieterin im Hause Hertz und war dieser Familie über Jahrzehnte freundschaftlich verbunden.[24] Seit 1899 nahm sie am Zoologischen und Vergleichend-Anatomischen Institut der Universität Bonn die Stelle einer zweiten Assistentin ein. Sieben Jahre später wurde sie zur zweiten Assistentin des Anatomischen Instituts bestellt und gehörte damit zur Medizinischen Fakultät.[25] Im Jahre 1900 erhielt Maria Gräfin Linden für ihre Arbeit »Die Farbe der Schmetterlinge und ihre Ursachen« den Da-Gama-Machado Preis von der französischen Akademie der Wissenschaften.[26] Sie scheint sich beiden Töchtern der Familie Hertz in besonderer Weise angenommen und dabei vermutlich auch Interesse an den Naturwissenschaften geweckt zu haben.

Mathilde, die vielseitig begabte jüngere Tochter von Heinrich Hertz, setzte nach Erhalt der Reifeprüfung im Frühjahr 1910 jedoch vorerst andere Prioritäten. Das in Bonn aufgenommene Philosophiestudium im folgenden Sommerhalbjahr brach sie bereits nach einem Semester ab und begann noch im Jahre 1910 in Karlsruhe ein Kunststudium, nach zwei Jahren wechselte sie an die

---

18 UA Bonn: Promotionsalbum der Medizinischen Fakultät der Universität Bonn 1914. Die Note entspricht der Note ›sehr gut‹.
19 Vgl. J. Buchin: Kurzbiographien der Ärztinnen aus dem Kaiserreich, in: Bleker und Schleiermacher, (s. Beitrag H. Maas wie Anm. 21), S. 233–305.
20 Stadtarchiv Bonn: Altkartei: Meldebogen der Familie Hertz.
21 Johanna Hertz (wie Anm. 1).
22 Stadtarchiv Bonn: Bonner Adressbuch von 1932/33.
23 Vgl. C. George: Maria von Linden (1869–1936), Zoologin: Maria von Linden-Portal Rheinische Geschichte-LVR: www.rheinische-geschichte.lvr.de/.../L/.../MariavonLinden.aspx (abgerufen am 06.01.2017), sie gehörte nicht dem jüdischen Glauben an.
24 Vgl. Buchin (wie Anm. 19), S. 274.
25 Vgl. S. Flecken: Maria Gräfin Linden (1869–1936), in: Kuhn, (s. Vorwort, wie Anm. 2), S. 117–124, S. 119.
26 George (wie Anm. 23).

Kunstakademie Weimar, wo sie bis zum Jahre 1915 blieb. Danach arbeitete sie als Bildhauerin in den Städten Berlin, Weimar und München.[27] Dort nahm sie aus finanziellen Gründen von 1918 bis 1923 eine Stelle an der Bibliothek des Deutschen Museums München an.[28]

Die Zusammenarbeit mit Professor Ludwig Döderlein[29] ebnete Mathilde Hertz schließlich den Weg »von der Kunst zur Wissenschaft«. Bildhauerisch und zeichnerisch war sie für Döderlein bei »der plastischen Rekonstruktion fossiler Gebisse zu Demonstrationszwecken« tätig; eine Aufgabe, die präzise Beobachtung erforderte. »Außerdem war sie an der Gestaltung der Herme ihres Vaters für das Deutsche Museum beteiligt«.[30]

Zugleich besuchte sie Döderleins Vorlesungen, die bei ihr das »Interesse und Verständnis für phylogenetische Zusammenhänge« erweckten.[31] Ab dem Wintersemester 1921/22 studierte Mathilde Hertz, anfangs noch nebenberuflich, die Fächer Zoologie und Pathologie und im Jahre 1925 wurde sie bei Richard von Hertwig[32] ›s. c. l.‹ promoviert, das Thema der Dissertation lautet: »Beobachtungen an primitiven Säugetiergebissen«.[33] Die folgenden fünf Jahre wissenschaftlicher Arbeit bis zur Habilitation waren nur möglich durch ein Forschungsstipendium, das ihr die Deutsche Notgemeinschaft der Wissenschaften[34] gewährte.[35]

Als bereits anerkannte Sinnesphysiologin forschte Mathilde Hertz seit 1927, zuerst als Gast, dann als Assistentin und schließlich als Dozentin, am Kaiser-Wilhelm-Institut (KWI) für Biologie[36] in Berlin. Neu an ihren Untersuchungs-

---

27 Vgl. R. Rürup (unter Mitwirkung v. M. Schüring): Mathilde Carmen Hertz. Kaiser-Wilhelm-Institut für Biologie, Berlin-Dahlem, in: Schicksale und Karrieren. Gedenkbuch für die von den Nationalsozialisten aus der Kaiser-Wilhelm-Gesellschaft vertriebenen Forscherinnen und Forscher, Göttingen 2008, S. 221–224, S. 221.

28 Vgl. Deutsches Museum: Gründung: www.deutsches-museum.de/information/wir-ueber-uns/museums.../gruendung/ (abgerufen am 06.01.2017).

29 Vgl. H. Erhard, W. Quenstedt: Döderlein, Ludwig, in: Neue Deutsche Biographie 4 (1959), S. 16f.

30 S. L. Wolff: Jüdische oder nichtjüdische Deutsche. Vom öffentlichen Umgang mit Heinrich Hertz u. seiner Familie im Nationalsozialismus, s. 5. Kapitel: Die Wirkung auf die nächste Generation der Familie Hertz, 51. Mathilde Hertz, S. 14–16: in: R. Burmester u. A. Niehaus (Hg.): Heinrich Hertz – vom Funkensprung zur Radiowelle, Bonn 2012, S. 14. Dank an S. L. Wolff für die Bereitstellung des maschinengeschriebenen Manuskripts.

31 S. Jaeger: Die kurze Karriere einer Tierpsychologin: Mathilde Hertz (1891–1975), Vortrag gehalten auf der 5. Fachtagung der Geschichte der Psychologie, Passau, am 8. September 1995, S. 1–19, S. 2.

32 Vgl. K. v. Frisch: Hertwig, Richard Ritter von, in: Neue Deutsche Biographie 8 (1969), S. 707–708.

33 Jaeger (wie Anm. 31), S. 2.

34 Vgl. DFG-Deutsche Forschungsgemeinschaft – Die Entstehung der Notgemeinschaft, https://www.dfg.de/dfg_profil/index.html (abgerufen am 06.08.2020).

35 Jaeger (wie Anm. 3), S. 233.

36 Vgl. Wolff (wie Anm. 30), S. 14.

reihen war die Beobachtung der optischen Leistung gefangengehaltener, jedoch nicht dressierter Tiere, wie zum Beispiel der Raben und Eichelhäher.[37] Professor Richard Goldschmidt[38] von der Abteilung für Vererbungslehre und Biologie der Tiere am KWI, der sie als seine fest angestellte Assistentin im April 1929 in seinen Stab nahm, ermöglichte ihr in einem eigens dafür eingerichteten Gebäude selbständige Untersuchungen »ohne Dienstverpflichtungen«.[39] Im Mai 1930 erhielt sie schließlich an der Philosophischen Fakultät der Berliner Universität die Venia legendi im Fach Zoologie, und mit ihrer Habilitationsschrift »Die Organisation des optischen Feldes bei der Biene« wurde ihr »verdiente(n) Bewunderung und Anerkennung« im Kollegenkreis zuteil. Im Jahre 1931/32 konnte sie ihre Forschungen im Laboratorio biológico-marino auf Mallorca fortsetzen.[40]

Mathilde Hertz, deren Großvater väterlicherseits jüdischer Herkunft war,[41] erfuhr vom Entzug ihrer Lehrbefugnis durch ein Schreiben des Preußischen Ministers für Wissenschaft, Kunst und Volksbildung vom 2. September 1933. Der Brief war an »Frl. M. Hertz« gerichtet, also ohne Titelnennung auf den Weg gebracht.

Mit dieser Verordnung verloren insgesamt sechs der zehn Privatdozentinnen, die sich bis zum Januar 1933 an der Berliner Philosophischen Fakultät habilitiert hatten, ihre Venia legendi;[42] es handelte sich dabei unter anderem um die Kernphysikerin Lise Meitner[43], die Mathematikerin Hilde Pollaczek-Geiringer[44] und die Chemikerin Gertrud Kornfeld.[45]

Mathilde Hertz war sowohl als Dozentin der Berliner Universität als auch als Mitarbeiterin des KWI »institutionell doppelt verankert«. Auch das KWI fiel, da es als unter staatlicher Aufsicht stehendes Institut galt, unter die Anwendung der

---

37 Vgl. Jaeger (wie Anm. 31), S. 3.
38 Vgl. I. Jahn: Goldschmidt, Richard, in: Neue Deutsche Biographie 6 (1964), S. 611–612.
39 Jaeger (wie Anm. 31), S. 4.
40 Rürup (wie Anm. 27), S. 221.
41 Vgl. Rürup (wie Anm. 27), S. 222.
42 A. Vogt: Von Fleiß und Sachverstand. Studentinnen und Akademikerinnen an der Mathematisch-Naturwissenschaftlichen Fakultät, in: Chr. Jahr (Hg.): Die Berliner Universität in der NS-Zeit, Bd. 1, Strukturen und Personen (hg. im Auftrag der Senatskommission »Die Berliner Universität und die NS-Zeit. Erinnerung, Verfolgung, Verantwortung, Gedenken«, unter Mitarbeit von R. Schaarschmidt), Berlin 2005, S. 179–191, S. 180.
43 Vgl. Lise Meitner (07.11.1878 Wien/Österreich/Ungarn – 27.10.1968 Cambridge/England), Studium in Wien: https://www.ecosia.org/search?tt=mzl&q=Lise+Meitner+%2807.11.187 8+Wien%2F%C3%96sterreich%2FUngarn+Deutsche+Biographie (abgerufen am 06.08. 2020).
44 Vgl. A. Vogt: Berlin, in: Jüdische Mathematiker in der deutschsprachigen akademischen Kultur, hg. v. B. Bergmann u. M. Epple, Frankfurt/M. 2009, S. 36–57, S. 56. Hilde Pollaczek-Geiringer (28.09.1893 Wien/Österreich-Ungarn – 22.03.1973 Santa Barbara/Calif./USA). Sie hatte nicht in Bonn studiert.
45 Vgl. H. Walter: Kornfeld, Gertrud, in: Neue Deutsche Biographie 12 (1979), S. 590f. Sie hatte nicht in Bonn studiert.

neuen Gesetzesverordnung. Max Planck[46] setzte sich als Vorgesetzter am KWI, im Gegensatz zu Verantwortlichen der Berliner Universität, jedoch nachweislich mehrmals für den weiteren Verbleib von Mathilde Hertz ein und erreichte damit zum 1. Januar 1934 »die Belassung der Assistentin Frl. M. Hertz im Dienste des Kaiser-Wilhelm-Instituts für Biologie ... und zwar ohne jede Befristung«.[47] Diese Genehmigung des Reichsinnenministers, die ausdrücklich nur auf diesen Einzelfall bezogen war, mochte Mathilde Hertz auf Dauer nicht in Anspruch nehmen. Sie litt zunehmend unter den von der Regierung betriebenen antijüdischen Maßnahmen, die für eine aggressive Stimmung sorgten.

Nachdem ihre ursprüngliche Entlassung vom 31. Dezember 1933 in englischen Wissenschaftskreisen bekannt wurde, suchte man dort eine adäquate Verwendung für die Tochter von Heinrich Hertz.[48] Bei diesen Bemühungen bezweifelte allerdings niemand die Qualifikation der Sinnesphysiologin, sie galt als »outstanding first class by herself«.[49] Nachdem Mathilde Hertz bei ihrer Erkundungsreise im November 1935 in England eine Stelle mit einer großzügigen Übergangslösung angeboten worden war, leitete sie ihre sofortige Emigration ein. Im Januar 1936 fing sie schließlich als Wissenschaftlerin im Departement of Zoology der University of Cambridge an und blieb bis auf weiteres dort tätig, abgesehen von einem mehrmonatigen Forschungsaufenthalt am Zoologischen Institut der Universität Bern.[50] Derart ausgezeichnete Startbedingungen wurden nur wenigen emigrierten deutschen Akademikerinnen geboten.

Für fast alle anderen Naturwissenschaftlerinnen, die ihren Beruf auch in der Emigration weiterhin ausüben wollten, begann mit Ankunft in England die Notwendigkeit, sich so schnell wie möglich mit aktuellen Fachartikeln einen Namen in der angelsächsischen Wissenschaftsgemeinschaft zu machen. Forschen konnten diese Frauen jedoch nur, wenn eine Unterkunft gefunden und das Überleben gesichert war. Eine nicht zu unterschätzende Hilfe stellte dabei die Vereinigung der akademischen Frauen Englands dar.

Anliegen der im Jahre 1907 gegründeten British Foundation of University Women (BFUW)[51] war es, Frauen in ihrer akademischen Ausbildung zu fördern, sie bei ihren Forschungsaktivitäten zu unterstützen und dabei für eine landes-

---

46 Vgl. D. Hoffmann: Planck, Max, in: Neue Deutsche Biographie 20 (2001), S. 497–500.
47 Rürup (wie Anm. 27), S. 223.
48 Vgl. Rürup (wie Anm. 27), S. 221 f.
49 Jäger (wie Anm. 3), S. 250 A 25.
50 Vgl. Rürup (wie Anm. 27), S. 223.
51 Vgl. S. Cohen: ›Now you can see them, now you don't.‹ The Archives of the Refugee Committee of the British Federation of University Women, in: Refugee Archives: Theory and Practice: A. Hammel, A. Granville with assistance from Sh. Krummel. The Yearbook of the Research Center for German and Austrian Exile Studies, Vol. 9 (2007), Institute of German and Romance Studies, University of London, p. 109–121, p. 109 ff.

weite Vernetzung über Universitätsgrenzen zu sorgen. Nachdem im Frühjahr 1933 die ersten deutschsprachigen Akademikerinnen in England Zuflucht gefunden hatten, fühlten sich die Mitglieder des BFUW gleichermaßen für die Anliegen dieser nun heimatlosen Kolleginnen verantwortlich; von diesem Förderprogramm profitierte unter anderem Dora Ilse.[52]

Die Biologin war zwar keine Bonner Studentin, hatte allerdings nach dem Studienabschluss im Jahre 1928 für drei Jahre eine Stelle als »wissenschaftliche Assistentin am Erbbiologischen Archiv der Provinzialkinderanstalt für seelisch Abnorme in Bonn« angenommen, wo sie bis zum Jahre 1931 blieb.[53] Sie gehörte in den Jahren 1931/32 beim KWI in Berlin zur Gruppe vielversprechender Doktorandinnen und Doktoranden, die Mathilde Hertz dort um sich geschart hatte.[54] Im Jahre 1936 emigrierte Dora Ilse nach England. In ihrem Gepäck befand sich ein eindrucksvolles Bilddokument, quasi die Verfilmung ihrer Dissertation mit dem Titel »Über den Farbensinn der Tagfalter«[55]; bei Treffen der BFUW-Mitglieder machte sie damit Furore. Sowohl sie als auch einige ehemalige Bonner Studentinnen[56] wurden von der BFUW gefördert.

Zur Unterstützung der in Bonn im Jahre 1907 promovierten Archäologin Margarethe Bieber[57] kam es zum Beispiel im Jahre 1934/35 in Oxford »zu einer konzertierten Aktion von Women's Colleges und den organisierten Akademikerinnen, die einen einjährigen Aufenthalt am Frauencollege Somerville ermöglichte[58]. Der Kunsthistorikerin Helen Carmi-Rosenau[59], Immatrikulation in Bonn am 22. April 1925,[60] verhalf die BFUW zu einem »mehrmonatigen Aufenthalt in Ägypten und Palästina, wo Rosenau von Mitgliedern der dortigen Akademikerinnenverbände als Gast aufgenommen wurde, während sie an der

---

52 Vgl. C. Oertzen, Strategie Verständigung. Zur transnationalen Vernetzung von Akademikerinnen 1917–1955, Göttingen 2012, S. 471. Dora Ilse (09.10.1898 Honnef–21.10.1979 München), nach 1933 als Jüdin verfolgt.

53 v. Oertzen (wie Anm. 52), S. 471: Von 1931–1932 war Dora Ilse Privatassistentin bei Karl Ritter v. Frisch in München, im Jahr 1936 emigrierte sie nach England.

54 Vgl. Vogt (wie Anm. 42), S. 180.

55 Dora Ilse: Über den Farbensinn der Tagfalter – Inaugural-Dissertation zur Erlangung der Doktorwürde: UA Göttingen: Promotionsakte der Mathematisch-Naturwissenschaftlichen Fakultät der Universität Göttingen, Signatur Math Nat Prom 0017, Dank an U. Hunger für die Auskunft vom 10.09.2013.

56 H. Satzinger: Differenz und Vererbung: Geschlechterordnung in der Genetik und Hormonforschung 1890–1950, Köln 2009, S. 215 f., s. dazu den Beitrag zu Johanna Maas.

57 Vgl. v. Oertzen (wie Anm. 52), S. 447. K. Michels: Transplantierte Kunstwissenschaft. Deutschsprachige Kunstgeschichte im amerikanischen Exil. Studien aus dem Warburg-Haus, 2, Berlin 1999, S. 64. Margarete Bieber (31.07.1879 Schönau/Westpreußen –25.02. 1978 New Canaan, CT/USA).

58 Vgl. v. Oertzen (wie Anm. 52), S. 253.

59 Ebd., S. 497: Helen Rosenau-Carmi (27.03.1900 Monte Carlo/Monaco – Oktober 1984 London/England).

60 UA Bonn: Immatrikulationsverzeichnis Sommersemester 1925.

›American School of Oriental Research‹ in Jerusalem und Kairo forschte.«[61] Beistand wurde auch der Indologin Betty Heimann[62] gewährt, die die Britinnen durch ihren lebhaften und unkonventionellen Vortragsstil begeisterte.[63]

Bei Anträgen an die BFUW war nie sicher, in welchem Umfang und zu welchem Zeitpunkt ›Finanzspritzen‹ letztlich abrufbar waren; in den meisten Fällen handelte es sich um punktuelle, Projekt begleitende Maßnahmen.

Margarete Bieber, Helen Rosenau-Carmi und Betty Heimann und viele andere Emigrantinnen erlebten – trotz der kollegialen und zum Teil ausgesprochen großzügigen Unterstützung der englischen Frauenverbände – was es heißt, »Flüchtling zu sein«[64]: Dazu gehörten die in sie gesetzte Erwartung, sich der fremden Gesellschaftsstruktur des Gastlandes anzupassen, Dankbarkeit für gewährte Unterstützung zu zeigen, sowie das Bemühen, schnellstmöglich selbständig für das eigene Fortkommen zu sorgen. Der Neuanfang in der Fremde war für die meisten Emigrantinnen jedoch außerordentlich schwierig.

Für Mathilde Hertz hingegen stand in England die Tür eines Forschungslabors der Eliteuniversität Cambridge zunächst weit offen. Hier hätte sie nahtlos die in Berlin bereits begonnenen Studien fortsetzen können. Ähnlich günstige Startbedingungen erfuhr nur die Pharmakologin Edith Bülbring, die allerdings innerhalb kurzer Zeit die in sie gesetzten Erwartungen der englischen Vorgesetzten in ihrem neuen Arbeitsbereich zur vollen Zufriedenheit erfüllte.[65] Mathilde Hertz jedoch fand nach Aussagen von Zeitzeugen keinen Zugang zum englischen Wissenschaftsbetrieb und wirkte dort »wie ein Fisch ohne Wasser«[66].

In Berlin hatte sie im Zeitraum von 1925 bis 1935 mehr als 30 Fachaufsätze veröffentlicht, in England von 1936 bis 1939 weitere sechs Arbeiten, davon noch drei in deutschen Fachzeitschriften, die sie schon zuvor mit Studienergebnissen beliefert hatte. Möglicherweise waren zwei dieser Beiträge[67] noch vor ihrer Auswanderung an die Verlage geschickt worden. Ihre englischen Vorgesetzten werden allerdings kaum Verständnis dafür gehabt haben, dass die aus dem Deutschen Reich ausgewanderte Emigrantin, der in England eine wissen-

---

61 v. Oertzen (wie Anm. 52), S. 251.

62 Vgl. J. H. Voigt: Betty Heimann (1888–1961) – die erste deutsche Indologin, in: J. H. Voigt u. G. Kreisel: An Indiens Tempelstätten. Fotoimpressionen der Indologin Betty Heimann, Linden-Museum Hannover 2003, S. 15–36.

63 v. Oertzen (wie Anm. 52), S. 270, A 80.

64 Ebd., S. 309.

65 S. Beitrag zu Edith Bülbring.

66 R. Kressler-Mba u. S. Jaeger: Rediscovering a Missing Link: The Sensory Physiologist and Comparative Psychologist Mathilde Hertz (1891–1975), Frankfurt/M. 2003, S. 7.

67 Vgl. M. Hertz: Beitrag zum Farben- u. Formsinn der Biene, in: Zeitschrift für vergleichende Physiologie, 24, 413–421 (1937) u. M. Hertz: Versuche über das Farbensystem der Biene, in: Die Naturwissenschaften, 25, 492–493 (1937), in: Kressler-Mba, Jaeger (wie Anm. 66), S. 28ff.

schaftliche Stelle eingeräumt worden war, noch im Jahre 1938 einen Text in einer deutschen Fachzeitschrift abdrucken ließ.[68] Im Jahre 1939/40 beendete sie ihre wissenschaftliche Tätigkeit, möglicherweise krankheitsbedingt.

Die Sinnesphysiologin konnte sich offensichtlich nicht von ihrer Heimat lösen, stattdessen ging sie in die »innere Emigration im Ausland«.[69]

Nicht nur ihre berufliche Verweigerungshaltung irritierte die englischen Behörden, sondern auch ihre politische Einstellung. Für ihre Entlassung aus dem KWI machte Mathilde Hertz ausschließlich »das Verhalten untergeordneter Stellen verantwortlich«[70] und betrachtete darüber hinaus »Hitler a cleverer man than Chamberlain«.[71] Als überzeugte Deutsche weigerte sie sich zudem, die englische Staatsangehörigkeit anzunehmen.[72] Schließlich wurde sogar ihre Loyalität dem Gastgeberland gegenüber in Frage gestellt.[73] Anders als Margarete Bieber, Helen Rosenau-Carmi und Betty Heimann suchte sie keinen Kontakt zu anderen Wissenschaftlerinnen, sondern lebte weitgehend isoliert.[74] Die mit Beendigung der Arbeit in dem Cambridger Labor entstandenen materiellen Einbußen nahm sie in Kauf und daraus sollten sich auf Dauer gravierende Probleme ergeben.

Ihre ältere Schwester Johanna war ebenfalls Opfer der gegen die jüdische Bevölkerung gerichteten Maßnahmen geworden. Mit Wirkung vom 17. Juni 1933 wurde Johanna Hertz, deren Vater nur jüdischer Herkunft war, von behördlicher Seite die kassenärztliche Zulassung entzogen.[75] Die Erklärung der Bonner Ärztevereinigung, die der Kinderärztin mit 14-jähriger Praxiserfahrung eine »vorbildmäßig(e)«[76] Praxisführung bescheinigte, änderte nichts an diesem Beschluss. Im Jahre 1933 praktizierten in Bonn insgesamt 14 Kinderärztinnen und Kinderärzte, bis zur Ergreifung der Macht durch Hitler galt nur der Beueler Kollege Max Weis,[77] der als Armenarzt zugleich für die Kinder der Bedürftigen zuständig war, als jüdisch, anschließend wurde Johanna Hertz dazugerechnet.

---

68 M. Hertz: Zur Technik und Methode der Bienenversuche mit Farbpapieren und Glasfiltern, in: Zeitschrift für vergleichende Physiologie, 25, 239–250 (1938).

69 Jaeger (wie Anm. 3), S. 254.

70 Ebd., S. 243.

71 Ebd., S. 253.

72 Ebd., S. 254.

73 Ebd., S. 253.

74 Ebd., S. 253.

75 Stadtarchiv Bonn: N 1985 808, Auskunft v. 30.06.2014.

76 Stadtarchiv Bonn: Information aus der Wiedergutmachungsakte N 1985/808, Hinweis v. 02/1996.

77 E. Strang: »Ihr weiterer Aufenthalt im Reichsgebiet ist unerwünscht.« Schicksale Beueler Juden u. Jüdinnen, in: Juden – Bonner Geschichtswerkstatt: www.bonner-geschichtswerkstatt.de/.../68-schicksale-beueler-juden-und-juedinnen (abgerufen am 06.01.2017). E. Seidler: Jüdische Kinderärzte 1933–1945. Entrechtet – Geflohen – Ermordet, erweiterte Auflage Basel, Freiburg 2007, S. 207: Max Weis (04.05.1889 Windesheim/Bayern – 25.10.1952 Cardiff/England).

Nach Aussagen der Familie war Johanna Hertz ab Mitte 1933 nervlich stark angegriffen und da sie sich im Deutschen Reich nicht mehr sicher fühlte, nahmen ihre Ängste mit zunehmender Ausgrenzung zu. Im Jahre 1935 wandte sich daher Maria Gräfin Linden an einen ehemaligen Assistenten von Heinrich Hertz um Hilfe. Leider konnte jedoch »Professor Vilhelm Friman Bjerknes[78] vom Institut für theoretische Astrophysik« weder der Ehefrau noch der Tochter seines ehemaligen Professors eine dauerhafte Bleibe in Norwegen vermitteln.[79]

Johanna Hertz und ihre Mutter erhielten durch die Bemühungen von Mathilde Hertz schließlich zum 1. Juli 1936 das englische Einreisevisum und kamen anfangs bei ihr unter.[80] Mathilde Hertz hatte im Jahre 1910 ihre Heimatstadt Bonn verlassen und seitdem nicht mehr mit Mutter und Schwester zusammengelebt. Die unterschiedliche Einschätzung und Wertung der nationalsozialistischen Politik entzweite letztlich die kleine Exilfamilie, politische Meinungsverschiedenheiten machten ein Zusammenleben auf Dauer unmöglich.[81] Einig waren sich die drei Frauen allerdings in ihrer Empörung über die ungleichmäßige Behandlung von Seiten der Nationalsozialisten.

In der großen, verzweigten und ›akademikerreichen‹ Hertz-Familie waren Johanna und Mathilde die einzigen Familienmitglieder, die nach Machtantritt der Nationalsozialisten keinen anderen Ausweg sahen, als in die Emigration zu gehen. Bei ihrem Cousin Gustav Hertz, dem Physiknobelpreisträger von 1925, verständigten sich die Behörden auf eine Ausnahmeregelung,[82] die auch Mathilde Hertz bewilligt worden war; nur mochte diese der Regelung nicht trauen und fühlte sich daher als Vertriebene.

Einig waren sich die Schwestern auch hinsichtlich der Einstellung gegenüber einigen der männlichen Familienmitglieder mit akademischem Hintergrund. Bei den Schwestern Hertz, die anscheinend als einzige weibliche Familienmitglieder ihrer Altersstufe promoviert worden waren, hatte sich der Eindruck verfestigt, ihre wissenschaftliche Ausbildung würde von den Männern der Familie nicht für vollwertig anerkannt. Bei den regelmäßig stattfindenden ›akademischen Runden‹ am Rande von Familienfeierlichkeiten sollen die männlichen Verwandten der Kinderärztin und der Naturwissenschaftlerin mehrfach deutlich zu verstehen gegeben haben, dass ihre Teilnahme an diesen wissenschaftlichen Gesprächen nicht erwünscht sei.[83]

78　Vgl. Prof. Dr. phil. Vilhelm Frimann Koren Bjerknes-Universität Leipzig: https://www.uni-leipzig.de/unigeschichte/professorenkatalog/leipzig/Bjerknes_740.pdf (04.01.2017).
79　Flecken (wie Anm. 25), S. 124.
80　Stadtarchiv Bonn, Auskunft v. Februar 1996.
81　Vgl. Jaeger (wie Anm. 3), S. 253.
82　Herzlichen Dank an S. Wolff für die Information vom 27.10.2012.
83　Telefonischer Hinweis von Frau Christa Hertz, Malente, vom Juli 1994.

»Von den 18 Frauen, die vor 1918 ihren Abschluss in Deutschland gemacht hatten«, war Johanna Hertz eine von sieben Ärztinnen, die in England wieder praktizieren wollte;[84] die englische Approbation hatte sie jedoch aus gesundheitlichen Gründen nicht mehr nachholen können. Es wurde ihr nur erlaubt, bei Visiten in Begleitung einer englischen Kollegin Fiebermessungen an erkrankten Kindern vorzunehmen.[85]

Die ihr in England untersagte Eigenständigkeit als Fachärztin und die damit verbundene Nichtanerkennung ihrer bisherigen fachärztlichen Leistung sorgte anscheinend für eine Verschlimmerung der ohnehin seit 1933 labilen Gemütslage. Noch in Deutschland war durch die »fortgesetzte seelische Erregung, denen sie sich als ›Nichtarierin‹ ausgesetzt sah«, ein Aufenthalt in einem schweizerischen Sanatorium für notwendig erachtet worden, konnte jedoch nicht mehr umgesetzt werden.[86] Schon bald nach ihrer Übersiedlung nach Cambridge zeigten sich erste Anzeichen geistiger Störungen, die schließlich im Jahre 1947 zu einer Unterbringung in einer Anstalt führten. Im Jahre 1957 beantragte Mathilde Hertz die Vormundschaft für die ältere Schwester, die sich zu der Zeit im Fulbourne Mental Hospital aufhielt. Wenig später kam sie in ein privates Pflegeheim.[87]

Die dadurch entstandenen Kosten belasteten das ohnehin schmale Familienbudget. Die bewilligte Ehrenrente der Stadt Hamburg für Mathilde Hertz anlässlich des 100. Geburtstages des Vaters in Höhe von 100 DM monatlich sorgte wenigstens für etwas Entlastung.[88] Unterstützt wurde die Familie zusätzlich durch den »Hertz-Fonds«, den »britische Unternehmen der Radioindustrie in Erinnerung an Heinrich Hertz auf Bitten führender Wissenschaftler geschaffen hatten.«[89] Die finanziellen Probleme waren jedoch trotzdem zeitweilig derart gravierend, dass erst neun Jahre nach dem Tod von Johanna Hertz deren menschliche Überreste ins Familiengrab nach Hamburg überführt werden konnten. Schon beim Tod der Mutter im Jahre 1941 war es aus finanziellen Gründen nicht möglich gewesen, ihr einen Grabstein zu setzen. »Erst 1992 identifizierte man ihr Grab und holte die Steinsetzung im Rahmen einer Zeremonie nach«.[90]

Sowohl Johanna als auch Mathilde Hertz hatten von 1933 bis 1936 scheinbar Verletzungen seelischer Art davongetragen, die sie letztlich nie überwinden

---

84 Weindling: *Frauen aus medizinischen Berufen,* (s. Beitrag L. Meyer-Wedell, wie Anm. 101), S. 118f.
85 S. Anmerkung 83.
86 Vgl. Jaeger (wie Anm. 3), S. 252; A 27.
87 Stadtarchiv Bonn, (wie Anm. 76).
88 Stadtarchiv Bonn, Auskunft v. Februar 1996.
89 Vgl. Rürup (wie Anm. 27), S. 223.
90 Brief vom 27.10.2012, Dank an S. Wolff für diese Auskunft.

sollten. Beide gehörten seit ihrer Taufe im Kleinkinderalter der evangelischen
Kirche an, eine Infragestellung dieser Zugehörigkeit schien vor dem Jahre 1933
unvorstellbar zu sein.

Erst durch die nationalsozialistische Gesetzgebung wurden die Schwestern
Hertz als Jüdinnen eingestuft, da half auch nicht der Hinweis auf Vorfahren, die
der evangelischen Kirche eng verbunden waren:

> »Alle acht Urgroßelternteile waren evangelisch getauft, bei der väterlich-mütterlichen
> und der mütterlich-väterlichen Seite handelte es sich um Pastorenfamilien. Mein Ur-
> großvater Heinrich D. Hertz gehörte zum Vorstand seiner Hamburger Kirchgemeinde.
> Mein Großvater Dr. jur. Gustav F. Hertz, als Kind getauft, war als Senator (seit 1866) und
> Chef der Hamburger Justizbehörde zugleich Kirchspielherr = Kirchenaufsichtsbe-
> hörde.«[91]

Johanna Hertz gehörte zu den ersten vierzehn Studentinnen, die noch vor Beginn des Ersten Weltkrieges an der Medizinischen Fakultät der Universität Bonn
promoviert worden waren.[92] Knapp 20 Jahre später deklassierte man die auch im
Kollegenkreis anerkannte Pädiaterin mit dem Entzug der kassenärztlichen Be-
fugnis zu einer Ärztin ›zweiter Klasse‹. Ängste vor weitergehenden Einschränkungen sowie die Sorge, den nationalsozialistischen Machthabern ausgeliefert
zu sein, führten zu einer seelischen Erschütterung, die vermutlich mit verantwortlich war für den Ausbruch ihrer wenig später auftretenden Geisteskrank-
heit.

Mathilde Hertz hatte über einen beruflichen Umweg doch noch zur Natur-
wissenschaft gefunden, sicher sehr zur Freude ihrer ›Patentante‹, der Wissenschaftlerin Maria Gräfin Linden. Innerhalb relativ kurzer Zeit erreichte sie als
Sinnesphysiologin Anerkennung im Kollegenkreise und erhielt nach ihrer Habilitation sogar eine feste Stelle am renommierten KWI in Berlin. Die Entlassung
nach nur dreijähriger Diensttätigkeit sowie der Verlust der Heimat löste anscheinend bei Mathilde Hertz eine starke Persönlichkeitsveränderung aus, die in
der Emigration eine Vielzahl mitunter schwer nachvollziehbarer Reaktionen
hervorrufen sollte.

An ihr Schicksal erinnert ein Anfang 2000 veröffentlichter Beitrag einer
jungen Kollegin.[93]

---

91 Jaeger (wie Anm. 31), S. 243: Mathilde Hertz an ihren unmittelbaren Vorgesetzten Richard
   Goldschmidt vom Kaiser-Wilhelm-Institut für Biologie vom 19.07.1933.
92 Buchin, (wie Anm. 19), S. 233–305: Siehe Beiträge zu H. Jung-Danielewicz (geb. Danielewicz), S. Breyer-Herzberg (geb. Herzberg), T. Levy, G. Krampe (geb. Seligmann), R.
   Friedmann-Katzmann, A. Strauss. Weitere Absolventinnen waren: F. Corssen (geb. Busch),
   H. Heusler-Edenhuizen (geb. Edenhuizen), K. Freytag, P. Buché-Geis (geb. Buché), E. Winokurow (geb. Rammelmeyer), C. Kacer-Krajca (geb. Krajca), G. Ehrenberg.
93 Vgl. Kressler-Mba (wie Anm. 66), S. 7.

Eigene Publikation Johanna Hertz

Über die Beeinflussung von Röntgenstrahlen nach Bestrahlung – Versuch am Kaninchen.
  Bonn, Diss. Med. v. 1914.

Eigene Publikationen Mathilde Hertz

Beobachtungen an primitiven Säugetiergebissen München, Phil. Fakultät, Diss. 1925.
Die Organisation des optischen Feldes bei der Biene. Berlin, Philosophische Fakultät,
  Habil. 1930.
S. vollständige Publikationsliste bei: R. Kressler-Mba, S. Jaeger: Rediscovering a Missing
  Link: The Sensory Physiologist and Comparative Psychologist Mathilde Hertz (1891–
  1975), Frankfurt/Main, 2003, S. 28 ff.

Dr. med. RACHEL FRIEDMANN-KATZMANN, geb. KATZMANN

25.11.1887 Riga/Livland/Russland – Juli 1941 (Suizid)[1] Riga/Lettland
Chirurgin und Orthopädin

V: Aaron Katzmann (ca. 1854/1858–1895), Sohn von Schapsel aus Schadow/Litauen, Weber.[2] M: Pesia oder Pesa K, geb. Fein (ca 1854/1856–1932 Tel Aviv/Israel).[3]
G: Aryeh Leib K. (Mai 1881–24.05.1968 Tel Aviv/Israel)[4]. Zemach Leib K. (1882). Betty Bluma Rivka K. (1885–1942 Riga[5]). Uria Leib K. (1886). Schlom Hirsch K. (1889). Sara (1892).
E: Hilel Friedmann (27.02.1885 Riga – Juli 1941, Suizid), Dr. med., Urologe u. Dermatologe.[6]
K: Wulf Fr. (14.03.1914 Riga – Juli 1941 Riga, Suizid). Perez Haim, gen. Persi (11.12.1918 Riga – Juli 1941 Riga, Suizid).[7]

Seit Ende des Nordischen Krieges und dem in Nystad verabschiedeten Friedensvertrag von 1721 gehörte das Baltikum und damit auch Livland als autonome Provinz zum russischen Machtbereich.[8] Kurz vor Ausbruch des Ersten Weltkrieges galt Riga als »Metropole der baltischen Region« und trotz der geographischen Randlage als »europäische(n) Großstadt von Rang.«[9] Die Bedeutung der Stadt war vor allem durch den »Fortfall des Zunftzwanges im städtischen Handwerk« und die »Einführung der Gewerbefreiheit« im Jahre

---

1 www.wider-des-vergessens.org/index.php?option=com... (abgerufen am 03.01.2016).
2 Latvijas Valsts Vestures Arhivs, Riga, Auskunft v. 29.04.1998: auch Rachel oder Rochel.
3 Pesia Katzmann: www.geni.com/...Katzman/6000000003915151292 (abgerufen am 03.01.2016).
4 Aryeh Leib Katzmann www.geni.com/...Katzman/6000000003915151292 (abgerufen am 03.01.2016).
5 Betty Blima-Rivka K.: Rachel-Friedmann/600000000391... (abgerufen am 03.01.2016).
6 Hilel Friedmann: Rachel-Friedmann/600000000391... (abgerufen am 03.01.2016) u. www.wider-des-vergessens.org/index.php?option=com... (abgerufen am 03.01.2016).
7 Latvijas (wie Anm. 2), u. www.wider-des-vergessens, (wie Anm. 1).
8 Vgl. G. v. Rauch: Die baltischen Staaten, München 1977 (2. durchgesehene Auflage), S. 16.
9 W. Schlau: Der Wandel in der sozialen Struktur der baltischen Staaten, in: B. Meissner: Die baltischen Nationen Estland, Lettland, Litauen. (Nationalitäten und Regionalprobleme in Osteuropa, Bd. 4 der Schriftenreihe, hg. vom Arbeitskreis für Nationalitäten und Regionalprobleme in der Sowjetunion, Ost- und Mitteleuropa, in Verbindung mit der deutschen Gesellschaft für Osteuropakunde und der Südosteuropa-Gesellschaft), Köln 1990, S. 219–247, S. 219 u. 222.

1866 gewachsen.[10] Mit entscheidend für die erfolgreiche Entwicklung war zudem die hohe Zuwanderung, im Jahre 1897 lebten dort noch 282.230 Einwohner, zu Beginn des Jahres 1914 waren es bereits 520.000.[11]

Der sich schnell entwickelnde »kaufmännische und gewerbliche Mittelstand« war wiederum attraktiv für jüdische Gewerbetreibende aus dem näheren und weiteren Umfeld.[12] Die aus unterschiedlichen litauischen Orten stammenden Großeltern Rachel Katzmanns hatten sich mit ihren Kindern schon Mitte der 1880er Jahre auf den Weg nach Riga gemacht, dort heirateten Rachel Katzmanns Eltern am 7. August 1880; auch deren Schwiegereltern stammten aus Litauen.[13] Im Jahre 1867 lebten 5,1 % Juden im Rigaer Stadtgebiet, 1897 waren es bereits 8,47 %.[14]

Dies ist insofern bemerkenswert, weil russische Kaufleute, aus Sorge vor »jüdischer Konkurrenz«, ursprünglich durchgesetzt hatten, dass die jüdische Bevölkerung »nicht in Innerrussland siedeln« durfte. Die »erst seit den Teilungen Polens 1773, 1793 und 1795« zum Russischen Reich gehörende große jüdisch Gemeinde musste sich stattdessen im, »auf die von Polen annektierten Gebiete sowie auf Neurussland – die soeben erorberte und jetzt zu kolonisierende Gegend nördlich des Schwarzen Meeres – beschränken«; dabei handelte es sich das sogenannte Ansiedlungsrayon.[15]

Seit dem Jahre 1840 hielten sich in Riga nachweislich jüdische Familien auf. Da diese jüdische Kaufleute mit ihren weitreichenden geschäftlichen Beziehungen durchaus wichtig für die Entwicklung der Stadt waren, kam es im Jahre im Jahre 1840 zur ersten offiziellen Registrierung von 242 jüdischen Personen, bis zum Jahr waren es ca. 30.000, der größte Zuwachs erfolgte in der Zeitspanne von 1879 bis 1897.[16]

Jüdische Familien schätzten das Leben in der baltischen Metropole. Hier konnten sie sich relativ frei bewegen und mussten keine Ghettogrenzen einhalten. Im Ausland ausgebildete Ärzte und Rechtsanwälte gingen weitgehend ungestört ihren Berufen nach. Die Mitglieder der Zionistischen Organisation

---

10 Vgl. Rauch (wie Anm. 8), S. 22.
11 Vgl. Schlau (wie Anm. 9), S. 219.
12 Rauch (wie Anm. 8), S. 22.
13 Latvijas (wie Anm. 2).
14 Vgl. Schlau (wie Anm. 9), S. 220.
15 H. Haumann: Geschichte der Ostjuden, München 1990, S. 78 f.: laut Erlass Katharinas II. v. 23. 12. 1791.
16 Sv. Bogojavlenska: Das Riga der Juden, in: Er. Oberländer und Kr. Wohlfahrt (Hg.): Riga. Porträt einer Vielvölkerstadt am Rande des Zarenreiches 1857–1914, Paderborn/München 2004, S. 157–190.

durften offiziell ihr Programm veröffentlichen, hebräische und jiddische Zeitungen standen zur Verfügung, allerdings zensiert.[17]

Bereits im Jahre 1839 erhielt die Rigaer jüdische Gemeinde die Genehmigung, die erste weltliche Schule »im ganzen Zarenreich« zu eröffnen. Nikolaus I. glaubte, »mit Hilfe solcher Schulen die Juden in ›zweckdienliche‹ Staatsbürger zu verwandeln«. Die Isolation der jüdischen Gemeinden sollte durch das Erlernen der russischen Sprache durchbrochen werden. Die Unterrichtssprache dieser im Jahre 1840 eröffneten Schule, an der 53 Jungen angemeldet waren, war Deutsch. Die Mädchenklasse mit damals 23 Schülerinnen wurde jedoch bald wieder geschlossen. Im Jahre 1877 besuchten 109 Mädchen die neueröffnete Klasse, im Jahre 1911 gingen 844 Schülerinnen auf diese Schule. Obwohl sich das »jüdische Schulwesen in Riga« kontinuierlich entwickelte, waren »im Jahre 1897 nur 1,64 % aller Juden Rigas in sogenannten Bildungsberufen beschäftigt«.[18]

Rachel Katzmann[19] besuchte in ihrer Heimatstadt bis zum Schulabschluss im Jahre 1904 das russische Mädchengymnasium der Ludmilla Ivanova Tailova.[20] Als Leiterin eines Privatgymnasiums war es Tailova möglich, die Vorgaben der russischen Regierung zu umgehen und selbst zu entscheiden, wer diese Schule besuchen durfte. Im Jahr 1909 nahm sie zum Beispiel 17,3 % statt der sonst nur 5 % an öffentlichen Schulen zugelassenen jüdischen Schülerinnen in ihren Reihen auf.[21]

Im Russischen Reich versuchten Frauen früh Zugang zur Hochschulbildung zu erlangen, bereits im Jahre 1861 kam es dort vorübergehend zu »massenhafte(m) Vorlesungsbesuch von Frauen«,[22] ein Studienabschluss war zu der Zeit jedoch eher selten. Die mit einem Stipendium des Orenburger Militärbezirkes ausgestattete Medizinstudentin Varvara Kasevarova konnte ihr Studium allerdings bereits im Jahre 1868 abschließen und betreute anschließend muslimische Frauen.[23]

Auch die 17-jährige Schulabsolventin Rachel Katzmann entschied sich ca. 40 Jahre später für das Medizinstudium. Wegen der für Juden geltenden Nu-

---

17 Vgl. J. Leibowitz: Gespräche über Gott und die Welt. Mit M. Shasbar, hg. v. M. Shasbar, Frankfurt/M. 1990, S. 89.
18 Bogojavlenska, (wie Anm. 16).
19 Rachel Friedmann-Katzmann, (wie Anm. 5) u. www.jewishgen.org/latvia/LatvianJewishIntelligentsi... (abgerufen am 03.01.2016).
20 UA Bonn: Rachel Friedmann-Katzmann: Vergleichende Untersuchungen über einige der gebräuchlichsten röntgenologischen Messmethoden. Bonn, Diss. Med. v. 1912, s. dem der Dissertation beigefügte Lebenslauf.
21 Vgl. @ Bruno Martuzans. 2000–2002: www.roots-saknes.lv/Ethnicities/Russians.htm (abgerufen am 03.01.2016).
22 Tr. Maurer: Emanzipierte Untertaninnen: Frauenstudium im Russischen Reich, in: Maurer: Der Weg, (s. Beitrag A. Strauss, wie Anm. 6). S. 108–146, S. 113.
23 Maurer (wie Anm. 22), S. 116.

merus clausus-Regelung von 3 % hatte sie hingegen wenig Chancen, eine russische Universität besuchen zu können.[24] Als Alternative bot sich studierwilligen jüdischen Frauen und Männern, deren Eltern wohlhabend oder deren weitläufige Familien zur finanziellen Unterstützung in der Lage und auch bereit waren, zu der Zeit nur ein Auslandsstudium an. Finanzielle Förderung bei der schulischen Ausbildung und beim folgenden Studium scheint Rachel Katzmann vermutlich von Verwandten erhalten zu haben. Beim Tod des Vaters, eines Webers, war sie acht Jahre alt gewesen.[25]

Mit ihrer Entscheidung für ein Studium im Deutschen Reich musste die 22-jährige angehende Studentin eine beträchtliche räumliche Distanz überwinden[26], die deutsche Sprache und Kultur waren ihr jedoch durchaus vertraut. Ende 1881 lebten in Riga 169.329 Einwohner, den mit 66.775 größten Anteil davon bildeten die Deutschen.[27] Die jüdische Bevölkerung unterhielt zwar in der Regel wenig Kontakt zu christlichen Nachbarn, die deutsche Sprache war jedoch allgegenwärtig und dadurch Kindern schnell vertraut.[28]

Im Jahre 1898 fühlte sich die Mehrheit der Rigaer Juden der »deutsche Kultur« zugehörig.[29]

Rachel Katzmann suchte zum Studienbeginn zunächst eine reichsdeutsche Universität auf, sie schrieb sich im Wintersemester 1905/06 in Jena ein.[30] Anschließend ging sie, wie viele andere russische Kommilitoninnen, zum Studium in die Schweiz. Im Zeitraum von 1880 bis 1914 betrug der Anteil der in der

---

24 Ebd., S. 123.

25 Bogojavlenska,(wie Anm. 16), S. 171: die meisten Arbeiter Riga waren in der Textilindustrie beschäftigt.

26 J. Scapov: Russische Studenten an den westeuropäischen Hochschulen. Zur Bedeutung einer sozialen Erscheinung am Anfang des 20. Jahrhunderts, in: Wegenetz europäischen Geistes II. Universitäten und Studenten. Die Bedeutung studentischer Migration in Mittel- und Südosteuropa vom 18. bis zum 20. Jahrhundert, R. G. Plaschka und K. Mack (Hg.), Wien 1987, S. 395–412, 397. Zwischen 1898 und 1911 kursierten in russischen Studentinnenkreisen mindestens sieben ›Handbücher‹ zum Studium im Ausland. Darin hatten die ersten Auslandsstudentinnen recht detailliert ihre Erfahrungen an deutschen Universitäten zusammengefasst. Sie benoteten beispielsweise die ihnen entgegengebrachte Toleranz, gaben darüber hinaus auch Hinweise zur Wohnungssuche und andere Bereiche des täglichen Lebens. Vgl. Rauch (wie Anm. 8), S. 22 ff: Seit dem Ende des 12. Jahrhunderts hatten sich im damaligen Livland Deutsche niedergelassen, ohne jedoch ihre Kultur und Sprache aufzugeben.

27 Vgl. Brockhaus Conversationslexikon, 13. vollständig umgearbeitete Auflage, Bd. 13, Leipzig 1886.

28 Vgl. Leibowitz (wie Anm. 17), S. S. 90 u. S. 261.

29 Bogojavlenska, (wie Anm. 16), S. 177 ff.

30 UA Bonn: Rachel Friedmann-Katzmanns (wie Anm. 20), den Beleg über die Lateinprüfung legte sie dabei vor. Zum Frauenstudium in Russland, s.: Maurer (wie Anm. 22). Russische Medizinstudentinnen im Deutschen Reich: s. dazu u.a.: A. Burchardt: Blaustrumpf–Modestudentin–Anarchistin? Deutsche und russische Medizinstudentinnen in Berlin 1896–1918, Stuttgart 1997.

Schweiz studierenden russischen Jüdinnen je nach Universität 60 bis 80 % der dort studierenden Frauen. Im Jahre 1908 kamen »über 2.500 der etwa 6.000« der dort studierenden Frauen aus Russland.[31] Während ihres Züricher Studienaufenthaltes 1906 bis 1908 legte sie das Physikum ab.[32]

Ab dem Wintersemester 1909/10 verbrachte die inzwischen verheiratete Rachel Friedmann-Katzmann zwei Semester in Gießen,[33] gemeinsam führten sie und ihr Ehemann während ihrer Studienzeit in Gießen bis zu seiner Promotion im Jahr 1910 einen Studentenhaushalt.[34]

Rachel Friedmann-Katzmann hat während ihres Studiums die Berliner Universität nicht aufgesucht.

Ein Großteil der russisch-jüdischen Studentinnen ging jedoch für mindestens ein Semester zur Hauptstadtuniversität, die ersten beiden Frauen hatten bereits im Wintersemester 1897/98 an Veranstaltungen der dortigen Medizinischen Fakultät teilgenommen. Aufgrund der russischen Pogrome und der damit verbundenen Gefahren wechselten vermehrt russisch-jüdische Studierende an reichsdeutsche Universitäten – so stieg beispielsweise die Anzahl der in Berlin studierenden russisch-jüdischen Frauen im Winterhalbjahr 1905/06 auf die Höchstzahl von 124 Studentinnen an.[35]

Die Einstellung der Berliner Medizinischen Fakultät zum Frauenstudium zeigte über einen längeren Zeitraum ein durchaus ambivalentes Bild. Einerseits sprach sich die Fakultät im Jahre 1892 vehement gegen die Zulassung von Frauen zur Hochschule aus[36] und »wies dabei auf das untragbare Kontingent von Ausländerinnen« hin, mit dem man bei Genehmigung des Frauenstudiums rechnen

---

31 Buchardt (wie Anm. 30), S. 60. Zu dieser Zeit setzte auch die bis heute wirksame »Feminisierung« der russischen Medizin ein, Mitte der 1980er Jahre waren 75 % der russischen Ärzteschaft weiblich, s. D. Neumann: Studentinnen aus dem Russischen Reich in der Schweiz, Zürich 1987, S. 131. Zu den Reaktionen auf die in den Augen mancher Schweizer »halbasiatische Invasion«, s. Buchardt (wie Anm. 30), S. 73. Neumann (wie Anm. 31), S. 73 u. S. 83.

32 UA Bonn: Rachel Friedmann-Katzmann (wie Anm. 19). Maurer (wie Anm. 22), S. 116 ff. Diese Hochschule zog seit der Promotion der Russin Nadeshda Suslova im Fach Medizin im Jahr 1867, der das Studium in der Heimat verwehrt worden war, unverändert scharenweise vor allem jüdisch-russische Studentinnen an.

33 UA Bonn: Immatrikulationsverzeichnis WS 1910/11: 27.10. Latvijas Valsts Vestures Arhivs (wie Anm. 2): In ihrer Heimatstadt Riga hatte Rachel Katzmann zuvor den jüdischen Medizinstudenten Hilel Friedmann geheiratet.

34 Hilel Katzmann: UA Gießen: Immatrikulation 1909 (Sig.: Allg. Nr. 1269) u. Promotion 19.08. 1910 (Sig.: Med. Prom. Nr. 506). Hilel Friedmann: biographien.lv/F_dnekro.html (abgerufen am 16.08.2014): Danach bereitete er sich an der Universität Kazan auf sein russisches Staatsexamen vor. G. Stökl: Russische Geschichte; Stuttgart 1983; S. 460: Diese Hochschule war eine Neugründung Zar Alexanders I., die weitgehend nach deutschem Vorbild aufgebaut war und an der während der Anfangszeit etliche deutsche Professoren lehrten.

35 Buchardt (wie Anm. 30), S. 271 u. S. 61.

36 Ebd., S. 19.

müsse,[37] andererseits erwarben an dieser Universität von 1905 bis zum Ausbruch des Ersten Weltkrieges 112 russische Studentinnen den Doktortitel, die meisten davon Jüdinnen; zeitgleich wurden jedoch nur 14 deutsche Frauen promoviert.[38]

Die Münchner Medizinische Wochenschrift (MMW) war eine im Deutschen Reich vielgelesene Fachschrift, durch regelmäßig erscheinende Beiträge russischer Arztkollegen war man hierzulande schon frühzeitig über die eklatante medizinische Unterversorgung in Russland, besonders auch muslimischer Frauen,[39] wohl informiert. Es war in deutschen Medizinerkreisen bekannt, dass die äußerst widersprüchliche Haltung der russischen Regierung zum Frauenstudium eine kontinuierliche Ausbildung russischer Ärztinnen nahezu unmöglich machte.

Die aus Russland stammenden Studentinnen waren erfüllt von der Verpflichtung, den Menschen in ihrem Land zu helfen. Nach Ende ihres Studiums gingen nahezu alle dieser Frauen zurück in ihre Heimat und verschärften dadurch in keiner Weise den innerhalb der deutschen Ärzteschaft stark empfundenen Konkurrenzdruck.

Einzelne Dozenten der Berliner Hochschule waren bereit, diese Frauen zu promovieren und ihnen dadurch die Möglichkeit zu geben, ihrem Volk zu dienen. Vielleicht fühlten sich diese Hochschullehrer auch angesprochen von der uneingeschränkten »Begeisterung«, mit der sich russische Studentinnen ihrem Studium widmeten, einem Engagement, das sonst »im Westen (eher) nicht anzutreffen war«.[40]

In Bonn hingegen studierten relativ wenige Studierende aus Russland. Alexander Prussian aus Odessa hatte sich als erster russisch-jüdischer Student am 8. Mai 1886 an der Bonner Medizinischen Fakultät eingeschrieben, bis zum Kriegsausbruch 1914 kamen insgesamt 52 weitere Medizinstudenten aus dem damaligen russischen Herrschaftsgebiet dorthin.[41] Es handelte sich hierbei ausschließlich um immatrikulierte Studenten, deren Religionszugehörigkeit den Angaben der Immatrikulationsalben zu entnehmen sind.

---

37 Ebd., S. 27.
38 Ebd., S. 277–280: Zeitgleich war es für deutsche Medizinstudentinnen außerordentlich schwierig, Doktorväter an der Berliner Universität zu finden. Die erste Deutsche wurde zwar im Jahre 1905 promoviert, die nächsten beiden Frauen erst fünf Jahre später und bis zum Jahre 1914 waren es letztlich nur 14 Frauen. Diese blieben allerdings im Lande und erhöhten in den Augen der Berliner Dozenten den Konkurrenzdruck innerhalb der Ärzteschaft.
39 M. A. Gemkow: Ärztinnen und Studentinnen in der Münchner medizinischen Wochenschrift, Ärztliches Intelligenz-Blatt, 1870–1914, Münster, Med. Diss. v. 1991, S. 73.
40 Maurer (wie Anm. 22), S. 124.
41 https://www.uni-bonn.de/einrichtungen/universitaetsverwaltung/organisationsplan/archiv/universitaetsgeschichte/juedische-studierende-in-bonn-1818-1918 (abgerufen am 06.02.2018).

Vom Sommerhalbjahr 1905 bis zum Winterhalbjahr 1913/14 nahmen lediglich 19 aus Russland stammende Frauen an Lehrveranstaltungen der Bonner Medizinischen Fakultät teil,[42] nur bei fünf Studentinnen konnte bisher die jüdische Religionszugehörigkeit bestimmt werden.[43] Im Sommerhalbjahr 1906 kam als erste nachweisbare russisch-jüdische Medizinstudentin Blima Firstenberg[44] an die Bonner Universität, zwei Semester später gefolgt von Feyga Rabinowitsch.[45] Nach Erhalt der im Ausland erworbenen Dissertationen mussten sich angehende Medizinerinnen in ihrer Heimat erneut Prüfungen unterziehen. Erst nach Bestehen von insgesamt 28 Fachprüfungen konnte das russische Staatsexamen erworben werden; die Anforderungen waren dabei hoch.[46]

Über das Niveau der russischen Medizinischen Fakultäten war man an der Rheinischen Friedrich-Wilhelms-Universität sehr wohl durch Hermann Friedrich Kilian, seit 1831 Bonner Ordinarius für Geburtshilfe, informiert. Zehn Jahre lang hatte dieser als »Professor adiunctus der Chemie an der Medizinischen Akademie in St. Petersburg« unterrichtet, zu einem späteren Zeitpunkt war Kilian ebenso für die »Fächer Physiologie und Pathologie« zuständig; durch seine »Übersetzung von Werken … russischer Gelehrter« leistete er darüber hinaus einen Beitrag zum Wissenstransfer.[47]

Die Anfrage von zwei russischen nichtjüdischen Medizinstudentinnen, das Studium an der Bonner Universität abschließen zu dürfen, wurde von der Universitätsleitung im Jahre 1908 mit größter Zuvorkommenheit positiv beschieden, eine dieser Studentinnen war Katharina Sawalischin.[48] Es wäre schon interessant zu wissen, ob die Bonner Universitätsverwaltung, bei Kenntnis der familiären Hintergründe, der Tochter eines vermeintlichen Revolutionärs einen Studienplatz eingeräumt hätte.[49]

---

42 Bis zum SH 1908 kamen acht russische Gasthörerinnen, vom WH 1908/09 bis zum WH 1913/14 sieben Gasthörerinnen, von denen eine bereits im WH 1907/08 in Bonn gewesen war. Immatrikuliert hatten sich sechs Studentinnen, nur bei lediglich fünf dieser Frauen stand die jüdische Herkunft eindeutig fest. Nicht eindeutig geklärte Nationalitäten wurden dabei nicht berücksichtigt, s. den Beitrag zu Selma Epstein. (Auswertung d. V.).

43 Firstenberg, Rabinowitsch, Friedmann-Katzmann, Werth, Markson u. Muschkatblatt.

44 UA Bonn: Personalverzeichnis SH 1906. Bl. Firstenberg: Über Nierenexstirpation in der chirurgischen Klinik der Königlichen Charité seit Januar 1896. Berlin, Med. Diss. v. 1909.

45 UA Bonn: Personalverzeichnis SH 1908. Feyga Rabinowitsch: Untersuchung über die normale Ruhelage des Bulbus. Berlin, Med. Diss. v. 1911.

46 Ärztin 7/1983: Eine außergewöhnliche Kollegin. Lebenserinnerungen v. Dr. Elsa Winokurow, S. 7–8, S. 8.

47 E. Kahle: Kilian, Hermann Friedrich, in: Neue Deutsche Biographie 11 (1977), S. 605f.

48 K. Sawalischin: Über die angeborene Stenose des Aorten- und Mitralostiums infolge foetaler Endocarditis, Bonn. Med. Diss. v. 1908.

49 Katharina Sawalischins Vater beteiligte sich aktiv am Dekabristenaufstand von 1825, s. http://hrono.ru/biograf/bio_z/zavalishin_di.php (abgerufen am 11.03.2018), s. auch: Ärztin 7/1983 (wie Anm. 43) S. 7.

Auch deren Studienfreundin Elsa Winokuroff[50] wollte ursprünglich, nach dem im Winter 1905/06 in Berlin verbrachten Semester, ihr Studium in Moskau beenden. Nach der neuesten Weisung des russischen Unterrichtsministeriums durften sich jedoch dazu nur Kandidatinnen und Kandidaten mit einem ausländischen Studienabschluss bewerben. In ihrer Not wandte sich Elsa Winokuroff, verheiratet mit einem Moskauer ›Ehrenbürger‹ mit besten Verbindungen zum Zarenhaus,[51] telegraphisch unter anderem an den Bonner Medizinischen Dekan, mit der Bitte, dort das Studium abschließen zu dürfen. Auf die Nachfrage erhielt sie per Telegramm die Zusage mit den Worten: »Herzlich willkommen in Bonn!«[52]

Ob die aus Riga stammende Webertochter Rachel Friedmann-Katzmann auf eine diesbezügliche Anfrage von der Bonner Universitätsleitung eine ähnlich freundliche Begrüßung erhalten hätte, mag dahingestellt sein.

Bei der Immatrikulation in Bonn legte Rachel Friedmann-Katzmann, zusätzlich zu den übrigen Dokumenten, den Beleg über die kurz zuvor vor der Prüfungskommission des Rigaschen Lehrbezirks erlangte Reifeprüfung vor.[53] Die drei letzten in Bonn absolvierten Semester verbrachte die jung verheiratete Studentin getrennt von ihrem Mann.[54]

Am 13. April 1912 wurde sie an der Bonner Universität mit m. c. l. promoviert. Das Dissertationsthema lautete: »Vergleichende Untersuchungen über einige der gebräuchlichsten röntgenologischen Messmethoden.«[55]

Das den Ausländerinnen abverlangte Rigorosum unterschied »sich in ihrem Umfang erheblich von der Staatsprüfung, die deutsche Doktoranden zu absol-

---

50 E. Winokuroff: Einige seltene Geschwüre bei Tieren, Bonn. Med. Diss. v. 1909.

51 Ärztin 7/1983 (wie Anm. 46), S. 7. Der Ehemann war Kaufmann, der ›Stand‹ der Kaufleute war »anfangs in drei, später inzwei Gilden aufgeteilt, abhängig von der Steuerleistung«. Ehrenbürger: Es handelte sich hierbei um einen von der Stadt verliehenen Stand, der den Adelsrechten u. Adelsprivilegien nahe kam. Dank für diese Information an D. Dahlmann.

52 Ärztin 7/1983 (wie Anm. 46), S. 8.

53 UA Bonn: Rachel Friedmann-Katzmann (wie Anm. 19). Vermutlich reagierte sie damit auf den Vorbehalt, den im Deutschen Reich studierenden Russinnen fehle es an ausreichender schulischer Qualifikation, vgl. dazu: Burchardt (wie Anm. 40), S. 85, sie hatte die Reifeprüfung am 27.10.1910 abgelegt.

54 W. von Polowzow: Experimentelle Untersuchungen über den Reizvorgang bei den Pflanzen auf Grund der Reizbarkeit gegenüber Gasen, Bonn. Phil. Diss. v. 1909, s. dem der Dissertation beigefügten Lebenslauf: sie studierte vom Wintersemester 1905 bis zu ihrer Promotion mit s. c. l. im Fach Naturwissenschaften im Jahre 1909 getrennt von ihrem in Russland lebendem Ehemann in Bonn.; sie gehörte der griechisch-orthodoxen Religion an.

55 UA Bonn: Promotionsalbum der Medizinischen Fakultät v. 13.04.1912. UA Bonn: Belegbögen der Semester 1910, 1910/11, 1912: Für die drei in Bonn verbrachten Semester hatte Rachel Friedmann-Katzmann 1.034 M. zu bezahlen, allein für das SH 1910 betrug die Summe 305.50 M., diese setzte sich zusammen aus 298.00 M. Honorarsumme, 5 M. Auditoriengeld, 2.50 M. Bibliotheksgebühr, 2.50 M. Krankenkasse, 5.00 M. Institutsgebühr und 1.50 M. Unfallbeitrag.

vieren hatten«, es war eine ausgesprochen schwere Prüfung, »umfänglich und wohl geeignet, ... einen Ersatz für das erlassene Staatsexamen zu bieten«.[56] Im Jahre 1913 legte Rachel Friedmann-Katzmann an der Medizinischen Fakultät der Universität St. Petersburg das russische Staatsexamen ab.[57]

Durch die Auswirkungen der russischen Februarrevolution von 1905 hatten sich in der baltischen Heimat in der Zwischenzeit die Lebensbedingungen für die jüdische Bevölkerung verbessert. Nach 1905 war in Riga insgesamt »eine relativ große geistige Freiheit« zu spüren. Nun erst war das schon längst intensiv gepflegte jüdische Gemeindeleben legalisiert und die Arbeit jüdischen Verbänden gestattet, dazu gehörten auch zionistische Einrichtungen.[58] Dies alles führte zu einem neuen jüdischen Selbstwertgefühl.

Dieses neue Lebensgefühl in Riga konnte Rachel Friedmann-Katzmann nach dem Erwerb des russischen Staatsexamens genau ein Jahr erleben, danach fing der Erste Weltkrieg an.

Schon im August 1915 war ein Großteil des späteren lettischen Staatsgebietes von deutschen Truppen besetzt und dabei nur von den Deutschbalten als Befreier begrüßt worden.[59] Die deutschen Truppen nahmen Riga schließlich am 1. September 1917 ein.

Die vor dem Abmarsch der Russen durchgesetzte Demontage der wichtigsten Industrieanlagen führte zu einem regelrechten Niedergang des Rigaer Wirtschaftslebens.[60] Die gleichzeitige teils erzwungene, teils auch freiwillige Massenflucht von Arbeitern, Angestellten und städtischen Beamten brachte der Stadt einen Bevölkerungsverlust von ca. 39 %.[61] Im »Schreckenswinter 1918/19« gab es für die noch in der Stadt lebenden ungefähr 220.000 Menschen nicht mehr genügend Nahrung, während dieser Zeit sollen ca. 8.000 Menschen verhungert sein. Bis zum Waffenstillstand vom 3. Juli 1919 wurde Riga mehrmals von gegnerischen Truppen eingenommen.[62] Groß waren dabei die Gefahren, die jüdischen Menschen durch die marodierende Soldateska, egal ob es sich dabei um bolschewistische oder gegnerische Truppen handelte, drohten.

Die politischen Verhältnisse während des Ersten Weltkrieges und kurz danach gestalteten sich in Riga ausgesprochen kompliziert. Die eher gemäßigt eingestellten bürgerlichen Vertreter des »Demokratischen Blocks« konnten sich

---

56 Burchardt (wie Anm. 30), S. 41.

57 Rachel Friedmann-Katzmann: biographien.lv/F_dnekro.html (abgerufen am 16.08.2014).

58 Leibowitz (wie Anm. 17), S. 89f. Vgl. v. Rauch (wie Anm. 8), S. 25 u. S. 88: Dazu gehörte sicher auch die Bereitschaft der gerade neu gebildeten lettischen Sozialdemokratischen Partei, sich mit dem jüdischen Arbeiterbund BUND zu einer Arbeitsgemeinschaft zusammenzuschließen.

59 Vgl. v. Rauch (wie Anm. 8), S. 36.

60 Ebd., S. 37.

61 Vgl. Schlau (wie Anm. 9), S. 225.

62 v. Rauch (wie Anm. 8), S. 65.

nicht gegen die stark von Moskau beeinflussten bolschewistischen lettischen Räte durchsetzen.

Moskau setzte nach November 1918 alles daran, weiterhin politischen Einfluss auf diese Region nehmen zu können. Das wollten allerdings auch die Deutschbalten, die sich sehr für die von Berlin vorgeschlagene Germanisierung und Kolonisierung einsetzten. Da inzwischen auch die Alliierten die Ausbreitung des Kommunismus über die Grenzen der Sowjetunion hinaus befürchteten und sie selbst nicht in der Lage waren, die dazu notwendigen Truppen aufzubringen, überließ man es den Deutschen, der seit November 1918 andauernden »Schreckensherrschaft« der Bolschewiken im Mai 1919 ein Ende zu bereiten. Die Entente-Mächte gaben damit den besiegten deutschen Truppen die Gelegenheit, noch einmal militärisch einzugreifen.[63]

Hilel Friedmann wird als Arzt gleich im August 1914 für die gesamte Kriegszeit im Sanitätsdienst eingesetzt worden sein, auf einem Photo ist er in russischer Uniform abgebildet.[64] Die an die Front abkommandierten Ärzte mussten überall an der ›Heimatfront‹ ersetzt werden, damit die gesundheitliche Versorgung der Bevölkerung sichergestellt war. Daher ist davon auszugehen, dass Rachel Friedmann-Katzmann, deren ältester Sohn bei Kriegsbeginn fünf Monate alt war, höchstwahrscheinlich in Riga als Krankenhausärztin eingesetzt wurde. Am 11. November 1918 brachte sie ihren zweiten Sohn zur Welt.[65]

Die Unterzeichnung der Friedensverträge mit Deutschland am 5. Juli 1920 und mit Moskau am 12. Juli 1920 brachte dem Land, das nun den Namen Lettland trug, die endgültige Befreiung.[66] Erst damit fanden dort der Weltkrieg und der nachfolgend einsetzende Bürgerkrieg ein Ende.

Durch die am 7. November 1922 in Kraft tretende Verfassung wurde Lettland eine unabhängige demokratische Republik, deren Staatspräsident vom Volk gewählt wurde. Die junge Republik gab sich eine ausgesprochen moderne Verfassung, deren Optionen auch genutzt wurden. Während der fast 16 Jahre dauernden Demokratie machte zum Beispiel die Bevölkerung von der in der Verfassung verankerten Möglichkeit des Referendums sechs Mal Gebrauch.[67]

Die gesetzlich verbürgten Rechte für Minderheiten erwiesen sich als besonders wichtig für die jüdische Bevölkerung. Auch Interessenvertretern dieser Bevölkerungsgruppe war es nun erlaubt, sich »sowohl in die gesetzgeberischen Körperschaften aufgrund des proportionalen Wahlrechts, als auch in die kom-

---

63 Ebd., S. 62 u. S. 66.
64 Rachel Friedmann-Katzmann: www.geni.com/.../ (wie Anm. 5).
65 Latvijas (wie Anm. 2).
66 Vgl. v. Rauch (wie Anm. 8), S. 80.
67 Vgl. A. Silde: Die Entwicklung der Republik Lettland, in: Meissner (wie Anm. 9), S. 63–74,
    S. 64.

munalen Verwaltungen« wählen zu lassen; in verschiedenen Regierungen vertraten sogar jüdische Minister ihre Ressorts.[68]

In Krisenzeiten waren Juden von jeher besonders gefährdet. Während der Bürgerkriegsunruhen sollen vom gesamten Baltikum ca. 100.000 von ihnen diese Region verlassen haben und ins Ausland geflohen sein.[69] Die nun gesetzlich verbrieften Rechte führten zu einer starken Rückwanderung von Flüchtlingen. Lebten im Jahre 1920 noch 79.644 Juden in Lettland, waren es fünf Jahre später bereits 95.675, deren Zahl sich zehn Jahre später auf 93.479 reduzierte.

In Estland hingegen lebten verhältnismäßig wenige Juden, im Jahre 1923 waren es nur 4.566 Personen, in Litauen im ungefähr gleichen Zeitraum hingegen 153.743 Personen. In Lettland war die jüdische Minderheit während der 1920er Jahre relativ gut integriert, antijüdische Aktionen mehrten sich allerdings bereits während der 1930er Jahre.[70]

Ein Grund für die Rückkehr vieler Juden mag vielleicht die ausgesprochen fortschrittliche Sozialgesetzgebung des jungen Staates gewesen sein: So wurde zum Beispiel im Jahre 1922 der »Achtstundentag für die Arbeiterschaft« eingeführt, unabhängige Gewerkschaften und Betriebsvertrauensleute setzten sich für die Interessen der Kollegenschaft ein.[71] Die Volksvertreter bekannten sich zudem zu internationalen Regeln zum Arbeitsschutz und sorgten für eine »moderne Gestaltung des Krankenkassenwesens«. Weiterhin verabschiedeten sie Gesetze zum Mutterschutz und zur Pensionsregelung, die gerade im letzteren Fall weite Kreise der Bevölkerung erfasste.[72]

Laut Angaben der »Hausbücher der Stadt Riga« praktizierte das Medizinerehepaar Friedmann/Katzmann seit dem 17. Oktober 1925 in der Merkelstraße 11, Wohnung Nr. 5, sie als Chirurgin und Orthopädin, er als Urologe und Dermatologe.[73] Die Gemeinschaftspraxis scheint sich nach einiger Zeit großen Zuspruchs erfreut zu haben, der finanzielle Erfolg ermöglichte zum Beispiel dem Ehepaar, dem älteren Sohn etliche Studienreisen ins Ausland zu finanzieren. Im Jahr 1933 besuchte Wulf Friedmann Deutschland, 1934, 1936 und 1937 Italien und 1938 die französische Hauptstadt.[74]

Als etablierte Ärztin engagierte sich Rachel Friedmann-Katzmann zudem auch gesellschaftspolitisch in ihrer Stadt. Im Jahre 1928 trat sie dem Verein der

---

68 Silde (wie Anm. 67), S. 66.
69 Vgl. Leibowitz (wie Anm. 17), S. 262.
70 Vgl. v. Rauch (wie Anm. 8), S. 88.
71 v. Rauch (wie Anm. 8), S. 125.
72 Silde (wie Anm. 67), S. 64 ff.
73 Latvijas Valsts Vestures Arhivs, Auskunft, (wie Anm. 2).
74 Latvijas Valsts Vestures Arhivs, Auskunft, (wie Anm. 2).

›Latvian Female Academic Society‹ bei und unterstützte diese Einrichtung nachhaltig.[75]

Nach relativen Zahlen zu urteilen, gehörte Lettland zu den Ländern mit einem höheren Alphabetisierungsgrad als die Sowjetunion[76] und konnte nach Dänemark europaweit die höchste Buchproduktion vorweisen.[77] Dieser bildungsorientierten, weltoffenen und eher städtisch geprägten Schicht stand ein zahlenmäßig starker, eher ländlich geprägter Block der Nationalisten gegenüber. Der Gedanke an die jahrhundertelange schwedische und russische Fremdherrschaft, dazu der Einfluss der russischen, deutschen, jüdischen, polnischen und weißrussischen Minderheiten, weckte offensichtlich bei vielen Einheimischen den Wunsch nach der Aufwertung der lettischen Bevölkerungsgruppe. Bereits Mitte der 1920er Jahre kam es zu ersten »Protestkundgebungen nationalistischer Kreise«.[78]

Es ist nicht bekannt, wann Rachel Friedmann-Katzmanns ältester Bruder Aryeh mit seiner Familie und seiner Mutter, Pesia Katzmann, nach Palästina auswanderte, möglicherweise mochten er und seine Angehörigen bereits zum Zeitpunkt des Entschlusses zur Emigration nicht an eine für Juden friedliche Zukunft in Lettland glauben.[79]

Nach Ende der Friedensverträge litt das einst florierende Riga in besonders starkem Maße unter den Auswirkungen des Krieges. Die Stadt selbst war zwar erst im September 1917 eingenommen worden, da die Front jedoch an der Südgrenze der Stadt verlief, war die Metropole als Etappenstadt während der gesamten Kriegszeit stark in Mitleidenschaft gezogen worden. Nach einer anfangs schwierigen wirtschaftlichen Erholungsphase stieg die »Gesamtsumme der lettischen Ein- und Ausfuhr bis zum Jahr 1929« kontinuierlich an. Die Weltwirtschaftskrise sorgte jedoch für Absatzschwierigkeiten, die letztlich zu Arbeitslosigkeit der vor allem in der Agrarwirtschaft beschäftigten Menschen führte.[80]

In dieser Krisensituation zeigten sich die Schwächen des lettischen parlamentarischen Systems. Wegen der Vielzahl der Parteien und der zahlenmäßig zu kleinen Fraktionen gab es bei den häufig wechselnden Regierungen Probleme, neue Machtverhältnisse zu stabilisieren. Die fortschrittlichen Ideen der einzel-

---

75 www.jewishgen.org/latvia/LatvianJewishIntelligentsi, (wie Anm. 19).
76 Vgl. v. Rauch (wie Anm. 8), S. 130.
77 Vgl. Silde (wie Anm. 67), S. 68.
78 Rauch (wie Anm. 8), S. 16, S. 139, S. 146.
79 Pesia Katzmann: www.geni.com, (wie Anm. 3). Bogojavlenska (wie Anm. 16), S. 180–185: in Riga gab es bereits vor dem Ersten Weltkrieg eine rege zionistische Bewegung, die auf die Auswanderung nach Palästina vorbereitete. S. 157 u. S. 186: Angst vor antisemitischen Ausschreitungen sowie die weitverbreitete Armut der Rigaer Juden sorgte dafür, dass »zwischen 1881 u. 1914 etwa 2 Mill. Juden überwiegend nach Nordamerika auswanderten«.
80 v. Rauch (wie Anm. 8), S. 143.

nen Regierungen sorgten zudem bei vielen Menschen für Vorbehalte gegenüber
der von ihnen so bezeichneten »Demagogie der Linken.«[81]

Der politisch ehrgeizige Karlis Ulmanis, ausgebildet in Deutschland und den
USA, bestimmte seit 1920 maßgeblich das politische Geschehen in der noch
jungen Republik Lettland. Sicher nicht ganz unbeeindruckt vom Erfolg der faschistischen Bewegungen in Deutschland und Italien setzte er unter dem Vor-
wand, einen kommunistischen Putsch verhindern zu wollen, das Parlamenta-
rische System in seinem Heimatland außer Kraft.[82] Als Karlis Ulmanis am
15. Mai 1934 das Parlament ausschaltete, die Parteien verbot und nacheinander
wichtige Schlüsselpositionen einnahm, erschien er weiten Bevölkerungskreisen
als der starke Mann, der endlich die nationalen Interessen in den Vordergrund
stellen würde. Bei Einführung der Diktatur kam es kaum zu nennenswertem
Widerstand. Die Rücknahme der Minderheitenrechte fand sogar breite Zustimmung. Der von Ulmanis forcierte Nationalismus zeigte sich jedoch bald in
seiner intolerantesten und aggressivsten Form.[83]

Als entscheidend für die Aufteilung der Interessen- beziehungsweise Ein-
flussphären erwies sich beim Hitler-Stalin-Pakt das »Geheime Zusatzprotokoll«
vom 24.09.1939, damit wurden die baltischen Staaten – und damit auch Lettland – dem sowjetischen Machtbereich zugeordnet. Nach der Vertreibung der
sowjetischen Truppen übernahm das sogenannte Reichskommissariat »Ostland« die Verwaltung der nun unter deutscher Oberhoheit stehenden Länder.[84]

Mit dem Einmarsch deutscher Truppen in Lettland am 1. Juli 1941 »begannen
massive Übergriffe lettischer Nationalisten an der jüdischen Bevölkerung, bei
denen innerhalb eines Vierteljahres mehr als 6.000 Menschen starben«.[85] In den
ersten Tagen der Okkupation kam es sogar zu Lynchjustiz. Die Behörden waren
entweder nicht in der Lage, helfend einzugreifen, oder unterließen dies bewusst.

Nach der Besetzung durch die Deutschen war die jüdische Bevölkerung der
systematischen Verfolgung der deutschen Soldaten und Mitgliedern der Spezi-
aleinheiten ausgesetzt. Um unter diesen Bedingungen den Verfolgten zu helfen,
wäre Mut notwendig gewesen, den viele in Zeiten der Besetzung des Landes
scheinbar nicht aufgebracht haben. Die Unterstützung derjenigen, die dennoch
geholfen haben könnten, ist jedoch nicht dokumentiert. Nachbarn, vormals
Geschäftspartner und ehemalige Freunde, ließen sehr oft ihren unerbittlichen

---

81 Ebd., S.146.
82 Ebd., S. 62.
83 Vgl. Silde (wie Anm. 67), S. 70 ff.
84 R. Jacob: Das Ghetto von Riga, auch als PDF abrufbar unter: www.wider-des-vergessens.org/
index.php?option...id..., S. 4 (abgerufen am 01.05.2014).
85 Jacob (wie Anm. 84), S. 4.

Hass, ihren Sozialneid und ihre Mordlust an den wehrlosen jüdischen Opfern aus.[86]

Anfang Juli 1941 veranlassten die Deutschen unmittelbar nach der Besetzung Rigas die Verlegung der jüdischen Bevölkerung in ein Ghetto, es handelte sich dabei um 30.000 Personen, die dort in drangvoller Enge untergebracht wurden. Am 12. November 1941 erfolgte durch Himmler der Befehl zur Ermordung dieser Menschen. Der erste Teil dieser Aktion wurde am 29. November 1941 vorbereitet und am darauffolgenden Tag durchgeführt. 1.700 Mann deutsches Wachpersonal und 1.000 lettische Hilfspolizisten sorgten dafür, dass zwölf Scharfschützen an der Hinrichtungsstelle ihre ›Arbeit‹ durchführen konnten. Am ersten Tag wurden 15.000 jüdische Frauen, Kinder und Männer ermordet. »Am 7. und 8. Dezember brachten die Deutschen fast die gesamte verbliebene Hälfte der Ghettobewohner um.«[87] 2.500 Menschen brauchte man anscheinend noch für schwerste körperliche Arbeit.

Nach 1944 und 1945 sollen 250.000 Balten, die Kriegsverbrechen begangen haben, ins Ausland geflohen sein.[88] Seit längerer Zeit beschäftigen sich lettische Historikerinnen und Historiker mit der Frage, inwieweit sich einheimische Kollaborateure an der Ermordung der Juden beteiligt hatten. Eine der herausragendsten Persönlichkeiten ist dabei der Holocaust-Überlebende Margers Vestermanis.[89]

Das Herannahen der deutschen Truppen hatte bei der jüdischen Bevölkerung die größten Befürchtungen geweckt. Möglicherweise haben Rachel Friedmann-Katzmann und ihre Familie versucht, sich noch vor dem Einmarsch der deutschen Truppen in Sicherheit zu bringen. Ohne spekulieren zu wollen, lassen die für den Monat Juni vorhandenen Daten zumindest den Schluss zu, dass die Familie gemeinsam mit den Söhnen versucht hat, eine andere, sicherer erscheinende Bleibe aufzusuchen oder in den Untergrund zu gehen. Die Namen der Söhne wurden am 16. Juni 1941 aus dem Hausbuch Merkelstraße 11 ausgetragen. Rachel und Hilel Friedmann-Katzmann ließen sich am 18. Juni 1941 in der Hospitalstraße 25 a registrieren, in den vorhandenen Hausbüchern dieser Straße gibt es allerdings keine Angaben zu dieser Familie.[90]

---

86 Vgl. S. Friedländer: Die Jahre der Vernichtung. Das Dritte Reich und die Juden 1939–1945, München 2006, S. 275 ff. u. S. 338.

87 Friedländer (wie Anm. 86), S. 289.

88 S. Rede von Prof. Dr. M. Vulfsons »Der Rigaer Blutsonntag 1941«, gehalten am 03. 12. 1941, s. u.: www.wider-des-vergessens.org/index.php?option...id... (Anm. 74).

89 Vgl. Margers Vestermanis: www.riga.diplo.de/Vertretung/riga/de/.../2015/2015Vestermanis90.html (abgerufen am 14. 09. 2015). s. dazu auch FAZ, v. 27. 11. 2017: L. Hemicker: Warum das Leiden? Margers Vestermanis ist der letzte Überlebende des Rigaer Ghettos. Sein Leben hat er der Erforschung des jüdischen Schicksals in Lettland gewidmet.

90 Vgl. Latvijas Valsts Vestures Arhivs www.yadvashem.org/yv/de/holocaust/about/04/baltic. asp.

Als keine Rettungsmöglichkeiten mehr bestanden, haben sich die 54-jährige Rachel Friedmann-Katzmann und der 56-jährige Hilel Katzmann, gemeinsam mit den Söhnen Wulf und Persi, 27 und 23 Jahre alt, im Juli 1941 das Leben genommen.[91]

Eigene Publikation

Vergleichende Untersuchungen über einige der gebräuchlichsten röntgenologischen Messmethoden. Bonn, Diss. Med. v. 1912.

---

91 Vgl. www.wider-des-vergessens (wie Anm. 1).

Dr. med. BERTA HEINEMANN

20.03.1889 Kassel
Frauen- und Kinderärztin

V: Süßmann Heinemann (06.06.1860), Kaufmann. **M:** Rosa H., geb. Bacharach (27.05.1860).
G: Emil H. (03.01.1888). Mathilde H. (05.04.1891). Ernst H. (22.02.1904).

Von 1901 bis 1909 wurden im Deutschen Reich insgesamt 91 Medizinstudentinnen promoviert, die fünf am häufigsten aufgesuchten Universitäten waren: Freiburg mit insgesamt 22 Promotionen, es folgten Leipzig mit 14, Halle und München mit je 10 und Bonn mit acht; damit nahm Bonn in diesem Zusammenhang innerhalb der damals 21 deutschen Universitäten[1] den vierten Rang ein.[2]

Die den Studentinnen wenig entgegenkommende Haltung der meisten Berliner Dozenten förderte längere Zeit den Prüfungstourismus, dies sollte sich jedoch bald ändern. Von 1910 bis 1918 wurden 471 Frauen promoviert, davon allein 81 in Berlin. Ausgesprochen beliebt als Promotionsstandorte waren in diesem Zeitraum München mit 75 Kandidatinnen, Heidelberg mit 75, Leipzig mit 36 und Bonn mit 27.[3]

Das bis 1914 geltende Prüfungsverfahren der reichsdeutschen Medizinischen Fakultäten erfuhr durch den Kriegsausbruch eine deutliche Zäsur. Die nun eingeführten Änderungen boten den Studierenden die Chance, das Studium früher abzuschließen, es konnte dabei langfristig allerdings bei der Abnahme von Examina zu Problemen kommen. Dies musste eine Studentin erfahren, die nach Kriegsende, vier Jahre nach Studienabschluss an der Universität Freiburg, in Bonn die Promotion erwerben wollte.

Berta Heinemann, die Enkelin des jüdischen Fellhändlers Löb Heinemann aus Mansbach[4], war nach dem Besuch der Kasseler Höheren Mädchenschule im

---

1 Berta Heinemann: Kölner Dokumentationszentrum, Auskunft v. 30.01.2013. Vgl. J. Bleker u. S. Schleiermacher: Tabellarischer Teil, (s. Beitrag H. Maas, wie Anm. 21), S. 175–220, S. 180, A 7: »Die Universität Frankfurt/M. wurde 1912 gegründet«.
2 Vgl. Bleker u. Schleiermacher (wie Anm. 1), S. 180.
3 Vgl. ebd., S. 180.
4 Einwohnermeldekartei des Stadtarchivs Kassel: Altkartei der Familie Heinemann, Antwort vom 30.01.2013.

Jahre 1906 zum Städtischen Realgymnasium für Mädchen gewechselt, an dem sie vier Jahre später die Reife erlangte. Das Studium führte sie nach München, Freiburg und Marburg, wo sie im Herbst 1912 das Physikum ablegte; während ihrer anschließenden Münchner Studienzeit war der Kriegsfall eingetreten.

Da sofort bei Ausbruch des Ersten Weltkriegs ca. 9.000 Ärzte eingezogen wurden, musste die durch diese Maßnahme verursachte Lücke im Gesundheitswesen schnell geschlossen werden. Um die medizinische Grundversorgung der Bevölkerung auch weiterhin einigermaßen zu gewährleisten, wurde mit Bundesratsbeschluss vom 6. August 1914 eine »Notapprobation« eingeführt.[5]

Angehende Ärztinnen und Ärzte, die sich in der letzten Studienphase befanden, konnten sich dabei einem verkürzten Prüfungsverfahren unterziehen. Wurden vorher die Examina während eines mehrmonatigen Verfahrens abgelegt, verkürzte sich die Prüfung bei der Not-Approbation auf zwei Tage. Innerhalb eines Monats erhielten auf diese Weise sofort nach Kriegsbeginn ca. 2.000 junge Studierende ihren vorzeitigen Abschluss. Dadurch vergrößerte sich auch die Anzahl der neu approbierten Ärztinnen von zum Beispiel »45 im Jahr 1913 auf 165 im Jahr 1914«.[6]

Befürchtungen, die Kenntnisse der jungen Leute, die mit »größter Nachsicht examiniert worden seien«, würden »den im Frieden zu stellenden Qualitätsanforderungen nicht genügen«, zumal auch das vorher für Studienabsolventen obligatorische Praktische Jahr weggefallen war, gab es bereits ein halbes Jahr später. Dem daraufhin erweiterten Verfahren, das eine Prüfungsphase von immerhin zehn Tagen umfasste, stellte sich Bertha Heinemann und bestand im Frühjahr 1915 an der Medizinischen Fakultät der Universität Freiburg das Staatsexamen, kurz darauf erhielt sie am 29. April 1915 die Kriegs-Approbation mit der Note »gut«.[7]

Ohne das zwei Monate später wieder eingeführte Praktische Jahr ableisten zu müssen[8] oder Erfahrungen als Volontärärztin gemacht zu haben, trat die 26-jährige Berta Heinemann im Frühjahr 1915 ihren Dienst als Assistentin in der Inneren Abteilung des Städtischen Krankenhauses in Wiesbaden an, bis April 1917 an der Inneren Klinik der Krankenanstalten Köln-Lindenberg, daraufhin wechselte sie innerhalb des Krankenhauses bis zum 1. Dezember 1917 zur Hautklinik.

Vom 1. Dezember 1917 an arbeitete sie für ein Jahr am Kölner ›Israelitischen Asyl für Kranke und Altersschwache‹, ›Asyl‹ genannt; sie war damit die erste

---

5 Vgl. J. Bleker: Kriegsgewinnlerinnen? Studium und Berufsarbeit deutscher Medizinerinnen im Ersten Weltkrieg, in: Bleker und Schleiermacher, (s. Beitrag H. Maas, wie Anm. 21). S. 75–88, S. 76f.

6 Bleker (wie Anm. 5), S. 77.

7 Bertha Heinemann, in: Ärztinnen im Kaiserreich Charité: https://geschichte.charite.de/aeik/biografie.php?ID=AEIK00421 (abgerufen am 09. 08. 2020).

8 Vgl. Bleker (wie Anm. 5), S. 76f.

Frau, die an diesem einzigen jüdischen Krankenhaus in Rheinland und Westfalen[9] als Assistenzärztin angestellt wurde.[10] Seit 1885 war dort Dr. Benjamin
Auerbach[11] tätig, »der sich intensiv um hohe Standards in Medizin und Hygiene
bemühte«.[12]

Im Jahre 1854 war in Jerusalem das »erste moderne jüdische Krankenhaus auf
dem Gebiet des heutigen Israels« errichtet worden. In Deutschland existierten zu
Ende des Ersten Weltkrieges 18 jüdische Einrichtungen dieser Art, zumeist in
Großstädten,[13] dabei konnte das Kölner ›Asyl‹ auf eine lange Tradition verweisen. Durch eine Spende des Kölner Bankiers Eltzbacher wurden die Pläne zu
einem Bau eines jüdischen Krankenhauses, das im Jahre 1869 im Severinsviertel
eröffnet wurde, möglich gemacht. Diese Einrichtung erfreute sich außerordentlich großen Zuspruchs, so dass die vorhandenen Räumlichkeiten knapp
40 Jahre später schon nicht mehr ausreichten. Der Neubau, nun im Stadtteil
Ehrenfeld, wurde auch dieses Mal durch einen jüdischen Spender finanziert.[14]
Seit dem Jahr 1908 existierte das neue, sehr modern eingerichtete Krankenhaus
mit Nebengebäuden und großzügig angelegter Gartenanlage.[15]

Mit Schreiben vom 24. Dezember 1917 legte Berta Heinemann dem Dekan der
Bonner Medizinischen Fakultät das Gesuch zur Annahme ihrer Dissertation vor.
Die heute üblichen arbeitsfreien Tage zwischen Weihnachten und Neujahr
scheint es, zumindest während der Kriegszeit, bei der Prüfungsbehörde nicht
gegeben zu haben, denn schon am 31. Dezember 1917 fand das Rigorosum statt.
Da Berta Heinemann jedoch den Prüfungsansprüchen in den Fachgebieten
Innere Medizin und Hygiene nicht genügte, wurde ihr geraten, das Examen in drei
Monaten zu wiederholen. Sie ließ sich mit der Prüfungsvorbereitung allerdings
mehr Zeit und bestand das Rigorosum am 20. September 1918, jedoch nur mit der
Note ›rite‹.[16] Sie ist damit die einzige der hier zufällig ausgesuchten Studentinnen,
die das Examen nicht im ersten Anlauf bestand und sich mit einem eher
›durchwachsenen‹ Notendurchschnitt zufrieden geben musste.

---

9 Vgl. Empfehlungsschreiben v. Rabbiner Dr. Caro v. 18. 06. 1939 für Trude Schiff: NS-Ge-
denkstätte Köln, s. dazu den Beitrag zu Nachlass Trude Schiff-Löwenstein.
10 Vgl. B. Becker-Jákli: Das jüdische Köln, Geschichte und Gegenwart. Ein Stadtführer, Köln
2012, S. 216.
11 S. dazu den Beitrag zu Trude Schiff-Löwenstein.
12 Becker-Jákli (wie Anm. 10), S. 316.
13 Vgl. R. Jütte: Medizin und Judentum. Medizinische Grundzüge, in: Jüdische Ärztinnen und
Ärzte im Nationalsozialismus. Entrechtung, Vertreibung, Ermordung, hg. v. Th. Beddies u. a.
(Europäisch-jüdische Studien. Beiträge, hg. v. Moses Mendelssohn Zentrum für europäisch-
jüdische Studien, Potsdam, in Kooperation mit dem Zentrum jüdische Studien Berlin-
Brandenburg, Redaktion: Werner Treß, Bd. 12), Berlin 2014, S. 6–15, S. 13. Das elsass-
lothringische Krankenhaus wurde hierbei mitgezählt.
14 Vgl. Becker-Jákli (wie Anm. 10), S. 316.
15 Vgl. Becker-Jákli (wie Anm. 10).
16 UA Bonn: Promotionsunterlagen Berta Heinemann.

Schlimmer erging es Paula Leiter[17] aus Wien, die sich im Mai 1916 an der Universität Bonn in den Fächern Romanistik und Latein immatrikulierte.[18] Zurückgekehrt nach Wien führte sie dort ihr Studium, das sie mit der Promotion beenden wollte, fort. Laut Rigorosenprotokoll vom 19. Jänner 1918 wurde die Tochter eines jüdischen Redakteurs jedoch reprobiert.[19] Ihre Freundin Christine Rohr von Denta,[20] mit der sie gemeinsam das Auslandssemester in Bonn verbracht hatte, bestand hingegen das Rigorosum am 22. November 1917 an der Wiener Universität.[21]

Im Jahre 1919 kehrte Berta Heinemann noch einmal als Assistentin zu den Städtischen Krankenanstalten Wiesbaden zurück.[22] Für die folgenden sieben Jahre liegen keine Unterlagen vor.

Im Jahre 1926 ließ sich Berta Heinemann schließlich in Köln nieder, vier weitere ehemalige Bonner Medizinstudentinnen aus dieser Untersuchungsreihe praktizierten dort ebenfalls. Sie hatten sich damit für einen Ort entschieden, in dem die Synagogengemeinden Mitte der 1920er Jahre fast 20.000 Mitglieder hatte und die Domstadt damit zu einem der rheinischen jüdischen Zentren gezählt werden konnte.[23]

Insgesamt achtzehn weitere der hier vorgestellten ehemaligen Studentinnen machten sich später selbständig, sieben davon ließen sich in Berlin nieder,[24] je drei in Düsseldorf[25] und in Hamburg,[26] je eine in Bonn,[27] Nürnberg,[28] Solingen,[29] Aachen[30] und Karlsruhe.[31]

---

17 Paula Leiter heiratete am 2.03.1918 den Bezirksrichter Dr. Richard Steiner, wenige Tage später traten beide aus der Israelitischen Kultusgemeinde aus. Mit Sohn Maximilian wurde die Familie am 04.02.1940 nach Budapest verschleppt. Das Landgericht für Zivilsachen stellt am 19.08.1947 amtlich fest, dass die Familie den 08.05.1945 nicht überlebt habe, s. Wiener Stadt- u. Landesarchiv, Auskunft v. 10.09.1997. S.: U. Schläger: »Und wann wir?« Die Vernichtung der ungarischen Juden u. der Budapester Judenrat 1944, Köln 1996.
18 UA Bonn: Immatrikulationsalbum 1916.
19 Archiv der Universität der Wien, Antwort v. 02.09.1997.
20 Christine Rohr v. Denta, Tochter eines österreichisch-ungarischen Generals, wurde im November 1919 »als erste Frau in den akademischen Bibliotheksdienst der österreichischen Nationalbibliothek (damals noch ›Hofbibliothek‹) aufgenommen ... 1935 zum ›Staatsbibliothekar I. Klasse« ernannt, s. https://www.univie.ac.at/biografiA/projekt/Bibliothekarinnen/Rohr_Christine.htm (abgerufen am 20.02.2018. Sie verstarb am 19.11.1961 in Wien, Auskunft der Bundespolizeidirektion Wien v. 18.11.1997.
21 Archiv der Universität der Wien, Antwort v. 31.07.1997. Die Benotung der einzelnen Prüfungsabschnitte fiel zwischen »ausgezeichnet«, »genügend« u. »ungenügend« aus.
22 Vgl. Bertha Heinemann (wie Anm. 7).
23 Dort hatten sich ebenfalls niedergelassen: A. Strauss, S. Breyer-Herzberg, A. Haubrich-Gottschalk, A. Neuberger-Ochs. Zur Bedeutung Kölns im Judentum, vgl. Becker-Jákli: Das jüdische Köln. Geschichte u. Gegenwart. Ein Stadtführer, Köln 2012.
24 S. dazu die Beträge zu: M. Kassel, E. Falk, C. Sprinz, Gr. Willner, H. Beck, M. Jacob, I. Marcus.
25 S. dazu die Beiträge zu: H. Jung-Danielewicz, H. Klein-Hertz, E. Neustadt-Steinfeld.
26 S. dazu die Beiträge zu: L. Meyer-Wedell, T. Levy, R. Liebeschütz-Plaut.
27 S. dazu den Beitrag zu J. Hertz.

Es wurden dabei größere Orte bevorzugt, die einerseits Anonymität zuließen, andererseits über große jüdische Gemeinden verfügten, die unter Umständen Schutz boten. Bevorzugte Standorte waren die Metropole Berlin,[32] die Großstädte Düsseldorf,[33] Hamburg[34] sowie Köln.

Im Jahre 1933 wurde Berta Heinemann wie vielen anderen jüdischen Kolleginnen und Kollegen die Kassenzulassung entzogen. Nach dem erzwungenen Auszug aus der Wohnung im Hause Rothgerberbach 19 im Jahre 1934 musste sie bis zum Jahre 1938 noch drei weitere Male die Unterkunft wechseln, danach verliert sich von der damals 49-jährigen Ärztin jegliche Spur.[35]

In Köln sind Aktenverluste nicht nur durch Kriegseinwirkungen entstanden. Im Jahre 1938 wurden außerdem Unterlagen jüdischer Einrichtungen gezielt vernichtet und zu Kriegsende Beweismaterial systematisch beiseite geschafft.[36] Im Gedenkbuch der Stadt Köln ist ihr Name nicht verzeichnet[37] – dies könnte im besten Falle bedeuten, dass Berta Heinemann die Flucht ins rettende Ausland gelungen ist.

Eigene Publikation

Über die Anwendung von Antistreptokokkenserum Aronson bei Erysipel; Bonn. Med. Diss. v. 1918.

---

28 S. dazu den Beitrag zu H. Maas.
29 S. dazu den Beitrag zu E. Rüppel.
30 S. dazu den Beitrag zu A. Spiegelberg.
31 S. dazu den Beitrag zu Johanna Maas.
32 Vgl. J. Schlör: Berlin II – »Traum und Notstadt der Juden«, in: W. Jasper und J. H. Schoeps (Hg.): Deutsch-jüdische Passagen. Europäische Stadtlandschaften von Berlin bis Prag, Hamburg 1996, S. 63–82.
33 Vgl. J. H. Kruse: Düsseldorf – Heines verlorenes Paradies, in: Jasper und Schoeps (wie Anm. 32), S. 121–140. A. Wedell: Geschichte der jüdischen Gemeinde Düsseldorf, in: Geschichte der Stadt Düsseldorf in zwölf Abhandlungen. FS zum 600-jährigen Jubiläum, hg. v. Düsseldorfer Geschichtsverein, Düsseldorf 1880 = Beiträge zur Geschichte des Niederrheins 1888 (Neudruck 1973), S. 149–254. Bei dem Verfasser handelt es sich um den Vater der Studentin Lilly Meyer-Wedell, s. den entsprechenden Beitrag.
34 Vgl. W. Jasper: Hamburg – Sephardische Tradition und liberale Reform, in: Jasper und Schoeps (wie Anm. 32), S. 167–180.
35 Berta Heinemann (wie Anm. 7).
36 Vgl. A. Genger: Die jüdischen Opfer des Nationalsozialismus aus Köln. Gedenkbuch. Redaktion: NS Dokumentationszentrum der Stadt Köln. Mitteilungen aus dem Stadtarchiv Köln, 77. Heft, Köln, Weimar, Wien 1995. Besprechung in: Düsseldorfer Jahrbuch. Beiträge zur Geschichte des Niederrheins, Bd. 66, 1995, hg. v. Düsseldorfer Geschichtsverein, Düsseldorf 1995, S. 397–399, S. 398.
37 Vgl. Genger (wie Anm. 36).

Dr. med. GERTRUD CRAMPE, geb. SELIGMANN

19.04.1889 Emmerich – 27.10.1918 auf der Rückreise vom Stationierungsort St. Gilles/
Frankreich
Sanitätsärztin

V: Salo Seligmann (23.09.1859 Wülfrath), Agent. M: Recha S., geb. Michelson (09.03.
1866).
G: Ilse S. (04.07.1891). Hans S. (16.01.1893 Emmerich), Dr. med. Arzt. Herbert S. (12.10.
1899).[1]
E: Ernst Hermann Crampe (26.02.1890 Hecklingen/Anhalt – 1968 Hausen), Dr. med.,
Arzt.[2]

Nach Ausbruch des Ersten Weltkrieges wollten anscheinend auch Ärztinnen
zeigen, dass sie – ebenso wie Ärzte – »in der Lage waren, in dieser Situation
›ihren Mann‹ zu stehen«.[3] In den ersten Kriegswochen waren sie allerdings noch
vom Militärdienst ausgeschlossen. Erst mit Beschluss des Kriegsministeriums
vom 11. September 1914, auch ungedienten Zivilärzten Dienst in Reserve- und
Vereinslazaretten zuzugestehen, fiel die Hürde.[4] Frauen schienen jetzt sogar
hochwillkommen zu sein. Nach Meinung von Rudolf Virchow sollten Frauen in
den von ihm als »Inseln der Humanität« bezeichneten Kriegslazaretten mit
»›zarten Händen, weiblichem Gefühl und Weitblick‹ den Gegenpol ›zum hel-
denhaft-kriegerischen Mann‹ darstellen«.[5]

Am 3. August 1914 war Gertrud Seligmann an der Medizinischen Fakultät der
Bonner Universität mit der Note s. c. l. promoviert worden.[6] Sofort anschließend
wechselte sie in den Sanitätsdienst. Ob sich die 25-Jährige bei diesem Entschluss
von der damals allgemein herrschenden patriotischen Einstellung hatte leiten

---

1 Stadtarchiv Bonn, Alt-Kartei Familie Seligmann.
2 Stadtarchiv Emmerich, Auskunft v. 3.02.2014.
3 Chr. Eckelmann u. K. Hösch: Ärztinnen – Emanzipation durch den Krieg? In: J. Bleker u. H.-P.
Schmiedebach (Hg.): Medizin und Krieg. Vom Dilemma der Heilberufe 1865–1985, Frankfurt/
M. 1987, S. 153–170, S. 158.
4 J. Bleker: Kriegsgewinnlerinnen? Studium und Berufsarbeit deutscher Medizinerinnen im
Ersten Weltkrieg, in: Bleker u. Schleiermacher, (s. Beitrag H. Maas, wie Anm. 21), S. 75–87.
5 Eckelmann u. Hösch (wie Anm. 3), S. 157.
6 UA Bonn, Promotionsalbum der Medizinischen Fakultät 1914, in Bonn hatte sie sechs, in
Freiburg drei und in Berlin ein Semester verbracht.

lassen oder ob sie etwa glaubte, durch den Kriegseinsatz frühzeitig ärztliche Erfahrungen sammeln zu können, entzieht sich der Kenntnis.

Mitte 1915 dienten insgesamt 46 Medizinerinnen im Sanitätsdienst hinter der Front, 25 von ihnen in Reservehospitälern und 21 in Vereinslazaretten, darunter waren isolierte Quartiere, in denen an Typhus und anderen Seuchen erkrankte Patienten behandelt wurden.[7]

Die weitreichenden Konsequenzen dieser Öffnung des Sanitätsdienstes für Frauen wurden der Heeresleitung vermutlich erst durch den forschen Auftritt der aus Bonn stammenden und in Halle stationierten Ärztin Elisabeth Reinike[8] bewusst. Im Januar 1915 waren ausführliche Artikel über Vorgänge im Reservelazarett Halle in mehreren Zeitungen erschienen. Es war dabei die Rede davon, dass »Unteroffiziere und Mannschaften« vor dieser Ärztin »zu grüßen, Schildwachen und Posten zu präsentieren, marschierende Abteilungen im strammen Gleichschritt zu marschieren« hätten. Anschaulich gemacht wurde dieser, in den Augen der Heeresleitung unerträgliche Vorfall, durch ein Foto.[9]

Dass jetzt umgehend gehandelt werden musste, um den militärischen Gehorsam nicht ins Wanken bringen zu lassen, war für die Heeresleitung offensichtlich. Im Mai 1915 wurden die Verträge nahezu aller bis dahin im Kriege verpflichteten Ärztinnen ohne Angabe von Gründen aufgelöst. Zu diesem Zeitpunkt ließ die Heeresleitung verlauten, es wären genügend männliche Ärzte in der Lage, die Truppen ausreichend zu versorgen. Ärztinnen würden jetzt dringend gebraucht, um die im Feld stehenden Kollegen zu vertreten, vor allem um Mütter und Kinder an der Heimatfront zu versorgen. Die Ärztinnen wurden damit wieder »in ihre angestammten Schranken verwiesen«;[10] als Krankenschwestern waren sie an der Front allerdings hochwillkommen.[11]

Wann Gertrud Seligmann zur Polizeistation nach St. Gilles versetzt wurde, ist nicht bekannt. Ihr späterer nichtjüdischer Ehemann, Dr. Hermann Crampe, den sie vermutlich während der Zeit ihrer Klinikausbildung in der Frauenklinik Bonn kennengelernt hatte, leistete als Kriegsfreiwilliger Dienst im Festungsla-

---

7 Vgl. Eckelmann u. Hösch (wie Anm. 3), S. 159 f.
8 Vgl. Bleker (wie Anm. 4), S. 79. Elisabeth Gerhartz, geb. Reinike (30.05.1881 Bonn) hatte in Bonn studiert, sie gehörte nicht der jüdischen Religion an: Buchin, in: Bleker u. Schleiermacher, (s. Beitrag H. Maas, wie Anm. 21), S. 251.
9 J. Bleker: Medizin im Dienste des Krieges – Krieg im Dienst der Medizin. Zur Frage der Kontinuität des ärztlichen Auftrages und ärztlichen Werthaltung im Angesicht des Krieges, in: Bleker u. Schmiedebach (wie Anm. 3), S. 13–25. S. 78.
10 Bleker (wie Anm. 4), S. 80.
11 Ebd., S. 78, s. dazu den Beitrag zu Trude Schiff-Löwenstein. Katharina Freytag, in: Ärztinnen im Kaiserreich https://www.ecosia.org/search?q=%C3%84rztinnen+im+Kaiserreich+Katharina+Freytag&addon=firefox&addonversion=4.0.2 (abgerufen am 14.01.2018), sie gehörte nicht der jüdischen Religion an.

zarett in Lüttich.[12] Während eines Fronturlaubs hatten beide in Bonn am 22. November 1915 geheiratet.[13] Auch als verheiratete Frau ist Gertrud Crampe noch als Sanitätsärztin eingesetzt worden. Auf der Alt-Kartei der Familie Seligmann für das Jahr 1916 befindet sich zu ihrem Namen der Vermerk: »21. 01. 1916: befindet sich im Felde«.[14]

Während des Ersten Weltkrieges fielen mehr Menschen den Folgen der Grippepandemie als denen des Krieges zum Opfer,[15] mehrheitlich junge und in der Regel gesunde Frauen und Männer.[16] An den Spätfolgen ist auch Gertrud Crampe, geb. Seligmann, verstorben.

In der Todesanzeige vom 30. Oktober 1918 heißt es:

> »Plötzlich und unerwartet entschlief auf der Reise von Brüssel in die Heimat, nach vierjähriger aufopfernder Arbeit fürs Vaterland, nach eben überstandener Grippe, unsere heißgeliebte Gattin, Tochter, Schwiegertochter, Schwester, Schwägerin, Nichte und Freundin, Dr. med. Gertrud Crampe, geb. Seligmann im Alter von 29 Jahren, nach dreijähriger glücklicher Ehe«.[17]

Die ungewöhnliche Form dieser Grippeerkrankung sowie die erschreckenden Ausmaße ihrer Ausbreitung alarmierten die Fachwelt, frühzeitige Ursachenforschung wurde daher angeordnet. Im Wintersemester 1917/18 hatte zum Beispiel die Bonner Medizinstudentin Erna Markus, verheiratete Rüppel,[18] in der Bonner Medizinischen Klinik den Auftrag erhalten, über einen bestimmten Zeitraum den Krankheitsverlauf von ca. 160 bis 180 Grippeerkrankten, »die sich vorwiegend im dritten Lebensjahrzehnt befanden«,[19] auszuwerten. Ihre Dissertation zu diesem Thema mit dem Titel »Zur Klinik und Pathologie der Influenzapneunomie«, legte sie am 12. Juli 1919 vor.[20]

Zum Zeitpunkt des Todes von Gertrud Crampe im Herbst 1918 hatte man den Grippeerreger aber immer noch nicht identifizieren können. »Abgeschottet vom Blick der Öffentlichkeit spielte sich in den Labors eine von Zweifeln und Ängsten begleitete Suche nach dem Erreger ab«. Diese Suche dauerte bis zum Jahre 1933,

---

12 Stadtarchiv Emmerich (wie Anm. 2).
13 Stadtarchiv Bonn: 22.11.19.15 Heiratsurkunde Nr. 417 (Einwohnermeldekartei 1880–1919).
14 Stadtarchiv Bonn (wie Anm. 1).
15 Vgl. Thomas Weber: »Medizinische Niederlage. Die Grippe von 1918 forderte vierzig bis hundert Millionen Opfer«, in: FAZ, 30. 04. 2003 (Geisteswissenschaften).
16 H. Sassin: Überleben im Untergrund. Die Kinderärztin Dr. Erna Rüppel (1895–1970), in: die Heimat 26, S. 4–37, S. 8.
17 Generalanzeiger für Bonn und Umgebung, 30. 10. 1918.
18 S. dazu den Beitrag zu Erna Rüppel, geb. Marcus.
19 Vgl. Sassin (wie Anm. 16), S. 8.
20 Erna Rüppel: Zur Klinik und Pathologie der Influenzapneunomie. Bonn, Diss. Med. v. 12. 07. 1919.

erst dann »konnte das verantwortliche Virus isoliert und charakterisiert werden«.[21]

Fast genau einen Monat nach dem frühen Tod Gertrud Crampes wurde ihr jüngerer Bruder, Hans Seligmann, an der Medizinischen Fakultät der Bonner Universität promoviert. Vielleicht war die ältere Schwester sein Vorbild gewesen, deren Ausbildungsweg er genau verfolgt hatte, den Schulabschluss in Mönchengladbach, ihre erste Zeit an der Universität als Gasthörerin an der Bonner Universität, ehe sie sich im Wintersemester 1908/09 endlich immatrikulieren konnte.[22]

Im Oktober 1916 hatte das Kriegsministerium eine sogenannte ›Judènzählung‹ veranlasst. Von der Veröffentlichung sah man jedoch ab, da »die Statistiken zeigten, dass die relative Anzahl der jüdischen Frontsoldaten nicht geringer war als die der nichtjüdischen Soldaten«. Mehr als 100.000 jüdische Soldaten hatten sich freiwillig gemeldet, davon waren bis Ende des Krieges 12.000 gefallen.[23]

Auch jüdische Ärztinnen leisteten, wie bereits oben dargestellt, Sanitätsdienst. Trotz dieses ›Dienstes für das Vaterland‹ wurden sie nach 1933 als Jüdinnen erst ausgegrenzt, dann verfolgt und viele von ihnen ermordet, wie zum Beispiel die 1867 geborene Gisela Kuhn,[24] geborene Rosenfeld, die 1943 in Theresienstadt ums Leben kam. Einigen ehemaligen Sanitätsärztinnen gelang es, sich rechtzeitig ins Ausland zu retten. Käthe Neumark ging bereits 1933 nach Holland, wo sie ein Jahr später in Zandvoort eine Kinderpension eröffnete, in der unter anderen Anne Frank und deren Schwester Margot Urlaub verbracht haben sollen.[25] Gertrud Samson, die als Ärztin im Februar 1938 einen der Kindertransporte nach England begleitete, konnte nach ihrer Rückkehr ein Jahr später mit den Eltern und einer Tante selbst dorthin emigrieren.[26] Mit dem Schicksal jüdischer Sanitätsärztinnen im Ersten Weltkrieg hat man sich bis jetzt in der Forschung anscheinend nur am Rande beschäftigt.

Im Jahre 1922 wohnten die Eltern von Gertrud Crampe noch in der Poppelsdorfer Allee und dort unterhielt auch Dr. med. Hans Seligmann seine Praxis, im Adressbuch 1926/27 wird der Name der Familie hingegen nicht mehr geführt.[27]

---

21 Weber (wie Anm. 15), FAZ v. 30.04.2003.
22 UA Bonn: Immatrikulationsalbum WH 1908/09.
23 www.judentum-projekt.de › Geschichte › Neuzeit › Patriotismus (abgerufen am 08.03.2015).
24 Vgl. Gisela Kuhn, in: Ärztinnen im Kaiserreich https://geschichte.charite.de/aeik/biografie. php?ID=AEIK00015 (abgerufen am 06.08.2020), sie hatte nicht in Bonn studiert.
25 Vgl. Käthe Neumark, in: Ärztinnen im Kaiserreich https://geschichte.charite.de/aeik/biogra fie.php?ID=AEIK00593 (abgerufen am 06.08.2020), sie hatte nicht in Bonn studiert.
26 Vgl. Gertrud Samson, in: Ärztinnen im Kaiserreich https://geschichte.charite.de/aeik/bio grafie.php?ID=AEIK00654 (abgerufen am 06.08.2020), sie hatte nicht in Bonn studiert.
27 Stadtarchiv Bonn: Adressbuch 1926/27.

Eigene Publikation

Beitrag zum Studium des Gesamtbildes bei Lungentuberkulose mit der Berücksichtigung der Arndtschen Methode. Bonn, Diss. Med. 1914.

Dr. med. Erna Falk, geb. Levi

14.08.1890 Hannover[1] – 1991 Melbourne/Australien[2]
Allgemeinpraktikerin

V: Sigismund Siegfried L. (21.10.1860 Otzenrath/Kreis Grevenbroich – 1904), Kaufmann.
M: Rosa L., geb. Salomon (06.12.1864 Minden – 13.03.1898).[3]
E: Albert Falk (17.02.1885 Beckum/Westfalen – 19.12.1938 Berlin (Suizid), Kinderarzt.[4]
K: Werner F. (05.08.1923). Renate F. (18.09.1925).

Die aus wohlhabendem Hause stammende Erna Levi wurde durch den frühen Tod der Eltern bereits im Alter von 14 Jahren Vollwaise. Die Vormundschaft übernahm eine christliche Pflegemutter, die dem jungen Mädchen ein neues Zuhause gab. Nach dem Besuch der Sophienschule in Hannover wechselte die Schülerin an das Städtische Realgymnasium und legte Ostern 1910 in ihrer Heimatstadt die Reifeprüfung ab, um anschließend Medizin zu studieren. Sechs Semester verbrachte sie an den Universitäten Heidelberg, München und Berlin. In Bonn immatrikulierte sie sich am 30. April 1913. Zurückgekehrt nach München bestand sie dort 1915 das medizinische Staatsexamen und erhielt unmittelbar danach die Approbation.[5]

Die Stellen der seit Beginn des Ersten Weltkrieges in großer Zahl eingezogenen Ärzte wurden während der Kriegszeit vielfach mit Frauen besetzt, die erst kurz zuvor ihr medizinisches Staatsexamen bestanden und die Approbation erhalten hatten. Erna Levi musste die sonst übliche Medizinalpraktikantinnenzeit nicht ableisten, sondern kam unmittelbar nach Ablegung des Staatsexamens als Assistenzärztin an das Kaiser-und-Kaiserin-Friedrich-Kinderkrankenhaus; dort blieb sie von Juli 1915 bis Juli 1916.[6] Durch den kriegsbedingten

1 Stadtverwaltung Hannover, Auskunft v. 08.05.2013: StA Hannover I 399–3346/1890.
2 R. Federspiel: Erna Falk (1890–1991), in: Jacob und Federspiel, (s. Beitrag M. Kassel, wie Anm. 25), S. 86–87, S. 87.
3 Stadtverwaltung Hannover (wie Anm. 1): Meldeangelegenheit Erna Falk, geb. Levi.
4 R. Federspiel: Albert Falk (1885–1938), Kinderarzt, in: Jacob und Federspiel, (wie Anm. 2), S. 52.
5 Vgl. J. Buchin: Kurzbiographien der Ärztinnen aus dem Kaiserreich, in: Bleker und Schleiermacher (s. Beitrag H. Maas, wie Anm. 21), S. 233–305, S. 246.
6 Vgl. Bleker: Kriegsgewinnlerinnen? Bleker und Schleiermacher, (s. Beitrag H. Maas, wie Anm. 21), S. 80f.

Ärztemangel gelangten auf diese Weise junge Medizinerinnen auf Arbeitsstellen, die vor dem Kriege nur Kollegen vorbehalten gewesen waren. So kam beispielsweise die noch nicht promovierte Erna Levi ab 1916 in die Infektionsabteilung des Rudolf-Virchow-Krankenhauses in Berlin, dem das Robert-Koch-Institut angegliedert war.

Damit gehörte Erna Levi zum erweiterten Stab des renommierten Chefarztes Dr. Ulrich Friedemann. Im Reichsseuchenlazarett, das dieser Abteilung zugeordnet war, hatte Erna Levi Patienten zu betreuen und darüber hinaus ein Forschungsthema zu bearbeiten, das zugleich Schwerpunkt ihrer Dissertation war: »Kasuistische und statistische Beiträge zur Serumkrankheit«; die Promotion fand statt am 8. August 1918.[7]

Kurze Zeit später heiratete Erna Levi den fünf Jahre älteren, ebenfalls jüdischen Kollegen Dr. Albert Falk.[8] Das Ehepaar ließ sich in Berlin-Schöneberg nieder und führte eine Gemeinschaftspraxis – sie als Allgemeinpraktikerin und er als Kinderarzt. Auch nach der Geburt der beiden Kinder übte Erna Falk weiterhin ihren Beruf aus.[9]

Beide Ehepartner gehörten zu der Gruppe jüdischer Ärzte, die bei der medizinischen Behandlung auch das soziale Umfeld der Patienten mit berücksichtigten. Erna und Albert Falk waren überzeugt davon, dass sich »durch Unzulänglichkeiten des Wohnens, der Ernährung und der Hygiene« Krankheiten vermehrt ausbreiten konnten«.[10] Ihr Anliegen war daher eine grundsätzliche Verbesserung des Wohnumfeldes und auch die weitreichende Versorgung der Großstadtmenschen mit natürlichen Lebensmitteln. Nach dieser Maxime lebten auch Erna und Albert Falk mit ihren Kindern. Die Anmietung eines Schrebergartens in der Nähe der Wohnung bot der Familie Naherholung, dazu Arbeit im Freien und im Sommer und Herbst Ernte der selbst angebauten Früchte und diverser Gemüsesorten. Hier durften sich mitunter Notleidende mit Obst versorgen und dort gelegentlich auch übernachten.[11]

Bereits am 1. Juli 1933 wurde Albert Falk die ärztliche Kassenzulassung entzogen. Da ihm der ›Frontkämpferstatus‹ wegen einer Erkrankung im Ersten Weltkrieg verweigert worden war, konnte er die Ausnahmeregelung, die den

---

7 Erna Falk, in: Ärztinnen im Kaiserreich-Charité https://geschichte.charite.de/aeik/biogra fie.php?ID=AEIK00348 (abgerufen am 06.08.2020). Federspiel (wie Anm. 2), S. 86. Dissertationsthema: Kasuistische u. statistische Beiträge zur Serumkrankheit. Berlin, Med. Diss. v. 08.08.1918.
8 Vgl. R. Schwoch (Hg.): Berliner jüdische Kassenärzte und ihr Schicksal im Nationalsozialismus. Ein Gedenkbuch, Berlin 200, S. 215–216. S. 215.
9 Vgl. Schwoch (wie Anm. 8), S. 216.
10 B. Meyer: Für das Ideal sozialer Gerechtigkeit. Der »Verein sozialistischer Ärzte« 1913–1933, S. 1–5, S. 2.
11 Vgl. Federspiel (wie Anm. 4), S. 52.

Entzug der Kassenzulassung verhindert hätte, nicht für sich beanspruchen.[12] Daraufhin übernahm Erna Falk zusätzlich einen Teil der Patienten ihres Mannes. Der Sohn berichtete, »dass seine Mutter eine außerordentlich beliebte Ärztin gewesen sei und die Kinderwagen der zum großen Teil nicht jüdischen Patienten in einer langen Reihe im Erdgeschoss standen und dafür Quittungsscheine ausgegeben wurden«.[13]

Erna Falk war im Jahre 1928 offensichtlich unter ihrem Mädchennamen in den ›Verein sozialistischer Ärzte‹ eingetreten (VSÄ),[14] seit wann ihr Ehemann dort Mitglied war, ist nicht bekannt. Als Mitglieder des VSÄ mussten Erna und Albert Falk nach der Machtübernahme mit der baldigen Verhaftung rechnen und bemühten sich daher, Deutschland so schnell wie möglich zu verlassen. Da sich jedoch die hochbetagten Eltern von Albert Falk weigerten, wegzugehen und Sohn und Schwiegertochter sie nicht alleine ihrem Schicksal überlassen wollten, gaben die Falks die Emigrationspläne erst einmal auf.

Nach dem Tod der Eltern gelang es Erna und Albert über Freunde, das Affidavit für die USA zu erhalten, doch scheiterte die Ausreise im letzten Augenblick.[15]

Erna Falk war vorgeworfen worden, den Tod eines Patienten durch eine zu hohe Morphiumgabe verursacht zu haben. Obwohl das offizielle Verfahren vor der Ärztekammer »mit der vollen Rehabilitation der Ärztin endete«,[16] wurde ihr nun die Einreise in die USA verweigert. Albert Falk, der sich bereits durch Englischkurse auf seine neue Heimat vorbereitet hatte, fuhr alleine, war begeistert, kam aber zurück zu seiner Familie. Nun konzentrierten sich die Hoffnungen auf Australien, doch ließ die Einreisegenehmigung auf sich warten.[17]

Auch Erna Falk war im Laufe des Jahres 1933 die ärztliche Zulassung entzogen worden. Gegen diesen Beschluss hatte die damals 43-jährige Ärztin, mit Verweis auf ihre Tätigkeit während des Ersten Weltkrieges im Seuchen- und Infektionsbereich erfolgreich Beschwerde eingelegt.[18] Erna Falk gewann zwar durch ihren Einspruch fünf weitere Jahre Praxistätigkeit, als jedoch durch den Erlass der »Vierten Verordnung zum Reichsbürgergesetz« vom 25. Juli 1938 der end-

---

12 Vgl. St. Leibfried u. Fl. Tennstedt: Berufsverbote und Sozialpolitik 1933. Die Auswirkungen der nationalsozialistischen Machtergreifung auf die Krankenhausverwaltung und die Kassenärzte – Analysen, Materialien zu Angriff und Selbsthilfe, Erinnerungen, Bremen 1979, S. 253.

13 Federspiel (wie Anm. 2), S. 86.

14 Vgl. Der sozialistische Arzt, 4. Jg. (1928), H. 1–2 (Februar), S. 38.

15 Schwoch (wie Anm. 8), S. 216.

16 Federspiel (wie Anm. 2), S. 86.

17 Federspiel (wie Anm. 4), S. 52.

18 Vgl. Schwoch (wie Anm. 8), S. 216.

gültige Entzug der Approbation zum 30. September 1938[19] erfolgte, zeigten sich diese scheinbar geschenkten Jahre als ›vergiftetes‹ Geschenk. Denn seit 1938 hatte sich auch die »wirtschaftliche Lage für Juden noch mehr verschärft«. Im Rahmen der ›Reichsfluchtsteuer‹ wurden auf der Bank lagernde Wertpapiere beschlagnahmt, außerdem musste eine vollständige Auflistung aller Wertgegenstände eingereicht werden, gefolgt von der »Veranlagung der Judenvermögensabgabe«.[20] Nach den Ausschreitungen in der Reichspogromnacht am 9. November 1938 gegen jüdische Bürger, der Verwüstung zahlreicher Wohnungen und Geschäfte sowie der Zerstörung eines Großteils der Synagogen, wurde, sozusagen als »Sühneleistung«,[21] von der jüdischen Bevölkerung anschließend sogar noch die Bezahlung der dabei entstandenen Schäden verlangt.[22]

In den 1930er Jahren waren Hausärzte verpflichtet, Praxisräume in der eigenen Wohnung anzubieten.[23] Die Schließung der Praxis war somit auch für Familie Falk zugleich verbunden mit dem Verlust der Wohnung. Dies allerdings schien erst einmal nicht besonders gravierend zu sein, denn bis zur erwarteten Einreiseerlaubnis nach Australien boten Freunde eine Unterkunft.[24] Durch die Ereignisse am 9. November 1938 verschlechterte sich jedoch die Lage der Familie auf dramatische Weise.

Da Albert Falk bei den Vorgängen rund um die Reichspogromnacht »mit seiner Verhaftung rechnen musste«, brachte er sich rechtzeitig in Sicherheit.[25] Die Kraft, mit diesen lebensbedrohlichen Aufregungen und den bereits vorher erlittenen Demütigungen fertig zu werden, brachte Albert Falk allerdings nicht mehr auf.

Im Reichsmedizinalkalender von 1937 war sein Name durch die Voranstellung eines Doppelpunktes ›stigmatisiert‹ worden. Aus der Legende konnte entnommen werden, dass es sich bei den derart gekennzeichneten Personen um »Juden im Sinne der Ersten Verordnung zum Reichsbürgergesetz vom 14. No-

---

19 Federspiel (wie Anm. 2), S. 86. Schwoch nennt dazu den 09.12.1938, S. 216. S. Schleiermacher: Das Schicksal der »nicht-arischen« Ärztinnen der älteren Generation, in: Bleker u. Schleiermacher, (s. Beitrag H. Maas, wie Anm. 21). S. 127–158, S. 133.
20 R. Jacob: Ärzte zwischen Demütigung, Emigrantenwunsch und Patientenbindung, in: Jacob und Federspiel, (s. Beitrag M. Seefeld, wie Anm. 25). S. 30–38, S. 37 f.
21 R. Federspiel: Leben im Bayerischen Viertel, in: Jacob u. Federspiel, (s. Beitrag M. Seefeld, wie Anm. 25). S. 11–18, S. 16.
22 Federspiel (wie Anm. 21), S. 16: die jüdische Bevölkerung hatte für die Summe von 1 Milliarde Reichsmark aufzukommen. Die Nachforderung im Oktober 1939 stellte eine weitere Abgabe von 5 % dar.
23 Vgl. R. Jacob: Joseph Lachmann, in: Jacob u. Federspiel, (s. Beitrag M. Seefeld, wie Anm. 25), S. 80–85, S. 82.
24 Vgl. Federspiel (wie Anm. 2), S. 86.
25 Federspiel (wie Anm. 2), S. 87.

vember 1935« handelte.[26] Der Verlust nun auch der Praxis seiner Frau und damit der Existenzgrundlage der Familie hatte den 53-jährigen Arzt letztlich zermürbt. Ein Überleben im nationalsozialistischen Deutschland schien für ihn nicht mehr möglich und an die rechtzeitig eintreffende Genehmigung zur Einreise nach Australien glaubte er nicht mehr. Am 18. Dezember 1938 nahm er sich das Leben. »Zwei Tage später brachte die Post die Einreisegenehmigung für die ganze Familie«.[27]

Jüdische Flüchtlinge waren ab 1938 bei der Ausreise aus Deutschland praktisch mittellos, nach deutschen Devisenbestimmungen durften nur 10 Reichsmark mitgeführt werden.[28] Vor den Grenzüberschreitungen wurde penibel darauf geachtet, dass weder Geld noch Wertsachen mitgenommen wurden.[29]

Die Vollwaise Erna Falk war mit ihrem 18. Geburtstag Eigentümerin eines Hauses in Hannover geworden.[30] Mag sein, dass auch der wertvolle Ring, den sie besaß, noch aus ›besseren‹ Zeiten stammte. Freunde, denen sie diesen Schmuck zur Aufbewahrung gegeben hatte, überreichten ihr das Erbstück, das den Grundstock für den Aufbau der Existenz in der neuen Heimat darstellen sollte, bei ihrem Zwischenstopp in London vor der Ausreise nach Australien.[31]

Während der Überreise im Frühjahr 1939 kümmerte sich Erna Falk verantwortungsvoll um eine Gruppe Kinder, die in Australien in das Kinderheim kommen sollte, deren Leitung ihr zwar zugesichert – dort angekommen – jedoch verweigert wurde.[32]

Medizinische Berufsverbände in den angelsächsischen Staaten waren nach 1933 eher nicht geneigt, sich Konkurrenz auf den ohnehin heiß umkämpften Arbeitsmärkten ins Land zu holen.[33] Kolleginnen und Kollegen, die sich wegen des Narkosegesetzes vor einem Schiedsgericht hatten rechtfertigen müssen, begegnete man, auch bei tadellosem Ausgang des Verfahrens, anscheinend eher misstrauisch. Die konservativen Berufsstände hatten zudem, nicht nur in Deutschland, große Vorbehalte gegenüber der Medizinerschaft, die zum Beispiel dem »Verein sozialistischer Ärzte« angehörten und deren Ziel es nachweislich war, die »Sozialisierung des Gesundheitswesens« umzusetzen.[34]

---

26 R. Jacob: Ärzte in ihrer Schöneberger Nachbarschaft, in: Jacob und Federspiel, (s. Beitrag M. Seefeld, wie Anm. 25), S. 105–112, S. 106.

27 Federspiel (wie Anm. 4), S. 52.

28 Vgl. R. Jacob: Zwölf exemplarische Biographien – eine Einführung, in: Jacob u. Federspiel, (s. Beitrag M. Seefeld, wie Anm. 25), S. 47–51, S. 49.

29 Vgl. Jacob (wie Anm. 21), S. 30–38, S. 37.

30 Information von P. Schulze, Hannover, vom 28.08.2013.

31 Vgl. Federspiel (Anm. 2), S. 87.

32 Vgl. Federspiel (Anm. 2).

33 Vgl. K. Collins: European Refugee Physicians in Scotland, 1933–1945, in: Social History of Medicine Vol. 22, No. 3, S. 513–530, S. 513.

34 Meyer (wie Anm. 10), S. 2.

Bereits in den 1920er Jahren kamen jüdische Emigranten nach Australien, es handelte sich dabei vor allem um »durch Armut und Unternehmenslust (!) motivierte Migration«.[35] Für die seit 1933 eintreffenden »politischen Flüchtlinge ... deren Lebensgeschichte durch ein mordendes und brennendes Europa verheert worden war«[36], war der häufig anzutreffende »Mangel an Solidarität zwischen Alt- und Neueinwanderern« kaum zu verstehen. Nicht selten fühlten sie sich durch die Glaubensgenossen, die bereits etabliert waren, »nicht nur ausgenützt, sondern auch missachtet und gedemütigt«.[37]

Dazu kamen von Seiten vieler gebürtiger Australierinnen und Australier Gefühle von »Fremdenangst und -feindlichkeit«, häufig auch geschürt durch Vorbehalte gegenüber den gut ausgebildeten und fleißigen Neuankömmlingen. Im Lande herrschte »Mangel an qualifizierten Arbeitskräften, zumal an qualifizierten Frauen« und die Fremden machten sich mit ihrer durchweg hohen Arbeitsmoral nicht beliebt bei einheimischen Kolleginnen und Kollegen, die nicht selten, wie eine Emigrantin bei einer Befragung Anfang der 1990er Jahre meinte betonen zu müssen, »Unzuverlässigkeit und Nachlässigkeit bei der Arbeit« zeigten.[38]

Erna Falk soll in Australien versucht haben, die im Lande erforderlichen medizinischen Prüfungen nachzuholen, gab dies Verfahren anscheinend jedoch auf. Da sie alleine für ihre Kinder sorgen musste, war sie auf sofortige Einkünfte angewiesen und führte daher die Pension für ältere Menschen, die sie gleich nach der Ankunft in der neuen Heimat eingerichtet hatte, auch später weiter.

Im Alter von 100 Jahren verstarb Dr. med. Erna Falk, geborene Levi. Ihren Beruf hat sie letzlich nur 20 Jahre ausüben können.[39]

Eigene Publikation

Kasuistische u. statistische Beiträge zur Serumkrankheit. Berlin, Med. Diss. v. 08.08.1918.

---

35 F. Meyer-Gosan: »Es geht nichts über democracy«. Elisabeth Young in Sydney, in: W. Benz (Hg.): Das Exil der kleinen Leute. Alltagserfahrung deutscher Juden in der Emigration, Frankfurt/M. 1994, S. 215–228, S. 215.
36 Meyer-Gosau (wie Anm. 35), S. 215.
37 Ebd., S. 220.
38 Ebd., S. 222f.
39 Vgl. Schwoch (wie Anm. 8), S. 216.

Dr. med. ALICE HAUBRICH-GOTTSCHALK, geb. GRABOWSKI

11.01.1892 Konitz/Westpreußen – 10.02.1944 Köln (Suizid)[1]
Frauen- und Kinderärztin

V: Viktor Grabowski (01.08.1863 Kempen/Provinz Posen – 01.12.1931 Wuppertal-Barmen), Dr. phil., Rabbiner.[2]
M: Johanna Bertha G., geb. Haurwitz (28.08.1866 – 14.05.1933 Wuppertal-Barmen).[3]
E1: Friedrich Gottschalk, Dr. med. dent. Scheidung 1926.[4]
E2: Josef Haubrich (15.06.1889 Köln – 5.09.1961 Münstereifel), Dr. jur., Rechtsanwalt, Sammler u. Mäzen.[5]
K: Annelie (Anneliese) Kladetzky-Haubrich, geb. Gottschalk (20.10.1920 Köln), Dr. med. Ärztin.[6]

Alice Grabowski wurde im westpreußischen Konitz geboren und wuchs im bergischen Elberfeld auf, ihre Eltern stammten jedoch aus der Provinz Posen. Die Familie gehört damit zu der Gruppe Posener Juden, die ihre Heimat in großer Zahl vor allem in Richtung Norden und Westen des Deutschen Reiches verlassen hatten.[7] Im ersten Emigrationsschub zwischen 1824 und 1871 »wanderten rund 50.000 Juden aus der Provinz Posen in die älteren preußischen Gebiete ab. Weitere 50.000 kamen zwischen 1877 und 1905 auf demselben Weg nach Deutschland«.[8]

---

1 Alice Haubrich-Gottschalk, in: Ärztinnen im Kaiserreich https://geschichte.charite.de/aeik/biografie.php?ID=AEIK00416 (abgerufen am 11.05.2014).
2 Biographisches Handbuch der Rabbiner, Teil 2: Die Rabbiner im Deutschen Reich 1871–1945, M. Brocke u. J. Carlebach (Hg.), bearb. v. K. N. Jansen u.a., München 2009, S. 240 u. Jüdische Friedhöfe in Wuppertal: www.ns-gedenkstaetten.de/fileadmin/files/.../Jüdische_-Friedhöfe_gesamt.p... (abgerufen am 19.06.2016).
3 U. Schrader: Tora und Textilien, Wuppertal 2007, S. 75.
4 Gedenkstätte Köln Auskunft v. 23.09.2014.
5 H. Keller: Haubrich, Josef (Pseudonym Dr. Ludwig Josef). Sammler und Mäzen. 15.06.1889 Köln – 05.09.1961 Münstereifel, in: Deutsche Biographie 8 (1969), S. 73f.
6 Gedenkstätte Köln (wie Anm. 4).
7 Vgl. Biographisches Handbuch (wie Anm. 2), S. 240: Viktor Grabowski war nach seiner Promotion in Leipzig im Jahre 1889 nicht mehr in seine Heimat zurückgekehrt.
8 Sh. Volkov: Die Dynamik der Dissimilation: Deutsche Juden und die osteuropäischen Einwanderer, in: Sh. Volkov: Jüdisches Leben und Antisemitismus im 19. und 20. Jahrhundert. Zehn Essays, München 1990, S. 166–180, S. 174 u. Y. Rieker u. M. Zimmermann: Von der rechtlichen Gleichstellung bis zum Genozid, in: M. Zimmermann (Hg.) Geschichte der Juden

Am Beispiel der Geburtsstadt von Alice Grabowskis Vater wird die Abwanderungsquote deutlich. In Kempen, Regierungsbezirk Posen, lebten im Jahre 1849 ca. 5.682 Einwohner, davon 56 % Juden,[9] im Jahre 1905 betrug dieser Anteil nur noch 15 %.

Die Gründe waren vielfältig: ungünstige Erwerbsmöglichkeiten, die Verweigerung von Rechten, die Juden in anderen Teilen Preußens gewährt wurden, dazu fehlende Bildungsmöglichkeiten, die besonders jüdische Eltern vermissten. Zum Studium mussten die Söhne aus der Heimat fortziehen und »die Ausbildung der Mädchen lag … überall im Argen.«[10]

Die Vorfahren etlicher jüdischer Medizinerinnen, die vor 1914 an deutschen Universitäten ihr Examen abgelegt hatten, stammten ursprünglich aus der Provinz Posen,[11] beispielsweise der Zeitungsmagnat Rudolf Mosse, der Großvater von Hilde Mosse-Lachmann.[12]

Ende des 19. Jahrhunderts war Alice Grabowski mit ihren Eltern ins Bergische Land gekommen. Nach 10-jähriger Rabbinertätigkeit im westpreußischen Konitz hatte Viktor Grabowski am 1. Oktober 1899 die Synagogengemeinde Elberfeld übernommen.[13] Tochter Alice, die in Konitz noch ein Jahr die Höhere Töchterschule besucht hatte, ging nach dem Umzug zunächst für drei Jahre auf die nächstgelegene Höhere Mädchenschule im benachbarten Mittelbarmen. Dann jedoch meldeten Viktor und Johanna Grabowski die Tochter an einer Elberfelder Privatschule an. In den dort angebotenen mehrjährigen Realkursen mit Schwerpunkt Naturwissenschaften konnten sich Mädchen auf die Reife vorbereiten. Aufgrund einer privaten Initiative »gehörte die Stadt Elberfeld damit zu den ersten zwanzig preußischen Städten mit einer solchen … Bildungsmöglichkeit«.[14] Die 18-jährige Alice Grabowski bestand im Frühjahr 1910 die Reifeprüfung.[15]

---

im Rheinland u. in Westfalen. Schriften zur politischen Landeskunde Nordrhein-Westfalens, Bd. 11, hg. v. d. Landeszentrale für politische Bildung NRW, Köln 1998, S. 141–256, s. Jüdische Einwanderer aus Osteuropa, S. 195–211.

9 Vgl. B. Breslauer: Die Abwanderung der Juden aus der Provinz Posen. Denkschrift im Auftrage des Verbandes der Deutschen Juden, Berlin 1909, S. 1–19, S. 18.

10 Breslauer (wie Anm. 9), S. 9.

11 J. Buchin: Kurzbiographien der Ärztinnen aus dem Kaiserreich, in: Bleker und Schleiermacher, (s. Beitrag H. Maas, wie Anm. 21), S. 233–305: Flora Boenheim, Margarete Brandt, Elisabeth Cords, Clara Davidson-Pietrkowski, Malwine Heinemann, Hedwig Landsberg, Hildegard Levy-Suhl, Johanna Lewy-Hirsch, Therese Oppler, Clara Poll-Cords und Gertrud Zadick. Auswertung der Verfasserin.

12 G. L. Mosse: Aus großem Hause. Erinnerungen eines deutsch-jüdischen Historikers, Berlin 2003, S. 38, s. dazu auch den Beitrag zu Hilde Lachmann-Mosse.

13 Schrader (wie Anm. 3), S. 75. Biographisches Handbuch der Rabbiner, Teil II (wie Anm. 2), S. 240.

14 A.-M. Reinhold: Thekla Landé (1864–1932), in: E. Brychta u. a. (Hg.): mutig, streitbar, reformerisch: Die Landés, Sechs Biografien 1859–1977, Essen 2004, S. 49–86, S. 60.

15 UA Bonn, Personalakte Dr. med. Alice Grabowski/Gottschalk.

Bereits im Jahre 1905 hatte die Initiatorin der Kurse, Thekla Landé,[16] für ihre eigene Tochter Charlotte[17] und neun andere studierwillige Schülerinnen im Alter von 14 bis 25 Jahren »besonders befähigte vollzeit berufstätige Gymnasiallehrer«[18] für einen nachmittäglichen Unterricht für die Dauer von vier Jahren in Elberfeld gewinnen können. Der wochentags stattfindende Unterricht dauerte täglich drei Stunden und verlangte eine intensive Nachbereitung. Charlotte Landés Mutter koordinierte solche Kurse für insgesamt fünf Jahre, damit verbunden war unter anderem die »angemessene« Unterkunft der auswärtigen Schülerinnen sowie die Vorbereitung der am Jungengymnasium Remscheid mehrere Tage dauernden Reifeprüfung.[19] Trotz der verkürzten Schulzeit erhielten diese Schülerinnen dennoch in der Regel bessere Abiturzeugnisse als die Remscheider Abiturienten, die die Schule regulär durchlaufen hatten.[20]

Lilli Culp, verheiratete Friesicke,[21] die Tochter eines holländischen Kaufmanns,[22] war ebenfalls Absolventin der Elberfelder Realkurse. Nach der Immatrikulation im Sommerhalbjahr 1909 an der Bonner Medizinischen Fakultät, wechselte sie nach insgesamt acht Semestern nach Jena, wo sie im Sommer 1914 das Staatsexamen bestand. Nach Erhalt der Not-Approbation setzte sie im selben Jahr ihre Ausbildung als Assistentin an der Jenaer Poliklinik fort, die Promotion erfolgte ein Jahr später.[23] Von Mitte der 1920er Jahre bis 1937 praktizierte Lilli Friesicke als Gynäkologin in der Stadt Brandenburg.[24]

Auch andere jüdische Mütter setzten sich um 1900 für eine wohnortnahe Vorbereitung auf die Reifeprüfung ihrer Töchter ein. Die entsprechenden Aktivitäten von Berta Marcus[25] führten sogar zur Gründung des ersten Essener

---

16 Vgl. Reinhold (wie Anm. 14), S. 53 ff. Sie setzte sich u. a. ein für die »Berufstätigkeit der bürgerlichen Töchtergeneration« u. den »Bildungsverein des arbeitenden Volkes.« Bei der Kommunalwahl v. 3./4. März 1919 wurde sie zudem zur Elberfelder SPD-Stadtverordneten gewählt, s. S. 69. Sie gehörte der jüdischen Religion an.
17 Vgl. U. Daub und Th. Lennert: Charlotte Landé (1890–1977), Kinderärztin, in: Brychta u. a. (wie Anm. 14), S. 97–123. Sie hatte nicht in Bonn studiert.
18 Daub u. Lennert (wie Anm. 17), S. 100.
19 Reinhold (wie Anm. 14), S. 62 ff.
20 Vgl. Daub u. Lennert (wie Anm. 17), S. 100.
21 Lilli Friesicke, geb. Culp, in: Ärztinnen im Kaiserreich: https://geschichte.charite.de/aeik/biografie.php?ID=AEIK00023 (abgerufen am 07.08.2020). UA Bonn: Immatrikulationsalbum SH 1909, s. dazu auch den Beitrag zu Selma Epstein.
22 UA Bonn: Immatrikulationsverzeichnis 30.04.1909.
23 Archivportal Thüringen. Med. Fakultät. Promotion zum Dr. med. (1913/14–1916). Archivalien-Sign.: 297. Datierung: 1913–1916 www.archive-in-thueringen.de/finding_aids/?path=0%3B23236%3B52696 (abgerufen am 01.11.2017).
24 Lilli Friesicke, geb. Culp (wie Anm. 21).
25 Berta Marcus war die Mutter der späteren Bonner Mathematik- u. Physikstudentin Dora Marcus, s. dazu den Beitrag zu Selma Epstein.

Mädchengymnasiums.[26] Besonders Frauen hatten seit dem 19. Jahrhundert den Boden für das jüdische Bildungsbürgertum bereitet, »sie waren unermüdlich damit beschäftigt, gesellschaftliche Werte und Kultur zu verbreiten und an ihre Kinder weiterzugeben«. Sie fühlten sich nicht nur verantwortlich, den Töchtern und Söhnen eine »gute Kinderstube«, sondern ebenso eine »solide bürgerliche Erziehung« zu vermitteln.[27]

Ein Studienbeginn vor dem Ersten Weltkrieg bedeutete für die meisten jungen Frauen eine deutliche Zäsur in ihrem bisherigen Leben. Dies galt besonders für die in der Regel gut behüteten Töchter aus streng gläubigen jüdischen Familien, deren gesellschaftliche Kontakte sich fast ausschließlich auf Glaubensgenossen beschränkten.[28] Bereits bei kleineren Kindern wurde auf den Umgang mit den »richtigen« Spielgefährten« geachtet.[29]

Der neue Lebensabschnitt konfrontierte jüdische Studienanfängerinnen daher häufig mit Lebenswelten, die ihnen bis dahin vollkommen fremd waren. Ob in Alice Grabowskis Elberfelder Klassenverband auch Töchter aus evangelischen und katholischen Familien waren, ist nicht bekannt.

Der Vater von Alice Grabowski, der selbst ein Studium mit Promotion absolviert hatte und demnach die Studienabläufe sowie die Lebensbedingungen in den Universitätsstädten kannte, wird seiner Tochter vermutlich wenig Auflagen gemacht und darauf vertraut haben, dass diese die jüdischen Glaubensregeln weitgehend einhielt.

Nicht kompromissbereit zeigte sich hingegen der strenggläubige Vater der angehenden Studentin Therese Oppler,[30] die »von irgendwoher aus dem Halbghetto der Provinz Posen stammte(n)«. Nachdem der Vater erfahren hatte, dass seine Tochter in Berlin auch samstags an den Helene-Lange-Kursen[31] teilnahm, stellte er ihr das Ultimatum, entweder die Sabbatruhe einzuhalten und demnach

---

26   www.steinheim-institut.de/cgi-bin/epidat?function=Ins&sel=seg&inv=0235   (abgerufen am 27.10.2017). Vgl. Rieker u. Zimmermann (wie Anm. 8), S. 164.

27   M. Kaplan: Freizeit – Arbeit. Geschlechterräume im deutsch-jüdischen Bürgertum 1870–1914, in: U. Frevert (Hg.): Bürgerinnen und Bürger. Geschlechtsverhältnisse im 19. Jahrhundert (Kritische Studien zur Geisteswissenschaft, Bd. 77), Göttingen 1988, S. 157–173, S. 166f.

28   Vgl. J. Hatch Bruch: Unlocking the Golden Cage: An Intinmate Biography of Hilde Bruch, Carlsbad/California 1996, S. 1 u. 12. s. dazu auch: Hilde Bruch, in: Ärztinnen im Kaiserreich https://geschichte.charite.de/aeik/biografie.php?ID=AEIK00947 (abgerufen am 07.08.2020), sie hatte nicht in Bonn studiert, nach 1933 als Jüdin verfolgt.

29   Kaplan (wie Anm. 27), S. 166.

30   Therese Oppler, in: Ärztinnen im Kaiserreich https://geschichte.charite.de/aeik/biografie.php?ID=AEIK00602 (abgerufen am 07.08.2020): Therese Oppler hatte nicht in Bonn studiert, nach 1933 als Jüdin verfolgt.

31   Kuhn, (s. Vorwort, wie Anm. 2), S. 19f.

an Samstagen dem Unterricht fernzubleiben – oder nach Hause zurückzukehren.[32]

Zu den Motiven, die junge Frauen zum Medizinstudium bewogen haben, gibt es nur wenige eindeutige Aussagen, wie beispielsweise die von Irma Klausner-Cronheim. »Nachdem« die 1879 geborene Schülerin »im Alter von zehn Jahren im Geographieunterricht gehört hatte, dass es in Indien weibliche Ärzte gäbe«, beschloss auch sie, »Medizin studieren« zu wollen.[33]

Bei Alice Grabowski könnte möglicherweise die Eröffnung einer damals neuartigen Säuglingsstation in Barmen grundsätzliches Interesse am Beruf der Kinderärztin geweckt haben. Um 1900 war es reichsweit das Anliegen fortschrittlicher Kinderärzte, die Ernährungsstörungen, die damals für den Tod vieler Kleinkinder sorgten, zu beheben. Da in den herkömmlichen Krankenhäusern bis dahin keine Säuglingsstationen existierten, sollten nun erkrankte Kleinkinder von besonders geschultem Pflegepersonal in Extraeinrichtungen betreut werden.[34] In Barmen war die Einrichtung des 1907 eröffneten Säuglingsheimes vor allem der Initiative des sehr rührigen städtischen Kinderarztes Theodor Hoffa zu verdanken.[35] Für eine Stadt mit damals 158.462 Einwohnern bedeutete die Umsetzung dieses Planes ein durchaus ambitioniertes Unternehmen, sicher begleitet durch großes Interesse der Bevölkerung.[36] Das Berliner ›Kaiserin Auguste Victoria Haus zur Bekämpfung der Säuglingssterblichkeit im Deutschen Reiche‹ wurde hingegen erst zwei Jahre später eröffnet.[37]

---

32 Th. Beddies und G. Baader: Jüdische Ärzte in der Weimarer Republik, in: Beddies u.a., (s. Beitrag B. Heinemann, wie Anm. 13), S. 16–35, S. 21. J. Bleker: Zur Herkunft der frühen Ärztinnen, in: Bleker und Schleiermacher, (s. Beitrag H. Maas, wie Anm. 21), S. 53–74, S. 71.

33 M. Röwekamp: Juristinnen. Lexikon zu Leben und Werk, hg. vom Deutschen Juristinnenbund e. V., Baden-Baden 2005, S. 71 f.: s. Speer, Edith, geb. Klausner. Irma Klausner-Cronheim, geb. Klausner, in: Ärztinnen im Kaiserreich: https://geschichte.charite.de/aeik/biografie.php?ID=AEIK00497 (abgerufen am 07.08.2020), sie hatte nicht in Bonn studiert, nach 1933 als Jüdin verfolgt. Das Staatsexamen im Jahre 1899 konnte sie nur ablegen, nachdem die später nach ihr benannte sogenannte »Lex Irma« in Kraft getreten war. Ihr Vater hatte durch beste Verbindungen zum gut vernetzten preußischen Kulturpolitiker Friedrich Althoff dafür gesorgt, dass »das Gesetz über die Zulassung der Frauen« … im gleichen Jahr verabschiedet worden war.« Zu Friedrich Althoff: s. B. Thomann (St. Augustin) 2013: Friedrich Althoff (1839–1908), preußischer Kulturpolitiker, in: www.rheinische-geschichte.lvr.de/persoenlichkeiten/A/Seiten/FriedrichAlthoff.aspx (abgerufen am 27.10.2017).

34 Daub und Lennert (wie Anm. 17), S. 104. s. dazu auch: E. Dahlmann: Der Verein für Säuglingsfürsorge im Regierungsbezirk Düsseldorf e. V. Aus dem Institut für Geschichte der Medizin der Heinrich-Heine-Universität Düsseldorf, Düsseldorf, Med. Diss. v. 2001, S. 8 ff.

35 E. Brychta: Kinderheilkunde, in: Brychta u.a., (wie Anm. 14), S. 124–128, S. 126. Zu Hoffa: Vgl. E. Seidler: Jüdische Kinderärzte 1933–1945. Entrechtet – Geflohen – Ermordet (erweiterte Neuauflage), Basel u. Freiburg 2007, S. 375.

36 Wuppertal-Barmen: Leben in Vielfalt. Chronik von 1900–1999: www.barmen-200 jahre.de/index.php/geschichte/chronik/1900–1999 (abgerufen am 11.05.2014).

37 Vgl. Daub und Lennert (wie Anm. 17), S. 103.

Am 29. April 1910 immatrikulierte sich Alice Grabowski an der Medizinischen Fakultät der Universität Bonn, im Sommer 1912 legte sie dort das Physikum ab. Nach Abstechern in Freiburg und München kehrte sie nach Bonn zurück, wo sie ihr Studium abschloss. Bei der Approbation erhielt die 24-Jährige am 1. Mai 1916 die Note »sehr gut«, die Promotion bei dem Chirurgen Carl Garré[38] bestand sie am 2. Juni 1916 mit Prädikatsexamen. Zur Promotion hatte sich Alice Grabowski noch unter ihrem Mädchennamen angemeldet, zum Rigorosum trat sie als inzwischen verheiratete Frau Gottschalk an.

Die Gebühren zum Prüfungsverfahren beliefen sich im zweiten Kriegsjahr auf 418 RM,[39] Tilly Levy[40] hatte für die Examenskosten im August 1912 mit 250 RM noch erheblich weniger zu zahlen.[41]

Die Annahme, Alice Gottschalk habe während ihrer ersten beruflichen Verwendung in Wiesbaden im Jahre 1916 Dienst im Seuchen- und Infektionsbereich geleistet,[42] trifft nicht zu. Die Kurstadt konnte zwar während des Ersten Weltkrieges durchaus als Lazarettstadt bezeichnet werden, es handelte sich hierbei jedoch rein quantitativ um keine Hochburg der Lazarettstädte. Seuchen- und Infektionsabteilungen ließen sich bis jetzt dort nicht nachweisen.[43]

Anschließend trat Alice Gottschalk im Jahre 1918 eine Assistentinnenstelle in den Krankenanstalten Köln-Lindenthal an[44] und konnte damit erstmals mit ihrem Ehemann gemeinsam am selben Wohnort leben; zwei Jahre später kam Tochter Anneliese, genannt Annelie, zur Welt.[45]

Das genaue Datum der Niederlassung von Alice Gottschalk ist nicht bekannt. Gemeinsam mit ihrem Ehemann, Dr. Friedrich Gottschalk,[46] nutzte sie die Räumlichkeiten der Wohnung Hohenzollernring 22 auch als Praxisräume – sie in ihrer Funktion als Frauen- und Kinderärztin, er als Zahnarzt. Alice scheint recht schnell einen größeren Patientenkreis aufgebaut zu haben, denn nach dem Auszug ihres Ehemannes aus der gemeinsamen Wohnung war sie offensichtlich in der Lage, nicht nur für die Kosten der Unterkunft, sondern auch für den

---

38 Vgl. E. Freiherr von Redwitz: Carl Garré 1857–1928, in: Bonner Gelehrte, (s. Beitrag H. Maas, wie Anm. 11), S. 203–207.

39 UA Bonn: Promotionsalbum 1915 u. Personalakte Dr. med. Alice Grabowski/Gottschalk.

40 UA Bonn: Personalakte Dr. med. Tilly Levy, s. Beitrag zu Tilly Levy.

41 Personalakte Dr. med. Tilly Levy.

42 Vgl. Berliner klinische Wochenschrift: Organ für Praktische Ärzte; mit Berücksichtigung der preußischen Medicinal-Verwaltung und Medicinal-Gesetzgebung nach amtlichen Mitteilungen, Bd. 53, Berlin 1916, S. 440: unter Amtliche Mitteilungen/Personalien: »Dr. Alice Grabowski verzogen von Bonn nach Wiesbaden«.

43 H. Schmehl: »Den Ehrenschild rein gehalten …« – Die Kurstadt Wiesbaden im Ersten Weltkrieg. Unveröffentlichte Diss. Potsdam 2017. Dank für den Hinweis v. 22.11.2017.

44 Alice Haubrich-Gottschalk (wie Anm. 1).

45 Auskunft Gedenkstätte (wie Anm. 4).

46 https://de.wikipedia.org/wiki/Liste_der_Stolpersteine_im_Kölner_Stadtteil_Marienburg (abgerufen am 27.10.2017).

Lebensunterhalt ihrer kleinen Familie und die Betreuung der damals sechsjährigen Tochter eigenständig aufzukommen. Am 17. August 1926 wurde die Ehe geschieden.

In zweiter Ehe heiratete die Ärztin am 25. Juli 1929 den Juristen Dr. Josef Haubrich.[47] Der Sammler moderner Kunst und seine dritte Frau Alice gehörten zur äußerst lebendigen Kölner Kunstszene. Mit diesem anregenden und unbeschwerten Leben war es wenige Jahre nach der Machtübernahme Hitlers vorbei. Der Kunstkenner Haubrich hatte im Jahre 1937 von den Nationalsozialisten beschlagnahmte Bilder deutscher Expressionisten erworben, diese versteckt und dadurch vor der Abwanderung gerettet. Durch diesen Coup, aber auch wegen der Weigerung, sich von seiner jüdischen Frau zu trennen, geriet er ins Visier der Machthaber. Zwei Jahre später wurde ihm verboten, weiterhin der Kanzleigemeinschaft Bodenheim anzugehören. Daraufhin machte er sich selbständig und verlegte die Anwaltstätigkeit in seine privaten Räume.[48]

Der Ausschluss der niedergelassenen jüdischen Ärzteschaft durch die Verordnung des Reichsarbeitsministeriums zur »Tätigkeit von Kassenärzten nichtarischer Abstimmung« wurde am 22. April 1933 erlassen.[49] Von dieser Regelung ausgenommen waren nur diejenigen Ärztinnen, die entweder vor dem Jahr 1914 approbiert worden waren oder »mindestens sechs Monate … in einem Seuchenlazarett Dienst getan« hatten.[50]

Vorerst jedenfalls konnte Alice Haubrich-Gottschalk ihren Beruf weiterhin ausüben. Mit großer Sorge wird sie allerdings die in schneller Folge erlassenen weiteren Einschränkungen für jüdische Ärztinnen und Ärzte registriert haben.[51]

Nach der »vierten Verordnung zum Reichsbürgergesetz vom 25. Juli 1938« und dem damit verbundenen Approbationsentzug musste auch sie ihren Kassennummernstempel und die bis dahin noch nicht verwerteten Rezeptformulare zurückgeben, da diese Eigentum der Krankenkassen waren. Darüber hinaus hatte sie das Schild »Freie Arztwahl« zu entfernen.[52] Man kann sich unschwer

---

47 Auskunft Gedenkstätte (wie Anm. 4) u. B. Kilp (Köln) 31.08.2015: Josef Haubrich (1889–1061), Rechtsanwalt, Sammler und Mäzen, in: Josef Haubrich-Portal Rheinische Geschichte: www.rheinische-geschichte.lvr.de/persoenlichkeiten/H/Seiten/JosefHaubrich.aspx?.

48 Josef Haubrich: www.rheinische-art.de/.../zu-neuen-ehren-die-expressionistische-sammlu.: (abgerufen am 11.05.2014).

49 C. Huerkamp: Jüdische Akademikerinnen in Deutschland 1900–1938, in: Geschichte und Gesellschaft, 19. Jg, H 3: Rassenpolitik und Geschlechterpolitik im Nationalsozialismus (Juli–Sept. 1993), S. 311–331, S. 324.

50 Huerkamp (wie Anm. 49), S. 325.

51 Vgl. A. von Villeiz: Die Vertreibung der jüdischen Ärzte Hamburgs aus dem Berufsleben 1933–1945, s. Chronik der Maßnahmen zur Verdrängung jüdischer Ärzte u. Medizinstudenten, in: häb 3/04, S. 110–113, S. 112.

52 St. Leibfried und Fl. Tennstedt: Berufsverbote und Sozialpolitik 1933. Die Auswirkungen der nationalsozialistischen Machtergreifung auf die Krankenkassenverwaltung und die Kas-

vorstellen, wie verbittert und verzweifelt sie gewesen sein muss. Als Ehefrau eines nichtjüdischen Mannes war sie jedoch noch geschützt. Die ihrem Ehemann auferlegten massiven Einschränkungen seiner Berufsausübung werden bei ihr dennoch für Verunsicherung gesorgt und sie belastet haben.

Ein Großteil der Kölner jüdischen Kolleginnen hatte nach und nach die Heimat verlassen. Alice Schiff-Goldstein[53] beispielsweise war mit ihrem Ehemann im Jahre 1936 in die USA emigriert. Alice Neuberger-Ochs verließ Köln im Jahre 1938 in Begleitung ihrer gesamten Familie in Richtung Großbritannien.[54] 1939 emigrierte Trude Schiff-Löwenstein[55] über England in die USA. Zu diesem Zeitpunkt hielt sich Alice Haubrich-Gottschalks Freundin Sophia Breyer-Herzberg schon längst in den Niederlanden auf.[56]

Aufgrund der inzwischen abgeschlossenen Untersuchungen geht man derzeit davon aus, dass ca. 4.500 bis 5.000 Ärztinnen und Ärzten die Emigration gelang, ungefähr 1.500 von ihnen deportiert wurden und bei 1.500 bis 3.000 Personen unklar ist, ob sie sich retten konnten. Erwiesen ist, dass sich von 4.132 verfolgten Ärztinnen und Ärzten mindestens 153 das Leben nahmen; die Zahl scheint jedoch weitaus höher zu sein.[57] Verschiedene Einzeluntersuchungen zu diesem Thema liegen inzwischen vor.[58]

Es war letztlich der »social death«, der viele noch in Deutschland verbliebene, zuvor geachtete und beliebte Ärztinnen und Ärzte auf Dauer zermürbte.[59] Meist führte zusätzlich zu den »permanenten psychischen Belastungen eine akute physische Bedrohung« zu dem »erzwungenen Freitod«.[60] Dies war anscheinend

---

senärzte. Analysen, Materialien zu Angriff und Selbsthilfe, Erinnerungen, Bremen 1977, S. 89.

53 Digital Collections: Center for Jewish History: Eric A. Schiff: Alice Schiff-My Life: digital.cjh.org/dtl_publish/4/2263749.html., u. Seidler (wie Anm. 35), S. 312: Alice Schiff-Goldstein hatte nicht in Bonn studiert, nach 1933 als Jüdin verfolgt.

54 S. Beitrag zu Alice Neuberger-Ochs.

55 S. Beitrag Trude Schiff-Löwenstein.

56 S. Beitrag zu Sophia Breyer-Herzberg.

57 T. Ohnhäuser: Verfolgung, Suizid und jüdische Ärzte. Annäherung an ein wenig erforschtes Thema, in.: Beddies u. a., (s. Beitrag B. Heinemann, wie Anm. 13), S. 265–289, S. 270, s. dazu auch den Beitrag zu Antonie Spiegelberg.

58 A. von Villez: Mit aller Kraft verdrängt. Entrechtung und Verfolgung »nicht arischer« Ärzte in Hamburg 1933 bis 1945 (Studien zur jüdischen Geschichte, Bd. 11, hg. v. St. Schüler-Springorum u. A. Brämer), Hamburg 2009, S. 115: Die für Hamburg erstellte Überprüfung weist zum Beispiel auf eine doppelt so hohe Selbstmordrate bei Ärzten als bei Ärztinnen hin. S. 143: Der Approbationsentzug der gesamten jüdischen Ärzteschaft von 1938 hatte besonders die Ärzte wie ein »Schock« getroffen, hatten doch die »wenigsten mit einem kompletten Berufsverbot gerechnet«.

59 Chr. Goeschel: Suicides of German Jews in the Third Reich, in: German History Vol. 25 No. 1, 2007. The German History Society, S. 22–45, S. 32. J. Buchin (wie Anm. 10), S. 233–305: u. a. Franziska Brenner; S. 240. Margarete Buki: S. 241. Gertrud Cohn: S. 242. Dora Gerson: S. 251. s. Beitrag zu Elisabeth Herrmanns.

60 Ohnhäuser (wie Anm. 57), S. 269f.

auch der Fall bei Lilly Friesicke, geborene Culp, von der eingangs die Rede war: Die mit einem nichtjüdischen Herzspezialisten verheiratete, aber inzwischen verwitwete Gynäkologin nahm sich nach der Festnahme im Zuge der Reichspogromnacht im Brandenburger Rathaus mit Hilfe von Gift das Leben.[61]

Auch für viele andere Ärztinnen und Ärzte kam nach der Reichspogromnacht am 9. November 1938 und den damit in Verbindung stehenden Ausschreitungen, nach dem Entzug der Approbation und vor allem nach dem Erhalt der Deportationsmitteilung[62] nur noch Selbstmord in Frage, so beispielsweise für die 48-jährige Dr. med. Benita Wolff.[63] Dass für manche der Ärztinnen ein Weiterleben auch nach der Rettung ins Ausland oder nach Befreiung im Jahre 1945 nicht mehr möglich war, zeigen beispielsweise die Lebenswege von Antonie Spiegelberg[64] und Elisabeth Herrmanns.[65]

Die Verschärfung der gegen Juden erlassenen Gesetze soll schon früh bei Alice Haubrich-Gottschalk für ein permanentes Gefühl der akuten Gefahr gesorgt haben. Der für Medizinerinnen und Mediziner leichtere Medikamentenzugang ermöglichte ihr die Option, ihrem Leben selbstbestimmt ein Ende zu setzen. Die Zyankali-Kapsel, die sie bereits »seit Jahren« für den Notfall ständig bei sich getragen haben soll, nahm sie am 10. Februar 1944, um der Vorladung zur Gestapo am nächsten Tag zu entgehen.[66] Nach dem Stand von 2007 nahmen sich insgesamt mindestens 21 jüdische Kinderärztinnen und Kinderärzte das Leben, neben Alice Haubrich-Gottschalk beispielsweise noch Hertha Wiegand[67] und Elsa Kauffmann.[68]

Die beiden ehemaligen Bonner Promovendinnen Alice Haubrich-Gottschalk und Sophia Breyer-Herzberg sowie deren Ehemänner waren seit vielen Jahren befreundet. Aussagen von Marianne Sigler, der Tochter von Sophia Breyer-

---

61 Lilli Friesicke, geb. Culp: Med. Fakultät-Archivportal Thüringen www.archive-in-thueringen.de/finding_aids/?path=0%3B23236%3B52696 (abgerufen am 01.11.2017).

62 Villiez (wie Anm. 58), S. 115.

63 A. Autenrieth: Ärztinnen und Ärzte am Dr. von Haunerschen Kinderspital, die Opfer nationalsozialistischer Verfolgung wurden. München 2012, S. 78. Benita Wolff hatte nicht in Bonn studiert, Suizid 1942 vor anstehender Deportation.

64 S. den Beitrag zu Antonie Spiegelberg.

65 S. den Beitrag zu Elisabeth Herrmanns.

66 Alice Haubrich-Gottschalk (wie Anm. 1). u. www.rheinische-geschichte.lvr.de/persoenlichkeiten/.../JosefHaubrich.asp...(abgerufen am 18.06.2016).

67 www.swr.de/swr2/stolpersteine/menschen/hertha-wiegand-offenburg/-/.../index.html (abgerufen am 01.12.2016): Hertha Wiegand hatte nicht in Bonn studiert, Suizid vor anstehender Deportation): Menschen, Stolpersteine, SWR2: u. Seidler (wie Anm. 35), S. 485f. u. M. Ruch: Jüdische Frauen aus Offenburg. Zehn Lebensläufe im Zeichen der Shoah, Norderstedt 2016, S. 147–171.

68 Elsa Kaufffmann, in: Ärztinnen im Kaiserreich: https://geschichte.charite.de/aeik/biografie. php?ID=AEIK00488 (abgerufen am 07.08.2020): Elsa Kauffmann hatte nicht in Bonn studiert, Suizid 1939 vor anstehender Aufhebung der Adoption des Sohnes. 30.08.1939, s. Seidler (wie Anm. 35), S. 486.

Herzberg, lassen vermuten, dass Josef Haubrich seine Ehefrau Alice ins Ausland in Sicherheit bringen wollte.[69] Ob der Plan letztlich nicht umsetzbar war oder Alice Haubrich-Gottschalk sich einer Flucht widersetzte, ist unklar.

Im Jahre 1943 hatte Josef Haubrich mit Hilfe einer Bestechungssumme die jüdische Stieftochter Annelie, die seine Frau als Neunjährige mit in die Ehe gebracht hatte, in Wien unterbringen können. Als Krankenschwester eingesetzt, gelang dieser in der Endphase des Krieges die Flucht nach Dänemark. Nach Kriegsende kehrte die Tochter von Alice Haubrich-Gottschalk zu ihrem Stiefvater zurück, absolvierte ein Medizinstudium und praktizierte später als Assistenzärztin an der Neurologischen Klinik in Köln.[70]

Eigene Publikation

Erfahrung mit der Nagelextension. Bonn, Med. Diss. v. 1915.

---

69 Jewish Survivor Marianne Sigler Testimony Part 2: https://www.youtube.com/watch?v= 5u0mhkzLSrM (abgerufen am 24.10.2016).
70 Vgl. Josef Haubrich: Sammler und Stifter. Kunst des 20. Jahrhunderts in Köln, hg. von P. Fuchs, Köln 1959, S. 35f.

Dr. med. Anna Margolis, geb. Markson

29.02.1892 Warschau/Polen – 23.03.2008 Lodz/Polen
Fachärztin für Kinderheilkunde und Dozentin

V: Charles Markson, Kaufmann. M: Rebecca M.[1]
G: Maria Jelenkiewcz, geb. M., Dr. med. Ärztin (gest. Ghetto Warschau vor Mai 1943).[2]
Helena Fiszhaut, geb. M., Dr. chem. Eine weitere Schwester, Geigerin. Ein Bruder, Techniker.[3]
E: Alexander Margolis (21.02.1887 Suwalki – ermordet 7.12.1939 Lodz), Dr. med, Arzt.[4]
K: Alina Margolis-Edelman (18.04.1922 – 23.03.2008 Paris), Dr. med., Ärztin,[5] verh. mit Marek Edelman (1921 Warschau – 02.10.2009 Warschau), Dr. med., Kardiologe.[6] John E. (1928–1998).

Die Geschichte Polens vom Anfang des 18. Jahrhunderts bis Mitte der 1940er Jahre ist ausgesprochen vielschichtig. Aus Platzgründen können hier nur ansatzweise einige der wichtigsten politischen Ereignisse, die für die polnisch-jüdische Bevölkerung nachhaltig entscheidend gewesen waren, angeführt werden.

Nach den Nordischen Kriegen kam es durch den Frieden von Nystad im Jahre 1721 zu einer »allgemein veränderte(n) Machtverteilung in der Region«. Dabei hatte sich Russland als neue Hegemonie im osteuropäischen Bereich etablieren können, während Habsburg seine Machtzentren behauptete. Dem erst kürzlich miteinander verbundenen Königtum Brandenburg-Preußen war es ebenfalls gelungen, eine wichtige Position zu sichern. Die Stellung Polens hingegen, eines der »größten«, und auch eines »der bevölkerungsreichsten Flächenstaaten Europas«[7], war in Folge außen- und innenpolitisch geschwächt. Für dessen weiteren Machtverfall und die »territoriale Aufteilung« sorgten schließlich die »drei schwarzen Adler«: Rußland, Habsburg und auch Preußen. Die 1771 zwischen

---

1 www.sprawiedliwi.org.pl/.../1011,elzbieta-fiszhaut-s. (abgerufen am 16.10.2015). Anna Margolis, s. https://pl.wikipedia.org/wiki/Anna_Margolis (abgerufen am 27.05.2020).
2 elzbieta-fiszhaut-s. (wie Anm. 1).
3 www.geni.com/.../Anna-Margolis/60000000365343 (abgerufen am 16.10.2015).
4 www.geni.com/.../Alexander-Margolis, (wie Anm 3).
5 www.lemonde.fr/.../alina-margolis-edelman-docteur... (abgerufen am 16.10.2015).
6 www.whoswho.de/bio/marek-edelman.html (abgerufen am 17.10.2015).
7 R. Jaworski u.a.: Eine kleine Geschichte Polens Frankfurt/M. 2000, S. 178f. u. S. 193.

Rußland, Preußen und Habsburg vereinbarte erste Teilung Polens kam 1772 zum Abschluss, gefolgt von dem Abkommen 1773.[8]

Nach der 3. Polnischen Teilung von 1795 hatte sich Russland mit »62 % des Territoriums und 45 % der Bevölkerung den mit Abstand größten Anteil« gesichert. Diese Fläche vergrößerte sich nach den Beschlüssen des Wiener Kongresses von 1815 durch die Hinzunahme des ›Königreiches Polen‹ auf »82 % des ehemaligen polnischen Staatsgebietes«.[9] Damit war die polnischen Bevölkerung, einschließlich der jüdischen Minderheit, abhängig vom Wohlwollen der jeweiligen Zaren.

Jüdische Händler hatten schon seit dem 11. Jahrhundert russisches Siedlungsgebiet aufgesucht. Während sie unter Iwan IV. grausame Verfolgung erlitten, hieß Peter I. sie wie der »typisch religiös tolerante Frühaufklärer« eher willkommen, Zarin Elisabeth wiederum untersagte jeglichen jüdischen Handel im Lande. Nach dem Erstarken der russisch-orthodoxen Kirche und der zunehmenden Macht der Zaren erhielten Kaufleute jüdischer Herkunft die Genehmigung zum Handel allerdings meist nur, wenn sie zuvor ihrem Glauben abgeschworen hatten.[10]

Seit der ersten polnischen Teilung lebte erstmalig eine überaus große Anzahl jüdischer Menschen im Russischen Reich. Die nach der ersten Teilung Polens in der russischen Regierung vorherrschende ungewöhnliche fortschrittliche Einstellung gegenüber der jüdischen Bevölkerungsgruppe war im damaligen Europa einmalig. Je mehr jüdische Menschen jedoch nach den weiteren Teilungen ins Land kamen, je stärker wurden die anfangs zugebilligten Rechte eingeschränkt.[11]

Das von Katharina II. im Jahre 1791 der jüdischen Bevölkerung auferlegte Verbot der Niederlassung in Innerrussland und die Beschränkung auf die Gouvernements Wilna, Grodno, Kovno, Minsk, Podolien, Witebsk, Mogilev und Kiew[12] legte letztlich den Grundstein zum Ansiedelungsrayon. In Folge belegte man diese Personengruppe, immerhin ca. 1 Million Menschen, mit immer neuen Steuern und schränkte dabei gleichzeitig deren Befugnisse beständig weiter ein.[13]

Die russisch-polnischen Juden, deren Bevölkerungsanteil Mitte der Frühneuzeit im südöstlichen ländlichen Raum des Ansiedelungsrayon von 5 auf

---

8 Jaworski, (wie Anm. 7), S. 193f.
9 Jaworski, (wie Anm. 7), S. 179.
10 H. Haumann: Geschichte der Ostjuden, München 1990, S. 75, S. 74–78.
11 Haumann (wie Anm. 10), S. 78.
12 Vgl. Jaworski, (wie Anm. 7), S. 253, s. dazu auch den Beitrag zu Rachel Friedmann-Katzmann.
13 Vgl. Haumann, (wie Anm. 10), S. 78 u. S. 82 u. M. Alexander: Kleine Geschichte Polens, Stuttgart 2003, S. 172.

10 % anstieg, nahmen innerhalb des Reiches einen eigenen sozialen Stand ein, ausgestattet mit einer hervorragend funktionierenden Selbstverwaltung. Ihre wirtschaftlichen Kenntnisse machte sie letztlich unentbehrlich im wirtschaftlichen Bereich. In den neugegründeten Städten, in denen Juden die Niederlassung nicht verboten war, arbeiteten sie beispielsweise als »Handwerker, Fuhrleute und Händler«. In manchen Ortschaften nahmen sie »80 bis 90 % der Stadtbevölkerung ein – was der Bildung geschlossener jüdischer Kommunitäten nahe kam«. In vielen Fällen waren sie Bindeglied zwischen Stadt und Land, materieller Gewinn war damit freilich nicht verbunden, sondern zumeist hohe Verschuldung.[14]

Die Regentschaft des eher polenfreundlich eingestellten Alexanders II. war allgemein mit der Hoffnung auf Reformen und Verbesserung der Lebensverhältnisse verknüpft. Obwohl am Kreis der Verschwörer, die seine Ermordung im März 1881 vorbereitet hatten, nur ein einziger jüdischer Widerständler beteiligt war, machte man im ukrainischen Russland die Gesamtheit der Juden für den gewaltsamen Tod des Zaren verantwortlich und rächte sich mit mehrtägigen Ausschreitungen an dort lebenden jüdischen Gemeinden.[15]

Im polnischen Teil Russland wurde dies Pogrom auf schärfste verurteilt, eine derartige Tat auf polnisch-russischem Boden hielt man zugleich generell für nicht vorstellbar. Wider Erwarten kam es jedoch schon Weihnachten 1881 in der Hauptstadt Warschau,[16] aus nicht mehr nachvollziehbaren Gründen, zu dreitägigen antisemitische Ausschreitungen. Dieser erste gegen die jüdisch-polnische Bevölkerung gerichtete Gewaltausbruch stellt gleichsam eine Zäsur dar im Verhältnis von Juden und Christen. Das geistige Rüstzeug für weitere Ausschreitungen dieser Art lieferte unter anderem ein Journal, das es sich zur Aufgabe gemacht hatte, Antisemitismus ›hoffähig‹ zu machen.[17]

Die im russischen Ansiedelungsrayon lebende polnisch jüdische Bevölkerung zählte mit zu den Ärmsten des Landes, die »unter unvorstellbaren Wohn-, Arbeits- und Verdienstbedingungen« litt. Bei vielen der dort lebenden sogenannten »Luftmenschen«, die jeden Tag erneut um ihre Existenz kämpften, war unklar, wovon sie überhaupt lebten.[18]

---

14 Jaworski, (wie Anm. 7), S. 206.
15 Vgl. Th. E. Weeks: From Assimilation to Antisemitism. The »Jewish« Question in Poland, 1850–1914, Nothern Illinois University Press, DeKalb, 2006, S. 71f.
16 Vgl. Weeks, (wie Anm. 15), S. 79. Vgl. M. Rüthers u. D. Schwara: Regionen im Porträt, in: H. Haumann: Luftmenschen und rebellische Töchter (Zum Wandel osteuropäischer Lebenswelten im 19. Jahrhundert. Lebenswelten osteuropäischer Juden, Bd. 7), Köln/ Weimar 2003, S. 11–70, S. 23f: In Warschau lebten im Jahre 1864 ca. 223.000 Einwohner, darunter 73.000 Juden.
17 Weeks, (wie Anm. 15), S. 84 u. S. 89.
18 Haumann, (wie Anm. 10), S. 95.

Charles Markson, Annas Vater, gehörte anscheinend der sehr kleinen reichen »liberalen assimilationswilligen« Warschauer Oberschicht an, die ihren Töchtern und Söhnen »dieselbe weltlich Bildung«, wie polnische nichtjüdische Kinder sie erhielten, ermöglichte;[19] außer dem Sohn studierten mindestens drei der vier Töchter der Familie Markson im Ausland.

Der Kaufmann Charles Markson wickelte einen großen Teil seiner Geschäfte nicht nur in Polen, sondern auch in Russland ab. ›Special connections‹ zu russischen Verantwortlichen halfen vermutlich, Tochter Anna für das letzte Schuljahr an einem für das hohe Unterrichtsniveau bekannte Mädchengymnasium in St. Petersburg anzumelden, wo sie im Jahre 1911 oder 1912 ihre Reifeprüfung ablegte.[20]

Ob dieser Schritt, die Tochter zur Weiterbildung ausgerechnet ins Land der Besetzer zu schicken, auf Verständnis patriotisch eingestellter Polen stieß, darf allerdings bezweifelt werden.

Anfangs hatte sich Zar Alexander II. den Polen gegenüber recht wohlgesonnen gezeigt, diese Haltung änderte sich jedoch grundlegend nach dem polnischen Januaraufstand von 1863. Abgesehen von der Bestrafung der Anführer und deren Unterstützer verfügte er unter anderem Maßnahmen zur strikten Russifizierung mit weitreichenden Folgen für den Erziehungsbereich. Dabei war er auf den erbitterten Widerstand polnischer Intellektueller gestoßen, die sich um die Vermittlung der polnischen Kultur große Sorgen machten.[21]

Bald nach der Aufteilung des Landes hatten sich polnische Frauen, um das »Überleben der Nation« zu sichern, als »Hüterinnen familiärer nationaler Traditionen« engagiert; darüber hinaus setzten sie sich erfolgreich für die Vermittlung von Bildung ein.[22]

Da in Polen zudem zu der Zeit keine Schulpflicht herrschte, wuchs in gebildeten Schichten darüber hinaus die berechtigte Sorge, die ohnehin hohe Analphabetisierung der Jugend könnte sich ohne regelmäßig erteilten Unterricht noch weiter vergrößern.[23]

Viele gebildete Frauen bemühten sich daher um Alternativen, von denen allerdings nur ein relativ kleiner Kreis der Bevölkerung profitierte. Die Ärztin Justyna Budzinska-Tylicka, die vor ihrem Medizinstudium eine Ausbildung als

---

19 Haumann, (wie Anm. 10), S. 131.

20 Vgl. A. Margolis-Edelman: Als das Ghetto brannte. Eine Jugend in Warschau. (Bibliothek der Erinnerung, W. Benz (Hg.), Bd. 6), Berlin 1999, S. 11.

21 Vgl. Alexander, (wie Anm. 13), S. 236–238.

22 G. Pickhan: Frauenrollen, Geschlechterdifferenz und Nation-Building in der Geschichte Polens, in: Jahrbuch Polen 2006, Bd. 17: Frauen, hg. vom Deutsch-Polnischen Institut Darmstadt, S. 7–17, S. 11, S. 9–11.

23 Vgl. N. Stegmann: Die Töchter der geschlagenen Helden. »Frauenfrage«, Feminismus und Frauenbewegung in Polen 1863–1919 (Deutsches Historisches Institut Warschau. Quellen und Studien, Bd. 11), Wiesbaden 2000, S. 50f.

Lehrerin absolviert hatte, brachte beispielsweise in den 1880er Jahren den Kindern in der von ihr geführten Dorfschule die polnische Sprache bei, natürlich ohne Wissen der russischen Unterrichtsbehörden.[24]

Geheimen Unterricht gab es jedoch nicht nur im Elementarschulbereich. Ab ca. 1890 wurden durch die Koordination engagierter polnischer Mütter die sogenannten »Fliegenden Universitäten« mit dem Ziel, »Bildung im Geiste der Polonität« zu vermitteln, eingerichtet. Diese sorgten dafür, dass »konspirativer Unterricht mit alternativen Inhalten für Jungen und Mädchen« in Privathäusern erteilt wurde. Über zwanzig Jahre bestanden die wegen ihres hohen weiblichen Anteils auch »Weiberuniversitäten« genannten »fliegenden« Einrichtungen, an denen unter anderen ca. 5.000 Frauen teilnahmen.[25] Dazu gehörte Anna Tomaszewicz-Dobrska, die seit 1882 als erste polnische Ärztin in ihrem Heimatland arbeitete.[26]

Welche Möglichkeiten standen polnischen Abiturientinnen mit Studienwunsch Medizin um das Jahr 1900 offen? Sie konnten beispielsweise seit ca. 1890 die Universitäten Krakau und Lemberg aufsuchen oder sich ab 1896 an den sogenannten Höheren Frauenkursen in Russland einschreiben.[27] Jüdische Studierende waren von diesen Möglichkeiten allerdings durch den an russischen Universitäten geltenden Numerus-clausus weitgehend ausgeschlossen.[28]

Junge studierwillige Frauen, die »den Mut aufbrachten und es sich finanziell erlauben« konnten, gingen frühzeitig ins Ausland, so wie die bereits oben erwähnte Ärztinnen Anna Tomaszewicz-Dobraska[29] und Justyna Budzinska-Tylicka[30].

---

24 Vgl. Biographical dictionary of women's movements and feminisms in Central, Eastern, and South Eastern Europe: 19th and 20th centuries. Budapest, Hungary: Central European University Press. pp. 80–84 (abgerufen am 19. 10. 2018): Sie hatte 1898 in Paris die Doktorwürde erworben, kehrte nach der Russischen Revolution von 1905 in ihre Heimat zurück, zuerst nach Krakau, später nach Warschau, wo sie ab 1907 in einem Krankenhaus eine Assistenzärztinnenstelle antrat. Sie gehörte nicht dem jüdischen Glauben an.

25 M. Rhode: Studentinnen eines geteilten Landes – Polinnen an europäischen Hochschulen: Forscherinnen, Revolutionärinnen, Migrantinnen? In: Maurer, (s. Beitrag A. Strauss, wie Anm. 6), S. 147–168, S. 155, auch die »17-jährige Marie Sklorowska, die spätere Marie Curie« gehörte dazu.

26 Vgl. The Northeastern Dictionary of Women's Biography, 3. Edition. Compile and Editor J. S. Uglow, Boston 1998: Promotion 1877, Weiterbildung u. a. in Berlin. Das Staatsexamen konnte sie nicht in ihrem Heimatland ablegen, sondern musste dazu nach St. Petersburg wechseln. Sie gehörte nicht dem jüdischen Glauben an.

27 Vgl. Stegmann, (wie Anm. 23), S. 107. Zofia Sadowska hatte im Jahre 1911 in St. Petersburg ihr Studium beendet u. erhielt als erste Polin drei Jahre später die Doktorwürde an der dortigen Militärakademie: Stegmann, S. 108; sie gehörte nicht der jüdischen Religion an.

28 Vgl. A. Burchardt: Blaustrumpf-Modestudentin-Anarchistin? Deutsche und russische Medizinstudentinnen in Berlin 1896–1918, Stuttgart 1997, S. 57.

29 The Northeastern Dictionary of Women's Biography (wie Anm. 26).

Anna Markson gehörte zu einer der später außerhalb Polens studierenden Frauen. Belege dazu liegen allerdings nur für Universitäten im Deutschen Reich vor. Ihr Medizinstudium begann sie im Wintersemester 1912/13 in Berlin und wechselte von dort nach Bonn, wo damals »ein reges studentisches Leben blühte«.[31] Ursprünglich wollte sie nach dem Sommersemester 1913 wieder zurück nach Berlin gehen. Die Exmatrikelunterlagen aus Bonn vom 22. August 1913 lagen bereits in der Hauptstadt vor, als Anna Markson das Verfahren am 22. Oktober 1913 durch die erneute Immatrikulation in Bonn rückgängig machte.[32] In der Zwischenzeit hatte sie anscheinend erfahren, dass ihre Warschauer Schulfreundin Paulina Muschkatblatt beabsichtigte, das Wintersemester 1913/14 in Bonn verbringen zu wollen.

Nach den von beiden Studentinnen für das Sommersemester 1914 abgegebenen Belegbögen zu urteilen, besuchten Anna Markson und Paulina Muschkatblatt eine Vielzahl von Vorlesungen und nahmen zudem an etlichen Übungen teil,[33] dennoch scheinen freizeitliche Aktivitäten während dieser Zeit nicht zu kurz gekommen zu sein. Dank der guten finanziellen Ausstattung konnten sich die beiden Polinnen einen großzügigen Lebensstil erlauben. So genehmigten sie sich beispielsweise einen spontanen Kurzausflug nach Paris, um dort das Tango tanzen zu erlernen.[34]

Alina Margolis-Edelman[35], die Tochter von Anna Markson, hat ihre Aufzeichnungen über das Leben ihrer Familie erst im Alter niedergeschrieben, als Rückfragen bei der Mutter nicht mehr möglich gewesen waren. Bei der Schilderung über das Studentenleben in Bonn ist sie dabei allerdings in einem Fall offensichtlich einer ›Familienlegende‹ aufgesessen; demnach hätten sich ihre Mutter und deren Freundin als damals einzige Medizinstudentinnen an der Bonner« Universität vor den Professoren im Hörsaal verstecken müssen.[36] Tatsächlich studierten im WS 1913/14 an der Medizinischen Fakultät jedoch über 40 Studentinnen,[37] darunter unter anderem Alice Haubrich-Gottschalk[38], Erna Rüppel[39] und Carrie Sprinz.[40] Die Präsenz der Studentinnen war zu dieser Zeit an

---

30 Vgl. Biographical dictionary of women's movements and feminisms in Central, Eastern, and South Eastern Europe: 19th and 20th centuries. (wie Anm. 24)
31 Margolis-Edelman (wie Anm. 20), S. 12.
32 UA Bonn: Personalakte Anna Markson.
33 UA Bonn: Belegbögen v. A. Markson u. P. Muschkatblatt für das SH 1914.
34 Vgl. Margolis-Edelman (wie Anm. 20), S. 12.
35 A. Margolis-Edelman: sfi.usc.edu/_OLD_SITE_2013/cms/?q=node/... (abgerufen am 24.08. 2014).
36 Vgl. Margolis-Edelman (wie Anm. 20), S. 12.
37 UA Bonn: Personalverzeichnis: WH 1913/14.
38 S. Beitrag zu Alice Haubrich-Gottschalk.
39 S. Beitrag zu Erna Rüppel.
40 S. Beitrag zu Carrie Sprinz.

dieser Universität nicht mehr zu übersehen, außerdem zeichnete sich gerade die Bonner Hochschule durch ein besonders ›frauenfreundliches‹ Klima aus.[41]

Zur Freundin von Anna Markson, Paulina Muschkatblatt, geboren 1892 in Warschau, sind derzeit nur wenige Unterlagen verfügbar. Ihre Schulzeit an einem Warschauer humanistischen Gymnasium schloss die Tochter eines Großkaufmannes mit der Reifeprüfung ab[42] und ging anschließend für zwei Semester an die Medizinische Fakultät der Universität Breslau. Am 23. Oktober 1913 immatrikulierte sie sich in Bonn, wo sie zunächst bis zum Ende des Sommersemesters 1915 blieb.

Die Personalunterlagen der nichtdeutschen Studierenden wurden im Verlaufe des Ersten Weltkrieges extra gekennzeichnet, so auch der für Paulina Muschkatblatt angelegte Belegzettel vom Sommersemester 1917,[43] der ihre Teilnahme an dem von Professor Verworn[44] angebotenen »Physikalischen Praktikum für Fortgeschrittene« vermerkt.[45] Paulina Muschkatblatt bereitete sich seit dem WS 1918/19 an der Münchner Universität auf ihren Studienabschluss vor, der dort im Jahre 1920 erfolgte.[46]

Anna Markson hatte offensichtlich nach dem Ausbruch des Ersten Weltkrieges das Deutsche Reich verlassen, möglicherweise beendete sie ihr Studium in Frankreich, wo auch ihr Bruder studierte.[47] Es ist nicht bekannt, an welcher russischen Universität sie die Prüfungen im Rahmen des Staatsexamens absolvierte.

Ihre spätere Chefin am Warschauer jüdischen Berson- und Baumann-Krankenhaus, die vier Jahre ältere Anna Braude Heller, war nach dem im Jahre 1912 in Berlin erworbenen Doktorexamen nach St. Petersburg gegangen, um dort die russischen Studien abzuschließen. Da sie allerdings dort als Polin jüdischen Glaubens für die vierwöchige Prüfungsphase keine Aufenthaltsgenehmigung erhalten hatte, das Staatsexamen allerdings unbedingt erwerben wollte, war sie

---

41 Vgl. J. Bleker: Die bis 1918 in Deutschland approbierten Ärztinnen im Überblick, in: Bleker und Schleiermacher, (s. Beitrag H. Maas, wie Anm. 21), S. 35–53, S. 50.
42 Vgl. Stegmann, (wie Anm. 23), S. 51: in Warschau gab es damals vier staatliche Mädchengymnasien und nur acht weitere im ganzen Lande.
43 UA Bonn: Immatrikulationsalbum 1913 u. 1916.
44 Vgl. W. Thörner: Max Verworn (1863–1921), in: Bonner Gelehrte, S. 99–106, (s. Beitrag H. Maas, wie Anm. 10); Bruchhausen (s. Beitrag A. Strauss, wie Anm. 22), S. 49–50.
45 UA Bonn: Belegzettel SH 1917.
46 UA München: Paulina Muschkatblatt: Pathologisch-anatomischer Beitrag zur Kenntnis der Iridoanalyse, Med. Diss. v. 1920, s. beigefügten Lebenslauf. Informationen zu ihrem weiteren Lebensweg sind derzeit nicht bekannt.
47 Dank an Tr. Maurer, Göttingen, für diesen Hinweis v. 12.11.2014.

gezwungen, sich heimlich in der Stadt aufzuhalten und aus Sicherheitsgründen häufig die Unterkünfte zu wechseln.[48]

Seit den 1860er Jahren hatten Polinnen regelmäßig im Ausland studiert. Viele der Frauen, die kurz vor oder nach der Jahrhundertwende mit einem abgeschlossenen Studium in ihre Heimat zurückgekehrt waren, bildeten nach Ende des Ersten Weltkrieges eine »neue gesellschaftliche Gruppe«.[49] Sie übernahmen dabei auch Verantwortung in »bislang den Männern vorbehaltene(n) Berufe(n)« und sorgten damit in der Öffentlichkeit für Präsenz[50], unter anderem in Behörden und Krankenhäusern, so wie auch Anna Markson.

Die promovierte Ärztin kam im Jahre 1919 zum Anna Maria Hospital nach Lodz. Ihre Jugend hatte Anna Markson in Warschau verbracht, einer alten Kulturstadt, die vor 1900 »in manchen Stadtteilen … zu den schönsten Städten Europas mit Prachtbauten und imposanten Straßen« gehörte.[51] Nun arbeitete sie in einer »seit 1820 auf Regierungsanordnung geschaffenen Fabrikstadt«, einem Zentrum der Textilindustrie.[52] Um 1820 hatten dort 767 Menschen gelebt, davon waren 271 jüdischer Herkunft, 1858 war die Bevölkerung, nach Aufbau der Fabrikanlagen, bereits auf 24.650 angewachsen, mit nur 11 % jüdischer Bevölkerung. Die Einführung des mechanischen Webstuhles führte dann zu weiterem Zuwachs. Im Jahre 1914 war die Rate auf 480.000 Menschen angestiegen, davon 36 %, die zur jüdischen Gruppierung zählte.[53]

Seit dem Jahre 1920 war Anna Markson mit dem Kollegen Dr. Alexander Margolis (1887–1939) verheiratet. Dieser hatte in Berlin, Heidelberg und München studiert und war im Jahre 1912 an der Universität Straßburg promoviert worden.[54] Als Atheisten entschieden sich beide für eine zivile Trauung, die in Polen damals nur in Kattowitz angeboten wurde. Tochter Alina wurde 1922, Sohn Olek im Jahre 1928 geboren.[55]

Früh schon hatte sich Anna Margolis als Kinderärztin auf die Bekämpfung der Tuberkulose spezialisiert.[56] In dem Fachaufsatz »The History of Anna-Maria

---

48 Ofer, D.: »Anna Braude Heller.« Jewish Women: A Comprehensive Historical Encyclopedia. 20 March 2009. Jewish Women's Archive. (Viewed on December 29, 2018) <https://jwa.org/encyclopedia/article/heller-anna-braude>.

49 Jaworski, (wie Anm. 7), S. 289.

50 Pickhan, (wie Anm. 22), S. 15.

51 Brockhaus Conversations=Lexikon, 13. vollständig erweiterte umgearbeitete Ausgabe, 16. Bd., Leipzig 1887.

52 Haumann, (wie Anm. 10), S. 114. »Auf der Basis von Wolle und Baumwolle« wurden dort Stoffe für die Armee produziert. Das Textilzentrum war auch attraktiv für »ausländische Fachkräfte (etwa aus der Eifel)«, s. dazu: Alexander, (wie Anm. 13), S. 195f.

53 Vgl. Rüthers u. Schwara (wie Anm. 16), S. 27f.

54 Vgl. A. Margolis: www.zapal-znicz.ipn.gov.pl/zni/biogramy/3842,Ale (abgerufen am 3.03. 2014).

55 Vgl. Margolis-Edelman (wie Anm. 20), S. 18.

56 Vgl. Margolis-Edelman (wie Anm. 20), S. 12.

Hospital For Children in Lodz« wird ihre Tätigkeit bis zur Besetzung des Landes folgendermaßen beschrieben:

> »Anna Margolis (1892–1987), Professorin von 1919 bis 1939, arbeitete als Ärztin, Oberärztin und Leiterin der radiologischen Abteilung des Anna-Maria-Krankenhauses. Ihre ärztlichen Interessen galten der Heilung und der Vorbeugung der Tbc bei Kindern. Sie gehörte zu den Pionieren der Impfung Bacillus Calmette-Guerin (BCG).«[57]

Am Anna Maria Hospital in Lodz arbeitete auch Dr. Henryka Frenkel, die nach einem Studium an der Berliner Universität promoviert worden war.[58] Mitte der 1920er Jahre wollten sie und Anna Margolis den fachlichen Austausch mit der deutschen Kollegenschaft entweder nicht abreißen lassen oder gegebenenfalls erneuern. Ein Artikel der Autorinnen war am 4. Februar 1926 bei der Zeitschrift für Kinderheilkunde eingegangen und wurde kurz darauf in dieser Reihe veröffentlicht.[59]

Trotz der vielfältigen beruflichen Aufgaben pflegte das Ehepaar Anna und Alexander Margolis Kontakte zu einem großen Freundeskreis.[60] Ob sie sich als Angehörige der jüdischen Minderheit möglicherweise langfristig Sorgen über ihre persönliche Sicherheit machten, ist nicht überliefert.

Seit dem Warschauer Weihnachtspogrom von 1881 wurde die polnische jüdische Bevölkerung immer wieder verantwortlich gemacht für Missstände jeglicher Art.[61] Mit Ausbruch des Ersten Weltkrieges verstärkten sich die Anfeindungen wie beispielsweise die Anschuldigung, Kontakte zum Kriegsgegner zu unterhalten. Nach Bekanntwerden der im Jahre 1920 von der »zaristischen Geheimpolizei« gefälschten Protokolle der ›Weisen von Zion‹ wurde ihnen zudem »die jüdische Weltverschwörung« unterstellt.[62]

Bei der Neugründung des polnischen Staates im Jahre 1918 kam der Anteil der polnischen Bevölkerung auf 69 % der Gesamtbevölkerung, die Gruppe der Tschechen, Deutschen, Weißrussen, Ukrainer und Juden insgesamt auf ca. 31 %, ähnlich wie vor 1918. Nur jetzt mochten die polnischen Behörden, im Rahmen

---

57 HISTORIA SZPITALA ANNY MARII DLA DZIECI W LODZ (The History of Anna-Maria Hospital For Children In Lodz) von M. Golebiowska; przeglad pediatruczny 2008, Vol. 38, No 3, 186–190, S. 188. Dank für die Übersetzung an S. Haida.

58 Vgl. Henryka Frenkel: www.zoominfo.com/p/Roman-Law/1202075233 (abgerufen am 26.05. 2014).

59 Untersuchungen über die Dicksche Hautreaktion bei Kindern, von Dr. Henryka Frenkel und Anna Margolis, Zeitschrift für Kinderheilkunde vol. 41 issue 3, June 1926, S. 302–313.

60 Margolis-Edelman, (wie Anm. 20), S. 12.

61 Vgl. Weeks, (wie Anm. 15), S. 107: Im Jahre 1892 kam es beispielsweise in Lodz zu einem Textilarbeiterstreik. Die Wut der Arbeiter über die Arbeitsbedingungen in den vornehmlich christlichen Fabrikbesitzern gehörenden Betrieben richtete sich jedoch urplötzlich gegen jüdische Kollegen; mehrere Tage lang dauerten die Ausschreitungen in den jüdischen Wohngebieten an.

62 Haumann, (wie Anm. 10), S. 172f.

der Nationenbildung, den Nichtpolen und Andersgläubigen keine staatsbürgerliche Rechte zugestehen; darin unterstützt von der breiten Masse der Bevölkerung. Viele Polen empfanden es daher als Demütigung, dass der Friedensschluss vom 28. 06. 1919 nur ratifiziert werden konnte, nachdem der Minderheitenschutz in Polen Rechtskraft erhielt; vielfach musste die jüdische Bevölkerung für das ihnen nun zugestandene Recht büßen.[63]

Die politisch labilen Verhältnisse festigten sich einigermaßen nach der Einsetzung der »Erziehungsdiktatur Jozef Pildsulskis« im Jahre 1926, nach dessen Tod jedoch »im Jahre 1935 verhärteten sich die autoritären Strukturen Polens«.[64] Wie in anderen europäischen Ländern fand auch dort der Antisemitismus neue Nahrung, unter anderem auch durch die jüdische Konkurrenz im ländlichen Kleingewerbe. Darüberhinaus hatte man schnell jüdische Kaufleute als angebliche Verursacher der Wirtschaftskrise, unter deren Folgen die gesamte polnische Wirtschaft litt, ausgemacht.[65]

Für eine Verschärfung der antijüdischen Stimmung sorgten zusätzlich Vertreter der katholischen Kirche, die die Stimmung gegen die vermeintlich »ökonomisch lästigen und moralisch minderwertigen Elemente(n)« mit anheizten.[66] Der »Radau-Antisemitismus« an den Universitäten sorgte für die Diskriminierung der jüdischen Studenten, ihnen waren beispielsweise »sogenannte Ghetto-Bänke« vorbehalten. Durch den Numerus clausus reduzierte sich deren Zahl von 25 % der Studentenschaft im Wintersemester 1921/22 auf nur noch 8 % im Winterhalbjahr 1938/39.[67]

Nicht immer jedoch stellten sich polnische Katholiken gegen jüdische Landsleute. Während der Zeit der Teilungen 1771 bis 1795 und bei den Aufständen um 1830 war deren Unterstützung sogar hochwillkommen gewesen. Seite an Seite hatten jüdische Widerständler gemeinsam mit Christen gegen das zaristische Regime gekämpft. Zu einer »Verbrüderung« kam es am 17. Februar 1861 »anlässlich der Totenehrung für die Opfer einer antirussischen Demonstration[68], ebenso bei den Aufständen im Februar 1881 sowie im Jahre 1905.[69]

Nach dem Einmarsch der Deutschen am 1. September 1939 verbündeten sich erneut jüdische und nichtjüdische Widerständler.[70]

Zu diesem Zeitpunkt lebten drei Millionen jüdischstämmige Menschen in Polen. Schon vor 1939 hätten sich, bei der restriktiven Einwanderungspolitik der

---

63 Vgl. Haumann, (wie Anm. 10), S. 174.
64 Jaworski, (wie Anm. 7), S. 317 f.
65 Vgl. Jaworski, (wie Anm. 7), S. 316.
66 Haumann, (wie Anm. 10), S. 179.
67 Haumann, (wie Anm. 10), S. 178.
68 Haumann, (wie Anm. 10), S. 84 u. S. 85.
69 Vgl. Weeks, (wie Anm. 15), S. 84 u. S. 129.
70 Vgl. Haumann, (wie Anm. 10), S. 180.

meisten Staaten, nur relativ wenige Ausreisewillige gültige Visa beschaffen
können, jetzt war es nahezu unmöglich. 1939 hatten die deutschen Besatzer noch
keinen endgültigen Plan, wie sie mit der ihnen verhaßten ethnischen Bevölkerungsgruppe umgehen sollten, zwischenzeitlich war von einem Reservat in der
Nähe von Lublin oder der Ausweisung nach Madagaskar die Rede. Seit Beginn
der Besatzung behandelten die Deutschen die polnische jüdische Bevölkerung
bereits mit menschenverachtender Rücksichtslosigkeit. Nach den auf der
Wannseekonferenz gefassten Beschlüsse ging es nur noch um deren Vernichtung.[71]

Kurz nach dem Einmarsch der Deutschen im Jahre 1939 wurde Alexander
Margolis von der Gestapo inhaftiert, der Direktor eines großen Krankenhauses
hatte sich auch politisch betätigt. Als Vertreter des jüdischen sozialistischen
Bundes[72] war er nicht nur Ratsherr in Lodz gewesen, sondern darüber hinaus
zeitweilig Beigeordneter für das Gesundheitswesen dieser Stadt. Ein deutscher
Studienfreund aus Heidelberg, der als Soldat nach Lodz versetzt worden und
sofort nach seiner Ankunft Kontakt zu Familie Margolis aufgenommen hatte,
bemühte sich vergeblich um dessen Freilassung.[73]

Anna Margolis setzte sich nach der Verhaftung ihres Ehemannes mit beiden
Kindern nach Warschau ab. Ihre Hoffnung, dort besser untertauchen zu können,
war allerdings illusorisch. »Ab dem 23. November 1939« waren »alle Juden ab
dem 12. Lebensjahr verpflichtet, am rechten Arm eine Binde mit dem Davidstern zu tragen«. Knapp ein Jahr später, am 2. Oktober 1940, entstand in Warschau ein »jüdischer Wohnbezirk«. In diesem von den Deutschen Mitte November 1940 »hermetisch« abgeriegelten Ghetto waren ca. 500.000 Juden ein-
geschlossen und »durch eine 16 Kilometer lange und drei Meter hohe Mauer
vom sogenannten arischen Teil der Stadt abgetrennt«.[74]

Anna Margolis fand im Ghetto eine Stelle im Berson- und Baumann-Krankenhaus[75], in dem zuvor Henryk Goldsmit[76] als Pädiater gearbeitet hatte. Unter
dem Namen Janusz Korczak begleitete dieser am 5. August 1942 seine ihm an-

---

71 Vgl. Haumann, (wie Anm. 10), S. 183f.
72 Vgl. Jüdische Lebenswelten, (s. Beitrag M. Seefeld, wie Anm. 49), S. 157: »Der 1897 in Wilna
gegründete ›Allgemeine Bund jüdischer Arbeiter von Litauen, Polen u. Rußland (BUND
genannt), eine national-jüdische Partei, die sich später mit der russischen sozialdemokratischen Arbeiterpartei zusammenschloss. Der BUND war trotz seiner Popularität u. seiner
großen Mitgliedszahl zur Illegalität gezwungen. In Russland wurde er nach der Revolution
aufgelöst, in Polen existierte er bis 1944 als selbständige Partei«.
73 Vgl. Margolis-Edelman (wie Anm. 20), S. 30f.: der Freund wurde wenig später ebenfalls von
der Gestapo abgeholt.
74 Ebd., (wie Anm. 20), S. 137.
75 Ofer (wie Anm. 48).
76 Vgl. Der König der Kinder – Janusz Korzak-Judentum.Net: www.judentum.net/kultur/kor-
czak.htm (abgerufen am 08. 10. 2016).

vertrauten ca. 200 Waisenkinder auf dem Weg nach Treblinka, wo er gemeinsam mit ihnen ermordet wurde.[77]

Anna Margolis gelang es, ihren damals 11-jährigen Sohn bei einem ehemaligen Kindermädchen der Familie unterzubringen und der Tochter einen Ausbildungsplatz in dem im Ghetto gelegenen amerikanischen Krankenhaus zu besorgen.[78]

Von Ende Juli bis Anfang September 1942 wurden fast täglich 6.000 Juden über den Umschlagplatz im Warschauer Ghetto in das Vernichtungslager Treblinka gebracht. Als Ärztin erlebte Anna Margolis dabei, wie die ihr anvertrauten kleinen Patientinnen und Patienten, wenn sie nicht bereits zuvor in ihren Krankenhausbetten starben, von den Deutschen abgeholt und häufig auf grausame Weise sofort getötet wurden. Bei der Tochter einer alleinstehenden Frau »war es nicht sicher, ob sie es schaffen würde, rechtzeitig zu sterben«. Auf Bitten der verzweifelten Mutter spritzte Anna Margolis dem kleinen Mädchen Gift, damit das Kind nicht mehr die Ankunft der Deutschen erlebte. Das Gift hatte sich die Ärztin eigentlich für den eigenen Notfall besorgt.[79]

Der im Ghetto herrschende Hunger war unbeschreiblich und forderte zahlreiche Todesopfer, allein im Januar 1942 starben 5.123 Menschen an Unterernährung. Trotz der unzureichenden Versorgungslage mussten die nach Ende der Deportationen noch im Ghetto lebenden arbeitsfähigen ca. 30.000 Juden für deutsche Betriebe und die Ghettoverwaltung arbeiten.[80]

Im Lager hatten sich verschiedene jüdische Widerstandsgruppen gebildet, die sich nicht kampflos ergeben wollten. Als das Gerücht aufkam, weitere Deportationen stünden unmittelbar bevor, entschlossen sich diese zur Gegenwehr. Trotz der erdrückenden Übermacht der Deutschen dauerten die Kämpfe vom 19. April bis zum 16. Mai 1943, bis die Deutschen endgültig die Obermacht gewannen.[81] Einer der Anführer war Marek Edelman, der spätere Schwiegersohn von Anna Margolis, der als Koordinator die Kämpfe in einem Teil des Ghettos leitete. »Am 10. Mai 1943, drei Wochen nach Beginn des Aufstandes«, kurz vor Niederschlagung des Aufstandes, gelang ihm die Flucht.[82] Marek Edelman und seine spätere Ehefrau, Alina Margolis-Edelman, beteiligten sich ebenfalls an den Kämpfen im Warschauer Aufstand von 1944.[83]

---

77 Vgl. https://www.munzinger.de/search/portrait/Janusz+Korczak/0/13278.html www.juedische-allgemeine.de/article/view/id/13624esant (abgerufen am 03.03.2014).
78 Vgl. Margolis-Edelman (wie Anm. 20), S. 43 ff. u. S. 76 ff.
79 Ebd., (wie Anm. 20), S. 71.
80 Vgl. ebd., (wie Anm. 20), S. 138.
81 Vgl. S. Friedländer: Die Jahre der Vernichtung. Das Dritte Reich und die Juden. 2. Band: 1939–1945, München 2006, S. S. 550 ff.
82 I. Strobel: Es ging nur um die Art zu sterben; in: Marek Edelman: Das Ghetto kämpft. Deutsche Erstausgabe Berlin 1993, S. 9–26, S. 9.
83 Vgl. Alina Margolis Edelman, (wie Anm. 35).

Kurz nach der Niederschlagung der Auflehnung von 1943 durchkämmten deutsche Einheiten das Warschauer Ghetto,[84] um die letzten versteckten Aktivisten aufzuspüren. Nun galt es, die noch verbliebenen Aufständischen aus dem Gefahrengebiet zu schleusen. Dabei half, so Alina Margolis-Edelman, die »deutsche« Krankenschwester Anna Margolis. Sie sorgte mit dafür, »dass die als Schwerkranken« getarnten Aufständischen sicher das Gefahrengebiet verlassen konnten.[85] Am 16. Mai 1943 existierte das Ghetto nicht mehr.

Von Warschau wurde Anna Margolis zum Lager nach Pruszkow gebracht. Sie scheint sich auch hier als »deutsche« Krankenschwester ausgegeben zu haben, denn sonst hätte sie sich wohl kaum frei im Lager bewegen können.[86] Ohne die Deutschkenntnisse, die sie während ihres Studienaufenthaltes in Berlin und Bonn erworben hatte, hätte sie diese Aufgabe nicht bewältigen können; Nervenstärke und Mut scheint Anna Margolis ohnehin besessen zu haben.

Sie und ihre beiden Kinder überlebten. Als nach Ende des Krieges »alle Welt trunken vor Freude war«, erfuhr sie, dass ihr Mann, »auf den sie immer gewartet hatte,« bereits kurz nach seiner Verhaftung im Jahre November 1939 von deutschen Soldaten erschossen worden war.[87]

Auch nach dem Krieg setzte sie sich für tuberkulosekranke kleine Patientinnen und Patienten ein. Im Jahre 1927 hatten Anna Margolis und ihr Mann mit für die Eröffnung des Lungensanatoriums für Kinder in Lagiewniki gesorgt. Hier arbeitete sie im Auftrage der Stadt Lodz nach dem Kriege von 1946 bis zu ihrer Pensionierung im Jahre 1963. Diese Tätigkeit von Anna Margolis wird gewürdigt auf einer Plakette, die ihr zu Ehren angefertigt und in der Nähe des Sanatoriums angebracht wurde.[88]

Die Kinderärztin Anna Margolis war Zeit ihres Lebens berufstätig. Sie arbeitete neben ihrer Krankenhaustätigkeit außerdem im Schulbereich, empfing Patienten zu Hause und leitete eine Beratungsstelle für arme Kinder. Ihre Tochter charakterisiert sie als »Ärztin vom Typ der Sozialarbeiterin – und dies blieb sie in allen Lagen ihres bewegten Lebens«.[89]

---

84 Vgl. Alexander (wie Anm. 13), S. 317.
85 Margolis-Edelman (wie Anm. 20), S. 128.
86 elzbieta-fiszhaut-s. (wie Anm. 2).
87 Margolis-Edelman (wie Anm. 20), S. 135.
88 Vgl. Ein Abbild dieser Plakette wird nur auf dieser Internetseite angezeigt: pl.wikipedia.org/wiki/Anna_Margolis (abgerufen am 27. 12. 2014).
89 Margolis-Edelman, (wie Anm. 20), S. 12.

Eigene Publikationen

Der Titel der Dissertation konnte nicht ausfindig gemacht werden. Sie veröffentlichte eine Vielzahl wissenschaftlicher Werke in polnischer Sprache.[90]

Untersuchungen über die Dicksche Hautreaktion bei Kindern, von Dr. Henryka Frenkel und Anna Margolis, Zeitschrift für Kinderheilkunde vol. 41 issue 3, June 1926, 302–313.

---

90 https://pl.wikipedia.org/wiki/Anna_Margolis, (wie Anmerkung 88).

Dr. med. CAROLINE SPRINZ, geb. PLAUT

24.07.1892 Leipzig – 03.01.1976 Hull/Großbritannien[1]
Allgemeinpraktikerin

V: Hugo Plaut (12.10.1858 Leipzig – 17.02.1928 Hamburg), Dr. med. et phil., Professor.[2]
M: Adele Pl., geb. Brach (09.01.1867 Paris – 05.09.1953 Epsom/Großbritannien).[3]
G: Theodor Friedrich Pl. (14.10.1888 Leipzig – 14.11.1948 London), Dr. oec.[4] Rachel Liebeschütz-Plaut, geb. Pl. (21.06.1894 Leipzig – 22.12.1993 Rochester/Großbritannien), Dr. med et habil., Physiologin.[5] Hubert Curt Pl. (31.10.1889 Leipzig – 18.01.1978 Banstead/Surrey/Großbritannien), Mathematiker u. Statistiker.[6]
E: Moritz Sprinz (19.02.1885 Ostrovo/Posen – 08.07.1974 Hull/Großbritannien), Dr. iur., Richter[7].
K: Hugo Carl Spr. (06.03.1921 – 01.12.1995 Beverly/Yorkshire/Großbritannien), Studium der Landwirtschaft, Landwirt[8]. Rudolf Spr. (20.10.1923 – Januar 1978), Dr. med. dent. Arzt.[9]

Caroline Plaut, genannt Carrie, legte als Externe im Jahre 1912 die Reifeprüfung am Realgymnasium des Hamburger Johanneum ab und studierte anschließend an den Medizinischen Fakultäten der Universitäten Freiburg, Bonn und Kiel. Die letzten beiden Semester vor dem Studienabschluss verbrachte sie erneut an der Universität Bonn, an der sie am 31. Mai 1918 mit sehr gutem Abschluss pro-

---

1 Carrie Sprinz, in: Ärztinnen im Kaiserreich – Charité: https://geschichte.charite.de/aeik/bio grafie.php?ID=AEIK00184 (abgerufen am 07.08.2020).
2 C. Schirren: Die Entwicklung der Mykologie in Hamburg am Beispiel von H. C. Plaut und R. Rieth, Folia Dermotologica 2, 2004 Hamburg, S. 18.
3 Descendant of Susman Plaut: jinh.lima-city.de/gene/chris/plaut/01062016_Plaut_Familie_- aus_Reichensachsen.pdf, S. 97 (abgerufen am 15.06.2014).
4 H. Hagemann und Cl.-D. Krohn (Hg.): Biographisches Handbuch der deutschsprachigen wirtschaftswissenschaftlichen Emigration nach 1933, München 1999, Bd. 2, S. 531–533, S. 531f.
5 S. Beitrag zu Rachel Liebeschütz-Plaut.
6 Hubert Curt Plaut: dmv.mathematik.de/index.php/2012.../1812-kurzbiographien-p (abge-rufen am 13.03.2014), W. Tetzlaff: 2000 Kurzbiographien bedeutender deutscher Juden des 20. Jahrhunderts, Lindhorst 1982; S. 263.
7 Descendant of Susman Plaut (wie Anm. 3), S. 97.
8 Hugo C. Sprinz: search.ancestry.co.uk/.../sse.dll?...Sprinz... www.drb.de/cms/fileadmin/ docs/Gedenktafel.pdf (abgerufen am 15.06.2014).
9 Descendant of Susman Plaut (wie Anm. 3), S. 147. M. Wedgwood: The peripheral course of the inferior dental nerve, in: J. Anat. (1966), 100, 3, 639–650, S. 649f.

moviert wurde; am 24. Juli 1968 wurde des 50. Jahrestages der Promotion ge-
dacht,[10] ob die Jubilarin an dieser Veranstaltung teilgenommen hat, ist nicht
bekannt.

Doktorvater der mit Auszeichnung benoteten Dissertation war Prof. Dr.
Schultze,[11] das Thema lautete: »Über schlaffe Herzen im Röntgenbilde zugleich
zur Beurteilung des Zehbehschen Phänomens. Aus dem Allgemeinen Krankenhaus St. Georg in Hamburg, Direktorialabteilung«.[12] Ein Jahr zuvor hatte die
Ärztin bereits das Staatsexamen abgelegt, approbiert wurde sie am 20. Juli
1918.[13]

Die Assistentinnenzeit verbrachte Carrie Plaut am dortigen Krankenhaus.
Nachdem sie sich für einen jüdischen Kollegen, der »in eine Schlägerei mit einem
christlichen Kollegen verwickelt« gewesen war, »eingesetzt hatte«, musste sie
allerdings das Krankenhaus verlassen.[14] Im Jahr darauf heiratete Carrie Plaut
den in Berlin tätigen Amtsrichter Dr. Moritz Sprinz[15] und wurde bald Mutter
zweier Söhne.

Der Vater von Carrie Plaut, der Bakteriologe und Mykologe Hugo C. Plaut,
war ein anerkannter Fachmann, der zu einer »europäischen Berühmtheit«[16]
geworden war. Durch bakteriologische Untersuchungen hatte Plaut entdeckt,
dass es bei schweren Rachenentzündungen neben der »ansteckende(n) und
damals sehr gefährliche(n) Diphterie« eine weitere Krankheit mit ähnlich ver-
laufenden Symptomen gab. Diese unter anderem auch nach ihm benannte Plaut-
Vincentsche Angina[17] verlief in der Regel jedoch harmlos. Noch dreißig Jahre

---

10 UA Bonn: Promotionsalbum der Medizinischen Fakultät 1918, s. nachträglich hinzugefügte
    Information zum 50. Jahrestag.
11 Vgl. E. Welte: Friedrich Schultze, in: Bonner Gelehrte, (s. Beitrag H. Maas, wie Anm. 10)
    S. 228–229.
12 UA Bonn: Promotionsalbum der Medizinischen Fakultät von 1918.
13 Vgl. J. Buchin: Kurzbiographien der Ärztinnen aus dem Kaiserreich, in: Bleker und Schleier-
    macher, (s. Beitrag H. Maas, wie Anm. 21), S. 233–305, S. 293.
14 D. Fischer-Radizi: Vertrieben aus Hamburg. Die Ärztin Rahel Liebeschütz-Plaut, (Wissen-
    schaftler in Hamburg Bd. 2), Göttingen 2019, S. 34.
15 Fischer Radizi, (wie Anm. 14): Auf ausdrücklichen Wunsch der Mutter war ein Heiratsver-
    mittler eingeschaltet worden, der diese Ehe stiftete. S. dazu auch den Beitrag zu H. Jung-
    Danielewicz. Der Name Moritz Sprinz befindet sich auf der vom Deutschen Richterbund
    angebrachten Gedenktafel »Verfolgt – Entrechtet – Aus dem Amt getrieben«, s. www.drb.de/
    cms/fileadmin/docs/Gedenktafel.pdf (abgerufen am 09.06.2014); M. Sprinz: Sind Maschi-
    nen wesentliche Bestandteile einer Fabrik, Greifswald, Jur. Diss. v. 1908.
16 Schirren (wie Anm. 2), S. 18.
17 W. Plaut: Hugo Carl Plaut. Arzt, Bakteriologe u. Mykologe (1858–1928) v. 29.04.1994, W.
    Plaut beruft sich dabei auf eine unveröffentlichte Biographie, die seiner Mutter über deren
    Vater, Hugo C. Plaut, im Jahre 1977 verfasst hatte. in: http://blankenese-seiten.de/Kirchen-
    kreis/04-Einrichtungen/Senioremakad/juden/hugo (abgerufen am 13.07.2009).

nach seinem Tode erschien in einer Fachzeitschrift ein kurzer Aufsatz, in dem an den »mycologist of European reputation« erinnert wurde.[18]

Schon früh durften ihn ab und zu beide Töchter, Carrie und Rachel, in sein Labor begleiten und dabei an seiner Arbeit Anteil nehmen lassen.[19] Hugo C. Plaut beschäftigte sich über Jahrzehnte mit Fragen der »praktischen Medizin und der öffentlichen Gesundheit«,[20] Themen, denen sich auch seine ältere Tochter Carrie widmete.

Nahezu alle der in dieser Reihe vorgestellten Ärztinnen übten ihren Beruf nach Erhalt der Approbation ohne Unterbrechung aus, bis ihnen das national-sozialistische Regime die Genehmigung dazu entzog. Nur Carrie Sprinz war nach ihrer Verheiratung nicht berufstätig, der Beginn der Praxistätigkeit in der zweiten Hälfte der 1920er Jahre blieb allenfalls eine Episode. Sie scheint sich allerdings weiterhin intensiv mit medizinischen Fragen beschäftigt zu haben.

Die Allgemeinpraktikerin hatte sich im Jahre 1926 in der Sächsischen Straße Nr. 8 in Wilmersdorf niedergelassen, einem Stadtteil, der mit ca. 13 % den höchsten Anteil jüdischer Bevölkerung in Berlin aufwies.[21] Die Entscheidung zur Praxisaufgabe nach nur ca. einem Jahr kann durchaus mit der ständig schlechter werdenden wirtschaftlichen Lage zusammengehangen haben. Die weitaus meisten der ungefähr 700 während der Weimarer Zeit in Berlin regis-trierten Ärztinnen waren im Gesundheitswesen in der Regel nur teilzeitbe-schäftigt.[22] Neue von der Universität kommende Ärztinnen fanden wegen der angespannten Wirtschaftslage zunehmend schlechtere Berufsaussichten vor.[23] Als berufstätige Ehefrau eines höheren und damit wohldotierten Berliner Be-amten wollte Carrie Sprinz womöglich vermeiden, in den Fokus der öffentlichen Aufmerksamkeit zu geraten, demnach hätte die bereits laufende »äußerst öf-fentlichkeitswirksame Kampagne gegen das ›Doppelverdienertum‹« schnell Wirkung gezeigt.[24] Ein anderer möglicher Grund könnte die antisemitische Stimmung gegen die große Zahl jüdischer Ärztinnen und Ärzte, die im Berlin der Weimarer Republik sowohl niedergelassen als auch in Krankenhäusern und

---

18 Schirren (wie Anm. 2), S. 26.
19 Vgl. Fischer-Radizi (wie Anm. 14), S. 91.
20 Plaut (wie Anm. 17).
21 Vgl. R. Schwoch (Hg.): Berliner jüdische Kassenärzte und ihr Schicksal im Nationalsozia-lismus. Ein Gedenkbuch; Berlin 2009, S. 831.
22 Vgl. Weindling, in: Linder/Niehuss, (s. Beitrag L. Meyer-Wedell, wie Anm. 101). S. 113f.
23 Vgl. Beddies und Baader: Jüdische Ärzte in der Weimarer Republik, in: Beddies u.a., (s. Beitrag B. Heinemann, wie Anm. 13), S. 28f.
24 G. Kaiser: Studentinnen in Würzburg, München und Erlangen, in: Häntzschel und Buß-mann, (s. Beitrag L. Meyer-Wedell, wie Anm. 38), S. 57–69, S. 67.

Kliniken angestellt waren, gewesen sein; von beispielsweise 3.600 Berliner Kassenärztinnen und Kassenärzten waren ca. 2.000 jüdischer Herkunft.[25]

Bis zum Jahre 1938 liegen derzeit keinerlei weitere Informationen über Carrie Sprinz vor.

Der älteste Bruder Theodor, habilitiert im Jahre 1922 im Fach Nationalökonomie, war am 27. 06. 1933 als Dozent an der Rechts- und Staatswissenschaftlichen Fakultät der Universität Hamburg wegen seiner jüdischen Herkunft seines Postens enthoben worden.[26] Da er sich schon frühzeitig mit aller Entschiedenheit gegen das aggressive Vorgehen der nationalsozialistischen Studentenschaft gestellt hatte und somit hochgradig gefährdet war, emigrierte er als Erster der Familie mit seiner Ehefrau und den Kindern sofort nach seiner Entlassung am 4. Juli 1933 nach Holland.[27]

Nachdem in englischen Wissenschaftskreisen das Ausmaß des am 7. April 1933 verabschiedeten Gesetzes zur ›Wiedereinführung des Berufsbeamtentums‹ bekannt geworden war, wurde dort der ›Academic Assistence Council‹ (AAC), der sich später in ›Society for the Protection of Science and Learning‹ umbenannte, gegründet. Diese Organisation ermöglichte beispielsweise 253 namhaften deutschen Nationalökonomen, sich in England weiterhin ihrem Fachgebiet widmen zu können.[28] Zu dieser Gruppe gehörte der noch junge Theodor Plaut allerdings nicht, er musste sich nach seiner Flucht selbst um eine Verwendung kümmern. Von Holland aus sandte er »Bewerbungsschreiben in die ganze Welt«. Persönliche Beziehungen noch aus seiner Hamburger Zeit zur Universität Hull verhalfen ihm letztlich zu einer Stelle. Von 1934 bis 1935 war er an der dortigen Hochschule als Visiting Lecturer tätig, ab 1935 als Lecturer bei der ›Worker's Educational Association‹ in Leeds, seine Studien zur englischen Gewerkschaftsbewegung waren dabei sicher hilfreich gewesen.[29]

Theodor Plaut hatte seine Geschwister schon frühzeitig dazu gedrängt, die Emigrationsvorbereitungen in die Wege zu leiten, und dabei seine Hilfe angeboten. So beschaffte er beispielsweise seiner Schwester Carrie und deren Familie die Einreiseerlaubnis nach England. Als diese Nachricht am 29. 11. 1938 eintraf,

---

25 Vgl. R. Schwoch: Jüdische Kassenärzte rund um die Neue Synagoge. (Jüdische Miniaturen. Spektrum jüdischen Lebens, hg. von H. Simon, Bd. 54), Teetz u. Berlin 2006, S. 10f.

26 Vgl. Plaut, Theodor@HPK: https://www.hpk.uni-hamburg.de/resolve/id/cph_person_0000 0179 (abgerufen am 26. 02. 2017).

27 Vgl. Fischer-Radizi, (wie Anm. 14), S. 67 u. 309: Der Haß der Nationalsozialisten verfolgte ihn bis ins Ausland, im Jahre 1939 wurde ihm die deutsche Staatsangehörigkeit entzogen u. sein Name auf die »Sonderfahndungsliste G. B.« gesetzt.

28 Vgl. H. Hagemann: German-speaking Economists in British Exile 1933–1945, in: Royal Economic Society: www.res.org.uk › Home › News /Events › RES Newsletter (abgerufen am 01. 01. 2016); s. dazu: »German-speaking Economists in British Exile 1933–1945, in: Banka Nazionale del Lavoro Quarterly Review, 60, No. 242, September 2007.

29 Vgl. Hagemann und Krohn (wie Anm. 4), S. 531f.

befand sich Moritz Sprinz allerdings noch im Konzentrationslager Sachsenhausen. Ende Januar, Anfang Februar 1939 traf Carrie Sprinz in England ein, ihr Ehemann folgte offensichtlich später.[30]

Knapp 1.300 jüdische Frauen aus medizinischen Berufen kamen zwischen 1930 und 1948 aus dem Deutschen Reich oder deutschsprachigen Ländern nach England.[31] Die von den englischen Medizinalbehörden aufgestellten Hürden zum Schutz der einheimischen Ärzteschaft vor zu viel Konkurrenz aus dem Ausland waren hoch. Voraussetzung für Berufstätigkeit im englischen Gesundheitssystem waren erstens die Registrierung der in Deutschland getätigten Examina und zweitens ein erneutes Medizinstudium mit Staatsexamen und englischer Approbation.[32]

Die ehemaligen Bonner Studentinnen Carrie Sprinz, deren Schwester Rachel Liebeschütz-Plaut[33] und auch Lilly Meyer-Wedell[34] verzichteten beispielsweise nach ihrer Ankunft auf die Dokumentation ihrer an der Bonner Medizinischen Fakultät erzielten Abschlüsse und somit auf die Möglichkeit des Zweitstudiums.[35] Dennoch erhielt Carrie Sprinz im Jahre 1941 eine auf Kriegsdauer befristete Stelle als Ärztin in einem Sanatorium für Tuberkulosekranke in Reading.[36]

Carrie Sprinz hatte sich, nach Aussage ihres Sohnes, des Zahnmediziners Rudolf Sprinz, »besonders mit dem Problem der Lungentuberkulose« beschäftigt.[37] Möglicherweise wurde ihr Interesse an diesem Fachgebiet schon an der Bonner Universität geweckt. Ihr Doktorvater, Friedrich Schultze, befasste sich seit Beginn seiner akademischen Laufbahn mit diesem Thema und schrieb später verschiedene Arbeiten dazu.[38]

In seinen letzten Lebensjahren arbeitete Hugo C. Plaut, der Vater von Carrie Sprinz, intensiv an der Entwicklung eines Tuberculose-Impfstoffes.[39] Bereits während ihrer Studienzeit hatten er und seine älteste Tochter Carrie wissenschaftlich zusammengearbeitet und dazu beispielsweise gemeinsam einen

---

30 Vgl. Fischer-Radizi (wie Anm. 14), S. 193, 250, 280 u. 225: Moritz Sprinz hat nach seiner Entlassung als Reichsgerichtsrat noch kurzzeitig eine Verwendung »als Rechtsberater für eine Gruppe von Tuchgroßversendern« gefunden.
31 Vgl. Weindling (wie Anm. 20), S. 111 f.
32 S. dazu die Beiträge zu Herta Heilborn u. Hertha Beck.
33 Vgl. Weindling (wie Anm. 20), S. 119.
34 Vgl. ebd.
35 Vgl. ebd., S. 120.
36 Vgl. Carrie Sprinz (wie Anm. 1).
37 Vgl. ebd.
38 Vgl. Welte (wie Anm. 11), S. 228.
39 Vgl. Plaut (wie Anm. 17).

Aufsatz über Trinkwassersterilität veröffentlicht.[40] Es ist davon auszugehen, dass sich der enge wissenschaftliche Austausch zwischen Vater und Tochter auch später auf den Bereich der Tuberkuloseforschung bezog. Zu einer Veröffentlichung der Forschungsergebnisse von Hugo C. Plaut ist es allerdings nicht mehr gekommen und entsprechende Unterlagen, die eine erneute Zusammenarbeit von ihm und seiner Tochter belegen, sind bis jetzt nicht gefunden worden.[41]

Mitte der 1920er Jahre standen in den 500 deutschen Heilstätten ca. 43.000 Betten für Tuberkulosepatienten zur Verfügung.[42] Die nach jeder neuen Ausbreitungswelle verstärkt einsetzenden Bemühungen zur Reduzierung der Krankheit sorgten auch nach dem starken Krankheitsausbruch zu Ende des Ersten Weltkrieges für ein Überdenken der bisher angewandten Methoden. Statt der lange praktizierten Behandlungsform der »Schonung und Mästung« lösten langfristig Neuerungen im Bereich der Diagnose und Therapie die bisher vor allem praktizierte konservative Vorgehensweise ab.[43] Da davon ausgegangen werden kann, dass Carrie Sprinz schon vor ihrer Emigration dem Thema Tuberkulose besondere Aufmerksamkeit geschenkt hatte, wäre sie über die modernen Heilmethoden in den in der Nähe von Berlin gelegenen Heilstätten Beelitz[44] und Hohenlychen[45] informiert gewesen, ebenso über die eigens eingerichteten Stationen für Tuberkulosekranke der Berliner Krankenhäuser Moabit und Auguste-Viktoria.[46]

Nach Beginn der deutschen Luftangriffe auf England im Juli 1940 waren,[47] um Notfallbetten zur Verfügung zu haben, viele Lungensanatorien evakuiert »und die Patienten einfach nach Hause geschickt« worden. Diese Maßnahme führte wegen der erhöhten Ansteckungsgefahr zu erheblicher Unruhe und Verunsicherung innerhalb der Bevölkerung, und die Anordnung wurde schließlich zurückgenommen.[48] Aufgrund des nach Kriegsausbruch erneuten Anstiegs der Tuberkuloseerkrankungen zeigte die daraufhin angeordnete verstärkte Durchführung von Röntgenreihenuntersuchungen eine weitaus größere Verbreitung der Krankheit als ursprünglich angenommen. Die zahlreichen neuen Tuber-

---

40 Vgl. Plaut (o. Vorname): Über Trinkwassersterilisation auf der Wanderschaft und im Feld durch chemische Mittel. Hamburgische medizinische Überseehefte 1915, Nr. 15 (S. 2–12). Carrie Sprinz (wie Anm. 1).

41 Vgl. Plaut (wie Anm. 17).

42 Vgl. U. Lindner: Gesundheitspolitik in der Nachkriegszeit. Großbritannien und die Bundesrepublik Deutschland im Vergleich. Veröffentlichungen des Deutschen Historischen Instituts London, H. Schulze (Hg.), Bd. 57, München 2004, S. 140.

43 D. Peukert, Die Weimarer Republik, Frankfurt/Main 1987, S. 65.

44 Vgl. Peukert (wie Anm. 42), S. 73.

45 Vgl. ebd., S. 81.

46 Vgl. ebd., S. 73.

47 Vgl. K. Kluxen: Geschichte Englands, Stuttgart 1968, S. 810.

48 Lindner (wie Anm. 42), S. 151.

kulosefälle führten zu einer Bettenknappheit in den bestehenden Sanatorien. Die im Jahr 1930 zur Verfügung stehenden »25.000 Betten für Tuberkulosekranke« reichten zehn Jahre später bei weitem nicht mehr aus.[49] Die Arbeitsbedingungen und auch die Bezahlung in diesen Sanatorien und Heilstätten waren außerordentlich schlecht, außerdem gab es wegen der Angst vor Ansteckung nicht genügend ausgebildetes pflegerisches und medizinisches Personal.[50]

In dieser Notsituation stellte die staatliche Gesundheitsbehörde emigrierte Ärztinnen und Ärzte ein, die über keine der ansonsten bis dahin geforderten Auflagen, wie beispielsweise das in England erworbene Staatsexamen, verfügten. So wurde auch Carrie Sprinz eingestellt, sie war von 1941 bis 1945 »temporary registered im U. K. (United Kingdom) Medical Register«. Als »resident physician« behandelte sie über den Zeitraum von vier Kriegsjahren Tuberkulosepatienten unter erschwerten Bedingungen im Sanatorium von Reading.[51]

Nach Kriegsende kehrte Carrie Sprinz nach Hull zurück, wo die Familie nach der Ankunft in England eine Bleibe gefunden hatte, und beendete ihre ärztliche Tätigkeit.[52] Ohne Zweifel hätte sie jedoch nach 1945 die Möglichkeit gehabt, ihren Beruf dort weiter auszuüben. Die englische Gesundheitsbehörde, so die Aussage eines emigrierten Arztes, hätte es damals »einfach nur fair«[53] gefunden, den deutschen Ärzten, die während des Krieges dort gearbeitet hatten, anschließend die Arbeitserlaubnis zu belassen.

Moritz Sprinz, der Ehemann von Carrie, ein ausgewiesener Experte für Außenhandelspolitik, erhielt im Jahre 1947 an der Universität Hull eine Anstellung als »Lecturer in Economics«; Sprinz verfügte als ehemaliger Reichswirtschaftsgerichtsrat in der deutschen Reichsschuldenverwaltung über Kenntnisse, die letztlich auch in Großbritannien gefragt waren.[54] Wenn man den Angaben im Internet glauben kann, erhielt der Jurist Sprinz zu einem späteren Zeitpunkt eine

---

49 Ebd., S. 150.
50 Vgl. ebd., S. 151 f.
51 Carrie Sprinz (wie Anm. 1). H. und G. Wedell: Vom Segen des Glaubens. Aufzeichnungen über das Leben und Wirken von G. und H. Wedell, bearb. u. ergänzt von R. Rocholl und E. Wedell, Hg: Archiv der Ev. Kirche im Rheinland. (Schriften des Archivs der Evangelischen Kirche im Rheinland Nr. 7), Düsseldorf 1995, S. 111: Während der Kriegszeit war man allerdings in manchen Teilen Englands der Meinung, erkrankten Einheimischen die Pflege durch deutsche emigrierte Krankenschwestern nicht zumuten zu können.
52 Vgl. Carrie Sprinz (wie Anm. 1).
53 Vgl. K. Griese und W. Woelk: Jüdische Ärztinnen und Ärzte in Düsseldorf und in der Emigration, in: K. Düwell u. a. (Hg.): Vertreibung jüdischer Künstler und Wissenschaftler aus Düsseldorf 1933–1945, Düsseldorf 1998, S. 177–205, S. 196 f.
54 Moritz Sprinz: homepage.ntlworld.com/.../Herbert%20Stangel%20...The London Gazette, 24. June, 1947, p. 2884 (abgerufen am 15.06.2014); Zur ›London Gazette‹ s.: https://www.the gazette.co.uk/history (abgerufen am 15.06.2014), s. Das Reichsgesetz über den Versicherungsvertrag, Berlin 1926 (Stilkes Rechtsbibliothek; 58); beteiligt: Moritz Sprinz.

Aufgabe im »British Foreign Office in Egypt«,[55] ob Carrie Sprinz dabei ihren Ehemann in den Nahen Osten begleitete, ist nicht bekannt.

Mitte der 1960er Jahre betreute Sohn Rudolf die Arbeit einer Dozentin der Zahnmedizin der Universität Bristol. Carrie Sprinz leistete dabei Hilfestellung, in dem sie die Übersetzung eines Fachartikels aus der deutschsprachigen Schweiz anfertigte.[56]

Weitere Informationen zu Carrie Sprinz, die Aufschluss geben über Aktivitäten der letzten Lebensjahre, konnten bis jetzt nicht in Erfahrung gebracht werden.

Eigene Publikationen

Über schlaffe Herzen im Röntgenbilde zugleich zur Beurteilung des Zehbehschen Phänomens. Bonn, Med. Diss. v. 1918.

Plaut: Über Trinkwassersterilisation auf der Wanderschaft und im Feld durch chemische Mittel. Hamburgische medizinische Überseehefte 1, 1915, Nr. 5 (S. 2–12).

---

55 Dr. jur. Moritz Sprinz: http://www.my-roots.org/persons/body.php?L=UK&pid=25690 (abgerufen am 14.06.2014).
56 Vgl. Wedgwood (wie Anm. 9), S. 649.

Dr. med. RACHEL LIEBESCHÜTZ-PLAUT, geb. PLAUT

21.06.1894 Leipzig – 22.12.1993 Rochester in Kent/Großbritannien
Fachärztin für Physiologie und Privatdozentin

V: Hugo Plaut (12.10.1858 Leipzig – 17.02.1928 Hamburg), Dr. med. et phil., Universitätsprofessor[1]. **M:** Adele Pl., geb. Brach (09.01.1867 Paris/Frankreich – 05.09.1953 Epsom/GB).
G: Theodor Friedrich Pl. (14.10.1888 Leipzig – 14.11.1948 London/Großbritannien), Nationalökonom.[2] Hubert Curt Pl. (31.10.1889 Leipzig – 18.01.1978 Banstead/Surrey/Großbritannien),[3] Mathematiker u. Statistiker. Caroline Sprinz, geb. Pl., gen. Carrie (27.07.1892 Leipzig – 03.01.1976 Hull/Großbritannien), Dr. med., Allgemeinpraktikerin.
E: Hans Liebeschütz (03.12.1893 Hamburg – 28.10.1978 Crosby/Großbritannien), Dr. phil., apl. Universitätsprofessor.[4]
K: Wolfgang L. (22.06.1927), Dr. phil., Dozent für Alte Geschichte. Hugo L. (09.12.1929), Dr. med. Kinderarzt. Elizabeth Adele L. (13.06.1932), Lehrerin für Gartenbau.

Rachel Plaut besuchte nach anfänglich privater Vorbereitung das Hamburger Realgymnasium, an dem sie im Jahre 1913 die Reifeprüfung bestand.[5] Nach einem einsemestrigen Abstecher ins Fach Zoologie an der Philosophischen Fakultät der Universität Freiburg entschied sie sich dann doch, in die Fußstapfen des Vaters und der älteren Schwester zu treten und zur Medizinischen Fakultät zu wechseln. Nach Kriegsbeginn unterbrach die Studentin kurzzeitig ihre Universitätsausbildung und leistete als Hilfsschwester ehrenamtlichen Dienst. Im Sommersemester 1915 legte sie in Freiburg das Physikum mit der Note ›sehr gut‹

---

1 T. Schreiber: Ausstellung über die Ärztin Rahel Liebeschütz-Plaut. Als erste Frau habilitiert u. bis heute ein Vorbild, s. https://www.uni-hamburg.de/newsroom/campus/2019/0618-ausstellung-mhm.html (abgerufen am 27.05.2020). H. C. Plaut: www.jewishvirtuallibrary.org/.../ejud_0002_0016_0...(abgerufen am 17.08.2014).

2 Theodor Friedrich Plaut, Nationalökonom: Deutsche Biographische Enzyklopädie (DBE); 2. Ausgabe; hg. v. Rudolf Vierhaus; München 2008; S. 770.

3 Hubert C. Plaut: dmv.mathematik.de/index.php/2012.../1812-kurzbiographien-p (abgerufen am 13.03.2014).

4 Hans Liebeschütz: www.dasjuedischehamburg.de/inhalt/liebeschütz-hans (abgerufen am 16.08.2014). W. Tetzlaff: 2000 Kurzbiographien bedeutender deutscher Juden des 20. Jahrhunderts, Lindhorst 1982: Hans Liebeschütz, S. 209.

5 Vgl. Rachel Liebeschütz-Plaut: Universitätsklinikum Hamburg-Eppendorf, Institut für Geschichte u. Ethik der Medizin: Pers. Akte Liebesch., R. (Plaut), STAH Hochschulwesen u. Personalakten IV 619, Unterlagen v. 29.09.2009.

ab und war anschließend als Famula, wie man früher die Praktikantin nannte, tätig. Im Wintersemester 1914/15 wechselte sie zur Medizinischen Fakultät der Universität Kiel. Vom Sommersemester 1916 bis zum Wintersemester 1917/18 absolvierte sie dann in Bonn den klinischen Teil des Studiums und wohnte zeitweise mit ihrer Schwester Carrie in der Königstraße Nr. 64, diese schrieb zu der Zeit bereits an ihrer Dissertation.[6] Im Mai 1918 bestand Rachel Plaut das Staatsexamen mit der Note »sehr gut« und die Promotion mit Auszeichnung.[7]

Ihr Vater, Hugo C. Plaut, war während seiner Schüler- und Studentenzeit ein ausgesprochener »Hallodri« gewesen, der sich durch seine Eskapaden in große Schwierigkeiten gebracht hatte. Dafür machte er später den schädlichen Einfluss wesentlich älterer Mitschüler und Studenten verantwortlich. Diese Probleme wollte Vater Plaut seinen eigenen Kindern ersparen. Bis ins Teenageralter wurden daher Rachel und ihre Geschwister gemeinsam zu Hause unterrichtet, auch die Freizeit verbrachten sie ausschließlich zusammen. Nach offizieller Lesart sollten die Kinder sowohl vor antisemitischen Anfeindungen als auch vor Infekten geschützt werden. Anders als ihr Bruder Theodor, der nach der jahrelangen Isolation im Elternhause später erhebliche Schwierigkeiten hatte, Kontakte zu anderen Menschen aufzubauen, war Rachel Plaut schon in jungen Jahren ein zugänglicher Mensch, der Austausch mit Gleichaltrigen suchte. Gleich zu Studienbeginn unternahm sie beispielsweise eine Reihe von Ausflügen, die der Freiburger Studentinnenverein angeboten hatte.[8]

Während ihrer Bonner Zeit setzte sie sich aktiv für die Belange des dortigen ›Studentinnenvereins‹ ein. Sozusagen als »Anleitung« für angehende Medizinstudentinnen veröffentlichte sie in Bonn »als alte Tante im achten Semester« einen Beitrag im Mitteilungsblatt des Verbandes.[9] Darin riet Rachel Plaut unter anderem davon ab, zu Beginn des Studiums zu viele Veranstaltungen zu belegen und Kollegs, von denen man sich mehr versprochen hatte, weiter zu besuchen. Überhaupt hielt sie es für wichtig, mit einer gewissen Souveränität Lehrplan und Unterrichtsstoff zu behandeln. Das für sie oberste Studienziel war, wissen-

---

6 UA Bonn: Rachel Plaut: Personalverzeichnis SH 1916 u. https://geschichte.charite.de/aeik/
   biografie.php?ID=AEIK00555 (abgerufen am 17.08.2014).
7 Vgl. Liebeschütz-Plaut (wie Anm. 5).
8 D. Fischer-Radizi: Vertrieben aus Hamburg. Die Ärztin Rahel Liebeschütz-Plaut (Wissenschaftler in Hamburg, Bd. 2), Göttingen 2019, S. 17, 28, 31 u. 40: Sportliche Aktivitäten im
   Familienverbund kamen dabei allerdings nicht zu kurz, »so setzte Rahel Plaut im Alter von 13
   Jahren Reitstunden für sich durch«, später nahm sie Ski- u. Flugunterricht. In der Literatur
   variiert die Schreibweise ihres Vornamens.
9 Rachel Plaut: Einige Ratschläge für die ersten Semester junger Medizinerinnen, in: Die Studentin, Verband der Vereine Studierender Frauen Deutschlands (Hg.), Jg. 1916, Bd. 5, S. 67–
   69. R. Liebeschütz-Plaut: Erfahrungen an der Universität nach 1933, unveröfftl. Manuskript;
   o. O., o. Jg., <Liverpool 1982>, in: Hamburger Bibliothek für Universitätsgeschichte (HB f
   UG). R. Liebeschütz-Plaut: My Memories of the time when Hitler was Dictator of Germany,
   unveröfftl. Manuskript; o. O. o. Jg., <Liverpool 1984>; S. 1.

schaftliches Denken und Arbeiten zu erlernen. Darüber hinaus sollten, so genügend Zeit vorhanden, andere Interessengebiete auf keinen Fall zu kurz kommen.

Sie unterstützte die jungen Frauen darin, das natürliche Schamgefühl nicht gewaltsam zu unterdrücken. Ein bestimmtes freundliches Auftreten den ›Herren‹ Kommilitonen gegenüber würde sich dabei im Miteinander als große Hilfe herausstellen.

Um einer Isolation während der Lernphasen zu entgehen, wären Kontakte zu anderen Kommilitoninnen hilfreich, das Angebot der Studentinnenvereine zudem sehr attraktiv. Falls im vorklinischen Semester noch Zeit übrig bliebe, könnte eine Arbeit im pflegerischen Bereich eine sinnvolle Ergänzung sein. Und für die Ausübung des Berufes mit all dem Leiden galt ihrer Meinung nach: »Das Nicht-ertragen (!) können ist die kleinste Gefahr … Die Gefahr liegt in dem Abstumpfen«.[10] Einige der damals formulierten ›Studienanleitungen‹ besitzen noch Aktualität, andere hingegen sind bei den heute vorherrschenden straffen Studienplänen allerdings nicht mehr umsetzbar.

Ihre später im Exil zusammengefassten Erfahrungen, die sie als junge Ärztin am Eppendorfer Krankenhaus gemacht hatte, können als Resümee ihrer ersten Jahre im Beruf angesehen werden.[11]

Nach dem Studienabschluss im Sommer 1918 absolvierte Rachel Plaut in Hamburg das Medizinalpraktikum am Israelitischen Krankenhaus. Als wissenschaftlich ausgebildete Hilfskraft stand sie zudem einmal pro Woche einem Augenarzt bei Operationen zur Seite, das hochwillkommene Taschengeld von 50 Mark erhöhte ihr Einkommen von 100 Mark erheblich. Wegen des kriegsbedingten Mangels an wissenschaftlichen Hilfsmitarbeitern konnte sie am Israelitischen Krankenhaus bereits als »Assistentin in der Medizinischen Abteilung« anfangen, verbunden mit entsprechender Verantwortung. Dies betraf auch die Behandlung der sich seit August 1918 rapide ausbreitenden Grippeepidemie. Um Tochter Rachel dabei vor Überarbeitung zu schützen, besorgte der Vater ihr zum 15. 10. 1918 einen Arbeitsplatz am Allgemeinen Eppendorfer Krankenhaus (AKE), hoffte er womöglich auf ein geringeres Ansteckungsrisiko dort? Sie musste jedoch anfangs, zuerst als Medizinalassistentin und nach der Approbation als Volontärärztin, auch an ihrem neuen Arbeitsplatz hauptsächlich Grippeerkrankte behandeln.[12]

---

10 Plaut (wie Anm. 9), S. 69.

11 Vgl. A. v. Villeiz: Mit aller Kraft verdrängt. Entrechtung und Verfolgung »nicht arischer« Ärzte in Hamburg 1933 bis 1945 (Studien zur jüdischen Geschichte, Bd. 11, hg. v. St. Springorum u. A. Brämer), Hamburg 2009, S. 65.

12 Vgl. Fischer-Radizi, S. 43 ff. S dazu auch die Beiträge zu Gertrud Crampe u. E. Rüppel. Fischer-Radizi, (wie Anm. 8), S. 43 f.

Zum 31. 10. 1919 veranlasste der Krankenhausleiter, Ludoph Brauer[13], die Entlassung aller Assistenzärztinnen und -ärzte, die keinen Kriegsdienst geleistet hatten. Im bakteriologischen Labor ihres Vaters fand sie vorübergehend Aufnahme, bis ihr der Physiologe Otto Kestner[14] eine Anstellung für die neugeschaffene Assistentenstelle an seinem Institut anbot.[15]

Das Physiologische Institut gehörte seit 1919 »zu der neu gegründeten Hamburgischen Universität und deren Medizinischer Fakultät«, mit dieser neuen Zuordnung war die Genehmigung verbunden, nun auch Promotionen und Habilitationen verleihen zu können.[16] Bei Otto Kestner hatte Rachel Plaut schon als Praktikantin in der Kinderabteilung des Instituts »über die hormonelle Regulation der Milchsekretion geforscht«. Ihre Assistentinnenzeit am Physikalischen Institut der Universität Hamburg ergänzte sie 1922 durch einen Forschungsaufenthalt am Chemischen Institut der Berliner Charité bei Peter Rona[17] und an der dort ebenfalls ansässigen tierärztlichen Hochschule bei dem Physiologen Max Cremer.[18]

Rachel Plaut erlangte am 27. Februar 1923 als erste Ärztin an der neu gegründeten Hamburger Universität die Privatdozentur, sie war damit die dritte Frau in Deutschland und die erste, die sich in Hamburg habilitierte.[19]

Im Vorlesungsverzeichnis des Wintersemesters 1923/24 wurde die Familie Plaut erstmalig gleich dreifach erwähnt, ihr Vater, Hugo C. Plaut, als Bakteriologe, ihr Bruder Theodor als Wirtschaftswissenschaftler und sie als Physiologin. Der Deutschen Physiologischen Gesellschaft war sie bereits drei Jahre zuvor beigetreten. Schon frühzeitig hatte sie sich auf Fragen der Diätik spezialisiert, ab 1925 führte sie zusätzlich eine kleine Privatpraxis für Ernährungsstörungen.[20]

Ende 1923 begleiteten Rachel Plaut und ein weiterer Kollege ihren Chef, Otto Kestner, zu einen Aufenthalt nach Davos, um dort über Höhenkrankheiten zu forschen. Im ›Handbuch für vergleichende Physiologie‹ wurde der Beitrag, an dem sie ebenfalls beteiligt war, veröffentlicht.[21]

---

13 L. Brauer hatte auch in Bonn studiert: https://www.deutsche-biographie.de/sfz15298.html (abgerufen am 5. 01. 2020).
14 https://www.deutsche-biographie.de/sfz49439.html (abgerufen am 4. 01. 2020).
15 Vgl. Fischer-Radizi, (wie Anm. 8), S. 44, S. 330.
16 Vgl. Fischer-Radizi, (wie Anm. 8), S. 330.
17 https://www.deutsche-biographie.de/gnd126657556.html (abgerufen am 4.0. 2020).
18 https://www.nature.com/articles/136172a0 (abgerufen am 4. 01. 2020) Fischer-Radizi, (wie Anm. 8), S. 44.
19 Vgl. Liebeschütz-Plaut (wie Anm. 5) u. Fischer-Radizi, (wie Anm. 8), S. 45 f: »Erst 36 Jahre später, im Jahre 1959« wurde dort eine weitere Kollegin habilitiert.
20 Vgl. Fischer-Radizi (wie Anm. 8), S. 46.
21 Vgl. Fischer-Radizi, (wie Anm. 8), S. 45.

Wie viele andere jüdische Ärztinnen und Ärzte hatte auch Rachel Plaut eine Nische in einem jüngeren medizinischen Spezialgebiet gesucht, in der sie sich profilieren konnte.[22] Innerhalb von sechs Jahren veröffentlichte sie dazu bis 1925 in dichter Folge 24 wissenschaftliche Arbeiten.[23]

Rachel Plaut hatte sich auf ein medizinisches Fachgebiet spezialisiert, das an ihrer alten Alma mater Bonn eine herausragende Rolle spielte. Zu den berühmten Bonner Physiologen gehören unter anderem der an der Bonner Universität im Jahre 1824 habilitierte Johannes Müller,[24] gefolgt von Hermann Helmholtz,[25] Hermann Schaaffhausen[26] und Max Verworn.[27] Bei dem im Jahre 1910 verstorbenen Eduard Pflüger[28] hatte sie keine Vorlesungen mehr hören können. In der von ihm im Jahre 1868 gegründeten Zeitschrift »Das Archiv für die gesammte Physiologie der Menschen und der Thiere«[29] findet sich jedoch im Band 202 ihre Habilitationsschrift sowie im Band 205 eine weitere von ihr verfasste Schrift.[30]

Die junge Ärztin wurde bei ihrer Tätigkeit im Krankenhaus mit Teilen der »Hamburger Ärzteschaft« konfrontiert, die »eine ausgesprochene Männerwelt (war), in der Frauen nur schwer als gleichberechtigte Kolleginnen akzeptiert wurden«.[31] Als Beispiel fügte sie in ihren nicht veröffentlichten Erinnerungen an:

> »Das Eppendorfer Krankenhaus (...) hatte die Tradition, Corpsstudenten zu bevorzugen. Ärztinnen waren wohl als Praktikanten und Volontäre, aber noch nie als Assistenten angestellt worden. Einige Ärzte grüßten weibliche Kollegen grundsätzlich nicht auf dem Terrain. Wer eine Ärztin veranlasste, das Casino zu betreten, etwa, weil sie am Telefon verlangt wurde, musste eine Buße zahlen«.[32]

Bis zum Jahre 1918 gab es in Hamburg keine Universität. Erst nach Kriegsende, als viele heimkehrende Soldaten an die Hochschulen drängten, entschloss sich der Hamburger Senat, das seit dem Jahre 1913 bestehende Physiologische In-

---

22 Vgl. v. Villeiz (wie Anm. 11), S. 39, 43 u. 56f.

23 S. u.: Liste der eigenen Publikationen.

24 Vgl. J. Steudel: Johannes Müller 1801–1858, in: Bonner Gelehrte (s. Beitrag H. Maas, wie Anm. 11), S. 49–63.

25 Vgl. W. Gerlach: Helmholtz, Helmut v., in: Neue Deutsche Biographie 8 (1969), S. 498–501.

26 Ausstellung Hermann Schaaffhausen zum 22. Geburtstag – LVR: www.landesmuseum-bonn.lvr.de/.../hermann_schaaffhausen/hermann_schaaffhausen... (abgerufen am 01.12.2016).

27 Vgl. W. Thörner: Max Verworn 1863–1921, in: Bonner Gelehrte (s. Beitrag H. Maas, Anm. 11), S. 99–107.

28 Vgl. Heischkel-Artelt: Eduard Pflüger 1829–1910, in: Bonner Gelehrte (s. Beitrag H. Maas, Anm. 11).

29 Thörner (wie Anm. 15), S. 95.

30 Liste der Publikationen, s. u.

31 v. Villeiz (wie Anm. 10), S. 65.

32 Ebd.

stitut in Eppendorf zu einer Medizinischen Fakultät zu erweitern. Durch eine Spende in Höhe von 40.000 Goldmark von Professor Hugo C. Plaut, dem Vater von Rachel Plaut, war es damals überhaupt nur möglich gewesen, dieses Institut zu gründen.[33] Nun wirkte seine Tochter als Hilfsassistentin mit, diese Abteilung aufzubauen.

Als sehr fortschrittlicher Vater hatte Hugo C. Plaut nicht nur die wissenschaftliche Ausbildung seiner Söhne, sondern auch seiner Töchter unterstützt. Ihm wäre es Recht gewesen, wenn sie nicht geheiratet, sondern sich ausschließlich ihrem Beruf gewidmet hätten. Liebe war für ihn »eine Krankheit des Gehirns, die nur kurz anhielt(e)«, die Mutter hingegen strebte für ihre Kinder, besonders die Töchter, Eheschließungen an. Heiratsvermittler hatten bereits für die Verheiratungen von Sohn Theodor und Tochter Carrie gesorgt. Ein Arrangement war auch bereits für Tochter Rachel getroffen worden. Relativ spät, als die Hochzeitsvorbereitungen schon weit gediehen waren, setzte die jüngste Plaut-Tochter, anfänglich gegen den Willen der Mutter, die Verehelichung mit Hans Liebeschütz durch, dessen familiärer und finanzieller Hintergrund den Vorstellungen der Eltern eher nicht entsprach.[34]

Nach ihrer Hochzeit am 4. Februar 1924 mit dem Historiker Hans Liebeschütz[35] musste sie als nunmehr verheiratete Dozentin ihre Forschungen am Physiologischen Institut beenden, diese Entscheidung wird der Vater sehr bedauert haben; weiterhin war sie jedoch als Privatdozentin tätig. Ihre Vorlesungen stießen, sehr zu ihrer Freude, auf großes Interesse, so beispielsweise das Thema: »Physiologie für Nichtmediziner«.[36]

Um Vorlesungen vorbereiten und an medizinischen Fortbildungen teilnehmen zu können standen ihr drei Hausangestellte zur Verfügung, dennoch war sie alleine für Planungs- und Organisationsfragen zuständig. Noch Anfang des Jahres 1932 hatte die Mutter zweier kleiner Söhne, die im Juni dieses Jahres ihr drittes Kind erwartete, Studentinnen der Hauswirtschaft im Fach Ernährungslehre unterrichtet.[37]

---

33 Vgl. E. Rumberger: Zu Ehren von Frau Privatdozentin Dr. R. Liebeschütz-Plaut. Redemanuskript v. 20.10.1989, S. 2f. Universitätsklinikum Hamburg-Eppendorf, (wie Anm. 5). C. Schirren: Die Entwicklung der Mykologie in Hamburg am Beispiel von H. C. Plaut und R. Rieth; Folia Dermotologica 2, 2004 Hamburg; S. 14. Fischer Radizi (wie Anm. 8), S. 15 u. 100: Rachel Liebeschütz-Plauts Großvater Gustav Plaut war ein wohlhabender Leipziger Bankier gewesen. Während des Deutschen Krieges 1866 hatte er in einem »Husarenstück« den Goldschatz des Sachsenkönigs gerettet, und in Kriegszeiten versteckt. Als Dank dafür erhielt er u.a. einen Spazierstock mit Goldknauf.
34 Fischer-Radizi, (wie Anm. 8), S. 49f.
35 Vgl. Tetzlaff (wie Anm. 4), S. 209.
36 Vgl. Rumberger (wie Anm. 33), S. 4. Fischer-Radizi, (wie Anm. 8), S. 46: nach einem Erlass des Hamburger Senats war der Ehemann für den Unterhalt seiner Frau alleine zuständig.
37 Vgl.Fischer-Radizi, (wie Anmn. 8), S. 55 u. 123.

Ein halbes Jahr nach Machtbeginn der Nationalsozialisten verschlechterte sich schlagartig Rachel Liebeschütz-Plauts berufliche Situation, quasi über Nacht wurde ihr Gehalt ersatzlos gestrichen. Im vorauseilenden Gehorsam waren am 31. Juli 1933 sowohl sie als auch 15 weitere jüdische Angehörige des Lehrkörpers an Hamburger Kliniken aus dem Dienst entlassen worden, obwohl die Bestimmungen dazu noch gar nicht erlassen worden waren.[38] Wenig später wurde ihr zudem schriftlich untersagt, ihren bisherigen Arbeitsplatz weiterhin aufzusuchen.[39]

Nach den zunehmenden Einschränkungen für Juden widmete sie sich vermehrt der Erziehung ihrer drei Kinder, denen es ab dem 14. November 1938 nicht mehr gestattet war, öffentliche Schulen zu besuchen.[40] So gründete sie mit anderen in den Elbvororten lebenden Eltern einen Schulzirkel, der unter Aufsicht der jüdischen Gemeinde durchgeführt wurde.[41]

Ihre drei Kinder waren nach der Machtergreifung im Jahre 1933 in einem Alter, in dem sie das der Familie zugemutete Unrecht sehr wohl wahrgenommen haben werden. Erst die Entlassung der Mutter aus dem Krankenhaus, ein Jahr später die des Vaters aus dem öffentlichen Dienst[42] und schließlich die eigene Ausgrenzung durch das Schulbesuchsverbot wird bei ihnen das Gefühl der Bedrohung ständig gesteigert haben.

Schon Anfang der 1930er Jahre war offensichtlich generell der Entschluss zur Emigration gefallen, seit 1932 erhielten die Liebeschütz-Kinder auch englischen »muttersprachlichen Unterricht«, um ihnen den Schulwechsel zu erleichtern. Auch Hans Liebeschütz rundete seine Englischkenntnisse bei einem Forschungsaufenthalt in London ab. Dabei nutzte er die Gelegenheit, seinen Namen und den seiner Frau in die Liste der »Notgemeinschaft der Deutschen Wissenschaftler« eintragen zu lassen. Bruder Theodor Plaut, der schon im Jahre 1933 nach England emigriert war,[43] mahnte immer wieder, den Entschluss zur Auswanderung nicht zu lange aufzuschieben, die Kinder sollten unbedingt bis zum 12. Lebensjahr in England eingeschult werden. Einfach fiel es der Familie jedoch nicht, den endgültigen Schritt zu wagen. Nach einer Reise im Jahre 1936 nach Hull hielt Rachel Liebeschütz-Plaut die Lage für Juden in Hamburg für nicht so problematisch wie die Lebensbedingungen von Emigranten in Hull. Sorge be-

---

38 Vgl. v. Villeiz (wie Anm. 10), S. 79f.

39 Vgl. Fischer-Radizi, (wie Anm. 8), S. 160.

40 Vgl. Chr. Studt: Das Dritte Reich in Daten unter Mitarbeit v. D. Itzenplitz u. H. Schuppener, München 2002, S. 91.

41 Vgl. E. Krause: Rachel Liebeschütz-Plaut, in: unihh 25 (1994) Universitätsklinikum Hamburg-Eppendorf, Institut für Geschichte u. Ethik der Medizin, Nr. 3, S. 53–54, S. 54. Siehe dazu auch Fischer-Radizi, (wie Anm. 8), S. 185.

42 Vgl. Liebeschütz (wie Anm. 4).

43 S. dazu auch den Beitrag zu Carrie Sprinz u. Fischer-Radizi, (wie Anm. 8), S. 78.

reitete zudem die Frage der Versorgung der hochbetagten, dementen Großmutter.[44]

Die Notwendigkeit, Deutschland so schnell wie möglich zu verlassen, wurde durch die zweifache Verhaftung des Vaters Hans Liebeschütz nach der Reichspogromnacht im Jahre 1938 überdeutlich. Hans Liebeschütz war zuerst einen Monat im Gefängnis Fuhlsbüttel, dann vier Wochen im KZ Sachsenhausen inhaftiert.[45] Die bange Frage jedoch, in welchem Land die Familie nun Aufnahme finden würde, konnte auch den Kindern nicht verborgen bleiben. Hans Liebeschütz hatte sich unter anderem bei dem aus Hamburg stammenden und bereits in den USA lebenden Kunsthistoriker Erwin Panofsky[46] nach der Möglichkeit einer Emigration in die USA erkundigt,[47] die Antwort scheint aber nicht sehr ermutigend gewesen zu sein.

Nachdem endlich die Einreiseformalitäten für England geregelt waren, schickte Theodor Plaut eine Krankenschwester nach Hamburg, um die drei Liebeschütz-Kinder abzuholen. Einen Tag vor der Abfahrt der Kinder am 13.12. 1938 wurde deren Vater aus dem Konzentrationslager entlassen. Am 21.12.1938 verließen Rachel Liebeschütz-Plaut und deren Mutter Deutschland. Hans Liebeschütz fühlte sich als Dozent der Hochschule für die Wissenschaft des Judentums allerdings verpflichtet, seinen Studierenden einen ordentlichen Semesterabschluss zu ermöglichen. Obwohl er sich selbst damit in Gefahr brachte, emigrierte er aus diesem Grunde, gemeinsam mit seiner Mutter, erst im Frühjahr 1939.[48]

Die nach dem Ausbruch des Zweiten Weltkrieges erfolgte Internierung von Hans Liebeschütz von Mai bis Oktober 1940 auf der Isle of Man[49] war eine erneute Herausforderung für die Familie; das Vertrauen der drei Kinder in die englische Rechtsprechung wurde dadurch möglicherweise erschüttert. Für Rachel Liebeschütz-Plaut war es sicher keine leichte Aufgabe, den beiden Söhnen und der Tochter dennoch Zuversicht, Vertrauen und das Gefühl der Sicherheit zu vermitteln.

Nachdem Rachel Liebeschütz-Plaut in Hamburg alleine für die Ausreise der Familie zuständig gewesen war, blieb es ebenso ihre Aufgabe, der Familie in England ein neues Zuhause, anfangs in Hull, dort wo Bruder Theodor wohnte, zu

---

44 Vgl. Fischer-Radizi, (wie Anm. 8), S. 75, 169, 193 u. 225.
45 Vgl. ebd.
46 Vgl. Erwin Panofsky: hup.sub.uni-hamburg.de/volltexte/.../HamburgUP_HUR17_Warnke.pdf (abgerufen am 25.08.2015).
47 Vgl. K. Michels: Transplantierte Kunstwissenschaft. Deutschsprachige Kunstgeschichte im amerikanischen Exil. Studien aus dem Warburg-Haus, Hg.: W. Kemp, G. Mattenklott u.a., Bd. 2, Berlin 1999, S. 23 A 151.
48 Vgl. Fischer-Radizi, (wie Anm. 8), S. 264 u. S. 82.
49 Vgl. Liebeschütz (wie Anm. 4).

geben. Aus klimatischen Gründen war diese Region für die Kinder jedoch nicht geeignet. Der Wechsel nach Winchester war ebenfalls nicht von Dauer. Nachdem die Furcht vor der Invasion der Deutschen gestiegen war, musste die Familie dieses Gebiet verlassen, ehe sie schließlich in Epsom eine dauerhafte Bleibe fand. Jeder Ortswechsel war verbunden mit der Suche nach passenden Schulen für die Kinder, dabei hatten die Kinder Wolfgang und Hugo schon bei ihrer Ankunft in England Nachholbedarf in mehreren Fächern.[50]

Sowohl Mutter als auch Schwiegermutter lebten bis zu ihrem jeweiligen Tode im Hause der Liebeschützfamilie. Es war für Rachel Liebeschütz-Plaut selbstverständlich, beiden Witwen den Wechsel in die neue Heimat zu erleichtern. Dabei litt sie selbst stark unter dem Verlust der Heimat. Die Einhaltung der religiösen Bräuche erwies sich dabei als große Hilfe. In England half die Besinnung auf das Judentum auch, um mit dem »sozialen Abstieg« einigermaßen fertigzuwerden.[51]

Rachel Liebeschütz-Plaut ließ sich ihre akademischen Abschlüsse in England nicht registrieren und verzichtete damit auf die Möglichkeit, an einer der dortigen Universitäten das englische medizinische Staatsexamen nachholen zu können. Dies ist insofern erstaunlich, da sie ihre Aufgaben als Hochschullehrerin bis zu ihrer Entlassung engagiert wahrgenommen hatte. Im Sommersemester 1932 war sie zwar wegen der Schwangerschaft des dritten Kindes beurlaubt worden, hatte allerdings im folgenden Semester ihre Dozentinnentätigkeit sofort wieder aufgenommen.

Die entlassene Hochschullehrerin hatte an den neu eingerichteten Schulen für ausschließlich jüdische Kinder die Fächer Diätik und Zoologie unterrichtet, aber auch die eigene Weiterbildung war nicht zu kurz gekommen. Die Teilnahme an wöchentlichen Auffrischungskursen in Medizin ist zumindest belegt für das Jahr 1935, regelmäßige Treffen mit Kolleginnen zum Fachaustausch legen nahe, dass sie ihre medizinische Tätigkeit im Ausland fortsetzen wollte.[52]

Seit Anfang 1936 war sie allerdings als Vermögensverwalterin von der Familie bestellt worden, wenige Monate später übertrug Großmutter Brach ihre eigenen Befugnisse als Bevollmächtigte an ihre Enkelin Rachel. Als Treuhänderin des Rudolf-Brach-Testaments war sie von 1945 bis 1956 damit beschäftigt, das Familienvermögen, das die Stadt Hamburg während der nationalsozialistischen Zeit widerrechtlich einbehalten hatte, zurückerstattet zu bekommen. Der Familie hatte zwar, durch frühzeitig erfolgte geschickte Stückelung des Erbes, in England eine bestimmte Summe zur Verfügung gestanden, davon mussten al-

---

50 Vgl. Fischer-Radizi, (wie Anm. 8), S. 82.
51 Fischer-Radizi, (wie Anm. 8), S. 30 u. 92.
52 Vgl. Fischer-Radizi, (wie Anm. 8), S. 123, 173, 191, 249.

lerdings drei Familien leben. In finanziell knappen Zeiten wurden Schmuck oder Möbelstücke veräußert, die erst einmal für Abhilfe sorgten.[53]

Erst im Alter von 60 Jahren, als die Mütter nicht mehr lebten, die Kinder selbständig waren und die Finanzen der Familie geregelt waren, konnte das Ehepaar Liebeschütz-Plaut in England erstmals zusammenziehen, sie fanden eine Bleibe in Liverpool. Dort setzte sie sich ehrenamtlich bis kurz vor ihrem Tode im »Old People's Visiting Service« des »Women's Royal Voluntary Service« als Betreuerin alter Menschen ein.[54]

Bei der 100-Jahr-Feier zur Gründung der Hamburger Universität wurde Rachel Liebeschütz-Plaut als Ehrengast besonders gewürdigt.[55] Ihre Alma mater Bonn hat sie vermutlich nicht mehr aufgesucht. In einem Brief aus dem Jahre 1969 wandte sie sich allerdings an die Medizinische Fakultät dieser Universität, um zum 50-jährigen Jubiläum ihres Doktordiploms die Erneuerung der Urkunde zu erbitten. Da ihr Aufenthaltsort nicht bekannt war, hatte die Universitätsverwaltung nicht von sich aus aktiv werden können.[56]

Dr. med. habil. Rachel Liebeschütz-Plaut, die als fast Hundertjährige starb, war insgesamt nur 15 Jahre lang als Medizinerin tätig. »Schon frühzeitig und erfolgreich hatte sie eine Methodik der Grundlagenforschung, die indirekte Kalorimetrie, in der Klinik zur Erforschung von Stoffwechselerkrankungen, vor allem des Übergewichts, eingesetzt«. Als Rüstzeug für ihren wissenschaftlichen Werdegang erwies sich die frühzeitige Belegung der »Kurse in Chemischer Analyse und histologischer Technik« als mit entscheidend, diese vermittelten ihr »elementare Kenntnisse für wissenschaftliches Arbeiten«.[57]

Die Weichen für ihre naturwissenschaftliche Ausrichtung hatte ohne Zweifel ihr Vater, ihr »Vorbild und Mentor«, gestellt. Für ihren Erfolg war allerdings sie ganz allein zuständig.[58]

In einem Festakt in Hamburg im Jahre 2014 wurde das seit 2008 bestehende »Förderprogramm zur Habilitation von Medizinerinnen und Post-doc-Wissenschaftlerinnen in das ›Rahel Liebeschütz-Plaut-Mentoring Programm‹ umbenannt«.[59]

---

53 Vgl. Fischer-Radizi, (wie Anm. 8), S. 174: »Der Großvater Rudolf Brach hinterließ bei seinem Tod am 5.09.1907 ein Vermögen von ungefähr 16 Mio. Reichsmark« u. S. 81 f., 174, 193 u. 209.

54 Krause (wie Anm. 41), S. 54 u. Fischer-Radizi, (wie Anm. 8), S. 88 u. 93.

55 Vgl. Rumberger (wie Anm. 21), S. 1.

56 Vgl. B. Formanski: Rahel Liebeschütz-Plaut; in: Kuhn, S. 195–196, S. 195, (s. Vorwort, wie Anm. 2).

57 Fischer-Radizi, (wie Anm. 8), S. 8 u. 38.

58 Fischer-Radizi, (wie Anm. 8), S. 12.

59 Fischer-Radizi, (wie Anm. 8), S. 93.

Eigene Publikationen

Von Rachel Liebeschütz-Plaut handschriftlich angefertigtes Verzeichnis der Publikationen, s. u.[60]

Einige Ratschläge für die ersten Semester junger Medizinerinnen, in: Die Studentin, Verband der Vereine Studierender. Frauen Deutschlands (Hg.), Jg. 1916, Bd. 5, S. 67–69.

---

60 Liebeschütz-Plaut (wie Anm. 5).

Verzeichnis der Veröffentlichungen.

1) Doktor-Dissertation: Über das epabcyteubildende Adenom der Brustdrüse. Bonn 1918.

2) Über drei Fälle von Infektion mit achten oben anaeroben Streptokokken. Centralbl. f. Bakteriologie Bd 84. 1920 S. 440.

3) Über den Einfluss des Ovariathormons auf das Beckenwachstum. Z. f. physiol. Chemie Bd 111. 1920.

4) F. Rabe und R. Plaut Zur Frage einseitiger Ernährung. Deutsches Archiv f. klin Med. Bd 137. S. 187. 1921

5) Respirationsversuche an neugebornen Tieren. Zeitschr. f. Biol. Bd 73 (1921) S. 141

6) R. Plaut und E. Wilbrand. Zur Physiologie des Schwitzens. Zeitschr. f. Biolog. Bd. 74 (1922) p. 191.

7) Über den Stoffwechsel bei der Wärmeregulation Ebenda. Bd. 76 (1922) p. 18

8) W. Palaschke und R. Plaut. Über einen Fall von Anhidrosis nach toxischer Dermatitis. Münchner Med. Wochenschr. Nr. 35 S. 1117 1921.

9) Gaswechseluntersuchungen bei Fettsucht und Hypophysenerkrankungen I. Deutsches Arch. f. klin. Med. Bd. 139. S. 285. 1922.

10) Über den respiratorischen Gaswechsel bei Erkrankungen der Hypophysis. Deutsche Med. Wochenschrift. Nr. 42. 1922.

11) Analyse des Aktionsstromanstiegs beim Nervus ischiadicus von Rana esculenta Zeitschr. f. Biol. Bd 78. S. 133. 1923

12) Über den Einfluss des Uterus und der Ovarien auf die Entwicklung der Brustdrüse. Zeitschr. f. Biol. Bd 79. S. 263. 1923

13) Gaswechseluntersuchungen bei Fettsucht II. Deutsches Archiv f. klin. Med. Bd 142. S. 266. 1923

14) Beobachtungen zur Sperrung des Skeletmuskels. (Habilitationsschrift) Arch. f. d. ges. Physiologie Bd. 202. S. 410. 1924.

15) Die Wärmeregulation bei Mensch und Tier Deutsche Med. Wochenschr. Nr. 10. 1924. (Antritts vorlesung)

16) Beitrag zur vergleichenden Physiologie der Wärmeregulation und des Fiebers. Arch. f. d. ges. Physiologie Bd 205. S. 51. 1924

17) O. Kestner und R. Plaut Die erfrischende Wirkung des Essens. Arch. f. d. ges. Physiologie. Bd 205. S. 43. 1924

18) O. Kestner und R. Plaut. Physiologie des Stoffwechsels. Handbuch der vergleichenden Physiologie. (herausg. von H. Winterstein.) Bd. II. 2. S. 982 - 1112. (1924)

19) R. Plaut und H. A. Timm. Über den Einfluss der Keimdrüsen auf den Stoffwechsel. Klin. Wochenschr. Jahrg. 3. Nr. 37. S. 1664 1924

20) R. Plaut und E. Haselhorst. Über den Einfluss der Ernährung auf den Stoffwechsel in der Schwangerschaft. Klin. Wochenschr. Jahrg 3. Nr. 38 1924

21) O. Kestner, Friedrich Heumüller, R. Plaut. Die Einwirkung der Strahlung auf den Menschen. Klin. Wochenschr. Jahrg. 2. Nr. 44 1923

22) O. Kestner, F. Dannemeyer, F. Scheuller, R. Liebeschütz-Plaut. Die Heilwirkung des Höhenklimas. Klin. Wochenschrift Jahrg. 4 S. 910. 1925

23) R. Liebeschütz-Plaut und H. Schadow. Über den Aminosäuregehalt des Bluts bei der spez. dynamischen Wirkung des Eiweiss. Deutsches Archiv f. klin. Med. Bd. 148. S. 214. 1925

24) R. Liebeschütz-Plaut Über die Bestimmung der spez. dyn. Eiweisswirkung in der Klinik. Klin. Wochenschrift in Druck.

25) R. Liebeschütz-Plaut. Über das Zustandekommen der spezifisch dynamischen Wirkung des Eiweiss. Kongr. d. Deutsch. Physiolog. Gesellsch. Rostock. August 1925

Dr. med. GRETE WILLNER

25.06.1894 Krefeld – 22.04.1990 Jamaica/New York/USA[1]
Allgemeinpraktikerin und Augenärztin

V: Isidor Willner (03.08.1864 Vorst – bis nach 1943 USA)[2], Commis, Manufakturenwarenhändler.[3]
M: Fanny W., geb. Marcus (17.04.1867 Hamm – 02.06.1930 Berlin)[4].
G: Walther Leopold W. (14.07.1897).[5] Gertrud W. (08.12.1900 Duisburg – 11.02.1940 Bedburg-Hau).[6]

Die beiden Bonner Studentinnen Grete Willner und Grete Schein, geborene Simon, gehören zu den wenigen Hochschülerinnen, die sich schon in den 1920er im Studium schwerpunktmäßig auf das Fachgebiet Ophtalmologie spezialisiert hatten. Um dieser Besonderheit Rechnung zu tragen, wird im Folgenden unter anderem nicht nur der studentische Werdegang dieser beiden Akademikerinnen dargestellt, sondern auch kurz das Schicksal der wenigen anderen jüdischen Augenärztinnen erwähnt.

Am 8. März 1915 legte Grete Willner an der »städtischen Studienanstalt der realgymnasialen Richtung zu Duisburg« ihre Reifeprüfung ab. Die »außerordentlich brave, fleißige Schülerin mit guter Begabung« gab an, das Bankfach erlernen zu wollen[7] – zu der Zeit ein eher seltener Berufswunsch. Bis zum Ausbruch des Ersten Weltkrieges hatten Frauen es nämlich »außerordentlich schwer, überhaupt in einer Bank Fuß zu fassen«, das galt auch für die Zeit danach, denn »der Beruf des Bankkaufmannes blieb bis in die Mitte der 1920er

---

1 R. Schwoch (Hg.): Berliner jüdische Kassenärzte und ihr Schicksal im Nationalsozialismus. Ein Gedenkbuch. Berlin 2009, S. 893.
2 Isidor Willner: search.findmypast.com/.../passenger-lists-leaving-uk... (abgerufen am 23.08.2014).
3 Stadtarchiv Krefeld, Auskunft v. 02.06.2014.
4 Stadtarchiv Mülheim, Auskunft v. 26.08.2014.
5 Stadtarchiv Krefeld, Auskunft v. 02.06.2014.
6 Stadtarchiv Duisburg, Auskunft v. 07.09.2014. R. Forsbach: »Euthanasie« u. Zwangssterilisierungen im Rheinland (1933–1945) – Portal Rheinische Geschichte: www.rheinische-geschichte.lvr.de/.../EuthanasieundZwangssterilisierungenimRheinlan... (abgerufen am 02.03.2017).
7 Stadtarchiv Duisburg, Auskunft v. 07.09.2014.

Jahre eine Domäne des männlichen Geschlechtes«.[8] Nach Beginn des Ersten Weltkrieges, als die Arbeit der eingezogenen Bankfachleute vermehrt von Frauen wahrgenommen wurde, erhofften sich manche Eltern jedoch eine dauerhafte berufliche Versorgung für ihre Töchter.

Grete Willner entschied sich dann allerdings doch für eine akademische Ausbildung. Zu Beginn des Wintersemesters 1915/16 begann sie ihr Medizinstudium an der kurz vor Kriegsbeginn etablierten Frankfurter Universität. Diese Hochschule verdankte ihre Gründung in besonderem Maße dem bürgerschaftlichen Engagement jüdischer Bürgerinnen und Bürger. Von den insgesamt 60 Stiftern gehörten 36 Spenderinnen und Spender der jüdischen Gemeinde an. Diese kamen bei der Gesamtsumme von 8.972.000 Mark für 68 % der Geldmenge auf, das waren 6.115.000 Mark.[9] Die Spenden waren zum großen Teil projektbezogen; für die Räumlichkeiten der neu eingerichteten Augenklinik kam beispielsweise Freifrau Hanna Louise Rothschild mit einer großzügigen Spende auf.[10]

Den jüdischen Stiftern war es wichtig, an der jungen Universität, anders als reichsweit üblich, Ordinarien grundsätzlich auch an jüdische Wissenschaftler vergeben zu können, daher stand für sie eine »konfessionsneutrale Besetzung der Lehrstühle« im Vordergrund, somit wurde »die Wahrung der Mitbestimmungsrechte des Kuratoriums bei den Lehrstuhlbesetzungen als Bedingung gestellt«.[11] Nur dieser Voraussetzung war es zu verdanken, dass in der Folgezeit zahlreiche renommierte jüdische Ordinarien, die der Frankfurter Universität Glanz verliehen, berufen werden konnten.[12] Nach 1933 entließen die Nationalsozialisten dort mehr als ein Drittel der Hochschuldozenten, die meisten davon jüdischer Herkunft.[13]

Als Grete Willner im Wintersemester 1916/17 zur Universität Bonn wechselte,[14] kam sie an eine Einrichtung, deren fürstliche Erstgründung mehr als

---

8 L. Gall: Die Frau, die entscheidende Kraft des 21. Jahrhunderts – Eine historische Entwicklungslinie. Vortragsveranstaltung der Historischen Gesellschaft der Deutschen Bank, Vortrag, gehalten am 26.05.2004 in Frankfurt/M., S. 1–8, S. 1.

9 Vgl. P. Balló: Die Gründung der Universität Frankfurt und ihre Stifter jüdischer Herkunft: use.uni-frankfurt.de/ballo/ (abgerufen am 05.03.2017). Der jüdische Bevölkerungsanteil betrug 1905 in Frankfurt/M. 7 %, reichsweit waren es 1900 hingegen nur 1,4 %, s. A. Hopp: Jüdisches Bürgertum in Frankfurt am Main im 19. Jahrhundert, Stuttgart 1997, S. 33 A 8.

10 Vgl. R. Heuberger u. H. Krohn: Hinaus aus dem Ghetto ... Juden in Frankfurt am Main 1800–1950, Frankfurt/M. 1988, S. 109.

11 Balló (wie Anm. 9).

12 Vgl. Heuberger u. Krohn (wie Anm. 10), S. 112.

13 Rechtzeitig emigrieren konnte u.a. Josef Igersheimer, s. Josef Igersheimer – Catalogus Professorum Halensis: www.catalogus-professorum-halensis.de/igersheimerjosef.html (abgerufen am 06.03.2017).

14 UA Bonn: Immatrikulationsalbum 5.11.1916.

130 Jahre zurück lag.[15] Zur Medizinischen Fakultät gehörte damals auch eine »Ophthalmiatrische« Klinik mit Poliklinik mit insgesamt 57 Plätzen.[16]

Die Augenheilkunde war an deutschen Universitäten bis weit ins 19. Jahrhundert der Chirurgie und den chirurgischen Kliniken zugeordnet, so wie auch in Bonn nach der Neugründung der Universität im Jahre 1818, dennoch führte dieses Fach dort keineswegs ein Schattendasein. Schon der Chirurg Philipp Franz von Walther,[17] »einer der ersten sieben Lehrstuhlinhaber«, entwickelte früh ein besonderes Interesse an der Ophthalmologie.[18] Eine Generation später trug sein Fachkollege Johannes von Müller[19] »durch grundlegende Arbeiten zur Physiologie und vergleichenden Anatomie des Sehorgans« entscheidend zur Entwicklung der Augenheilkunde an dieser Universität bei.[20] Als einer der wichtigsten Theoretiker gilt jedoch nach wie vor sein Zeitgenosse Hermann von Helmholtz.[21] Noch an seiner früheren Wirkungsstätte in Königsberg hatte er im Jahre 1850 den von ihm entwickelten »Augenspiegel, mit dem es … erstmals gelang, die Netzhaut sichtbar zu machen«[22] vorgestellt. Auch während seiner relativ kurzen Bonner Amtsperiode von 1855 bis 1858 sorgte der »Universal-

---

15 Vgl. Th. Becker: Reformuniversität Bonn – ein preußisches Projekt am Rhein, in: T. Mayer und D. Schulze-Henling (Hg.): Über Bonn hinaus. Die ehemalige Bundeshauptstadt und ihre Rolle in der deutschen Geschichte, Baden-Baden 2017, S. 15–26, S. 16–18: Im Jahre 1777 genehmigte Max Friedrich zu Königsegg die Gründung einer Bonner Universität mit insgesamt vier Fakultäten. Vermutlich hatte der »kurkölnische Staatsminister Graf Belderbusch« den Erzbischof davon überzeugen können, mit dieser Geste »die Herzen der neuen Untertanen zu erreichen«. Die französische Besatzungsmacht veranlasste jedoch 1789 bereits wieder die Schließung dieser Universität. Im Jahre 1818 wurde die Nachfolgeeinrichtung als preußische Studieneinrichtung ebenfalls in Bonn gegründet, nicht zuletzt wegen des überzeugenden Raumangebotes wie beispielsweise die zur Verfügung stehenden »ungenutzte(n) Schlösser, … die ohnehin einer neuen Nutzung« hätten zugeführt werden müssen.
16 Vgl. A. Pech: Hermann Oppenheim (1858–1919) – Leben und Werk eines jüdischen Arztes«, Hamburg. Med. Diss. v. 2006, S. 16.
17 Vgl. E. Freiherr von Redwitz: Philipp Fritz von Walther 1782–1849, in: Bonner Gelehrte, (s. Beitrag H. Maas, wie Anm. 11), S. 36–40.
18 H.-R. Koch: 2000 Jahre Bonner Augenheilkunde. Zur Geschichte der Ophthalmologie in Bonn von den Römern bis Römer. Zweite erweiterte Auflage, Bonn 2014, S. 45.
19 Vgl. J. Steudel: Johannes von Müller 1801–1858, in Bonner Gelehrte, (s. Beitrag H. Maas, wie Anm. 11), S. 49–62.
20 Koch (wie Anm. 18), S. 59.
21 Vgl. H. Hörtz: Hermann von Helmholtz und die Bonner Universität, Teil 1: Helmholtz als Professor der Anatomie und Physiologie in Bonn (1855–1858). Berlin-Brandenburgische Akademie der Wissenschaften, wissenschaftlich-historische Manuskripte 1, Berlin 1994. Helmholtz: Von der Physiologie zur Physik. Teil 1: Der gescheiterte Wechsel von der medizinischen Fakultät in Heidelberg zur philosophischen Fakultät in Bonn. Ein Beitrag zur Helmholtz-Biographie. Akademievorhaben Wisenschaftlich historische Studien. Helmholtz-Editionen, Berlin 1998.
22 DOG Deutsche Ophtalmologische Gesellschaft, Gesellschaft für Augenheilkunde, Geschichte der DOG: www.dog.org/?cat=194 (abgerufen am 16.08.2016).

gelehrte«[23] Helmholtz für weitere wichtige Impulse im Bereich der Augenheilkunde. Im Jahre 1856 veröffentlichte er in Bonn den ersten Band seines
»Handbuchs der Physiologischen Optik«, dem später weitere Bände folgten.[24]

Die Universität Wien war die erste Universität, an der im Jahre 1819 »die
Augenheilkunde als Prüfungsgegenstand für die Examina rigorosa« eingeführt
worden war. Ein Jahr später richtete auch Leipzig einen eigenen Lehrstuhl im
Fach Augenheilkunde ein, es folgten Würzburg 1840 und Göttingen 1847. Nach
München, Halle, Heidelberg und Berlin war es endlich, dank der Bemühungen
des Chirurgen Wilhelm Busch,[25] auch in Bonn im Jahr 1867 so weit.[26]

Noch im Winterhalbjahr 1862/63 hatte Professor Weber in Bonn Veranstaltungen zu chirurgischen und ophthalmologischen Themen gehalten.[27] Seit dem
Sommerhalbjahr übernahm schließlich der Fachdozent Sämisch das augenärztliche Fachgebiet und setzte dabei sogleich neue Akzente. »Bereits ab 1863/64
hielt er einen, von der Chirurgie unabhängigen ophthalmologischen Unterricht
mit Vorlesungen, Klinik- und Spiegelkursen sowie Funktions- und Operati-
onskursen«.[28] Im Winterhalbjahr 1867/68 war er in Bonn der erste Ordinarius
des eigenständigen Faches Augenheilkunde und zugleich Leiter der Augen-
ärztlichen Klinik.[29] »Nach bestandener Probevorlesung und Anerkennung seiner Habilitationsschrift, sowie von Bezahlung von 20 Thalern in Gold« – dies
verlangten die Fakultätsstatuten – war ihm »die ›licentia docendi‹ für das Fach
Augenheilkunde zuerkannt« worden.[30]

23 W. Gerlach: Helmholtz, Hermann v., in: Neue Deutsche Biographie 8 (1969), S. 498–501. Im
   Jahre 1871 erhielt er den Ruf als Dozent für Physik an der Friedrich-Wilhelms-Universität
   Berlin. Hermann von Helmholtz: *dibb.de/helmholtz.php* (abgerufen am 16.08.2016).

24 Biographie, Hermann von Helmholtz (Wissenschaftliche Sammlung an der Humboldt-
   Universität zu Berlin. Portal der Sammlungsaktivitäten und Sammlungserschließungen):
   www.sammlungen.hu-berlin.de › Sammlungsobjekte Kabinette des Wissens (abgerufen am
   29.02.2017).

25 E. Freiherr von Redwitz: Wilhelm Busch 1826–1881, in: Bonner Gelehrte, (s. Beitrag H. Maas,
   wie Anm. 11), S. 181–187, s. Frieda Corssen, geb. Busch, in: Ärztinnen im Kaiserreich
   https://geschichte.charite.de/aeik/biografie.php?ID=AEIK00318 (abgerufen am 07.08.
   2020): sie wurde im Jahre 1903 als eine der beiden ersten Medizinerinnen in Bonn promoviert, sie gehörte der ev. Religion an.

26 Vgl. Th. Billroth: Über das Lehren und Lernen der Medicinischen Wissenschaft an den
   Universitäten der Deutschen Nation nebst Allgemeinen Bemerkungen über Universitäten.
   Eine Culturhistorische Studie, Wien 1876, S. 47.

27 Title-Digitale Sammlungen-Universität Bonn: Vorlesungen auf der Rheinischen Friedrich-
   Wilhelms-Universität Bonn im Winterhalbjahr 1862/63: digitale-sammlungen.ulb.uni-
   bonn.de/periodical/titleinfo/775911 (abgerufen am 10.03.2017).

28 Pech (wie Anm. 16), S. 23.

29 Vgl. Koch (wie Anm. 18), S. 75. H. K. Müller und K. Hammann: Edwin Theodor Saemisch
   1833–1909, in: Bonner Gelehrte, (s. Beitrag H. Maas, wie Anm. 11), S. 353–363. J. Hirschberg: Geschichte der Augenheilkunde, Hildesheim, New York 1977 (Nachdruck der Ausgabe
   Berlin 1918).

30 Müller u. Hammann (wie Anm. 29), S. 355.

Grete Willner kam im Wintersemester 1916/17 nach Bonn.[31] Zu der Zeit bot die Augenklinik hervorragende Studienbedingungen, die auch längst im Ausland für Anerkennung gesorgt hatten. Der amerikanische Ophthalmologe Casey Wood hatte beispielsweise bei seinem Besuch in Bonn gut zehn Jahre zuvor die gerade erst eröffnete Augenklinik »als ein in jeder Hinsicht neuartiges und bahnbrechendes Institut« bezeichnet. Seiner Meinung nach handelte es sich dabei um »the most favorably situated, if not the most complete, ophthalmic hospital in Europe«.[32]

Seit dem Jahre 1909 leitete Professor Hermann Kuhnt die Bonner Augenklinik. Mit drei seiner Privatdozenten war er für die augenärztliche Versorgung der ca. 50.000 Einwohner Bonns zuständig.[33] Kuhnt gilt noch heute als »einer der wissenschaftlichen Wegbereiter für Diagnostik und Verständnis der altersabhängigen Makuladegeneration«; die unter anderem auch nach ihm benannte »Morbus Junius-Kuhnt« Medaille wurde erstmalig 2007 verliehen.[34]

Grete Willner bezog im November 1916 ein Zimmer im Haus Poppelsdorfer Allee 58.[35] Dort wohnte ebenfalls die ehemalige Bonner Studentin Dr. med. Gertrud Crampe, geb. Seligmann,[36] die zu dieser Zeit als Militärärztin im Ersten Weltkrieg eingesetzt war; beide Frauen werden sich höchstwahrscheinlich bei einem Heimaturlaub Gertrud Crampes kennengelernt und dabei vermutlich auch über ihre Erfahrungen an der Bonner Medizinischen Fakultät ausgetauscht haben. Grete Willner mietete sich später, nach ihrer Rückkehr nach Bonn, erneut in dem nahe der Universität gelegenen Haus ein.[37]

---

31 UA Bonn: Immatrikulationsalbum 05.11.1916.
32 Koch (wie Anm. 18), S. 76.
33 Vgl. Hirschberg (wie Anm. 29), S. 300.
34 Ophtalmologische Nachrichten, Montag, 27. Juni 2016. Das Fachportal für Ophtalmologie: »Uni-Klinik Bonn bezieht ihre neue Station Kuhnt.«: www.augenspiegel.com/...php/.../8.-verleihung-des-junius-kuhnt-award1... (abgerufen am 28.06.2016). Koch (wie Anm. 19), S. 87ff. Kuhnt scheute keine Konflikte, auch nicht mit Kollegen. Zu seinen Lebzeiten war die Frage, »ob es sich bei den bekannten Hohlräumen des Gesichtsschädels um die Nebenhöhlen der Nase oder um die des Auges handelt«, noch nicht geklärt. Vehement beanspruchte Kuhnt in diesem Falle die alleinige ›Forschungshoheit‹ gegenüber seinem Kollegen Hermann Walb, dem Leiter der Bonner Hals-, Nasen- und Ohrenklinik. Eine persönliche Note erhielt dieser Fall, »als zwischen Kuhnt jr. und Tochter Walb eine glühende Liebe ausbrach«, der nachfolgenden Hochzeit der jungen Leute blieb Kuhnt fern und »erst die spätere Scheidung beruhigte ihn wieder«. Koch (wie Anm. 18). S. 87ff.: Kuhnt informierte sich »in der Augenklinik Qasr-el-Aini« über die Ägyptische Augenkrankheit.
35 UA Bonn: Personalverzeichnis für das WH 1916/17 u. Vorlesungsverzeichnis des SH 1917 der Rheinischen Friedrich Wilhelms-Universität u. der Landwirtschaftlichen Hochschule zu Bonn-Poppelsdorf.
36 S. Beitrag Gertrud Crampe geb. Seligmann.
37 UA Bonn: Personalverzeichnis der Universität Bonn Sommersemester 1921.

Betrachtet man den weiteren Studienweg von Grete Willner, sieht es so aus, als wäre ihr Interesse an der Augenheilkunde bereits im Grundstudium geweckt worden.

Nach dem Wintersemester 1917/18 besuchte Grete Willner zunächst die Münchner Universität, an der Carl von Hess[38] seit 1912 Ordinarius der Augenklinik war. Der ehemalige Bonner Student hatte unter anderem in Marburg gelehrt.[39] Und dorthin wechselte Grete Willner anschließend, um bei Professor Alfred Bielschowsky,[40] der seit dem Jahre 1911 die dortige Universitäts-Augenklinik leitete, zu studieren. Spätestens zu diesem Zeitpunkt scheint sie sich endgültig für dieses Fach entschieden zu haben.

Kurz nach Beginn des Ersten Weltkrieges hatte Bielschowsky eine Klinikabteilung mit 36 Betten für im Krieg erblindete Soldaten eingerichtet. Damit die zum Teil noch sehr jungen und direkt von der Schulbank kommenden Verletzten trotz ihrer Behinderung ihre Ausbildung beenden oder ein Studium beginnen oder fortsetzen konnten, bot Bielschowsky zwei Jahre später Umschulungskurse an, in denen die jungen Männer die Brailleschrift erlernen konnten.[41] So wie in anderen medizinischen Fachgebieten, bevorzugten auch viele angehende jüdische Augenärztinnen und Augenärzte die Ausbildung bei jüdischen Wissenschaftlern.[42] Grete Willner hatte sich mit ihrer Wahl für den hoch angesehenen Alfred Bielschowsky ebenfalls einen Professor ausgesucht, der ihrer Religionsgemeinschaft angehörte. »Als Hochschullehrer erfreute er sich bei seinen Studenten der größten Anerkennung, fast liebevoll wurde er von seinen Schülern ›Schielbowsky‹ genannt«.[43]

Zum Studienabschluss kehrte Grete Willner zum Wintersemester 1919/20 zur Bonner Medizinischen Fakultät zurück.[44] In ihrer Dissertation wertete Willner ophthalmologische Messmethoden aus, sie schrieb »Über zwei Apparate zur objektiven Refraktionsbestimmung und die mit denselben erzielten praktischen Ergebnisse«.[45] Die Approbation erhielt sie am 1. November 1923[46] und am 12. Januar 1924 wurde sie mit der Note »gut« promoviert.[47] Die Promotionsge-

---

38 Vgl. D. Trincker: Hess, Carl von, in: Neue Deutsche Biographie 9 (1972), S. 9f.
39 Vgl. »Heß, Carl Ludwig Adolf«, in: Hessische Biografie <http://www.lagis-hessen.de/pnd/
   102308330> (Stand: 3.11.2016) (abgerufen am 04.03.2017).
40 Vgl. Alfred Bielschowski-Karger: https://www.karger.com/Article/Pdf/299881 (abgerufen
   am 14.08.2016).
41 Vgl. A. K. Kaufmann: Prof. Dr. A. Bielschowsky, in: Marburger Beiträge zur Integration
   Blinder und Sehbehinderter, Marburg 02/1995, s. dazu auch Alfred Bielschowsky (1871–
   1949): A. K. Kaufmann: Ein Leben für die Strabologie. Giessen, Med. Diss. v. 1993, S. 122ff.
42 Vgl. Klinische Monatsblätter Augenheilkunde 2013, Bd. 230, S. 939–941, S. 940.
43 Kaufmann (wie Anm. 41), S. 5.
44 UA Bonn: Immatrikulationsverzeichnis 1919/20.
45 UA Bonn: Promotionsalbum der Medizinischen Fakultät der Universität Bonn 1924.
46 Vgl. Schwoch (wie Anm. 1), S. 843.
47 UA Bonn: Promotionsalbum der Medizinischen Fakultät der Universität Bonn: 18.11.1924.

bühren, die im Jahre 1918 noch 418 Mark betragen hatten,[48] beliefen sich inflationsbedingt Anfang 1924 auf 2.400 RM.[49] Eine beträchtliche Summe, die ihre Eltern anscheinend zu zahlen imstande waren. Da sie sich zum 12. Januar 1925 von Mülheim an der Ruhr, dem damaligen Wohnort der Eltern, nach Berlin abgemeldet hatte, ist anzunehmen, dass sie dort zum Jahresbeginn als Assistenzärztin in einer Berliner Klinik oder einem der dortigen Krankenhäuser ihren Dienst angetreten hatte.[50]

Auffällig ist der hohe Grad der Spezialisierung der niedergelassenen jüdischen Ärztinnen. Dabei lassen sich schon früh einzelne Schwerpunkte erkennen: Von acht gesondert angeführten Fachgebieten erfreuten sich bei den 168 vor 1910 approbierten Medizinerinnen die Frauen- und die Kinderheilkunde größter Beliebtheit, für das Fach Augenheilkunde hatten sich hingegen nur zwei Ärztinnen entschieden,[51] dies sollte sich allerdings bis zum Jahre 1930 ändern. Zu diesem Zeitpunkt praktizierten 8,7 % Augenärztinnen, fünf Jahre später erhöhte sich deren Zahl auf 10,4 %.[52] Als eine der ersten deutschen Ärztinnen richtete die im Jahre 1879 in Leipzig geborene jüdische Ärztin Else Steinert ca. 1920 in Leipzig eine ophtalmologische Praxis in Deutschland ein.[53]

Im Jahre 1933 ließ sich Grete Willner, zunächst als Allgemeinpraktikerin und anschließend als Augenärztin, vorerst im Berliner Stadtteil Steglitz und später in Wilmersdorf nieder.[54]

Obwohl getauft und nach den Unterlagen des Rabbiners Dr. Manass Neumark im Jahre 1908 konfirmiert[55], galt sie dennoch als jüdisch und wurde daher im Jahre 1934 von der Rechnungsstelle der Krankenkassen ausgeschlossen. Da ihr Widerspruch gegen diese Maßnahme erfolgreich war, wurde ihr Name weiterhin bis zu ihrer Emigration im Jahr 1937 im Medizinalkalender geführt.[56] Welcher Art die von ihr während des Ersten Weltkrieges vor der Approbation geleisteten

---

48 UA Bonn, PA Bertha Heinemann.
49 UA Bonn, PA Grete Willner.
50 Stadtarchiv Mülheim (wie Anm. 4).
51 B. Vogt: Erste Ergebnisse der Berliner Dokumentation: Deutsche Ärztinnen im Kaiserreich, in: Brinkschulte, (s. Beitrag H. Maas, wie Anm. 35), S. 158–168, S. 164.
52 Vgl. Vogt (wie Anm. 51), S. 154.
53 Vgl. J. M. Rohrbach, U. Henninghausen, P. Gass: Jüdische Augenärzte im Nationalsozialismus – Aktualisierung der Gedenkliste: www.dog.org/wp-content/uploads/2012/11/kl1068_ wm-Ergänzung-Gedenkliste.pdf (abgerufen am 20.08.2016). Jüdische Augenärzte im Nationalsozialismus – Aktualisierung der Gedenkliste, in: Klinische Monatsblätter Augenheilkunde 2012, 229: 1235–1237, S. 1236 (DOG-Liste 2).
54 Vgl. Schwoch (wie Anm. 1), S. 843.
55 Stadtarchiv Duisburg, Auskunft v. 26.08.2014.
56 Vgl. St. Leibfried und Fl. Tennstedt: Berufsverbote und Sozialpolitik 1933. Die Auswirkungen der nationalsozialistischen Machtergreifung auf die Krankenkassenverwaltung und die Kassenärzte. Analysen, Materialien zu Angriff und Selbsthilfe, Erinnerungen, Bremen 1977, S. 253.

und letztlich im Jahre 1934 anerkannten medizinischen Dienste waren, lässt sich nicht mehr nachvollziehen.[57] Die relativ lange Studienzeit vom Wintersemester 1915/16 bis zum Examen im Jahre 1924 spricht für eine Unterbrechung der Ausbildung und einen Einsatz im Lazarettbereich, vermutlich zu Ende des Ersten Weltkrieges.

Die der jüdischen Ärzteschaft nach 1933 auferlegten Einschränkungen mit weitreichenden finanziellen Folgen blieben auch Grete Winter nicht erspart, innerhalb von fünf Jahren musste sie drei Mal die Unterkunft wechseln, immer auf der Suche nach einer preiswerteren Bleibe.[58]

Die von J. M. Rohrbach, D. Süsskind und U. Henninhausen im Jahre 2011 veröffentlichte Zusammenstellung »Jüdische Augenärzte im Nationalsozialismus – eine Gedenkliste«[59], die im Jahre 2012 ergänzt[60] und in einer weiteren Folge aktualisiert wurde[61], umfasst nunmehr insgesamt 193 Namen, es handelt sich dabei um 168 Ophtalmologen und 25 Ophtalmologinnen, die Mitglied der Deutschen Ophtalmologischen Gesellschaft (DOG) gewesen waren.

Danach praktizierten im Jahr 1937 insgesamt im Deutschen Reich ca. 1.353 Augenärzte[62], davon gehörten 14,26 % der jüdischen Religion an. Laut Angabe von J. M. Rohrbach könnte während dieser Zeit mit ca. 200 im deutschen Reich tätigen Ophtalmologinnen gerechnet werden,[63] der Anteil der jüdischen Kolleginnen würde somit 12,5 % betragen.

Die Lebenswege dieser 25 jüdischen Augenärztinnen, die vor 1933 Mitglied der Deutschen Ophtalmologischen Gesellschaft gewesen waren, konnten bisher nur teilweise rekonstruiert werden. Davon studierten, nach jetzigem Stand, nur Grete Willner und die damals noch ledige Grete Simon in Bonn. Da es sich jedoch hierbei um Pionierinnen ihres Faches handelt, denen aufgrund der nationalsozialistischen Gesetzgebung die Berufstätigkeit im Deutschen Reich untersagt worden war, soll kurz auch der Lebensweg der anderen Fachärztinnen dargestellt werden.

---

57 S. Schleiermacher: Das Schicksal der »nicht-arischen« Ärztinnen der älteren Generation, in: Bleker und Schleiermacher, (s. Beitrag H. Maas, wie Anm. 21), S. 127–158, S. 131.

58 Vgl. Schwoch (wie Anm. 1), S. 893.

59 DOG-Liste 1: J. M. Rohrbach: Jüdische Augenärzte im Nationalsozialismus – eine Gedenkliste. Klinische Monatsblätter Augenheilkunde, Jg. 2011, Bd. 228 (1), S. 70–83.

60 Vgl. DOG-Liste 2: J. M. Rohrbach: Jüdische Augenärzte im Nationalsozialismus – Aktualisierung der »Gedenkliste«. Klinische Monatsblätter Augenheilkunde, Jg. 2012, Bd. 229, S. 1235–1237.

61 Vgl. DOG-Liste 3: J. M. Rohrbach und C. Thies: 70 Jahre nach dem Ende des 2. Weltkrieges und der NS-Diktatur-die letzten Namen der »Gedenkliste jüdische Augenärzte«, unpag., das Material wurde mir freundlicherweise von Prof. Dr. Rohrbach zugeschickt.

62 Vgl. DOG-Liste 1 (wie Anm. 59), S. 75, A 2 u. A 4: da in Berlin »die Assistenzärzte der Augenkliniken u. die aus dem Berufsleben ausgeschiedenen Ophtalmologen nicht in die Statistik mit aufgenommen« wurden, könnte die Zahl etwas höher sein.

63 Dank an J. M. Rohrbach für diese Auskunft vom 23.09.2016.

Paula Blum verstarb im Jahre 1940 in einem Frankfurter Krankenhaus,[64] Benita Wolff nahm sich vor der Deportation das Leben,[65] die DOG-Mitglieder Eleonore Lissner, Henriette Rapaport, Dora Rothschild und Emma Schindler wurden ermordet,[66] die ›dienstälteste‹ Augenärztin Else Steinert überlebte im Untergrund[67] und achtzehn weitere Augenärztinnen konnten ins Ausland fliehen. Die vorher in Breslau praktizierende Elfriede Steinitz fand beispielsweise in Südafrika eine neue Heimat.[68] Nach Palästina gingen Erika Hirschfeld[69] und Lizzy Levy-Wolff[70], nach Brasilien Walda Heynemann[71] und Alice Levidé-Langenbach.[72] Drei Ophtalmologinnen emigrierten nach England, von denen, nach jetzigem Stand, aber keine dort in ihrem Fach tätig sein konnte.[73]

Grete Willner verließ mit ihrem verwitweten Vater kurz vor der Reichspogromnacht das Deutsche Reich.[74] Beiden wird es bei ihrer Ausreise nach England im Herbst 1938[75] sehr schwer gefallen sein, ein Familienmitglied in Deutschland zurücklassen zu müssen, nämlich Gertrud Willner.[76] Der genaue Zeitpunkt des Ausbruchs der Geisteserkrankung der jüngeren Schwester Gretes und deren Einweisung in eine Anstalt ist nicht auszumachen; untergebracht war sie im Jahre 1939 in Bedburg-Hau.[77]

Im Rahmen der von den Nationalsozialisten durchgeführten Euthanasiemaßnahmen wurden im März 1940 insgesamt 1.632 Patientinnen und Patienten aus Bedburg-Hau nach Grafeneck, Zwiefalten und Brandenburg gebracht, wo alle ermordet wurden.[78] Dabei handelte es sich offensichtlich um die »Aktion T 4«,[79] des »ersten systematisch betriebenen Krankenmordes der Nationalso-

---

64 Vgl. DOG-Liste 3 (wie Anm. 61): Paula Blum.
65 Vgl. Benita Wolff, in: Ärztinnen im Kaiserreich https://geschichte.charite.de/aeik/biografie. php?ID=AEIK00786 (abgerufen am 14.03.2018).
66 Vgl. DOG-Liste 1 (wie Anm. 59) Eleonore Lissner, Henriette Rapaport, Dora Rothschild, Emma Schindler.
67 Vgl. DOG-Liste 2 (wie Anm. 60), S. Else Steinert.
68 Vgl. DOG-Liste 3 (wie Anm. 61), Elfriede Steinitz.
69 Vgl. DOG-Liste 2 (wie Anm. 60), Erika Hirschfeld.
70 Vgl. DOG-Liste 1 (wie Anm. 59), Lizzy Levy-Wolff.
71 Vgl. DOG-Liste 3 (wie Anm. 61), Walda Heynemann.
72 Vgl. DOG-Liste 3 (wie Anm. 61), Alice Levidé-Langenbach.
73 Zu Toni Riegele vgl. Schwoch (wie Anm. 1). DOG-Liste 1 (wie Anm. 59): Else Wolffsohn-Jaffé.
74 Vgl. Schwoch (wie Anm. 1), S. 843.
75 Isidor Willner (wie Anm. 2).
76 Stadtarchiv Mülheim (wie Anm. 4).
77 Stadtarchiv Duisburg, Auskunft v. 26.08.2014.
78 Bedburg-Hau: www.rk-bedburg-hau.lvr.de/01wir_ueber_uns/klinik.../teil+1.htm (abgerufen am 21.08.2014).
79 R. Forsbach: Die Medizinische Fakultät in der NS-Zeit, in: Th. Becker (Hg.): Zwischen Diktatur und Neubeginn. Die Universität Bonn im »Dritten Reich« und in der Nachkriegszeit, Bonn 2008, S. 138. R. Forsbach: Friedrich Albert Panse – Portal Rheinische Geschichte

zialisten in den Jahren 1940/41.«[80] Gertrud Willner war jedoch bereits am
11. Februar 1940 noch in Bedburg-Hau verstorben.[81] An der »Aktion T 4« waren
auch zwei Bonner Dozenten beteiligt, die Psychiatrieprofessoren Kurt Pohlisch
und Friedrich Panse.[82]

Vermutlich arbeitete Grete Willner in England von 1938 bis 1943 im Pflegebereich. Da sie dort nach fünfjährigem Aufenthalt für sich als »unsettled spe-
cialist« auf Dauer keine Möglichkeiten sah, weiter ärztlich tätig sein zu können,
ist sie im Jahre 1943, wieder gemeinsam mit dem Vater, in die USA weiterge-
reist.[83] Sie war 49 Jahre alt, als sie dort »the Nation's toughest four-day written
examination« noch im gleichen Jahr auf Anhieb bestand, bei der immerhin
»70 % der immigrierten Ärztinnen und Ärzte zunächst durch dieses Examen«[84]
fielen.

Neun weitere deutsche Augenärztinnen waren ebenfalls in die USA emigriert,[85] darunter die bereits oben erwähnte Grete Simon, verheiratete Schein.
Die im Jahre 1900 in Lechenich geborene Kusine des Religionsphilosophen und
Friedenspreisträgers des Deutschen Buchhandels, Hans Jonas,[86] hatte sich am
22. April 1920 an der Rheinischen Friedrich-Wilhelms-Universität immatrikuliert und blieb dort bis zum Ende des Wintersemesters 1920/21.[87] In ihrer im
Jahre 1926 an der Universität Köln vorgelegten Dissertation hatte sie über das
ophthalmologische Symptom: »Erblicher Nystagmus« geschrieben. Im Jahre
1930 heiratete Grete Simon in Halle den jüdischen Kinderarzt Dr. med. Herbert

---

vom 21.11.2013: www.rheinische-geschichte.lvr.de/persoenlichkeiten/P/.../FriedrichAl-
bertPanse.aspx?... (abgerufen am 29.02.2017).

80 A. Hinz-Wessels: Verfolgt als Arzt und Patient: Das Schicksal des ehemaligen Direktors der
Landesheilanstalt Uchtspringe, Dr. Heinrich Bernhard (1893–1945), in: Beddies u.a.: Jüdische Ärztinnen, (s. Beitrag B. Heinemann, wie Anm. 13), S. 92–102, S. 100–102.

81 Stadtarchiv Mülheim (wie Anm. 4).

82 Forsbach (wie Anm. 79); H.-G. Hofer: Gleichschaltung und Verlust, Erneuerung und Expansion: Die Medizinische Fakultät der Universität Bonn 1933–1973, in: Becker und Rosin
(s. Beitrag A. Strauss, wie Anm. 22), S. 92–95.

83 Grete Willner: search.findmypast.co.uk/.../passenger-lists-leaving-u... (abgerufen am 02.06.
2014).

84 Schleiermacher (wie Anm. 57), S. 148.

85 Vgl. DOG-Liste 3 (wie Anm. 61): H. Bielski-Schartenberg. DOG-Liste 2 (wie Anm. 60): H.
Hirsch-Sittenfeld u. G. Schein, S. 1236. DOG-Liste 1 (wie Anm. 59): J. Latte u. V. Levy, S. 78.
DOG-Liste 3 (wie Anm. 61): I. Michaelson u. F. Markiewitz. DOG-Liste 1 (wie Anm. 59): B.
Rosenberg u. A. Sonnenfeld, S. 79. Schwoch (wie Anm. 1): G. Willner, S. 893.

86 Ärzte erinnern an jüdische Kollegen. Auch als PDF abrufbar unter: www.derwesten.de ›
Städte › vgl. Nachrichten aus Dinslaken, Hünxe und Voerde (abgerufen am 15.01.2016).
Stolpersteine für Dinslaken 2013: www.stolpersteine-dinslaken.de/?q=node/15 (abgerufen
am 20.08.2016).

87 UA Bonn: Immatrikulationsalbum Sommersemester 1920 und Wintersemester 1920/21.

Schein[88], mit dem sie wenig später nach Dinslaken zog, einer Kleinstadt, die im Jahre 1913 ca. 10.000 Einwohner hatte[89].

Seit Beginn des 20. Jahrhunderts drängten jüdische Familien zunehmend in größere Städte, sei es, um »bewusst die Gemeinschaft ihrer Religionsgenossen« zu erleben oder um die Nähe zu Menschen »ähnlicher kultureller Wertvorstellungen« zu erfahren.[90] Nach 1933 suchten darüber hinaus jüdische Familien vermehrt Schutz in Städten mit größeren jüdischen Gemeinden.

Nach antisemitischen Ausschreitungen, für die vor allem Schüler des Dinslakener Gymnasiums und der Gewerbeschule verantwortlich waren, verließ das Arztehepaar Schein, gemeinsam mit dem fünfjährigen Sohn, am 27. Oktober 1936 fluchtartig die Stadt. Grete und Herbert Schein ließen sich bald darauf in Essen nieder. Im Juli 1933 lebten dort ca. 4.500 jüdische Gemeindemitglieder, bis zum Jahre 1938 reduzierte sich deren Zahl allerdings auf ca. 2.000.[91] Zur kleinen Dinslakener jüdischen Gemeinde gehörten im Jahre 1932 hingegen nur 221 Mitglieder, fünf Jahre später waren es nur noch 148.

Das Ehepaar Schein, der siebenjährige Sohn und die 1938 geborene Tochter Judis erhielten Anfang 1940 das Affidavit, mit dem sie in die USA einreisen konnten.[92] In Anbetracht der damals schlechten Akzeptanz von Ärztinnen in den USA und der damit verbundenen schlechten Berufsaussichten[93] sorgte Grete Schein dort anfänglich als Krankenschwester für den Unterhalt der Familie, während sich ihr Ehemann auf die Vorbereitung der erforderlichen Arztprüfung konzentrierte. Nachdem sie ebenfalls sämtliche Voraussetzungen für die Ausübung ihres Berufes erfüllt hatte, entschloss sie sich jedoch zu einer weiteren Ausbildung und betreute später, als inzwischen ausgebildete Psychiaterin, Krankenhauspatientinnen und -patienten.[94] Vielen emigrierten deutschsprachigen Medizinerinnen blieb in den Vereinigten Staaten keine andere Wahl, als sich »Nischen« in beruflich »verwandte(n) Gebiete(n)« zu suchen.[95]

---

88 »Ärzte erinnern an jüdische Kollegen« (wie Anm. 86). Zu Herbert Schein, vgl. E. Seidler: Jüdische Kinderärzte 1933–1945. Entrechtet – Geflohen – Ermordet. Erweiterte Neuauflage, Basel, Freiburg 2007, S. 228.

89 Vgl. Dinslakener Geschichte-Übersicht-Altstadt Dinslaken e. V.: www.altstadt-dinslaken.de/ Geschichte/01Uebersicht_Geschichte.htm.

90 Sh. Volkov: Jüdische Assimilation und Eigenart im Kaiserreich, in: Volkov: Jüdisches Leben, (s. Beitrag A. Haubrich-Gottschalk, wie Anm. 8), S. 131–145, S. 135.

91 Aus der Geschichte der jüdischen Gemeinden im deutschen Sprachraum: Essen (NRW): www.jüdische-gemeinden.de/index.php/gemeinden/e…/589-essen-nordrhein-westfalen (abgerufen am 05.03.2017).

92 Vgl. Ärzte erinnern an jüdische Kollegen (wie Anm. 86).

93 S. dazu den Beitrag zu Trude Schiff-Löwenstein.

94 Vgl. Ärzte erinnern an jüdische Kollegen (wie Anm. 86).

95 S. Quack: Zuflucht Amerika. Zur Sozialgeschichte der Emigration deutsch-jüdischer Frauen in die USA 1933–1945. (Forschungsinstitut der Friedrich-Ebert-Stiftung, Reihe Politik- und Gesellschaftsgeschichte, Bd. 40, D. Dove und M. Schneider (Hg.)), Bonn 1995, S. 185f.

Die meisten der in die USA ausgewanderten Fachkollegen konnten hingegen ohne nennenswerten Probleme auch dort ihre Tätigkeit als niedergelassene Augenärzte fortsetzen, wie beispielsweise Richard Hessberg[96] und Kurt Leubuscher[97] oder Alfred Bielschowsky als Leiter einer Fachklinik.[98]

Nach derzeitigem Wissensstand gelang es hingegen nur drei Medizinerinnen, sich als Ophtalmologinnen in den USA selbständig zu machen, wobei Vera Layton ihre Praxis gemeinsam mit ihrem Ehemann führte.[99]

In den USA war es Grete Willner zwar möglich, ihren Beruf als Allgemeinpraktikerin auszuüben und sie war in dieser Funktion auch Mitglied der »Constituent State Organization«,[100] allerdings war es ihr nicht vergönnt, dort als Ophtalmologin das unter anderem in Bonn erworbene Fachwissen anzuwenden.

Eigene Publikation

Über zwei Apparate zur objektiven Refraktionsbestimmung und die mit denselben erzielten praktischen Ergebnisse. Bonn. Med. Diss. v. 1924.

---

96 Vgl. DOG-Liste 2 (wie Anm. 60): Rudolf Hessberg, S. 1235.
97 Vgl. DOG-Liste 2 (wie Anm. 60): Kurt Leubuscher, S. 1235.
98 Vgl. Kaufmann (wie Anm. 41): Alfred Bielschowsky, S. 153 f.
99 Vera Levy alias Vera Layton, B. Rosenberg u. A. Sonnenfeld, vgl. Schwoch (wie Anm. 1), S. 528, 733, 826.
100 Schwoch (wie Anm. 1), S. 843.

Dr. med. ERNA RÜPPEL, geb. MARCUS

11.02.1895 Barmen – 28.06.1970 Solingen
Kinderärztin

V: Siegmund Marcus (1866 – 07.10.1926 Köln), Kaufmann.[1] M: Henriette M., geb. Feist (05.10.1864 – 20.09.1942 Theresienstadt). G: Grete M. (13.12.1892 – 1942 Theresienstadt).[2]
E: Hans Rüppel, Dr. med., Internist, (14.03.1890).

Die ehemalige Bonner Studentin Erna Rüppel, geborene Marcus, entzog sich am 15. Juni 1942 durch Flucht der Deportation. Sie überlebte im Untergrund, auch dank der Unterstützung ihres nichtjüdischen Ehemannes sowie treuer Freunde. Sie selbst handelte während dieser Zeit dennoch weitgehend selbstbestimmt und darauf bedacht, die Unterstützergruppe nicht in Gefahr zu bringen.[3]

Die schulische Ausbildung Erna Marcus' begann in Köln. Zu Beginn des 20. Jahrhunderts gab es in verschiedenen Städten Anstrengungen, begabten Schülerinnen vor Ort den Besuch eines Gymnasiums zu ermöglichen,[4] so auch in Köln. Der von Mathilde von Mevissen[5] im Jahre 1899 gegründete Kölner ›Verein Mädchengymnasium‹ hatte sich frühzeitig um die Unterstützung einflussreicher Personen bemüht, so waren in diesem Zusammenhang auch Bonner Professoren angesprochen worden.[6]

---

1 H. Sassin: Überleben im Untergrund. Die Kinderärztin Dr. Erna Rüppel (1895–1970), in: die Heimat Nr. 26, S. 4–37, S. 4. Dies ist, nach jetzigem Stand, die bisher einzige Veröffentlichung zu Erna Rüppel, auf die sich dieser Beitrag weitgehend bezieht.
2 Henriette Marcus, Grete Marcus: www.museenkoeln.de/NS.../pages/1214.aspx?s=1214&id=5911... (abgerufen am 20.11.2015).
3 Vgl. Sassin (wie Anm. 1), S. 26f.
4 Vgl. S. Reichenberger: Das Karlsruher Mädchengymnasium in seinen ersten fünfundzwanzig Jahren 1893–1918, Karlsruhe 1918, S. 12. Dank der Bemühungen des ›Vereins Frauenbildungsreform‹ war es in Karlsruhe im Jahre 1893 zur Gründung des ersten humanistischen Mädchengymnasiums im Deutschen Reich gekommen.
5 Vgl. I. Franken unter Mitarbeit von S. Morell und M. Wittka: »Ja, das Studium der Weiber ist schwer!« Studentinnen und Dozentinnen an der Kölner Universität bis 1933, hg. von der Frauenbeauftragten der Universität zu Köln, Kölner Frauengeschichtsverein, Universitäts- und Stadtbibliothek Köln, Köln 2008, S. 60f.
6 Vgl. Franken (wie Anm. 5), S. 19.

Trotz namhafter Fürsprache dauerte es dennoch drei weitere Jahre, dieses anspruchsvolle Projekt umzusetzen. Im November 1900 war das preußische Kultusministerium noch der Meinung, »kein allgemeines Bedürfnis nach gelehrten Schulen für Mädchen«[7] feststellen zu können. Es war daher ein geschickter Schachzug des Vereinsvorstandes, die nächste Petition an die ›Konferenz über das Höhere Mädchenschulwesen‹ zu richten, denn diese Einrichtung beschäftigte sich langfristig mit der grundsätzlichen Frage der Mädchenbildung. Im Jahre 1902 schließlich erteilte Kultusminister Studt die Genehmigung, in Köln »versuchsweise einen sechsjährigen Lehrgang für Mädchen einzurichten, der zum Abitur führt«. Es dauerte letztlich bis zum Jahre 1908, bis allgemein in Preußen die Reform des Mädchenschulwesens umgesetzt wurde.[8]

Zu den Förderern des langjährigen Schulprojektes, das letztlich zur Einrichtung des ersten preußischen Mädchengymnasiums führte, gehörte auch das jüdische Bildungsbürgertum, vermutlich ebenfalls der Senatspräsident des Oberlandesgerichtes, Alfred Wieruszowski und dessen Frau Jenny, Eltern von vier Töchtern, darunter die im Jahre 1918 in Bonn bei Wilhelm Levison promovierte Historikerin Helene Wieruszowski.[9]

Der hohe Anteil jüdischer Schülerinnen an dieser Schule wird deutlich am Beispiel der Zahlen für das Schuljahr 1908/09. Damals besuchten 53 evangelische, 49 katholische und 25 jüdische Schülerinnen diese Schule und das »bei einem jüdischen Bevölkerungsanteil in Köln um 1900 bei 2,5 %«.[10] Dieser Zulauf änderte sich auch nicht in späteren Jahren, »zeitweilig« war »jede sechste Schülerin eine Jüdin«.[11]

Auch Henriette und Siegmund Marcus fühlten sich offensichtlich dem jüdischen Bildungsbürgertum verbunden, im Jahre 1907 meldeten sie ihre 12-jährige Tochter Erna am Kölner Mädchengymnasium an.[12] Dank sehr guter Schulnoten konnte die Schülerin im Jahre 1909 an den gymnasialen Teil dieser Schule wechseln. Vier Jahre später bestand Erna Marcus das Abitur im vorgegebenen Zeitrahmen und rechtfertigte somit das in sie gesetzte Vertrauen.[13] Ihr Wunsch, Medizin studieren zu wollen hing vermutlich mit der Erkrankung ihrer älteren

---

7 Mathilde v. Mevissen: Hohmann, Barbara, Mathilde von Mevissen, in: Internetportal Rheinische Geschichte, abgerufen unter: http://www.rheinische-geschichte.lvr.de/Persoen lichkeiten/mathilde-von-mevissen/DE-2086/lido/57c94e7ceebda8.76707020 (abgerufen am 21.05.2020).

8 Mathilde v. Mevissen (wie Anm. 7).

9 Jüdisches Geistesleben in Bonn. Eine Biobibliographie, bearbeitet von H. Fremerey-Dohna und R. Schoene, Bonn 1985, S. 269–272.

10 Sassin (wie Anm. 1), S. 6.

11 Franken (wie Anm. 5), S. 19.

12 Vgl. Sassin (wie Anm. 1), S. 5f. Die Familie war anscheinend kurz nach Ernas Geburt von Barmen nach Köln gezogen.

13 Vgl. Sassin (wie Anm. 1), S. 6.

Schwester zusammen. Aus nächster Nähe erlebte sie täglich, welche gesundheitlichen Beeinträchtigungen die an Kinderlähmung erkrankte Grete ertragen
musste. Ärztliche Hilfe leisten zu können, war ihr offensichtlich ein Anliegen.[14]
Am 18. April 1913 immatrikulierte sich Erna Marcus an der Bonner Medizinischen Fakultät und gehörte damit einer der »renommiertesten Universitäten
des Deutschen Reiches« an.[15] Während ihrer Studienzeit bis zum Mai 1918 erfuhr die Bonner Universität allerdings einen elementaren Wandel, was die Reputation und den Zuspruch der Studierenden und deren Zusammensetzung
betraf.

Im Sommersemester 1913 war die Gruppe der Frauen an der Medizinischen
Fakultät noch verschwindend klein: Unter den insgesamt 808 Studierenden, die
sich für diesen Fachbereich entschieden hatten, waren nur 54 Medizinstudentinnen;[16] dieses Zahlenverhältnis sollte sich nach Beginn des Ersten Weltkriegs
allerdings deutlich verschieben.

Die Einberufung im Spätsommer 1914 sowie die freiwillige Meldung zahlreicher Studenten führte zu einer ständigen Erhöhung der Zahl der Medizin studierenden Frauen. Allgemein wuchs der Anteil der Studentinnen von insgesamt
496 im Jahre 1915 auf 615 im Jahre 1918, von denen sich jedoch »54 für kriegswichtige Tätigkeiten beurlauben ließen«.[17] Durch den Besuch der Lehrveranstaltungen sorgten diese Hochschülerinnen letztlich dafür, dass der Universitätsbe-
trieb während der Kriegsjahre überhaupt weitergeführt werden konnte.[18]

Die durch den Kriegsausbruch ausgelösten Veränderungen im alltäglichen
Hochschulbetrieb stellten zeitweise eine Herausforderung für die Lehrenden, die
Studierenden und nicht zuletzt für die Hochschulverwaltung dar. Verantwort-
liche der Stadt nutzten die zentrale Lage der Universität sowie die große Raum-
kapazität zur Unterbringung von Verpflegung, beispielsweise in den Kellern der
Hochschule. Sie requirierten darüber hinaus weitere Räumlichkeiten im Haupt-
gebäude der Universität für die Unterbringung für »eine von fünf städtischen
Kriegsküchen«, Platz benötigten sie zudem für »militärische Dienststellen«.[19]
Wegen drohender Fliegerangriffe mussten schließlich sogar die Fenster ver-
dunkelt werden.[20] Trotz dieser ›Einquartierungen‹ und kriegsbedingten Einschränkungen - unter anderem durch Kohlenmangel - gelang es der Hoch-

---

14 Ebd., S. 7.
15 Th. P. Becker: Studierende an der Universität Bonn im Ersten Weltkrieg, in: Geppert und
    Schlossmacher, (s. Beitrag M. Seefeld, wie Anm. 9), S. 395–415, S. 395.
16 UA Bonn: Personalverzeichnis: Endgültige Feststellung WS 1913/14.
17 Becker (wie Anm. 15), S. 403.
18 Ebd., S. 401 u. 404.
19 D. Geppert: Kriegslegitimation und Selbstrechtfertigung. Bonner Professoren im »Krieg der
    Geister«, in: Geppert und Schlossmacher, (s. Beitrag M. Seefeld, wie Anm. 9), S. 371–394,
    S. 381.
20 Vgl. Geppert (wie Anm. 19), S. 382.

schulverwaltung, den Unterrichtsbetrieb dennoch aufrecht zu erhalten und auch Prüfungen durchzuführen.[21]

Erna Marcus hatte in Bonn im Juli 1915 das Physikum und am 11. Mai 1918 das Staatsexamen bestanden; bis auf die im Sommersemester 1916 und im Wintersemester 1916/17 in München verbrachte Zeit war sie ihrer Alma mater treu geblieben.[22]

Erna Marcus absolvierte das Praktische Jahr, die Medizinalpraktikantinnen- und die Hilfsassistentinnenzeit ausschließlich an der Bonner Medizinischen Klinik.[23] Die Möglichkeit zur Forschungsarbeit ergab sich an dem von Hugo Ribbert geleiteten Bonner Pathologischen Institut. Der Pathologe galt zu dieser Zeit als Koryphäe seines Faches.[24] Unter seiner Anleitung fertigte Erna Marcus ihre mit ›gut‹ benotete Dissertation zum Thema »Zur Klinik und Pathologie der Influenzapneumonie« an, die Approbation erhielt sie am 10. Juni 1919.[25]

Am 17. Dezember 1921 heiratete die junge Ärztin ihren Kollegen Dr. med. Hans Rüppel, beide hatten sich anscheinend an der Universitätsklinik kennengelernt, wo ihr künftiger Ehemann als Internist arbeitete. In der Nachkriegszeit bestand für selbständige Ärzte in Großstädten nur eine eingeschränkte Niederlassungsmöglichkeit, daher entschieden sich Rüppels, in den kleinen, im nördlichen Schwarzwald gelegenen Ort Bad Herrenalb zu ziehen. Erna Rüppel ließ sich dort als Kinderärztin nieder und der Ehemann übernahm die medizinische Leitung des städtischen Kurhauses; das von seiner Ehefrau mitgebrachte Geld ermöglichte eine Pacht der medizinischen Einrichtung für einen längeren Zeitraum.[26]

Ende 1927 zog das Ehepaar ins Bergische Land. Hans Rüppel übernahm in Solingen eine gutgehende Praxis und Erna Rüppel baute sich dort eine eigene Kinderarztpraxis auf.

Fast zwanzig Jahre waren nach ihrem Examen vergangen und immer noch waren Medizinerinnen im Deutschen Reich eher eine Seltenheit, 1.857 Ärztinnen standen 45.531 Ärzten gegenüber.[27] Die Niederlassung in Solingen als erste Kinderärztin war daher sicher auch in Solingen eine Besonderheit. Von insge-

---

21 Ebd., S. 381.

22 Vgl. Sassin (wie Anm. 1), S. 8.

23 Ebd.

24 Ebd.: sein »Lehrbuch der allgemeinen Pathologie«, 1901 erstmals erschienen, lag 1990 in der 33. Auflage vor.

25 UA Bonn: Promotionsalbum der Medizinischen Fakultät. S. dazu den Beitrag zu Gertrud Crampe.

26 Vgl. Sassin (wie Anm. 1), S. 8–10.

27 Sassin (wie Anm. 1), S. 11.

samt acht dort praktizierenden Pädiatern waren drei weitere Kollegen jüdischer Herkunft.[28]

Nur sechs Jahre war es Erna Rüppel vergönnt, ihren Beruf in dieser Stadt ohne Einschränkungen ausüben zu können.

Am 1. April 1933 »hielten SA-Leute Wache, um die Patienten am Betreten der Praxis Erna Rüppel zu hindern«. Diese und weitere folgende Boykottmaßnahmen zeigten bald Wirkung. Durch den Entzug der kassenärztlichen Zulassung am 22. April 1933 wurde der Verdienst der Kinderärztin Erna Rüppel von einem durchschnittlichen monatlichen Einkommen im Jahre 1934 von 120 RM auf nunmehr nur noch 90 RM im Jahre 1935 gesenkt. Da von diesem Einkommen keine Praxis zu unterhalten war, entschloss sich Erna Rüppel, diese am 1. Oktober 1935 zu schließen.[29]

Weil Hans Rüppel in sogenannter Mischehe lebte, geriet auch er ab 1934 in den Fokus der Nationalsozialisten. Durch den Entzug der »Wohlfahrtspraxis der Stadt« und die Suspendierung als »leitender Arzt der Inneren Abteilung des Bethesda-Krankenhauses« wurde die Existenzgrundlage des Ehepaares bedroht.[30] Nur eine sogenannte »Scheinscheidung«[31] schien das wirtschaftliche Überleben der Familie zu sichern. Die wohl einvernehmlich getroffene Vereinbarung zur Scheidung wurde nach neuem Recht vom 6. Juli 1938 am 30. Dezember 1938 vollzogen. Konsequenz daraus war die notwendig gewordene Überschreibung des 50%igen Anteils der Exfrau von Haus und Grund an den geschiedenen Ehemann.[32] Schwerwiegender war letztlich jedoch die »völlige juristische Schutzlosigkeit«, der sie damit ausgesetzt wurde.[33]

Mit der am 25. Juli 1938 erlassenen Vierten Verordnung zum Reichsbürgergesetz verloren jüdische Ärztinnen und Ärzte zum Quartalsende die Approbation. Ohne staatliche Zulassung durfte Erna Rüppel den ärztlichen Beruf nicht mehr ausüben.[34]

Der Wunsch, dennoch weiter medizinisch arbeiten zu können, führte sie nach Köln, wo sie im Jahre 1939 nunmehr als Lernschwester am ›Israelitischen Asyl für Kranke und Altersschwache‹, kurz ›Asyl‹ genannt, tätig war und dort erneut das Staatsexamen, und zwar als »Krankenbehandlerin«,[35] ablegte. Da zu diesem Zeitpunkt im ›Asyl‹ alle vorhandenen Stellen für Ärzte bereits belegt waren,

28 E. Seidler: Jüdische Kinderärzte 1933–1945. Entrechtet – Geflohen – Ermordet, erweiterte Neuauflage, Basel, Freiburg 2007, S. 263f.
29 Sassin (wie Anm. 1), S. 12 u. S. 15. Vgl. dazu die Beiträge zu Hedwig Jung-Danielewicz, Johanna Maas u. zu Else Neustadt-Steinfeld.
30 Ebd., S. 12.
31 Ebd., S. 17.
32 Vgl. ebd., S. 18ff.
33 Ebd., S. 20.
34 Vgl. ebd., S. 15 u. 18.
35 Ebd., S. 18, s. dazu die entsprechenden Beiträge zu Johanna Maas u. Martha Jakob.

entschloss sich Erna Rüppel, als Assistentin weiterhin in diesem Krankenhaus zu arbeiten. In dieser Funktion war sie befugt, Sterbefälle an die Registratur zu melden.[36]

Um der alten Mutter und der kranken Schwester besser helfen zu können, holte sie beide zu sich ins ›Asyl‹. Nach dem großen Bombenangriff auf Köln mit vielen Verletzten am 31. Mai 1942 wurden Krankenhausbetten ausschließlich für nichtjüdische Verletzte gesucht. Zu der Zeit stand jüdischen Patienten keine städtische medizinische Fürsorge mehr zu, daher veranlasste die Kölner Stadtverwaltung die sofortige Räumung des ›Asyls‹. »Alle Insassen und das Personal wurden mit Lastwagen nach Köln-Müngersdorf transportiert und zunächst in Holzbaracken und im Fort V interniert«.[37] Dort fanden Erna Rüppel und ihre Verwandten unerträgliche hygienische Bedingungen vor. Noch schlimmer war allerdings die Sorge, bald weiteren schikanösen Maßnahmen ausgesetzt zu sein.

Dass Erna Rüppel die nationalsozialistische Herrschaft überhaupt überleben konnte, verdankte sie zum großen Teil ihren Freunden, die es sich zur Aufgabe gemacht hatten, sie zu schützen. Diese Hilfsmaßnahmen wurden weitgehend von ihrem geschiedenen Ehemann koordiniert.[38] Dennoch blieb Erna immer diejenige, die sich die Entscheidung über die weiteren Schritte vorbehielt.[39]

Seit ihrem Weggang aus Solingen konnte sie regelmäßig versteckte Kontakte zu ihrem Ehemann und dem Freundeskreis aufnehmen. Nach ihrer Flucht beim Abtransport vom Fort zum Verladebahnhof Köln in Richtung Theresienstadt im Jahre 1942[40] war Erna Rüppel auf die Unterstützung dieser Menschen dringender denn je angewiesen. Sie besaß weder Ausweispapiere noch hatte sie Zugang zu Lebensmittelkarten oder das Recht auf Schutz bei Bombenangriffen. Wäre sie aufgegriffen worden, hätte dies die sofortige Einweisung in ein Konzentrationslager bedeutet. Die Freunde, die dem nationalsozialistischen System – sei es aus religiösen oder politischen Gründen – äußerst kritisch gegenüberstanden, kannten die Risiken, die sie auch persönlich eingingen. Zu dem Personenkreis, der ihr dennoch Unterschlupf gewährte, gehörte unter anderem die Familie des verstorbenen Bonner Emeritus Raimund Kottje[41] sowie die Rechtsanwältin Charlotte Juchacz,[42] die Tochter der SPD-Reichstagsabgeordneten Marie Juchacz[43].

---

36 Vgl. ebd., S. 19.
37 Ebd., S. 19–21, S. 20.
38 Ebd., S. 37.
39 Vgl. ebd., S. 34.
40 Vgl. ebd., S. 21.
41 Vgl. ebd., S. 16 u. S. 22. Zu Raimund Kottje: Vgl. H. Mordeck (Hg.): Aus Archiven und Bibliotheken. Festschrift für Raymund Kottje zum 65. Geburtstag (= Freiburger Beiträge zur mittelalterlichen Geschichte. Bd. 3), Frankfurt/Main u. a. 1992.

Im Herbst 1941, als die Auswanderung für jüdische Männer und Frauen nicht mehr möglich war und »die Deportationen in Ghettos und Vernichtungslager einsetzten, lebten in Deutschland noch ca. 170. 000 Jüdinnen und Juden«.[44]

Mehrere Zehntausend dieser jüdischen Frauen und Männer, die nicht bereit waren, »sich den Vernichtungswünschen der Nationalsozialisten zu fügen«, gingen damals in den Untergrund. Dies war für sie die »einzige Option« und damit zugleich eine »letzte Form des Widerstandes«.[45] Sie erschienen weder zum vorbestimmten Termin in den Sammellagern, noch wirkten sie mit bei der Auflösung ihrer »bürgerlichen Existenz«, sie verweigerten stattdessen den Gehorsam.[46] Die Schilderungen von Inge Deutschkron und Else Behrend-Rosenfeld,[47] die beide im Untergrund überlebt hatten, liegen seit Ende der 1970er bzw. Ende der 1980er Jahre vor. Die Leidenswege der damals im Volksmund als »U-Boote« bezeichneten Flüchtigen und auch Erinnerungen der Helfer sind inzwischen historisch aufgearbeitet worden.[48] Es ging dabei unter anderem darum, die Gefahren, denen Untergetauchte ausgesetzt waren, die Einsamkeit und Verzweiflung der Verfolgten sowie mögliche Motive der Helfer, aufzuzeigen.

Erna Rüppel war nicht die einzige Ärztin, die die Zeit von 1941 bis zum Kriegsende versteckt überlebte. Der Kollegin Ilse Brandt, geborene Teichmann, gelang es, diese Jahre unentdeckt in Berlin zu bleiben.[49] Beide Frauen waren relativ jung und anscheinend bei guter Gesundheit, verfügten über Nervenstärke und auch Kaltblütigkeit. Als sich Erna Rüppel und Ilse Teichmann zum Untertauchen entschlossen, konnten sie nicht wissen, wie lange sich dieses Regime noch halten und sie damit in akuter Lebensgefahr schweben würden. Zusätzlich zur praktischen Hilfe war für Erna Rüppel die aufrechte Haltung der dem »Spektrum der Weimarer Koalition-SPD, DDP Zentrum«[50] angehörenden regimekritischen Freunde eine wichtige moralische Stütze.

---

42 Vgl. ebd., S. 22.

43 J. Striewski, Jennifer, Marie Juchacz, in: Internetportal Rheinische Geschichte, abgerufen unter: http://www.rheinische-geschichte.lvr.de/Persoenlichkeiten/marie-juchacz/DE-2086/lido/57c92fddc69b11.62149235 (abgerufen am 02.01.2019).

44 W. Benz (Hg.): Überleben im Dritten Reich. Juden im Untergrund und ihre Helfer; München 2006, S. 12.

45 Benz (wie Anm. 48), S. 13.

46 Ebd., 12f.

47 Vgl. I. Deutschkron: Ich trug den gelben Stern, Köln 1978 u. E. Behrend-Rosenfeld: Ich stand nicht allein. Leben einer Jüdin in Deutschland 1933–1944, München 1988, s. dazu auch: R. Andreas-Friedrich: Der Schattenmann. Tagebuchaufzeichnungen von 1938–1945, Neuausgabe Frankfurt/M., 1986.

48 Benz (wie Anm. 45), S. 23 u. S. 21.

49 Vgl. Ilse Brandt, geb. Teichmann, in: Ärztinnen im Kaiserreich https://geschichte.charite.de/aeik/biografie.php?ID=AEIK00805 (abgerufen am 09.08.2020).

50 Sassin (wie Anm. 1), S. 16.

Als entscheidend für die erfolgreiche Tarnung in der Illegalität erwies sich bei Erna Rüppel schließlich die Ausstellung eines gefälschten Passes, vermittelt durch eine Solinger Regimekritikerin, die mit einem Jugoslawen verheiratet gewesen war. Mit diesem Ausweis, der sie zu einer in Sarajewo geborenen Frau machte, die in Belgien aufgewachsen war, erhielt sie eine Stelle als Rotkreuz-schwester in München.[51]

Bei den notwendigen Behördengängen in der bayrischen Hauptstadt wurde sie jedes Mal von einer Solinger Freundin begleitet, die extra aus diesem Grunde zweimal in die bayrische Residenz kam.[52] Tatkräftige Hilfe gab es also zwischendurch, dennoch war sie insgesamt drei Jahre weitgehend auf sich gestellt. Mehrere Male standen plötzlich Menschen vor ihr, die sie von früher her kannten und die sie in diesen Momenten, und auch später, nicht verrieten. Aus Sorge, andere in Gefahr zu bringen, nahm Erna Rüppel während der Münchner Zeit keinen Kontakt zu dort lebenden Freunden auf. Mit diesen Menschen hätte sie vertrauensvoll reden und damit die jahrelange Isolation wenigstens etwas abmildern können.[53]

Eine während der Münchner Zeit aufgetretene schmerzhafte Erkrankung, »eine rechtsseitige(r) Speicheldrüsenentzündung mit eingeklemmten Stein, der den Speichelfluss blockierte«, konnte erst nach Kriegsende behandelt werden.[54] Früher war es üblich gewesen, Patienten nach dem Wachwerden aus der Narkose nach deren Namen zu fragen. Die Gefahr, in dem Moment der Benommenheit den eigenen und nicht den angenommenen Namen zu nennen, wäre vor Kriegsende zu groß gewesen.

Erna Rüppel verband mit den während der nationalsozialistischen Zeit in Solingen verbrachten Jahren eigentlich nur schmerzhafte Erinnerungen. Im Jahre 1935 war ihr Haus »mit Teer und Mennige mit der Aufschrift »Jude« beschmiert«[55] worden. Bei der Reichsprogromnacht am 9. November 1938 waren Erna und Hans Rüppel noch verschont geblieben. Die Verwüstung von Praxis und Wohnung holten SA-Trupps, unter Anleitung eines missliebigen Kollegen, jedoch am nächsten Tage gründlich nach.[56]

Es waren daher sicher die eindrucksvollen Beweise mutiger Unterstützung gewesen, die Erna Rüppel nach Kriegsende veranlassten, dennoch am 10. Juni 1945 nach Solingen zurückzukehren. So hatte ihr beispielsweise die Facharzt-

---

51 Vgl. ebd., S. 24f.
52 Vgl. ebd., S. 27.
53 Vgl. ebd., S. 25ff.
54 Ebd., S. 28.
55 Ebd., S. 14.
56 Vgl. ebd., S. 16f.

kollegin Elisabeth Buitkamp, gemeinsam mit ihrem Ehemann, dem HNO-Arzt Willi Buitkamp, ab Januar 1939 für zwei Monate Unterschlupf gewährt.[57]

Bereits im Oktober 1945 eröffnete Erna Rüppel ihre Praxis erneut.

Da die Scheidung nicht rückgängig gemacht werden konnte, heiratete Erna Rüppel am 17. Mai 1946 ihren Mann ein zweites Mal. Es gab sicher Vieles, das beide immer noch verband, zum Beispiel die Bereitschaft, soziale Verantwortung zu übernehmen und die Gabe, Freundschaften zu pflegen. Die jahrelang ausgestandene Angst, letztlich auch die Einsamkeit und die tiefe Erschöpfung hatten bei ihr jedoch Spuren hinterlassen. Sie war als kranke Frau nach Solingen zurückgekehrt, die ihre Praxis nur noch eingeschränkt führen konnte. Zudem belastete sie die nun endgültige Gewissheit, dass sowohl die alte Mutter als auch die kranke Schwester, denen sie vor ihrer Flucht in die Illegalität nicht mehr hatte beistehen können, ermordet worden waren.[58]

Die Ängste, die sie während ihres dreijährigen Lebens im Untergrund durchlitten hatte, sowie die Erinnerung an das Schicksal der Mutter und Schwester ließen Erna Rüppel auch später nicht mehr los. Eine dauerhafte Partnerschaft mit dem lebensbejahenden und vor Energie sprühenden Hans Rüppel schien auf Dauer nicht mehr möglich zu sein. Letztlich trennte sich das Ehepaar im Einvernehmen, man hielt jedoch weiterhin Kontakt.[59]

Erna Rüppel, aus einer jüdischen Familie stammend, hatte sich bei ihrer ersten Eheschließung katholisch trauen lassen, doch nach nur kurzer Zeit bekannte sie sich zum Monismus,[60] einer religiösen Bewegung, die für große Toleranz bekannt ist. Nach dem Kriege fand sie dann den Weg zur Evangelischen Kirche. Vermutlich waren die Jahre nach 1933 dafür der Auslöser. Zum Freundeskreis der Rüppels gehörten auch evangelische Christen, die ihr möglicherweise den Weg zu dieser Kirche geebnet hatten.[61]

Horst Sassin, der den Lebensweg von Erna Rüppel aufgearbeitet hat, konnte bei seiner Dokumentation auf einige Dokumente, die ihm freundlicherweise von unterschiedlichen Archiven zur Verfügung gestellt worden waren, zurückgreifen, dazu standen ihm Berichte von zahlreichen Zeitzeugen zur Verfügung. Dazu sagte Horst Sassin: »Es ist ein Segen, diese mündlichen Informationen zu bekommen, aber zugleich ein Problem, dass sie sich oft widersprechen.«[62]

Berichte über das Leben dieser ehemaligen Bonner Studentinnen können, unabhängig davon, ob dabei auf schriftliche oder mündliche Aussagen Bezug

---

57 Vgl. ebd., S. 18.
58 Vgl. ebd., S. 30.
59 Vgl. ebd., S. 31.
60 Vgl. Monismus: www.philosophie-woerterbuch.de › Online-Wörterbuch (abgerufen am 01.05.2014).
61 Sassin (wie Anm. 1), S. 34.
62 Ebd., S. 34.

genommen wird, immer nur als Versuch gewertet werden, der Darstellung des Erlebten und Erlittenen so nahe wie möglich zu kommen.

Die Kinderarztpraxis, die Erna Rüppel sofort nach ihrer Rückkehr nach Solingen wieder eröffnet hatte, konnte sie aus gesundheitlichen Gründen ab 1964 nur noch in reduziertem Umfang weiterführen. Es spricht für die engagierte und sozial eingestellte Ärztin, dass sie dabei ihre kleinen Kassenpatientinnen und Kassenpatienten behielt. Aber auch Eltern hielten treu zu ihr und sorgten sich um die Gesundheit der Ärztin ihrer Kinder. Es war bekannt, dass Erna Rüppel unter starken Asthmabeschwerden litt; ein Beatmungsgerät, das ihr eine dankbare Patientenmutter besorgt hatte, sorgte zwischenzeitlich für Linderung.

Erna Rüppel besuchte mit Vorliebe gemeinsam mit Freundinnen Theateraufführungen in Solingen und Düsseldorf. Nach Vorstellungen, die ihr besonders gut gefielen, wurden in ihrem Namen des Öfteren Blumen in den Künstlergarderoben abgegeben. Reisen, verknüpft mit Verwandtenbesuchen, führten sie nach Schweden, Portugal und in die USA, aber mit solchen Unternehmungen war es nach einem Oberschenkelhalsbruch im Jahre 1969 vorbei. Während eines Kuraufenthaltes im Westerwald im darauffolgenden Jahr erlitt sie einen Herzinfarkt. Zurückgebracht nach Solingen verstarb Frau Dr. Rüppel am 28. Juni 1970.

Am 2. Juli 1970 wurde sie in der Grabstelle beigesetzt, die sie selbst ein knappes Jahr zuvor ausgesucht hatte. Der engagierten Ärztin gab »ein endlos langer Menschenstrom quer über den Friedhof« das letzte Geleit.[63] Zu Ehren von Erna Rüppel wurde in Solingen am 14. August 2018, unter Anteilnahme von 25, aus der ganzen Welt angereisten Verwandten und zahlreicher ehemaliger Patientinnen und Patienten, ein Stolperstein vor der ehemaligen Praxis, in der Augustastraße 10, verlegt.[64]

Eigene Publikation

Zur Klinik u. Pathologie der Influenzapneunomie. Bonn, Med. Diss. v. 12.07.1919.

---

63 Sassin, Überleben, S. 32 ff.
64 https://stolpersteine-solingen.de/blog (abgerufen 30.09.2018).

Dr. med. ERNA ECKSTEIN-SCHLOSSMANN, geb. SCHLOSSMANN

28.05.1896 Dresden – 1998 Cambridge/Großbritannien[1]
Fachärztin für Kinderheilkunde

V: Arthur Schlossmann (16.12.1867 Breslau – 05.06.1932 Düsseldorf), Dr. med., Pädiater, Universitätsprofessor.[2] M: Clara Schl., geb. Bondi (1871 Dresden – 1926), Dozentin.[3]
G: Hans Schl. (1894–1956 Cambridge/Großbritannien), Dr. med., Gynäkologe, Pharmazeut, Dozent. Helmuth Schl. (1896–1917 gefallen).
E: Albert Eckstein, (1891 Ulm – 1950 Hamburg), Dr. med., Pädiater, Universitätsprofessor.[4]
K: Herbert E. (1926–1986), Kinderchirurg u. Dozent.[5] Peter (1928). Klaus Erich (1932).

Während der offiziellen Feier zu ihrem 100. Geburtstag zog Erna Eckstein-Schlossmann folgendes Fazit: »Ich bin die Tochter eines berühmten Vaters, die Frau eines berühmten Mannes, Mutter eines bekannten Sohnes und ich selbst …?«[6] Die naheliegende Schlussfolgerung, sie hätte keinen Grund, stolz auf Erreichtes zu sein, war natürlich nicht ernst gemeint. Während ihres langen Lebens hat Erna Eckstein-Schlossmann in verschiedenen Lebensphasen in unterschiedlichen Bereichen der Pädiatrie beachtliche Leistungen erbracht, und dies wusste die alte Dame nur zu gut.

Im Allgemeinen ist nur wenig über das Leben der Mütter der ersten Studentinnen bekannt, dies trifft nicht auf Ernas Mutter, Clara Schlossmann, zu. Die im Jahre 1871 geborene Dresdnerin zeichnete sich unter anderem durch Ausdauer und sportlichen Ehrgeiz aus. Um 1905 hatte sie beispielsweise, »als eine der ersten Frauen den Großglockner bestiegen«. Später lief sie mit ihren Kindern Schlittschuh und spielte mit ihnen Tennis. Selbstbewusst setzte sie sich zudem in

---

1 Erna Eckstein-Schlossmann, in: Ärztinnen im Kaiserreich https://geschichte.charite.de/aeik/biografie.php?ID=AEIK00945 (abgerufen am 14.01.2018).
2 Vgl. E. Seidler: Jüdische Kinderärzte 1933–1945. Entrechtet – Geflohen – Ermordet, erweiterte Auflage, Basel, Freiburg 2007, S. 245ff.
3 Clara Schlossmann: https://www.ecosia.org/search?q=Clara+Schlossmann+geb.+Bondi&addon=firefox&addonversion=4.0.2 (abgerufen am 14.01.2018).
4 Vgl. K. Griese und W. Woelk: Jüdische Ärztinnen und Ärzte in Düsseldorf und in der Emigration, in: Düwell u.a., (s. Beitrag C. Sprinz, wie Anm. 53), S. 177–205, S. 182ff.
5 Herbert Eckstein: livesonline.rcseng.ac.uk/biogs/E007242b.htm (abgerufen am 02.09.2015).
6 E. Eckstein-Schlossmann: »Eigentlich bin ich nirgendwo zu Hause«, hg. v. L. P. Johannsen, Jüdische Memoiren, hg. v. H. Simon, Bd. 17, Berlin 2012, S. 10.

der Öffentlichkeit für ihre sozialpolitischen Ansichten ein, »zuletzt (als) Dozentin an der Niederrheinischen Frauenakademie«.[7] Ihr reichte es nicht aus, ›nur‹ die Ehefrau des Leiters der Düsseldorfer Akademie der Medizin zu sein, sie legte Wert darauf, ein selbstbestimmtes Leben zu führen.

Ausdauer, Belastbarkeit und sportlichen Ehrgeiz hatte Erna offensichtlich von der Mutter geerbt, anders hätte sie später beispielsweise die großen Strapazen der Studienreisen in der Türkei nicht bewältigen können.[8] Noch für die 90-jährige Erna Eckstein-Schlossmann gehörte das regelmäßige Schwimmpensum zum täglichen Programm.[9] Die Gabe, öffentlichkeitswirksam aufzutreten, hatte sie anscheinend von beiden Elternteilen geerbt.

Arthur Schlossman[10] förderte die einzige Tochter frühzeitig. Ernas Vater muss eine charismatische und durchsetzungsfähige Persönlichkeit gewesen sein. Der Ordinarius Schlossmann hatte »im Jahre 1917 … im Auftrage des Vorstandes der Deutschen Gesellschaft für Kinderheilkunde die Reichsregierung« aufgerufen, »angesichts der Massenverluste des Ersten Weltkrieges Lehrstühle (für Kinderheilkunde) an allen Universitäten zu etablieren«[11]; dieser Appell war letztlich erfolgreich. Überzeugungskraft scheint er auch innerhalb der Familie besessen zu haben. Da ihm die Einsatzbereitschaft einer seiner ersten Assistentinnen imponiert hatte, konnte er sich gut vorstellen, dass auch seine kleine Tochter ihm einmal als »Doktor-Fräulein« zur Seite stehen würde.[12] Noch in Dresden erlaubte er der kleinen Erna, in einem von ihm gegründeten Säuglingserholungsheim kleinere Hilfsdienste zu erledigen. Diese ›Arbeit‹ durfte das Kind, so dessen Erinnerungen, im Jahre 1906 im Ammensaal der Düsseldorfer Kinderklinik fortsetzen, wie beispielsweise Kleinkindern Essen reichen oder auch Bettchen beziehen;[13] auf diese Art und Weise wurde der Kleinen offensichtlich Papas Beruf schmackhaft gemacht.

Die junge Erna Schlossmann besuchte eine der ersten zur Reifeprüfung führenden Jahrgangsstufen der Düsseldorfer Luisenschule. Nach dem Abitur im Jahre 1915 begann sie ihr Medizinstudium in Heidelberg, zum Wintersemester 1915/16 immatrikulierte sie sich an der Bonner Medizinischen Fakultät.[14] Ihr

---

7 Eckstein-Schlossmann (wie Anm. 6), S. 27.

8 Vgl. ebd., S. 26f.

9 Vgl. ebd., S. 265.

10 Vgl. P. Wunderlich: Schlossmann, Arthur. In: Neue Deutsche Biographie (NDB). Band 23, Berlin 2007, S. 108f. s. UA Bonn: Promotionsalbum der Juristischen Fakultät 1926: Am 24. Dezember 1926 wurde ihm von der Universität Bonn, aufgrund seiner Verdienste, die Promotion ehrenhalber zum Dr. iur. verliehen.

11 Seidler (wie Anm. 2), S. 10f. Eckstein-Schlossmann (wie Anm. 6), S. 31: Auch sein Sohn Helmut gehörte zu den Opfern.

12 Eckstein-Schlossmann (wie Anm. 6), S. 260.

13 Vgl. ebd., S. 260.

14 Vgl. ebd., S. 259.

Studium führte sie von dort nach München. Ihrem Wunsch, den Studienabschluss in Düsseldorf machen zu können, konnte der Vater, der damals im Preußischen Landtag saß, möglicherweise etwas nachhelfen. Im März 1919 schickte er von Berlin aus ein Telegramm nach Hause mit der Nachricht, dass »im Mai 1919 der klinische Unterricht an der Akademie aufgenommen werden könnte«.[15] Selbstverständlich gehörten die Schlossmann-Kinder Erna und Hans zu den ca. 25 Kommilitonen, die sich sofort an dieser Akademie immatrikulierten und so als »Gründungsstudenten des akademischen Vorlesungsbetriebes« die spätere Einrichtung der Medizinischen Akademie Düsseldorf im Jahre 1923 beschleunigten.[16]

Nach der Promotion im Jahre 1920[17] absolvierte Erna Schlossmann bis 1922 das Medizinische Praktikum ebenfalls in Düsseldorf und erhielt während dieser Zeit auch die Approbation, danach ging sie für kurze Zeit an die Dortmunder Kinderklinik, die den Städtischen Krankenanstalten angeschlossen war.[18] 1923 kehrte sie nach Düsseldorf zurück und gehörte bis 1928 zum Arbeitsumfeld des Vaters; sie wurde damit tatsächlich sein »Doktor-Fräulein«.[19] Bekannt wurde sie in dem Zusammenhang unter anderem als »Register-Erna«, die bei der neuen Auflage des von ihrem Vater mit herausgegebenen Handbuchs der Kinderheilkunde Korrektur las.[20]

Nach ihrer Rückkehr aus Dortmund übernahm sie die ärztliche Leitung des »Auguste-Viktoria-Hauses« in Düsseldorf, einer Säuglings- und Kleinkinderpflegeanstalt des Vaterländischen Frauenvereins vom Roten Kreuz, dazu gehörte außerdem die staatliche Säuglings- und Kleinkinderpflegeschule«.[21]

Und auch nach der Hochzeit mit dem Assistenten ihres Vaters, Dr. med. Albert Eckstein,[22] im Jahre 1925 übertrug ihr der Vater anspruchsvolle Aufgaben. Für die im Jahre 1926 gezeigte legendäre Ausstellung »Gesundheit, Soziale Fürsorge und Leibesübungen« (GeSoLei) in Düsseldorf war Arthur Schlossmann mit der Konzeption und Organisation beauftragt worden.[23] Ziel war es unter anderem, Familien mit den neuesten Erkenntnissen der Medizin, Hygiene und Erziehung vertraut zu machen. Seiner Tochter Erna hatte er die ärztliche Leitung des »Vasenol-Kinderheims« übertragen und in diesem Musterhaus konnte sie ihr gesamtes organisatorisches und erzieherisches Talent zeigen. Die

---

15 Ebd., S. 259.
16 Ebd., S. 316.
17 Vgl. Erna Eckstein-Schlossmann (wie Anm. 1).
18 Vgl. Eckstein-Schlossmann (wie Anm. 6), S. 316.
19 Ebd., S. 260.
20 Ebd., S. 20.
21 Ebd., S. 316.
22 Vgl. ebd., S. 274 A 4.
23 S. dazu auch den Beitrag zu Martha Fraenkel.

fünf Monate dauernde Ausstellung zog durch ihre Modernität Tausende von Besucherinnen und Besuchern an und war ein großer Erfolg.[24]

Erna Eckstein-Schlossmann beendete von sich aus ihre Berufstätigkeit, als ihr zweites Kind 1928 zur Welt kam und übergab die medizinische Leitung des Auguste-Viktoria-Heims in andere Hände.[25] Die übrigen in dieser Reihe vorgestellten niedergelassenen, selbständig arbeitenden Ärztinnen waren auch als Mütter von bis zu vier Kindern ausnahmslos durchgängig berufstätig. Diese Frauen nutzten dabei die Möglichkeit, die Sprechstundenzeiten flexibel den familiären Ansprüchen anpassen zu können.[26] Als enger Mitarbeiterin des Vaters stand Erna Eckstein-Schlossmann diese Unabhängigkeit und Eigenverantwortlichkeit offensichtlich nicht zur Verfügung.

Bereits ihre Eltern hatten sich evangelisch taufen lassen und folglich wurde auch sie konfirmiert, erst mit 17 Jahren erfuhr sie von ihrer jüdischen Herkunft. Ihr Mann gehörte ebenfalls der jüdischen Religion an, war jedoch nicht bereit, sich taufen zu lassen.[27] Nach der beginnenden Ausgrenzung jüdischer Ärzte, die in Düsseldorf schon Anfang der 1930er Jahre spürbar wurde, kündigte Albert Eckstein, der seinem verstorbenen Schwiegervater als Klinikdirektor nachgefolgt war, im Jahre 1935, er wollte der Kinderklinik Schaden durch endlose Querelen ersparen und wanderte aus.[28]

Der Weg ins rettende Exil gestaltete sich anfangs schwierig. Da sich berufliche Offerten aus England und den USA nicht sonderlich vielversprechend anhörten, nahm Albert Eckstein schließlich das Angebot an, »die Kinderheilkunde in der Türkei aufzubauen« und diese Herausforderung meisterte er mit großem Erfolg. Im Jahre 1935 begann er dort seine Tätigkeit und bis 1949 war es ihm gelungen, die »Kindersterblichkeit in der Türkei von 33 auf ca. 12 %« zu senken.[29] Bis zum Jahre 1950 blieb Familie Eckstein in der Türkei,[30] dann nahm Albert Eckstein den Ruf als Ordinarius an der Hamburger Universität an, aber nach nur einem halben Jahr Amtstätigkeit verstarb er an einem Herzinfarkt.

In ihren Lebenserinnerungen wird deutlich, wie gut Erna Eckstein-Schlossmann das Leben in der Türkei gefallen hat. Kritik wird eher ausgespart, dass ihr

---

24 Vgl. Eckstein-Schlossmann (wie Anm. 6), S. 261.

25 Vgl. ebd., S. 261: dies betrifft die Zeit vor der Emigration.

26 Vgl. Brinkschulte u. Brinckmann, in: die Ärztin, (s. Beitrag L. Meyer-Wedell, wie Anm. 1), S. 12f.

27 Vgl. Eckstein-Schlossmann (wie Anm. 6), S. 13.

28 Vgl. ebd., S. 262.

29 Griese u. Woelk (wie Anm. 4), S. 184.

30 Vgl. ebd., S. 184. s. dazu auch: K. Bürgel, K. Riener: Wissenschaftsemigration im Nationalsozialismus. Der Kinderarzt A. Eckstein und die Gesundheitsfürsorge in der Türkei (= Quellen und Forschungen aus dem Universitätsarchiv Düsseldorf Bd. 2). Universitätsarchiv, Düsseldorf 2005.

dort die Berufsausübung verweigert wurde, gar nicht erst erwähnt. Das Ehepaar wusste sich anderweitig zu helfen.

Als inoffizielle Assistentin ihres Mannes, der ab 1945 Ordinarius für Kinderheilkunde an der Universität Ankara war, begleitete sie ihn auf seinen Exkursionen in weit entlegene Gebiete, in denen vorher meist noch nie ein Arzt gewesen war. Kaum hatte sich die Ankunft von Arthur und Erna Eckstein in den winzigen Flecken herumgesprochen, stellte sich die gesamte Dorfgemeinschaft, die nicht selten von Malaria oder Typhus heimgesucht wurde, ein, um von dem Arztehepaar untersucht zu werden. Die von beiden ausgewerteten Fragebögen bildeten anschließend die Grundlage für die in der Türkei von Albert Eckstein publizierten wissenschaftlichen Beiträge. Noch heute ist der Name Albert Eckstein Fachleuten in der Türkei ein Begriff.[31]

Dass auch der Anteil, den seine Frau daran geleistet hatte, durchaus bemerkt worden war, zeigte sich nach dem Tod von Albert Eckstein.[32] 1954 wurde Erna Eckstein-Schlossmann von der türkischen Regierung gebeten, als Hospitaladministratorin die Verantwortung für den Aufbau einer Kinderklinik in Ankara zu übernehmen. Dazu gehörte, so wie damals in Düsseldorf, die angegliederte Schwesternschule.[33]

Zeit ihres Lebens sah sie als Ärztin nicht nur den medizinischen Aspekt, sondern bezog ebenfalls das gesamte soziale Umfeld der Erkrankten mit ein. Es passte daher ganz gut, dass sie sich Anfang der 1950er Jahre im Auftrage der UNICEF »mit den Problemen und Lebensbedingungen der Kinder von farbigen Besatzungssoldaten« beschäftigte.[34]

Im Jahre 1951 übernahm sie die Organisation für die Gesundheitsausstellung »International Union for Child Welfare« in Köln; Erfahrungen, die sie 25 Jahre vorher bei der Vorbereitung der GeSoLei gemacht hatte, werden ihr dabei sicher geholfen haben.[35]

Erst nach dem Tod ihres Mannes hatte sie 1954 beantragt, sich fortan Erna Eckstein-Schlossmann nennen zu können. Sie wollte damit vielleicht nicht nur den Namen ›Schlossmann‹ vor dem Vergessen bewahren, sondern ein wenig auch auf die Leistung aufmerksam machen, die sie als Erna Schlossmann noch vor ihrer Verheiratung erbracht hatte.[36]

---

31 Vgl. Eckstein-Schlossmann (wie Anm. 6), S. 122–145.
32 A. Eckstein war wenige Monate nach der Übersiedlung nach Deutschland und der Übernahme des Ordinariats für Kinderheilkunde am Hamburger Krankenhaus Eppendorf im Jahre 1950 verstorben, vgl. Eckstein-Schlossmann (wie Anm. 6), S. 15 u. S. 274.
33 Vgl. Eckstein- Schlossmann (wie Anm. 6), S. 241.
34 Ebd., S. 317.
35 Ebd., S. 317.
36 Vgl. ebd., S. 318.

Im Jahre 1963 zog Erna zu ihren Kindern nach England, wo sie im Jahre 1998 verstarb.

Eigene Publikationen (Auswahl)

Über einen Fall von angeborener allgemeiner Sarkomatose. Düsseldorf. Med. Diss. v. 1920.

Die Altersverteilung bei der Appendizitis, in: Archiv für Kinderheilkunde (1922), S. 208–214.

Zur Kenntnis des lipolytischen Milchferments, in: Zschr. für Kinderheilkunde 33 (1922) (o. Seitenangabe).

Beitrag zur Epidemiologie der Tuberkulose, in: Zschr. für Kinderheilkunde (39/2/1925) (o. Seitenangabe).

Zur Frage des Hospitalismus in Säuglingsanstalten, in: Zschr. für Kinderheilkunde 42, Bd. 1, 1. u. 2. Heft (1926), S. 31–38.

Dr. med. ALICE ROSALIE NEUBERGER-OCHS, geb. OCHS

28.09.1896 Köln – Dezember 1991 Montreal/Kanada[1]
Frauen- und Kinderärztin

V: Anselm Ochs (1861 Köln – Dezember 1944 London), Dr. med., Kinderarzt, Sanitätsrat.[2]
M: Bertha O., geb. Stern (1871–1960).[3]
G: Julius O. (17.01.1900 Köln – 16.02.1965 New York/USA), Dr. med., Kinderarzt.[4] David
O. (08.12.1904 Köln – 03.10.1974 Tel Aviv/Israel), Dr. phil., Rabbiner.[5] Ina Weil, geb. O.
E: Isi (Isidor) Hermann Neuberger (04.02.1891 – Oktober 1974), Kaufmann.[6]
K: Raphael N. (24.08.1925 Köln).[7]

Jüdische Studierende entschieden sich in der Mehrzahl für die Studienfächer
Medizin und Jura, da nur diese beiden Studiengänge den Zugang zu den freien
Berufen[8] ermöglichten. Diese somit eingeschränkte Studienfachwahl führte in
vielen jüdischen Akademikerfamilien häufig zu »Berufsvererbungen«[9]. Insgesamt neun der hier beschriebenen Frauen kamen beispielsweise aus Arztfami-
lien, in denen entweder Väter,[10] Großväter sowie Großonkel[11] oder sogar eine

1 www.geni.com/.../Alice-Neuberger-Ochs/550232425564002230... (abgerufen am 02.09.2015).
2 J. Walk: Kurzbiographien zur Geschichte der Juden: 1918–1945, hg. vom Leo Baeck Institute,
   Jerusalem, München, New York 1988, S. 285.
3 www.geni.com/people/Dr-Anselm...Ochs/550231844231005915... (abgerufen am 02.09.2015).
4 B. Becker-Jákli: Das Jüdische Köln. Geschichte und Gegenwart. Ein Stadtführer, Köln 2012,
   S. 175.
5 Biographisches Handbuch der Rabbiner, (s. Beitrag A. Haubrich Gottschalk, wie Anm. 2),
   S. 468 f.
6 Isi Neuberger: www.geni.com/.../Isidor...Neuberger/600000000018 (abgerufen am 02.09.
   2015).
7 Raphael Neuberger (wie Anm. 6).
8 Vgl. Y. Rieker und M. Zimmermann: Von der rechtlichen Gleichstellung bis zum Genozid.
   Emanzipation und sozialer Aufstieg, in: Zimmermann, (s. Beitrag A. Haubrich-Gottschalk,
   wie Anm. 8), S. 141–256, S. 154.
9 G. Moser: Ärzte, Gesundheitswesen und Wohlfahrtsstaat: Zur Sozialgeschichte des ärztlichen Berufsstandes im Kaiserreich und in der Weimarer Republik. (Neuere Medizin- und
   Wissenschaftsgeschichte. Quellen und Studien, hg. von W. U. Eckart, Bd. 21), Freiburg 2011,
   S. 52 A 150.
10 S. Beiträge zu Carrie Sprinz, Rachel Liebeschütz-Plaut, Erna Eckstein-Schlossmann, Alice
   Ochs, Lisamaria Meirowsky, Thea Muller.
11 S. Beiträge zu Ilse Marcus/Markham u. Grete Weidenfeld.

Großmutter[12] Medizin studiert hatten, desgleichen traten mehrere Geschwisterkinder in die Fußstapfen der Väter,[13] so unter anderem Alice und Julius Ochs.

Noch als kinderloses Ehepaar hatten deren Eltern, Anselm und Bertha Ochs, das Kölner Haus im Mauritiusteinweg Nr. 83 gekauft, in dem der Vater seine Praxis führte.[14]

Die traditionsreiche Kölner Universität, die im Jahre 1389 als »erste städtische Universität in Nordwest-Europa« festlich eingeweiht worden war, hatte in der mittelalterlichen und neuzeitlichen Stadtgeschichte eine wichtige Rolle gespielt. Unterstützt worden waren diese Bildungsbestrebungen durch verantwortliche Bürger der Stadt, die »eine der wirtschaftlichen Stärke und Bedeutung Kölns angemessene Hochschule« am Ort sehen wollten. Die Gründung war eingebettet in europaweite Pläne, die überall existierenden »Stadt- und Kathedralschulen« aufzuwerten und den sie aufsuchenden Studenten einen allgemein gültigen Abschluss zu vermitteln.[15]

Gelehrte von Rang wie Thomas von Aquin sorgten im Weiteren für »europäische Reputation« und zogen in der Blütezeit zwischen 1389 und 1558 Tausende von Studenten an. So wie an anderen westeuropäischen Hochschulen konnte jedoch während der Zeit der Gegenreformation auch in Köln der hohe wissenschaftliche Standard der Universität nicht aufrechterhalten werden. Der Lehrbetrieb blieb stark verschult und verschloss sich »reformatorischen und humanistisch geprägten neuen Ideen«. Die Folge war der Niedergang der Kölner Universität, an der sich im Jahre 1527 nur noch 65 Studenten aufhielten. »Die enge katholische Ausrichtung schreckte« seit Anfang des 19. Jahrhunderts »Dozenten und Studenten ab«, die seitdem die neugegründete Bonner Universität bevorzugten. Nachdem Köln von den Franzosen erobert worden war, wurde die Universität am 18. April 1798 durch den französischen Regierungskommissar aufgelöst.[16]

Im Jahre 1915 legte Alice Ochs am Kölner Realgymnasium die Reifeprüfung ab, zum Medizinstudium immatrikulierte sich die Abiturientin an der der Heimatstadt nächstgelegenen Universität Bonn.[17] Die Studentin wohnte, vermutlich aus Kostengründen, weiterhin im Elternhaus.[18] Wegen der hervorragenden Bahnverbindung war die Entfernung zwischen Köln und Bonn gut zu

---

12 S. Beitrag zu Hilde Lachmann Mosse, deren Großmutter Anästhesistin gewesen war.
13 S. Beiträge zu Hermine Maas, Gertrud Crampe, Carrie Sprinz u. Rachel Liebeschütz-Plaut, Erna Eckstein-Schlossmann u. Lisamaria Meirowsky.
14 Vgl. Becker-Jákli (wie Anm. 4), S. 175.
15 H. Jansen u. a.: Historischer Atlas Köln. 2000 Jahre Stadtgeschichte in Karten und Bildern, Köln 2003, S. 80.
16 Jansen (wie Anm. 15), S. 80 f.
17 UA Bonn: Immatrikulationsverzeichnis Sommersemester 1915: 12. 05. 1915.
18 UA Bonn: Personalverzeichnis der Studierenden: Sommersemester 1915.

überbrücken. Die reine Fahrzeit der im Jahre 1906 eingerichteten zweigleisigen und mit »elektrischem Antrieb ausgestattete(n)« Rheinuferbahn dauerte nur 44 Minuten. In einer zeitgenössischen Anzeige hieß es dazu: »Schnellzüge von Cöln und Bonn um Voll und Halb von 7.00 Uhr morgens bis 12.00 Uhr abends«. Der Zug fuhr bei Spitzengeschwindigkeit 90 km in der Stunde, »was für die damalige Zeit geradezu sensationell war«.[19]

Insgesamt sechs Semester verbrachte Alice Ochs an der Bonner Universität, ehe sie zum frühestmöglichen Termin an die Kölner Universität wechselte. Der Kölner Oberbürgermeister Konrad Adenauer hatte mit der Unterzeichnung des Vertrages vom 29. Mai 1919 zwischen der preußischen Staatsregierung und der Stadt Köln für die Errichtung einer städtischen Universität gesorgt.[20]

Alice Ochs studierte bereits ab dem 12. Mai 1919 an der Akademie für praktische Medizin, die durch den Staatsakt zu einer der vier Fakultäten der neugegründeten Kölner Universität umgewandelt worden war. Es erwies sich letztlich als Vorteil, das Grundstudium komplett an der Bonner Universität absolviert zu haben, denn erst im Jahre 1925 wurde das Studienangebot im Fachbereich Medizin in Köln um die vorklinischen Fächer ergänzt.[21]

Alice Ochs gehörte zu den ersten Medizinerinnen, die ihr Studium an der Kölner Medizinischen Fakultät im Jahre 1920 mit der Promotion abschlossen. In ihrer Dissertation beschäftigte sie sich mit einem Thema aus dem Bereich der Kinderheilkunde: »Über Influenza-Blennorrhoe im Säuglingsalter«; die Approbation erhielt sie im Jahre 1921.[22]

Wäre die Kölner Universität bereits im Jahre 1915 wieder eröffnet und das komplette Medizinstudium dort angeboten worden, hätte Alice mit großer Wahrscheinlichkeit von Studienbeginn an die Heimatuniversität aufgesucht.

Die erste Frau an der neugegründeten Kölner Medizinischen Fakultät, die dem jüdischen Glauben angehörte, war Olga Herzberg.[23] Der Zahnmedizinerin

---

19 H. Marx: Köln-Bonner-Eisenbahn AG im Wandel der Zeit«, in: Hürther Heimat: Zeitschrift für Geschichte, Kultur und Heimatkunde/Heimat- und Kulturverein e. V. Hürth, Jg. 1992, Nr. 71/72, S. 90–113, S. 104.

20 www.portal.uni-koeln.de/universitaetsgeschichte0.html?&L=0 (abgerufen am 01.07.2014). Vgl. I. Franken, unter Mitwirkung von S. Morrel und M. Wittka: »Ja, das Studium der Weiber ist schwer!« Studentinnen und Dozentinnen an der Kölner Universität bis 1933, hg. von: Frauenbeauftragte der Universität zu Köln/Kölner Frauengeschichtsverein/Universitäts- und Stadtbibliothek Köln, Köln 1995, S. 5 u. S. 23: »1796 wurde die Erstgründung durch die französische Besatzungsmacht geschlossen«.

21 www.portal.uni-koeln.de/universitaetsgeschichte0. (wie Anm. 20).

22 E. Seidler: Jüdische Kinderärzte 1933–1945. Entrechtet – Geflohen – Ermordet, erweiterte Auflage, Basel, Freiburg 2007, S. 312.

23 www.geni.com/people/Olga-Josephs/6000000002678612178 (abgerufen am 07.08.2017) Olga Herzberg-Josephs (01.03.1896 Köln – 02.02.1993 London), Studium zuvor in Frankfurt und München, vgl. Franken (wie Anm. 20), S. 86.

wurde am 30. Juli 1920 der Doktortitel verliehen.[24] Als erste jüdische Studentin der Universität Köln überhaupt immatrikulierte sich am 11. April 1919 mit der Matrikelnummer 2 die im Jahre 1897 in Russland geborene Jenny Gusyk[25] an der Wirtschafts- und Sozialwissenschaftlichen Fakultät.[26] Im Jahre 1925 studierten 2,3 % jüdische Studierende an dieser Universität, wobei diese Zahl exakt dem Anteil der jüdischen Bevölkerung der Stadt Köln entsprach. Auch vorher scheint die Zahl der jüdischen Studentinnen und Studenten nicht übermäßig hoch gewesen zu sein. Dennoch wurde bereits am 12. Juni 1920 ein antisemitischer Artikel über »Die Juden im ASTA«, dem Allgemeinen Studentenausschuss, veröffentlicht.[27]

Alice Ochs verbrachte ihre Assistentinnenzeit im Jahre 1922 an dem hochmodern eingerichteten Israelitischen Asyl für Kranke und Altersschwache.[28] Nach Abschluss der zwei Jahre dauernden Weiterbildung ließ sich die Kinderärztin am Hohenzollernring 84[29] nieder. Im Juni 1924 verlobte sie sich mit dem Kaufmann Isidor Neuberger, genannt Isi,[30] wenig später fand die Hochzeit statt, vermutlich nach orthodoxem Ritus.

Liberale Kölner Juden waren seit Mitte des 19. Jahrhunderts bereit, sich von »altmodisch empfundenen Gebräuchen« zu trennen. Diese Modernisierungsbestrebungen riefen bei streng der Tradition verpflichteten jüdischen Gläubigen, die gewissenhaft die Alltagsgebräuche einhielten, eine Gegenreaktion hervor.[31] Die »gesetzestreue(n)« Orthodoxen fanden sich zu einer neuen Bewegung mit dem Namen Adass Jeschurun, Gemeinde Israel, zusammen.[32]

---

24 Vgl. Franken (wie Anm. 20), S. 86. Es handelt sich hierbei um die jüngere Schwester der im Jahre 1911 an der Bonner Universität promovierten Sophia Herzberg, s. den entsprechenden Beitrag zu Sophia Breyer-Herzberg,

25 https://www.solingen.de/.../stolperstein-stucke-jenny-geborene-gusyk-gusyk-jenny-ve (abgerufen am 07. 08. 2017).

26 Vgl. Franken (wie Anm. 20), S. 33 u. S. 35.

27 Ebd., S. 87.

28 Vgl. B. Becker-Jákli, (wie Anm. 4), S. 398, s. dazu auch die entsprechenden Beiträge zu Bertha Heinemann, Erna Rüppel u. Trude Schiff-Löwenstein.

29 Vgl. Seidler (wie Anm. 22), S. 312, der genaue Zeitpunkt der Niederlassung sowie der Hochzeitstermin sind nicht bekannt.

30 Compact Memory/Der Israelit-Digitale Sammlungen: sammlungen.ub.uni-frankfurt.de/cm/periodical/titleinfo/2446951 (abgerufen am 10. 08. 2017).

31 Becker-Jákli (wie Anm. 4), S. 78 u. S. 113.

32 Ebd., S. 112 f.: Die vorerst weiterhin der Großgemeinde Köln angehörende neue Gruppierung spaltete sich jedoch endgültig ab, als im Jahre 1906 in der Synagoge Roonstraße eine Orgel eingebaut werden sollte. W. Salmen: Orgelsynagogen zwischen 1810 bis 1900, in: Freiburger Rundbrief, Zs für christlich-jüdische Begegnung, Archiv Neue Folge, Jg 5, 1998, S. 265: Es kam hier, wie in vielen anderen deutschsprachigen jüdischen Gemeinden, zu einem »heftig ausgetragenen Orgelstreit,« bei dem sich auch hier die Strenggläubigen »unversöhnlich« zeigten. https://www1.wdr.de/radio/wdr5/sendungen/lebenszeichen/jaques-offenbach-102.html: In Köln wurden die Kontrahenten offensichtlich »Örgler« und »Nörgler« genannt. (abgerufen am 08. 01. 2019).

Der Vater von Alice Neuberger-Ochs Vater gehörte als aktives Mitglied der orthodoxen Kölner Gemeinde Adass Jeschurun an,[33] so auch der ältere Bruder Julius. Dieser hatte in seiner Dissertation ein Thema aus der Medizingeschichte in Verbindung mit der Auffassung der Thora analysiert.[34] David, der jüngere Bruder, unterrichtete nach dem Rabbinerexamen kurzfristig an der Kölner Talmud-Torah-Schule, später war er sowohl in Königsberg als auch in Leipzig als orthodoxer Rabbiner tätig.[35]

Der Ehemann von Alice Neuberger-Ochs scheint ebenfalls der orthodoxen jüdischen Glaubensrichtung angehört zu haben, denn das Paar zeigte die am 14. und 15. Juni 1924 im Elternhaus der Braut gefeierte Verlobung,[36] und ein Jahr später die Geburt eines »kräftigen Jungen« mit Namen Raphael ebenfalls in der deutschsprachigen jüdischen Wochenschrift ›Der Israelit‹, dem Zentralorgan der orthodoxen Juden, an.[37]

Wie weiter unten dargelegt wird, fühlte sich die aus einer strenggläubigen Familie stammende Alice Neuberger-Ochs in Fragen, die die Rechte der jüdischen Frauen angingen, auf Dauer jedoch nicht an Vorgaben der orthodoxen Gemeinde gebunden.

Jüdische Frauen setzten sich traditionell ausgesprochen effizient für bedürftige und kranke Gemeindemitglieder ein: »die Wohlfahrtseinrichtungen jüdischer Gemeinden galten in Zahl und Ausstattung als vorbildlich«.[38] Der Kölner Israelitische Frauenverein, gegründet Anfang des 19. Jahrhunderts, legte in seinen Anfangsjahren den Schwerpunkt auf die klassische Wohlfahrtspflege, ab den 1920er Jahren wurde das Angebot erweitert auf reformorientierte Angebote. Der Verein reagierte außerdem auf die zunehmende Frauenberufstätigkeit und bot den weiblichen Gemeindegliedern Unterstützung durch »Ausbildungs- und Berufsförderung« an.[39] Dem Verein gehörten in der letzten Dekade des 20. Jahrhunderts 700 Frauen an, im Jahre 1934 waren es 1.100.[40]

Viele jüdische Frauen waren schon zuvor nicht länger bereit gewesen, sich auf Gemeindeebene nur in der Wohlfahrtsarbeit engagieren zu können und hatten

---

33 Vgl. Becker-Jákli (wie Anm. 4), S. 175.
34 Julius Ochs: Medizingeschichtliche Beiträge zur Lehre von Abortus und von den abortiven Abgängen in der Auffassung des Talmud. Köln. Med. Diss. v. 1923.
35 Biographisches Handbuch der Rabbiner (wie Anm. 5).
36 Compact Memory/Der Israelit-Digitale Sammlungen (wie Anm. 30).
37 edocs.ub.uni-frankfurt.de/volltexte/2008/38052/.../Israelit_1925_35.pdf (abgerufen am 08.03.2015).
38 U. Frevert: Frauen-Geschichte. Zwischen Bürgerlicher Verbesserung und neuer Weiblichkeit. Neue Historische Bibliothek, hg. von H.-U. Wehler, Neue Folge Bd. 284, Frankfurt/M. 1986, S. 108.
39 Becker-Jákli (wie Anm. 4), S. 230. Ziel dieses Vereins war es unter anderem, engen Kontakt zu allen heimatlichen jüdischen und nicht jüdischen Gruppierungen zu pflegen.
40 Vgl. ebd., S. 230.

daher eine Reform der jüdischen Gemeindestatuten gefordert, um endlich das aktive und passive Wahlrecht zu erhalten.[41] Sie empfanden die noch Mitte der 1920er Jahre verweigerte Gleichberechtigung als unangemessen und machten dafür zu Recht die ablehnende Haltung der Orthodoxen verantwortlich.[42] Um mehr Mitsprache zu erreichen, strebten sie eine Bündelung der Interessen jüdischer Frauen auf reichsweiter Ebene an.

Dem im Jahre 1904 gegründeten Jüdischen Frauen Bund (JFB)[43] gehörten um 1925 430 jüdische Vereine mit ca. 50.000 Mitgliedern an. Er war damit »die bedeutendste jüdische Frauenorganisation im deutschsprachigen« Raum.[44]

Die Gründerinnen Bertha Pappenheim[45] und Sidonie Werner[46] hatten sich bei der Konstituierung nicht damit begnügt, den neuen Verein als Unterorganisation innerhalb des bestehenden jüdischen Gemeindesystem anzusiedeln, sondern sich bewusst für eine »von den Männern unabhängige« Variante entschieden[47] und »nahmen damit ihr Recht auf autonomes politisches Handeln wahr«.[48]

Wenig Verständnis hingegen werden die Strenggläubigen für die Mitgliedschaft des JFB im konfessionslosen Bund Deutscher Frauen[49] aufgebracht haben. Sicher argwöhnten manche Orthodoxe in diesem Zusammenhang, dass erst durch diesen Kontakt den noch »schüchternen und unsicheren Ansätzen der jüdischen Frauen Richtung und Selbstvertrauen« vermittelt wurde.[50] Zu den

---

41 Vgl. ebd., S. 230.
42 Vgl. J. Rapp: Von Jüdin für Jüdin. Die soziale Arbeit der Leipziger Ortsgruppe des JFB und ihre Mitgliederorganisation bis zum Ende der Weimarer Republik, Berlin, Philos. Diss. 2011, S. 89.
43 Vgl. D. J. Hecht: Die Weltkongresse jüdischer Frauen in der Zwischenkriegszeit Wien 1923, Hamburg 1929, in: M. Grandner und E. Saurer (Hg.): Geschlecht, Religion und Engagement. Die jüdische Frauenbewegung im deutschsprachigen Raum im 19. und frühen 20. Jahrhundert, S. 127 u. Jüdischer Frauenbund: www.berlin-judentum.de/frauen/jfb.htm (abgerufen am 13.04.2015).
44 Hecht (wie Anm. 43), S. 123 u. 156.
45 Vgl. J. Dick: Pappenheim, Bertha, Sozialarbeiterin, Frauenrechtlerin, in: Dick und Sassenberg, (s. Beitrag J. Maas, wie Anm. 28), S. 305–307: Der Einschätzung: »ihre Aktivitäten finden jedoch immer im Rahmen eines orthodoxen Judentums statt«, (S. 306) muss jedoch widersprochen werden.
46 Vgl. O. Pelc: Werner, Sidonie, in: Das jüdische Hamburg: www.dasjuedischehamburg.de/inhalt/werner-sidonie (abgerufen am 07.08.2017).
47 Rapp (wie Anm. 42), S. 83 f.
48 P. E. Heyman: Muster der Modernisierung. Jüdische Frauen in Deutschland und Russland, in: K. Heinsohn und St. Schüler-Springorum (Hg.): Deutschjüdische Geschichte als Geschlechtergeschichte. Studien zum 19. und 20. Jahrhundert. Institut für die Geschichte der jüdischen Deutschen, Göttingen 2006, S. 25–45, S. 34.
49 Vgl.: U. Gerhardt: Unerhört. Die Geschichte der deutschen Frauenbewegung, Hamburg 1990.
50 Heyman (wie Anm. 48), S. 34.

Zielen des JFB gehörte unter anderem die Forderung des Wahlrechts für jüdische Frauen in der Gemeinde.[51]

Nachdem auch in Köln im Jahre 1923 eine JFB-Ortsgruppe gegründet wurde,[52] schlossen sich ihr schließlich sogar »Mitglieder orthodoxer Frauenvereine« an, um ihr Ziel zu erreichen.[53] Auch Alice Neuberger-Ochs, inzwischen als Kinderärztin etabliert, engagierte sich ab 1925 als Mitfrau im Kölner Ortsverband des JFB.[54] Die weiblichen Vereinsmitglieder mussten allerdings noch viel Überzeugungsarbeit leisten, ehe bei den Gemeindewahlen im Jahre 1930 Kandidatinnen aufgestellt werden konnten.[55]

Etwas mehr als ein Jahr nach der Machtübernahme der Nationalsozialisten wurden Alice Neuberger-Ochs und auch ihr Bruder Julius als Kassenärzte von der Rechnungserstattung ausgeschlossen, »die Rechnungssperre« begann »mit dem 01.04.1934.«[56] Danach war es Alice Neuberger-Ochs nur mehr erlaubt, Privatpatienten zu behandeln, die Kosten dafür übernahmen die Privatkassen allerdings ausschließlich bei jüdischen Patientinnen und Patienten.[57] Der damit verbundene Einnahmeverlust führte höchstwahrscheinlich zur Praxisverlegung in die Maastrichter Straße Nr. 26. Der Wohnungswechsel kann allerdings auch andere Gründe gehabt haben. Durch das Gesetz zum außerordentlichen Kündigungsrecht, »das eine vorzeitige Kündigung der Dienst- und Mietverträge vorsah«, konnten jüdische Mieter gezwungen werden, »ihre große Wohnungen aufzugeben und in immer kleinere Wohnungen um(zu)ziehen«.[58] Nach dem endgültigen Entzug der Approbation am 30. September 1938 war die Kinderärztin gezwungen, ihre Praxis zu schließen.[59]

Ihr Bruder Julius war im Jahre 1933 zum Nachfolger seines inzwischen 72-jährigen Vaters als Schularzt für jüdische Schulen und Kinderheime ernannt worden und hatte seine Praxis in das elterliche Haus verlegt; fünf Jahre später durfte er jedoch nur noch im Wohlfahrtszentrum der jüdischen Gemeinde

---

51 Vgl. Rapp (wie Anm. 42), S. 89.
52 Vgl. Hecht (wie Anm. 43), S. 127. u. Jüdischer Frauenbund: www.berlin-judentum.de/frauen/jfb.htm (abgerufen am 13.04.2015).
53 Rapp (wie Anm. 42), S. 86.
54 Vgl. Franken (wie Anm. 20), S. 35, wie lange sie Mitglied des JFB war, ist nicht aktenkundig.
55 Vgl. Becker-Jákli (wie Anm. 4), S. 230. Gewählt wurden die beiden Volksschullehrerin der Schule Lützowstraße (Celli) Cilly Marx u. Paula Loeb.
56 St. Leibfried und Fl. Tennstedt: Berufsverbote und Sozialpolitik 1933. Die Auswirkungen der nationalsozialistischen Machtergreifung auf die Krankenkassenverwaltung und die Kassenärzte. Analysen, Materialien zu Angriff und Selbsthilfe, Erinnerung, Bremen 1979, S. 250 u. 253.
57 Vgl. A. von Villeiz: Die Vertreibung der jüdischen Ärzte Hamburgs aus dem Berufsleben 1933–1945, in: häb 3/04, S. 110–114, S. 112 (s. Tabelle).
58 Vgl. R. Schwoch: Wie ein Projekt Gestalt annahm, in: Schwoch, (s. Beitag M. Seefeld, wie Anm. 2), S. 8–30, S. 26.
59 Vgl. Seidler (wie Anm. 22), S. 312.

praktizieren.[60] Lange scheint er dort nicht mehr tätig gewesen zu sein, denn im Laufe des Jahres 1938 emigrierte die gesamte Familie nach England, Alice Neuberger-Ochs mit ihrem Ehemann und dem inzwischen 13-jährigen Sohn, den Eltern und den in Köln wohnenden Geschwistern.[61] Im Dezember 1938 durfte der einen Monat zuvor in Leipzig verhaftete David Ochs das Konzentrationslager Buchenwald nur verlassen, weil seine Ehefrau die von den Behörden geforderten Ausreisepapiere vorlegen konnte.

Ein Jahr später wanderte David Ochs von England mit seiner Familie nach Palästina aus,[62] dort lebte bereits die Schwester Ina, Bruder Julius sah für sich hingegen größere Berufschancen in den USA[63].

Bei ihrer Ankunft in England war Alice Neuberger-Ochs 42 Jahre alt, seit ihrer Approbation im Jahre 1921 hatte sie 17 Jahre im Deutschen Reich als Ärztin gearbeitet. In ihrer neuen Heimat ließ sie sich nicht als Ärztin registrieren, dies muss aber nicht unbedingt bedeuten, dass sie ihren Beruf nicht weiter ausübte.[64] Sie könnte beispielsweise innerhalb einer jüdischen Gemeinde ihr medizinisches Wissen, die langjährige Praxiserfahrung sowie ihr soziales Engagement eingebracht haben.[65]

Als 75-Jährige zog Alice Neuberger-Ochs, gemeinsam mit ihrem Ehemann, zu Nachkommen der Familie nach Montreal,[66] wo sie 20 Jahre später hochbetagt starb.[67]

Eigene Publikation

Über Influenza-Blennorrhoe im Säuglingsalter. Köln. Med. Diss. v. 1920.

---

60 Vgl. Becker-Jàkli (wie Anm. 4), S. 175.
61 freepages.genealogy.rootsweb.ancestry.com/…/j11a.. (abgerufen am 07.03.2015).
62 juden-in-sachsen.de/leipzig/personen/OchsDavid.html (abgerufen am 07.03.2015).
63 Vgl. Becker-Jàkli (wie Anm. 4), S. 175.
64 S. dazu den entsprechenden Beitrag zu Johanna Hertz. Weindling: Frauen, in: Lindner und Niehuss, (s. Beitrag L. Meyer-Wedell, wie Anm. 101), S. 120.
65 S. dazu den entsprechenden Beitrag zu Lilly Meyer-Wedell.
66 Vgl. Alice Neuberger: search.ancestry.ca/…/sse.dll?…Neuberger… (abgerufen am 02.09.2015).
67 Vgl. Becker-Jàkli (wie Anm. 4), S. 398.

Stud. med. SELMA EPSTEIN[*]

14.01.1896 Elberfeld – nach 1933 Palästina

V: Aron M. E., Kaufmann (01.03.1859 – 06.01.1926 Elberfeld)[1]

Unter den ersten Studentinnen gab es nicht nur Frauen, die ihr Studium erfolgreich abschlossen, sondern auch einige Kommilitoninnen, die – aus unterschiedlichen Gründen – die Universität vorzeitig ohne Abschluss verließen, und dazu gehört Selma Epstein.

Mit der Schulreform von 1908 wurde endlich auch in Preußen die Einführung der sogenannten Studienanstalten beschlossen. Im Rahmen des Ausbaus des Mädchenschulwesens kam es zwischen 1908 und 1914 in etlichen größeren Städten zur Einrichtung von insgesamt 71 Studienanstalten. Es handelte sich dabei um Orte, deren Stadtverwaltungen »bereit« und auch in der Lage waren, »dieses zusätzliche Bildungsangebot zu finanzieren.«[2] Bei der Auswahl wurden Städte bevorzugt, in denen Mädchen bereits von der ersten Klasse an eine Höhere Töchterschule besuchen und von dort aus entweder »nach dem siebten oder achten Jahrgang« an eine »sechs- oder fünfklassige Studienanstalt« wechseln konnten.[3] Entsprechend dem Angebot für Höhere Jungenschulen gab es nun auch für Mädchen die Wahl zwischen der Oberrealschule, deren Curricula keine alten Sprachen vorsah, dem Realgymnasium mit Latein und dem humanistischen Gymnasium mit Latein und Griechisch.[4]

---

* Da der studentische Werdegang von Selma Epstein gut in den allgemeinen Kontext dieser Arbeit passt, soll diese Studentin, obwohl sie über keinen Studienabschluss verfügt, dennoch hier vorgestellt werden.
1 Selma Epstein, Auskunft v. U. Föhse v. 26.07.1997. Jüdische Friedhöfe in Wuppertal: Aron Epstein: www.nsgedenkstaetten.de/fileadmin/files/.../Jüdische_Friedhöfe_gesamt.p... (abgerufen am 28.11.2015).
2 J. Bleker: Zur Herkunft der frühen Ärztinnen, in: Bleker und Schleiermacher, (s. Beitrag H. Maas, wie Anm. 21), S. 53–74, S. 58.
3 M. Kraul: Von der Höheren Töchterschule zum Gymnasium: Mädchenbildung in Deutschland im 19. Jahrhundert, in: Maurer: Der Weg, (s. Beitrag A. Strauss, wie Anm. 6), S. 169–190, S. 187 f.
4 Vgl. Kraul (wie Anm. 3), S. 187 f. Vor dieser Schulreform legte beispielsweise die spätere Bonner Studentin Lilly Meyer-Wedell die Reifeprüfung als Externe im Jahre 1900 am Königlichen Gymnasium in Neuss ab, s. Beitrag zu Lilly Meyer-Wedell.

Das Städtische Lyzeum Unterbarmen war am 1. April 1914 durch Ministerialerlass als Studienanstalt anerkannt worden und demnach berechtigt, Reifeprüfungen abzunehmen.[5] Selma Epstein bestand Ostern 1915 die Abschlussprüfung an dieser Schule und zählte damit zum ersten regulären Abiturjahrgang der preußischen Studienanstalten.[6] Sechs der insgesamt 21 Abiturientinnen des Jahrgangs dieser Schule gaben an, das Fach Medizin oder Zahnmedizin studieren zu wollen, davon gehörten nur Selma Epstein und Lotte Caminer[7] der israelitischen Konfession an.[8] Beide Abiturientinnen hatten diese Schule insgesamt vier Jahre lang besucht, zwei Jahre davon die ›Prima‹, und beide wählten als Studienort Bonn.[9]

Acht Jahre zuvor hatte bereits eine andere jüdische Studentin aus Elberfeld die Bonner Medizinische Fakultät aufgesucht: Im Sommersemester 1908 belegte Sulamith Epstein, eventuell eine Verwandte von Selma Epstein, bei Professor Hugo Ribbert[10] die Übung »Spezielle pathologische Anatomie«. Laut Belegbogen nahm Sulamith Epstein während dieses Semesters an insgesamt acht Veranstaltungen bei sechs Professoren teil und musste dafür 203 Reichsmark zahlen.[11]

An preußischen Universitäten wurden erst ab dem Wintersemester 1908/09 die Personaldaten der Studentinnen erfasst. Da die Elberfelder Einwohnermeldekartei erst nach 1918 eingerichtet wurde und überdies lückenhaft ist, blieben bis jetzt Nachforschungen zu Sulamith Epstein in der Heimatgemeinde ergebnislos.[12] Wegen fehlender Personaldaten konnte diese Studentin bis jetzt auch nicht an anderen reichsdeutschen Universitäten ausfindig gemacht werden. Im Jahre 1929 wurde in der Reihe »Gesundheitsfürsorge für das Kindesalter« der Beitrag einer Autorin namens Sulamith Epstein mit dem Titel: »Ausbreitung

---

5 Stadtarchiv Wuppertal, Auskunft v. 05. 06. 1997.

6 Vgl. Bleker (wie Anm. 2), S. 63 A 48.

7 Lotte Caminer, in: Ärztinnen im Kaiserreich: https://geschichte.charite.de/aeik/biografie.php?ID=AEIK01491 (abgerufen am 07. 10. 2017). L. Caminer wurde 1922 in Gießen promoviert, die Approbation erhielt diese im gleichen Jahr, sie praktizierte später in Elberfeld.

8 Jüdische Studierende in Bonn 1818–1918 – Universität Bonn: https://www.uni-bonn.de/einrichtungen/…/juedische-studierende-c-d (abgerufen am 28. 11. 2015).

9 Stadtarchiv Wuppertal (wie Anm. 5): Städtisches Lyzeum mit Studienanstalt zu Unterbarmen. Bericht über das Schuljahr 1914, erstattet von dem Direktor Professor Dr. Halfmann, S. 23. Immatrikulation in Bonn am 26. 04. 1915: https://www.uni-bonn.de/…/universitaetsverwaltung/…/universitaetsgeschichte/juedisc… (abgerufen am 07. 10. 2017). Selma Epstein immatrikulierte sich am 9. 06. 1915: https://www.uni-bonn.de/…/universitaetsverwaltung/…/universita… (abgerufen am 07. 10. 2017).

10 Vgl. H. Hamperl: Hugo Ribbert 1855–1920, in: Bonner Gelehrte, (s. Beitrag H. Maas, wie Anm. 11), S. 140–147; Bruchhausen (s. Beitrag A. Strauss, wie Anm. 22), S. 50–52.

11 UA Bonn Belegbogen für das Sommersemester 1908: Sulamith Epstein.

12 Stadt Wuppertal, Auskunft v. 05. 06. 1997.

und Erscheinungsformen der Masern in Palästina« als Sonderdruck veröffentlicht.[13] Möglicherweise handelt es sich bei der Verfasserin dieses Aufsatzes um
die damals in Elberfeld wohnende ehemalige Bonner Medizinstudentin.

An der Bonner Universität wurden die Immatrikulationsalben von Sommerhalbjahr 1819 bis Ende des Winterhalbjahres 1928/29 geführt.[14] Abgefragt
wurden darin Angaben zum Geburtsdatum und Geburtsort, zur Schulbildung
und zur Anzahl der bis dahin insgesamt an Universitäten absolvierten Semester,
außerdem wurde nach dem Beruf des Vaters gefragt. Darüber hinaus sollten die
angehenden Studierenden Auskunft erteilen über die ›Heimat‹, aus der sie
stammten. Die in Elberfeld geborene Selma Epstein gab dazu bei ihrer Immatrikulation am 9. Juni 1915 an, dass sie aus Russland stamme.[15] Tatsächlich
waren die Eltern erst kurz vor ihrer Geburt ins Deutsche Reich gekommen. Im
Adressbuch der Stadt Elberfeld steht im Jahr 1902 als Ersteintrag, »Aron
M. Epstein, gerichtlich vereidigter Übersetzer, Bureau für den Handelsverkehr
mit Russland.«[16]

Nach Semesterbeginn meldete sich Selma Epstein am 8. Juni 1915 ordnungsgemäß bei der Stadtverwaltung Bonn an. Behördlich wurde sie für die Zeit
ihres dortigen Aufenthaltes als Ausländerin bei der Fremdenpolizei im ›Verzeichnis der fremden Staatsangehörigen, die sich im deutschen Staatsgebiet
dauernd aufhalten‹, geführt.[17] Als Angehörige einer gegen Deutschland kriegführenden Nation verlangte man von ihr die Einhaltung zeitaufwändiger Regeln.
Es war ihr beispielsweise nicht erlaubt, ungefragt das Bonner Stadtgebiet zu
verlassen, bei Bedarf musste sie die städtische Behörde um Genehmigung bitten.
Als Selma Epstein etwa am 17. Dezember 1915 »aus Krankheitsgründen« zu den
Eltern nach Hause fahren wollte, wurde ihr an diesem Tag um 12.30 Uhr ein
Erlaubnisschein ausgestellt; als Bonner Adresse gab sie Reuterstraße 21/Etage II
an.[18] Ob die Studentin im Jahr 1915 selbst erkrankt war oder ob ein Familien-
mitglied auf ihre Hilfe angewiesen war, ist nicht mehr nachvollziehbar.

---

13 Sulamith Epstein: www.zvab.com/Ausbreitung…Masern-Palästina-Sulamith-Epstein/…/
buc… (abgerufen am 01.09.2015).

14 UA Bonn: Chronik 1927/28, S. 75: I. Senatsbeschlüsse: »Zur Abstellung der vielen Beschwerden, die bisher durch das lange Anstehen der Studenten bei der Immatrikulation
verursacht werden, beschloss der Akademische Senat am 28.10. das Immatrikulationsver-
fahren zu vereinfachen, daß vom Wintersemester 1928/29 von der Einschreibung der Studenten in das Universitätsalbum Abstand genommen, dagegen die Eintragung in die Fa-
kultätsalben beibehalten wird.«

15 UA Bonn: Immatrikulationsalbum 09.06.1915: Selma Epstein, s. dazu den Beitrag zu Hertha
Beck.

16 Stadtarchiv Wuppertal (wie Anm. 5): »Adreß=Buch der Stadt Elberfeld für 1902«, Elberfeld,
Anfang Juli 1902, S. 387.

17 Stadtarchiv Bonn: Pr P20/302: Selma Epstein.

18 Stadtarchiv Bonn (wie Anm. 17).

Nicht nur diese strengen behördlichen Vorgaben werden Selma Epstein dazu gebracht haben, die deutsche Staatsangehörigkeit zu beantragen, sondern vermutlich mehr noch die späteren Berufsaussichten. Eine Ärztin russischer Nationalität hätte nach Ende des Ersten Weltkrieges wohl kaum Aussicht auf eine Beschäftigung in einer deutschen Klinik oder einem deutschen Krankenhaus gehabt. Den positiven Bescheid, »Epstein ist durch Einbürgerungsurkunde des Regierungspräsidenten zu Düsseldorf vom 3.7.1916 durch Einbürgerung Deutsche geworden«,[19] teilte sie unverzüglich der Universitätsverwaltung mit. Ob die Eltern ebenfalls die deutsche Staatsangehörigkeit angenommen haben, ist nicht bekannt.

Ein Großteil der Kommilitonen hatte sich nach Kriegsbeginn freiwillig zum Heer gemeldet. Um den jungen Männern vor der Einberufung noch einen Familienbesuch zu ermöglichen, war das Sommersemester 1918 »mit dem Abtestieren der belegten Veranstaltungen und dem Aushändigen der Exmatrikel« früher als sonst beendet worden,[20] folglich leerten sich die Universitätsgebäude nach der Prüfungsphase bereits Ende Juli. Die bis dahin noch bei keinem Truppenteil angenommenen Studenten »waren in diesen ersten Augusttagen unentwegt auf den Straßen«; zu ihnen gesellten sich neben Schülerinnen und Schülern vor allem Studentinnen.[21] Vermutlich zog auch Selma Epstein gemeinsam mit anderen Studierenden durch die Straßen Bonns und suchte dort das Gespräch mit Gleichaltrigen, die ebenfalls durch die politischen Ereignisse aufgewühlt waren.

Die ersten studierenden Frauen waren noch darum bemüht gewesen, ein »solide(s)« Erscheinungsbild abzugeben und unliebsame Aufmerksamkeit zu vermeiden,[22] Die später gar nicht so ängstliche und zurückhaltend auftretende Luise Straus-Ernst hatte zu Beginn ihres Studium sogar »noch Scheu davor, in ein Café zu gehen«.[23] Durch die politischen Veränderungen sahen Studentinnen bald jedoch keinen Grund mehr, sich in der Öffentlichkeit zurückzuhalten oder gar zu verstecken. In der Bonner Universität waren Studentinnen nach Kriegsausbruch auch nicht mehr zu übersehen. Im Sommerhalbjahr 1914 standen

---

19 UA Bonn: Personalakte Selma Epstein.
20 Th. P. Becker: Studierende an der Universität Bonn im Ersten Weltkrieg, in: Geppert und Schlossmacher, (s. Beitrag M. Seefeld, wie Anm. 9), S. 395–415, S. 389.
21 Becker (wie Anm. 20), S. 400.
22 A. Burchardt: Blaustrumpf-Modestudentin-Anarchistin? Deutsche und russische Medizinstudentinnen in Berlin 1896–1918. Ergebnisse der Frauenforschung, Bd. 44, Stuttgart 1977, S. 90.
23 L. Straus-Ernst: Nomadengut. Irgendsowas. Materialien zur Kunst des 20. Jahrhunderts, Hannover 1999, S. 68.

399 Studentinnen noch 4.119 Studenten gegenüber, im Sommersemester 1918 hatte sich das Verhältnis von 615[24] zu 804 Studenten verschoben.[25]

Manche der älteren Lehrstuhlinhaber der Medizinischen Fakultät, die vor Ausbruch des Ersten Weltkrieges nicht unmittelbar zu den Befürwortern des Frauenstudiums gehört hatten, waren vielleicht nach Kriegsausbruch sogar insgeheim froh, dass die durch die einberufenen Studenten entstandenen Lücken von den nun verstärkt an die Universität drängenden Studentinnen geschlossen wurden, denn so hielten sich ihre finanzielle Einbußen noch einigermaßen in Grenzen.[26]

Nach Absolvierung des Physikums am 26. Juli 1917 konzentrierte sich Selma Epstein auf den klinischen Teil des Studiums. Im Sommersemester 1918 belegte sie unter anderem wöchentlich eine zweistündige Veranstaltung bei Emil Ungar[27] in der Kinderpoliklinik.[28]

Der damals 69 Jahre alte »ordentliche Honorarprofessor«,[29] der seit seiner Habilitation im Jahre 1884 insgesamt 37 Jahre lang die Kinderpoliklinik geleitet hatte,[30] wird als der eigentliche Begründer der Bonner Pädiatrie bezeichnet, weil er sich nachhaltig und erfolgreich für den Ausbau dieser Fachrichtung in Bonn eingesetzt hatte.[31] Unter seiner Leitung nahm die Pädiatrie in Bonn eine ausgesprochen positive Entwicklung: »In den Jahren 1888/87 hatte die Kinderpoliklinik eine Frequenz von 1.468 Patienten. 1913 waren es 2.154 Kinder.«[32]

Die Pädiatrie war für viele der Frauen der ersten Medizinerinnengenerationen von großer Bedeutung. Von 77 bis zum Jahr 1910 approbierten Ärztinnen reichsdeutscher Herkunft entschieden sich 20 für das Fach Kinderheilkunde, 13 weitere für die Kombination Frauen- und Kinderheilkunde.[33] Im Jahre 1930 übten 45,7 % aller Fachärztinnen den Beruf der Kinderärztin aus. »1933 sind … unter den von den NS-Gesetzen betroffenen jüdischen Pädiatern nahezu ein Drittel (32,7 %) Frauen.«[34] Zu den ersten jüdischen Kinderärztinnen, die bei

---

24 Vgl. Becker (wie Anm. 20), S. 403: davon hatten sich 54 Frauen für »kriegswichtige Tätigkeiten beurlauben lassen«.

25 Vgl. ebd.: »die Zahl der beurlaubten Männer« ist davon bereits abgezogen worden.

26 Vgl. ebd., S. 382.

27 Vgl. B. Madea und J. Preuß-Wössner: Emil Ungar (1849–1934) Kinderarzt und Gerichtsmediziner in Bonn, in: Bonner Geschichtsblätter 55/56, Bonn 2006, S. 65–94.

28 UA Bonn Belegbogen für das Sommersemester 1918: Selma Epstein.

29 Madea und Preuß-Wössner (wie Anm. 27), S. 78.

30 Jüdisches Geistesleben in Bonn. Eine Biobibliographie, bearbeitet v. H. Fremerey-Dohna u. R. Schoene, Veröffentlichung des Stadtarchivs Bonn, Bd. 37, Bonn 1985, S. 261–261, S. 261.

31 Madea und Preuß-Wössner (wie Anm. 27), S. 71.

32 Ebd.

33 B. Vogt: Erste Ergebnisse der Berliner Dokumentation: Ärztinnen im Kaiserreich, in: Brinkschulte: Weibliche Ärzte, (s. Beitrag H. Maas, wie Anm. 35), S. 158–168, S. 164.

34 E. Seidler: Jüdische Kinderärzte 1933–1945. Entrechtet – Geflohen – Ermordet, erw. Neuauflage, Basel/Freiburg 2007, S. 15.

Emil Ungar studiert hatten, zählten außer Hermine Maas[35] weitere zwölf in dieser Reihe vorgestellte Studentinnen.[36] Möglicherweise hätte sich auch Selma Epstein nach abgeschlossenem Studium für die Ausbildung zur Kinderärztin entschlossen.

Während seiner Zeit an der Bonner Universität von 1883 bis 1921[37] war Emil Ungar vermutlich der einzige Bonner Dozent, dessen Tochter an dieser Universität studierte. Ein Dreivierteljahr bevor Selma Epstein sich immatrikulierte, hatte Heda Ungar ihr Volkswirtschaftsstudium mit der Note m. c. l. bereits abgeschlossen.[38] Es kann daher davon ausgegangen werden, dass Ungar für die Studienwünsche der ersten Bonner Hochschülerinnen großes Verständnis aufbrachte und ein Großteil von diesen darauf mit Zuneigung und Dankbarkeit reagierten. Aber auch bei Studenten erfreute sich Emil Ungar großer Beliebtheit.[39]

Eine Vielzahl der Dozenten, die sich vor Ausbruch des Ersten Weltkrieges als die Hüter der Wissenschaft betrachteten,[40] hätte womöglich mehr Wert auf Ehrerbietung, verbunden mit gebührendem Abstand, denn auf Sympathie gelegt. Hochachtung wurde allerdings nicht jedem Dozenten entgegengebracht. Luise Straus-Ernst berichtet in ihren Erinnerungen von dem »alten Professor, ... den etwas eitlen Herren«, den sie und andere Bonner Studierende »immer verspottet« hätten.[41] Nach Ausbruch des Krieges hatten zumindest einige der »deutschen Mandarine«, die sich als Ordinarien vermutlich zur »gesellschaftlichen und kulturellen Elite«[42] des Landes zählten, einen erheblichen Autoritätsverlust hinzunehmen.

Emil Ungar scheint eher durch unprätentiöses Verhalten aufgefallen zu sein. Im Kollegenkreis hatte Ungar als ›Bonner Eigengewächs‹ von Anfang an fast uneingeschränkt Unterstützung erfahren.[43] Die jüdische Herkunft Ungars[44] war

---

35 S. Beitrag zu Hermine Maas.
36 S. die entsprechenden Beiträge zu: L. Meyer-Wedell, S. Breyer-Herzberg, T. Levy, J. Hertz, Erna Falk, A. Margolis, A. Haubrich-Gottschalk, E. Rüppel, E. Schlossmann-Eckstein, A. Neuberger-Ochs, Henriette Klein-Herz.
37 Jüdisches Geistesleben in Bonn (wie Anm. 30), S. 261–261, S. 261.
38 UA Bonn: Promotionsalbum v. 14. Dezember – 30. Juni 1921 AB-53 Philosophische Fakultät: Ungar, Heda. Thema der Dissertation: Die Frauenarbeit in Köln, Note: laudabile.
39 Vgl. Madea und Preuß-Wössner (wie Anm. 27), S. 71.
40 D. Geppert: Kriegslegitimation und Selbstrechtfertigung. Bonner Professoren im »Krieg der Geister«, in: Geppert und Schlossmacher, S. 371–394, S. 371 f.
41 Vgl. Straus-Ernst: Nomadengut. (wie Anm. 23), S. 39. Es handelte sich dabei vermutlich um Paul Clemen, s. dazu U. Mainzer (Pulheim), 2013: Paul Martin Clemen (1866–1947) Provinzialkonservator der Rheinprovinz: www.rheinische-geschichte.lvr.de/persoenlichkeiten/C/Seiten/PaulClemen.aspx (abgerufen am 10.10.2017).
42 Geppert (wie Anm. 40), S. 371.
43 Vgl. Madea u. Preuß-Wössner (wie Anm. 27), S. 71.

vermutlich nicht der Grund für die späte Berufung auf den Lehrstuhl erst wenige Monate vor der Emeritierung.[45] Mit den Extraordinarien Hans Küng, Alfred Meyer und Adolf Nussbaum sowie dem Lehrstuhlinhaber Otto Loewenstein lehrten während dieser Zeit weitere jüdische Dozenten an der Bonner Medizinischen Fakultät.[46]

Zu Studienabbruchquoten von Studentinnen liegen aus der Zeit keine gesicherten Zahlen vor. Die hohe Motivation der ersten Medizinstudentinnen wird allerdings durch folgendes Beispiel offenkundig: von 1899 bis 1911 legten insgesamt 42 spätere Medizinstudentinnen am Karlsruher Mädchengymnasium die Reife ab; vierzig dieser Frauen erhielten bis zum Jahr 1917 die Approbation;[47] darunter waren viele jüdische Studentinnen, beispielsweise Johanna Maas.[48]

Dafür dass Selma Epstein ihr Studium vorzeitig beendete, können verschiedene Gründe ausschlaggebend gewesen sein, darunter auch finanzieller Art.

Die bereits oben erwähnte im Jahre 1903 in Bonn promovierte Ärztin Hermine Heusler-Edenhuizen spricht in ihren Erinnerungen von Kommilitoninnen, die sich »quälten, durch Privatunterricht das nötige Geld zu ihrem Studium und für den Lebensunterhalt zu erwerben,« wie zum Beispiel Katharina Freytag.[49] »Wir sahen sie nur in den Kollegs. Die übrige Zeit arbeitete sie zwecks Gelderwerb.«[50] Diese Möglichkeit des Zuverdienstes stand Medizinstudentinnen und Medizinstudenten jedoch im Allgemeinen nur bis zum Physikum offen. Während der klinischen Zeit war eine kontinuierliche Nebenbeschäftigung nahezu ausgeschlossen. Von den Studentinnen, die sich beim Allgemeinen Deutschen Frauenverband um ein Stipendium bemühten, waren knapp die Hälfte Medizinstudentinnen. »17,7 % dieser Väter waren Kaufleute«, die meist nur selten über regelmäßige Einkommen verfügten.[51] Wir wissen nicht, ob Selma Epstein sich bei dieser Frauenorganisation um finanzielle Unterstützung bemüht hat, noch ob sie durch Nachhilfestunden wenigstens eine Zeitlang ihre monatlichen fixen Kosten aufbessern konnte.

---

44 K. H. S. Schulte: Bonner Juden und ihre Nachkommen bis um 1930. Eine familien- und sozialgeschichtliche Dokumentation. Veröffentlichung des Stadtarchivs Bonn, Bd. 16, Bonn 1976, S. 621 A 1: ob Ungar im Jahre 1912 noch der Jüdischen Kultusgemeinde angehörte, konnte nicht festgestellt werden. Zur Familie s. S. 492 f, S. 494 A4 u. A 6.

45 Vgl. Madea und Preuß-Wössner (wie Anm. 27), S. 79f.

46 Vgl. Jüdisches Geistesleben in Bonn (wie Anm. 30), S. 121, S. 172 f, S. 179f., S. 156f.

47 Vgl. Bleker (wie Anm. 2), S 54 A 5. Vgl. Reichenberger: Das Karlsruher Mädchengymnasium in seinen ersten fünfundzwanzig Jahren 1893–1918, Karlsruhe 1918, S. 43–49.

48 S. Beitrag zu Johanna Maas.

49 Katharina Freytag, in: Ärztinnen im Kaiserreich https://geschichte.charite.de/aeik/biografie.php?ID=AEIK00362 (abgerufen am 13.02.2019). K. Freytag war Protestantin.

50 H. Heusler-Edenhuizen: Die erste deutsche Frauenärztin. Im Kampf um den ärztlichen Beruf der Frau. H. Prahm (Hg.), Opladen 1977 S. 61.

51 Bleker (wie Anm. 2), S. 55.

Selma Epsteins Vater wird zu Beginn des Ersten Weltkriegs, als der Handelsverkehr mit dem Kriegsgegner praktisch zum Erliegen gekommen war, kaum mehr im ›Russlandgeschäft‹ tätig gewesen sein, sondern sich mit hoher Wahrscheinlichkeit schon vorher beruflich umorientiert haben. Bei Kriegsausbruch im August 1914 gingen die meisten Deutschen von einem schnellen militärischen Sieg aus. Langfristige negative Auswirkungen auf den Lebensstandard waren für viele daher anfangs nicht vorstellbar.[52] Im Frühjahr 1915 scheint Familie Epstein noch geglaubt zu haben, die Kosten für das in der Regel sechseinhalbjährige Studium der Tochter aufbringen zu können. Je länger sich jedoch die militärischen Auseinandersetzungen hinzogen, umso mehr verschlechterte sich in den meisten Fällen auch die wirtschaftliche Lage der Bevölkerung. Durch die Seeblockade der Engländer kam es darüber hinaus zu einem Engpass der Versorgung, der zur Hungersnot 1917/18 führte,[53] darunter litt in besonderem Maße die Zivilbevölkerung. Nur durch zusätzliche Käufe gelang es, ausreichend Lebensmittel zu erwerben.

Die russische Kommilitonin Rachel Friedmann-Katzmann hatte kurz vor ihrem Examen im Winterhalbjahr 1910/11 sowohl an einem Kursus bei Ungar als auch an 15 weiteren Veranstaltungen teilgenommen, so dass sich die Gesamtsumme in diesem Semester auf 305,50 RM belief.[54] Selma Epstein hingegen hatte im Sommerhalbjahr 1918 lediglich drei Kurse belegt, für die sie nur 78 RM zu zahlen hatte.[55] Probleme finanzieller Art schienen sich zu diesem Zeitpunkt bereits anzudeuten.

Wenige Monate später sah Selma Epstein sich tatsächlich genötigt, ihr Studium abzubrechen und die Universitätsverwaltung um das Abgangszeugnis zu bitten, das ihr am 2. September 1918 ausgehändigt wurde. Aus den Exmatrikelunterlagen geht hervor, dass Selma Epstein »vom 09. 06. 1915 bis jetzt (25. 09. 1918) als Studierender (!) der Heilkunde an der hiesigen Universität immatrikuliert gewesen war«.[56] Am 31. Juli 1918 meldete sie sich aus Bonn ab und kehrte zu ihren Eltern nach Elberfeld in die Gesundheitstraße Nr. 9 zurück.[57] Das Medizinstudium hat sie, nach jetzigem Stand, an keiner anderen deutschen Universität abgeschlossen und auch nicht das Studienfach gewechselt.

Für die vorzeitige Beendigung des Studiums können fraglos auch weitere Gründe ausschlaggebend gewesen sein. Die ersten Studentinnen sahen sich einer Reihe von Erwartungen ausgesetzt, die nur bei bester Gesundheit einzu-

---

52 J. Dülffer: Deutschland als Kaiserreich (1871–1918), in: Rassow, (s. Beitrag H. Jung-Danielewicz, wie Anm. 9), S. 469–567, S. 556 ff.

53 Vgl. Dülffer (wie Anm. 52), S. 559 f.

54 UA Bonn: Belegbogen Rachel Friedmann-Katzmann, WH 1910/11.

55 UA Bonn: Belegbogen: Selma Epstein, SH 1918.

56 UA Bonn: Exmatrikelunterlagen Selma Epstein.

57 Stadtarchiv Bonn (wie Anm. 17).

lösen waren. Erst als sich der Bonner Gynäkologe Geheimrat Fritsch[58] im Jahre 1903 bei einem ›Experiment‹ im sogenannten »Phantomkurs« von der stabilen Konstitution und der scheinbar ungebrochenen Leistungsbereitschaft der Medizinstudentin Hermine Heusler-Edenhuizen überzeugt hatte,[59] erhielt diese tatsächlich die Erlaubnis, nach dem Staatsexamen bei ihm volontieren zu dürfen.[60] In Bonner Studentinnenkreisen kam dies einer Sensation gleich, »ein Weib« hatte es geschafft, eine Stelle als Volontärin an der Bonner Medizinischen Fakultät zu erhalten.[61] Die im Jahre 1871 in Posen geborene Therese Oppler,[62] von ausgesprochen kleiner und zierlicher Statur, fürchtete, den Anstrengungen des Medizinstudiums nicht gewachsen zu sein. Mit regelmäßig durchgeführten Turnübungen versuchte sie – mit Erfolg – ihre Körperkräfte zu stärken.[63]

Die Belastungen während des Studiums waren unbestreitbar nicht zu unterschätzen, besonders in den hohe Konzentration fordernden Prüfungsphasen. Aus zeitweiliger Überforderung oder Aversion gegen ein bestimmtes Fachgebiet konnten sehr wohl während des Studiums psychisch-nervliche Schwierigkeiten auftreten. In diesen Fällen setzten die Betroffenen alles daran, die Komplikationen schnell und diskret zu beheben, um sich den Professoren und den Kommilitonen gegenüber keine Blöße zu geben.[64] Dabei konnte es auch zum Einsatz recht ungewöhnlicher ›Hilfsmittel‹ kommen. Ausgerüstet mit einem Fläschchen Cognac, aus dem diese im Notfall hinter dem Rücken ihrer Kommilitonin Hermine Heusler-Edenhuizen schnell ein Schlückchen nehmen konnte, überstand die Bonner Medizinstudentin Frida Busch[65] das erste chirurgische Kolleg,[66] ohne – wie vorher befürchtet – in Ohnmacht zu fallen. Es wäre allerdings pikant gewesen, ausgerechnet als Tochter des im Jahre 1903 verstorbenen Bonner Ordinarius für Chirurgie, Wilhelm Busch[67], bei dieser Art ›Stärkung‹ erwischt zu werden.

---

58 Vgl. O. von Franqué: Heinrich Fritsch 1844–1915, in: Bonner Gelehrte, (s. Beitrag H. Maas, wie Anm. 11), S. 290–292.

59 Heusler-Edenhuizen (wie Anm. 51), S. 67 f. J. Buchin: Kurzbiographien der Ärztinnen aus dem Kaiserreich, in: Bleker und Schleiermacher, (s. Beitrag H. Maas, wie Anm. 21), S. 233–305, S. 259.

60 Vgl. Heusler-Edenhuizen (wie Anm. 51), S. 67.

61 Die Ärztin 7/1983: Eine außergewöhnliche Kollegin. Abdruck der Originalarbeit von Elsa Wienokurow, S. 7–8, S. 8 (Teil 1).

62 Therese Oppler: vgl. Buchin (wie Anm. 59), S. 280, nach 1933 als Jüdin verfolgt.

63 Vgl. Das Tagebuch der Therese Oppler aus Pleschen, Provinz Posen 1890–1893, in: Bleker (wie Anm. 2), S. 69–74, S. 71.

64 Vgl. Heusler-Edenhuizen (wie Anm. 50), S. 60.

65 Frieda Busch, in: Ärztinnen im Kaiserreich: https://geschichte.charite.de/aeik/biografie. php?ID=AEIK00318 (abgerufen am 09.08.2020).

66 Vgl. Heusler-Edenhuizen (wie Anm. 50), S. 60.

67 Vgl. Freiherr von Redwitz: Wilhelm Busch (1826–1881), in: Bonner Gelehrte, (s. Beitrag, H. Maas, wie Anm. 11), S. 181–187.

Es können allerdings auch Alternativen zum Studium in Frage gekommen sein, wie beispielsweise die Entscheidung für einen praktischen Ausbildungsweg, so wie bei Dore Jacobs, geborene Marcus.[68] Die 1894 in Essen zur Welt gekommene, vielseitig begabte ehemalige Bonner Studentin der Philosophischen Fakultät widmete sich über einen längeren Zeitraum zwei Ausbildungssträngen, die nicht unterschiedlicher hätten sein können, dem Mathematik- und Physikstudium und der rhythmischen Erziehung.[69] Nach Ende des Sommersemesters 1916 gab sie schließlich das Studium, dem sie sich insgesamt immerhin fünf Jahre lang gewidmet hatte, auf.[70]

Mehr als drei Jahre lang hatte Selma Epstein die Medizinische Fakultät der Bonner Universität besucht, fast die Hälfte des Studiums lag bereits hinter ihr, als sie um die Exmatrikulation bat. Es müssen gravierende Gründe für den Abbruch vorgelegen haben, denn das Studium mit Prüfungsgebühren inklusive Lebenshaltungskosten, hatte vermutlich bereits mehr als 6.000 Mark gekostet.[71] Es ist durchaus denkbar, dass die 24-jährige Selma Epstein nach Abbruch ihres Studiums und ihrer Rückkehr nach Elberfeld ihre medizinischen Kenntnisse im pflegerischen Bereich einsetzte und, möglicherweise nach einer entsprechenden Qualifikation, dieser Fachrichtung treu blieb. Sie soll später einen Herrn Löwenstein[72] geheiratet haben und mit diesem nach Palästina emigriert sein.[73]

Vielleicht kannte Selma Epstein die drei Jahre jüngere Wuppertal-Elberfelder Kinderärztin Dr. med. Else Aaron[74], die ebenfalls dorthin emigrierte. Als Volontärärztin arbeitete diese in der Kinderklinik der Städtischen Krankenanstalten zu Elberfeld, ehe sie sich dort als erste jüdische Kinderärztin im Jahre 1929 niederließ. Sie soll in Palästina als Krankenpflegerin Arbeit gefunden haben.[75] Möglicherweise konnte auch Selma Epstein in ihrer neuen Heimat ihre in Bonn erworbenen medizinischen Kenntnisse im Pflegebereich anwenden.

---

68 L. Guilbert: »Dore Jacobs.« Jewish Women: A Comprehensive Historical Encyclopedia. 1 March 2009. Jewish Women's Archive. (Viewed on January 1, 2019) <https://jwa.org/en­cyclopedia/article/jacobs-dore>.

69 Vgl. S. Potratz: Die Körperarbeit der Dore Jacobs. Schulung von Bewegungsfähigkeit im Alltag und im künstlerischen Kontext, s. Sonderdruck aus: Musik-, Tanz- und Kunsttherapie 21 (3), S. 146–155, Göttingen 2010. UA Bonn. Immatrikulationsverzeichnis WS 1915/16 und Personalverzeichnisse SS 1916 und WS 1916/17, sie studierte u. a. an der TH Dresden.

70 www.dore-jacobs.de/ideen-und-ziele/geschichte.html (abgerufen am 27.06.2016).

71 Vgl. Bleker (wie Anm. 2), S. 74: für das Gesamtstudium mussten ca. 15.000 RM aufgebracht werden.

72 Begegnungsstätte Alte Synagoge Wuppertal, Auskunft v. 01.02.2018: über Herrn Löwenstein liegen keinerlei Informationen vor, Dank an Christine Hartung.

73 U. Föhse, Wuppertal, telefonische Auskunft v. 26.07.1997.

74 Else Aaron, in: Ärztinnen im Kaiserreich https://geschichte.charite.de/aeik/biografie.php?ID=AEIK01029 (abgerufen am 07.08.2020). Sie hatte nicht in Bonn studiert.

75 Vgl. Seidler (wie Anm. 34), S. 374.

Dr. med. Marta Fraenkel

19.12.1896 Köln – 1976 New York/USA
Allgemeinpraktikerin, Sozialhygienikerin und Onkologin

V: Georg Fraenkel (1856 Festenberg/Kreis Groß-Wartenberg/Schlesien), Kaufmann. M: Therese Fr., geb. Epstein.
G: Maximilian Fr. (17.06.1891 – 10.06.1909). Ernst Fr. (26.12.1898 Köln – 28.03.1975), Politologe u. Jurist, Dozent.[1]
E: Theodor Schulze, Redakteur. Eheschließung 1931, Scheidung 1935.

Der Assistenzärztin Marta Fraenkel fiel es bei der Behandlung von unheilbar Kranken schwer, die Grenzen der Medizin zu akzeptieren. Die Vorstellung, sie könne als Medizinerin keine Gesundung, sondern höchstens Linderung der Beschwerden ermöglichen, war für sie kaum zu ertragen. Ihr damaliger Chef am Physiologischen Institut in Frankfurt/Main legte ihr daher nahe, sich ein medizinisches Betätigungsfeld jenseits der Betreuung kranker Menschen zu suchen.[2] Durch den Düsseldorfer Ordinarius für Kinderheilkunde, Arthur Schlossmann,[3] lernte sie ein Spezialgebiet kennen, das ihrer Begabung und ihren Fähigkeiten entgegenkam.[4]

Anfang der 1920er Jahre war Schlossmann mit der Planung der für das Jahr 1926 vorgesehenen Ausstellung »GeSoLei«[5] beauftragt worden. Die Leitung der wissenschaftlichen Abteilung delegierte er an seine damalige Assistentin, Marta Fraenkel. Sie und ihr Mitarbeiterstab waren zuständig für die Ausstellungskonzeption, die Überprüfung der einzelnen Arbeitsprogramme »auf die beabsichtigte pädagogisch-didaktische Wirkung« sowie die »wissenschaftliche Verlässlichkeit«. Zu ihrem Aufgabenbereich gehörte weiterhin die Öffentlichkeits-

---

1 Marta Fraenkel, s. Stadtwiki Dresden: Marta Fraenkel: https://www.stadtwikidd.de/wiki/Marta_Fraenkel (abgerufen am 27.05.2020). Vgl. W. Tetzlaff: 2000 Kurzbiographien bedeutender deutscher Juden des 20. Jahrhunderts, Lindhorst, 1982, S. 81.
2 Vgl. S. Aschenbrenner: Dr. med. Marta Fraenkel, Generalsekretärin der Gesolei: Organisatorin und Schriftstellerin in der Gesundheitsaufklärung, in: Meinel u. Renneberg, (s. Beitrag L. Meyer-Wedell, wie Anm. 12), S. 83–88, S. 83.
3 Vgl. E. Seidler: Jüdische Kinderärzte 1933–1945. Entrechtet – Geflohen – Ermordet, erweiterte Neuauflage, Basel 2007, S. 245 ff.
4 Vgl. S. Ladwig-Winters: Ernst Fraenkel. Ein politisches Leben, Frankfurt/M. 2009, S. 133.
5 Die Abkürzung GeSoLei steht für »Gesundheit–Soziale Fürsorge–Leibesübung« (d. V.).

arbeit, die »die Publikation in Fachzeitschriften« mit einschloss.[6] Marta Fraenkel löste diese Aufgaben mit viel Geschick, sie verstand es, das Thema Hygiene publikumswirksam zur Sprache zu bringen und weitere, noch relativ unbekannte Wissenschaftsbereiche verständlich darzustellen.

Bei der Düsseldorfer Ausstellung war auch das in Dresden angesiedelte Deutsche Hygiene-Museum (DHM) »mit einer Vielzahl anatomischer und biologischer Exponate führend beteiligt«.[7] Dieses Museum plante für die Jahre 1930/ 31 die Fortsetzung der im Jahre 1911 gezeigten ersten Internationalen Hygieneausstellung, die damals große Aufmerksamkeit auf sich gezogen hatte. Dazu wurde eine wissenschaftliche Geschäftsführung gesucht, der die Hauptverantwortung für die zu planende Ausstellung übertragen werden sollte. Wegen des überzeugenden und erfolgreichen Düsseldorfer Ausstellungskonzeptes nahm der Geschäftsführer des DHM Kontakt zu Marta Fraenkel auf und unterbreitete ihr ein attraktives Angebot, welches sie auch annahm. In Zeiten, in denen frisch approbierte Medizinerinnen nur schwer einen angemessenen Arbeitsplatz fanden,[8] wurde Martha Fraenkel im Jahre 1929 als »hauptamtliche wissenschaftliche Mitarbeiterin im Internationalen Gesundheitsdienst des Deutschen Hygiene-Museums« fest angestellt.[9]

Obwohl sie selbst nicht mehr praktizierte, nahm sie dennoch regen Anteil an der Arbeit, die ehemalige Kolleginnen und Kollegen im Bereich der Sozialhygiene leisteten. Auf Anregung von Marta Fraenkel erhielt der Kinderarzt Gustav Tugendreich »als einer der Förderer des deutschen Gesundheitswesens« bei der Dresdner Ausstellung eine Ehrung; der Pädiater gilt auch noch heute als der Initiator der Kleinkinderfürsorge.[10]

Die Art, wie Marta Fraenkel bestimmte Aufgaben am Hygiene-Museum umsetzte, erweckte damals einerseits Bewunderung und Anerkennung – so wurde die Hygienikerin im Jahre 1931 »für ihre Verdienste … mit dem Ehrenpreis des Reichsministers des Inneren« belobigt[11] – löste andererseits jedoch Kontroversen aus. Mit ihrer modernen Ausstellungskonzeption, die auch keine Anleihen aus der Werbebranche scheute,[12] hatte sie sich in Dresden auch eine

---

6 C.-P. Heidel: Die Sozialhygienikerin Marta Fraenkel 1896–1976. Ein Leben für die wissenschaftliche Gesundheitsaufklärung, in: Ärzteblatt Sachsen 11/2013, S. 463–465, S. 464. An diesem Projekt war auch Erna Schlossmann (s.o.) beteiligt.

7 Heidel (wie Anm. 6), S. 464.

8 Vgl. Aschenbrenner (wie Anm. 2), S. 83.

9 V. Klimpel: Frauen der Medizin; Dresden 2001, S. 60.

10 Seidler (wie Anm. 3), S. 201.

11 Heidel (wie Anm. 6), S. 464.

12 Vgl. M. Pepchinsky: Frauen und moderne Architektur: Drei Dresdnerinnen der Weimarer Zeit; in: Frauen an Hochschulen: Förderung–Konkurrenz–Mobbing. Frauen an Hochschulen: Kultur–Kunst–Können–Komposition, S. 121–134, Vortrag anlässlich der 10. Ta-

Vielzahl von Gegnern geschaffen. Diese hofften, Marta Fraenkel im Jahre 1933 aufgrund ihrer Zugehörigkeit zur jüdischen Glaubensgemeinschaft aus ihrem Amt verdrängen zu können. Da jedoch die Anwendung des Gesetzes zur Wiederherstellung des Berufsbeamtentums die angestellten Mitarbeiter dieses Museums nicht betraf, bediente man sich eines ›Kunstgriffs‹. Die Museumsleitung beschloss, sich diesem Gesetz – quasi in vorauseilendem Gehorsam – sofort zu unterstellen und bat das Reichsministerium des Inneren um entsprechende Anweisungen,[13] die dann auch prompt eintrafen.

Die Ausstellungskonzepte von Fraenkel polarisieren auch heute noch. Auf die in der Literatur konträren Positionen soll hier kurz eingegangen werden.

Uneingeschränktes Lob ernten nach wie vor die mit unterschiedlichen Medien ausgestatteten Ausstellungen, die den Besucher zum selbständigen Denken anregen sollten. Meinungsverschiedenheiten gibt es jedoch zu inhaltlichen Fragen. Einerseits wird die für damalige Zeit positive und durchaus progressive Einstellung zur Berufstätigkeit der Frau hervorgehoben,[14] andererseits wird ihr vorgeworfen, sie habe in ihren Ausstellungen zu sehr die »Bedeutung der Frauen im Heim« herausgestellt und die Themen Abtreibung und Empfängnisverhütung vernachlässigt.

In einem im Jahre 1995 in Dresden gehaltenen Vortrag wurde sogar darauf hingewiesen, Teile des letzten Projektes von Marta Fraenkel aus dem Jahre 1932 seien ein Jahr später in die Ausstellung »Die Frau« übernommen worden. Der Nachsatz, »die in Berlin präsentierte Ausstellung« sei »zu einem Grundstein der Nazi-Ideologie im Hinblick auf die Stellung der Frau«[15] geworden, rückt damit indirekt die Arbeit von Marta Fraenkel in die Nähe völkischen Gedankenguts, was völlig absurd ist. Eine Auseinandersetzung mit Dokumenten aus der Endzeit der Weimarer Republik setzt voraus, seinerzeit herrschende Gesellschaftsvorstellungen und die dazu verwendete Bildsprache heute entsprechend einordnen zu können.

Nach ihrer Flucht aus Deutschland im Jahre 1934 fand Marta Fraenkel eine kurzzeitige Anstellung bei der ›Liga zur Krebsbekämpfung‹ in Brüssel. Sie konnte dort zwar medizinisch arbeiten, jedoch nur bei äußerst ungenügender Bezahlung. Da es für sie nicht möglich war, in Belgien eine dauerhafte Arbeitserlaubnis zu erlangen, bemühte sie sich um Emigration in die USA.[16] Die dazu nötigen Vorbereitungen traf sie dort während eines zweimonatigen Aufenthaltes. Im Jahre 1923 hatte sie bereits ein halbes Jahr als wissenschaftliche

gung der Landeskonferenz der Gleichstellungsbeauftragten an Hochschulen im Freistaat Sachsen, Dresden 28./29. 09.1995, S. 126.

13 Vgl. Heidel (wie Anm. 6), S. 465.
14 Vgl. ebd., S. 464.
15 Pepchinsky (wie Anm. 12), S. 128.
16 Vgl. Ladwig-Winters (wie Anm. 4), S. 133.

Hilfsarbeiterin beim Deutschen Komitee der amerikanischen Auslandshilfe der Quäker gearbeitet. Möglicherweise waren nun aufgefrischte Verbindungen aus dieser Zeit bei der Arbeitssuche hilfreich.[17] Im April 1938 verließ sie mit dem Dampfschiff ›SS Deutschland‹ endgültig ihre Heimat.[18]

Marta Fraenkel war vermutlich eine der wenigen Emigrantinnen, die bereits vor Ankunft in den USA mit der angelsächsischen Welt in Berührung gekommen war, im Jahre 1922 hatte sie sich mehrere Monate in Großbritannien aufgehalten.[19] In New York arbeitete sie zuerst beim halbstaatlich organisierten ›Welfare Council of New York City‹ und wechselte anschließend als Health Officer in das ›Departement of Health and Hospitals of New York City‹. Ihre publizistische Tätigkeit behielt sie bei und veröffentlichte in angesehenen amerikanischen Fachzeitschriften.[20]

In New York lebten damals sehr viele Flüchtlinge, die im Deutschen Reich Verfolgung, Vertreibung und Erniedrigung erlebt und durch die Anwendung antijüdischer Gesetze Verwandte und Freunde verloren hatten; die Bitterkeit über diese schmerzhaften Erfahrungen verblassten auch nicht in späteren Jahren. Mit der Erinnerung an die Heimat verbanden diese Menschen jedoch im zunehmenden Alter auch glücklich verbrachte Zeiten während der Kindheit. Der Wunsch, sich darüber mit Schicksalsgenossen auszutauschen führte dazu, dass vereinsamte alleinstehende Frauen und Männer untereinander verstärkt Kontakt suchten. Es kam dabei zu Gründungen von Altenheimen, in denen die zum Teil hochbetagten Menschen ihre Beziehungen quasi als Nachbarn pflegen konnten; Martha Fraenkel beteiligte sich an der Gründung eines dieser Altenheime für Emigranten.[21] Die Erinnerung an ihre eigene Kindheit war sicher mit dafür ausschlaggebend.

Nach dem frühen Tod der Eltern waren Martha und ihr Bruder Ernst[22] von Verwandten mütterlicherseits in Frankfurt aufgenommen worden. Sowohl der Physiker Josef Epstein[23] als auch sein Bruder Wilhelm und dessen Frau Else kümmerten sich um die Erziehung der beiden Waisen. Die Adoptivfamilie bot den Kindern beste Bildungsmöglichkeiten in einem weltoffenen und der Allgemeinheit verpflichteten Haus, »das sich für Bildung und Politik sehr aufge-

---

17 Vgl. Marta Fraenkel-Schultze: Ärztinnen im Kaiserreich https://geschichte.charite.de/aeik/
   biografie.php?ID=AEIK00942 (abgerufen am 07.08.2020).
18 Vgl. Ladwig-Winters (wie Anm. 4), S. 133.
19 Vgl. ebd.
20 Vgl. Heidel (wie Anm. 6), S. 465.
21 Vgl. Aschenbrenner (wie Anm. 2), S. 87.
22 Vgl. H. Buchstein u. G. Göhler: Ernst Fraenkel (1898–1975), in: Klassiker der Politikwissenschaft, W. Bleek, u. H.-J. Lietzmann (Hg.), München 2005; S. 151–164.
23 Vgl. Joseph Epstein: www.physikalischer-verein.de/index.php/verein/historisches (abgerufen am 02.09.2014).

schlossen zeigte«.[24] Der Chemiker Wilhelm Epstein hatte es sich zur Aufgabe gemacht, breiten Bevölkerungsschichten Bildung zu vermitteln. Bei der »Schaffung der Volkshochschule und des Volksbildungsheimes« wurde er unterstützt durch seine Frau Else.[25].

In Köln hatte Marta Fraenkel zuerst die Evangelische Höhere Töchterschule und anschließend die Kaiserin-Augusta-Schule besucht. In Frankfurt war sie Schülerin der Schillerschule, einem Städtischem Lyzeum mit Studienanstalt realgymnasialer Richtung, das auf Betreiben von Frankfurter Eltern im Jahre 1908 eingerichtet worden war.[26] In Frankfurt lebten zahlreiche jüdische Familien, die Wert auf eine gute Schulausbildung ihrer Töchter legten. »Jede vierte Schülerin der Höheren Mädchenschulen« gehörte damals dem jüdischen Glauben an, während der Bevölkerungsanteil der Juden in Frankfurt zu der Zeit bei 7 % lag.[27] Frankfurter Juden waren in vielen Fachgebieten führend. In der Sozialpolitik zogen zum Beispiel die Frauen Jenny Apolant, Henriette Fürth und Bertha Pappenheim besondere Aufmerksamkeit auf sich,[28] sicher auch registriert von Schülerinnen, deren Schulzeit bald zu Ende ging. Im Jahre 1914 wurde in Frankfurt, vor allem durch bürgerliches Engagement der dort lebenden Juden, die Universität gegründet, an der nun auch jüdische Wissenschaftler lehren konnten, denen an anderen Hochschulen Lehrstühle verweigert worden waren.[29]

Zwei Jahre später immatrikulierte sich Marta Fraenkel, nach Erhalt der Reife, an der Medizinischen Fakultät dieser Universität. Anfang Oktober 1918 legte sie dort die ärztliche Vorprüfung ab und kam danach für das Wintersemester 1918/19 nach Bonn und ging später zurück nach Frankfurt, wo sie im Jahre 1921 das Staatsexamen ablegte, die Promotion erfolgte am 10. März 1922 und die Approbation am 17. Januar 1923.[30]

Obwohl Martha Fraenkel anscheinend weder in Köln noch in Frankfurt bewusst jüdisch erzogen wurde, hat sie sich lebenslang als »Jewess«[31] gefühlt. Als

---

24 Heidel (wie Anm. 6), S. 463.

25 Wilhelm Epstein (1860–1941): jd-f.de/web/index.php?option=com_content&task=view&id. (abgerufen am 29.07.2014); Else Epstein, geb. Beling (22.12.1881–13.12.1948 Frankfurt/M.); Politikerin, Bildungsreformerin, s. B. Kasper und St. Schubert: Nach Frauen benannt. 127 Straßen in Frankfurt am Main, Frankfurt/M. 2013, S. 47.

26 Vgl. M. Gailus: Mir aber zerriss es das Herz. Der stille Widerstand der Elisabeth Schmitz, Göttingen 2012, S. 27.

27 R. Heuberger und H. Krohn: Hinaus aus dem Ghetto ... Juden in Frankfurt am Main 1800–1950, Frankfurt/M. 1988, S. 87.

28 Vgl. M. Brumlik: Frankfurt – Auch die Rothschilds wohnten im Ghetto, in: Jasper und Schoeps, (s. Beitrag H. Heinemann, wie Anm. 32), S. 141–156, S. 141ff.

29 Frankfurter Universität: Lehrstühle für jüdische Gelehrte: www.fr-online.de › Frankfurter Rundschau › Frankfurt › Campus (abgefragt am 03.09.2014).

30 Vgl. Marta Fraenkel: Ärztinnen im Kaiserreich (wie Anm. 17).

31 Vgl. H. Freidenreich: Female, Jewish and Educated: The Lives of Central European University Women, Bloomington 2002, S. 175 A 49.

ihrem späteren nichtjüdischen Ehemann, dem Redakteur der »Dresdener Neuesten Nachrichten«, Theodor Schulze, Schwierigkeiten wegen der Ehe mit einer Jüdin drohten, drängte sie zur Scheidung, um ihn zu schützen.[32] Eine Taufe kam für sie offensichtlich nicht in Frage.

In der Weimarer Zeit hatten sich im Beruf erfolgreiche Frauen auch außerhalb der Arbeitszeit neue Freiräume erobert. Martha Fraenkel, die auch als ledige Berufstätige keineswegs gesellschaftlich isoliert war, sondern stattdessen einen großen Freundeskreis pflegte, gehörte ohne Zweifel zu diesem Typ »Neue Frau«. Dieses ungebundene Leben vermissten viele selbstbewusste Emigrantinnen in den Vereinigten Staaten; dort verhinderte zuweilen engstirnige Sozialkontrolle kreative Entfaltung,[33] daran könnte sich möglicherweise auch Martha Fraenkel gestört haben.

Der Behauptung, Martha Fraenkel sei eine Frau gewesen, die in beruflicher Hinsicht mit der »zweiten Reihe« zufrieden gewesen wäre,[34] kann nicht zugestimmt werden. Von Januar 1925 bis zu ihrer Entlassung im Jahre 1933 nahm sie unterschiedliche anspruchsvolle Aufgaben in Leitungsfunktionen wahr und internationale Erfahrung holte sie sich beispielsweise während eines dreimonatigen Aufenthaltes bei der Hygiene-Abteilung des Völkerbundes in Genf.[35]

Dank ihrer Kenntnisse, Fähigkeiten und Flexibilität gelang es Marta Fraenkel auch in der neuen Heimat Amerika, ihrem eigentlichen Tätigkeitsbereich nachzugehen; diese Kontinuität in beruflicher Hinsicht war leider nur wenigen Emigrantinnen vergönnt.[36]

Eigene Publikationen (Auswahl)

Das Verhältnis der Induktionsschließungs- und Öffnungszuckungen bei direkt gereizten
    u. durch Narkotica oder Verletzungen geschädigten Muskeln. Frankfurt. Med. Diss. v.
    1922, s. auch Pflügers Archiv für die gesamte Physiologie 194 (1922), S. 20–44.
Rhythmische Kontraktionen an kontinuierlich gereizten Muskeln, (Pflügers Archiv für die
    gesamte Physiologie 207 (1925), S. 320–322.

---

32 Vgl. Freidenreich (wie Anm. 31), S. 175 A 49. Ladwig-Winters (wie Anm. 4), S. 133: Kurz
    nach ihrer Ankunft besuchte ihr geschiedener Ehemann sie im November 1938 in New York.
    Wegen dieser Reise soll er nach seiner Rückkehr nach Deutschland »Repressalien … zu
    spüren bekommen haben«.
33 Vgl. S. Quack: Zuflucht Amerika. Zur Sozialgeschichte der Emigration deutsch-jüdischer
    Frauen in die USA 1933–1945, Forschungsinstitut der Friedrich-Ebert-Stiftung, Reihe Politik- und Gesellschaftsgeschichte, Bd. 40, D. Dowe und M. Schneider (Hg.), Bonn 1995,
    S. 185.
34 Aschenbrenner (wie Anm. 2), S. 87.
35 Vgl. Marta Fraenkel: Ärztinnen im Kaiserreich (wie Anm. 17).
36 Vgl. Quack (wie Anm. 33), S. 120.

Schlossmann: Ge-So-Lei: Große Ausstellung Düsseldorf 1926. Für Gesundheitspflege, soziale Fürsorge und Leibesübungen, hg. von A. Schlossmann, bearbeitet von M. Fraenkel, Düsseldorf 1927.

Auf neuen Wegen zu neuen Zielen: Festschrift zum 60. Geburtstag von A. Schlossmann 16.12. 1927, R. Lehr (Hg.) zusammengestellt u. bearbeitet von M. Fraenkel.

Allgemeine organisatorische Fragen der wissenschaftlichen Abteilungen, in: GeSoLei. Große Ausstellung Düsseldorf 1926 für Gesundheitspflege, soziale Fürsorge und Leibesübungen, A. Schlossmann (Hg.), zusammengestellt und bearbeitet von M. Fraenkel, Düsseldorf 1927.

Dresden. Internationale Hygieneausstellung: 1930/31. Streiflichter auf Inhalt und Darstellung, in: 10 Jahre Dresdner Ausstellungsarbeit: Jahresschauen deutscher Arbeit 1922–1929 und Internationale Hygiene-Ausstellung 1930/31 im Auftrage des Präsidiums der Internationalen Hygiene-Ausstellung, Georg Seiring (Hg.), zusammengestellt und bearbeitet von M. Fraenkel, Dresden 1931.

Hygiene-Ausstellung, eine Hochschule für jedermann! Versuch einer geschichtlich-soziologischen Ableitung, in: Das deutsche Hygiene-Museum. Festschrift zur Eröffnung des Museums und der Internationalen Ausstellung, Dresden 1930.

Gesunde Frau – Gesundes Volk, Dresden 1932.

Classification of Hospital Morbidity. Experience in a study of hospital discharges in New York City. Journal of the American Statistical Association 35 (1940), S. 489–497.

Dr. med. HERTHA BECK, geb. BERGER

14. 09. 1897 Zempelburg/Westpreußen – 19. 06. 1964 Glasgow/Großbritannien[1]
Allgemeinpraktikerin

V: Adolf Berger, Kaufmann, Tiefbauunternehmer.
E: Stefan Beck (20. 11. 1895 Fürth). V: Moriz/Moritz Beck (04. 01. 1856 Hradenin, Kreis Czaslau/Böhmen – 10. 05. 1910), Zuschneider/Kaufmann. M: Henriette B., geb. Merzbacher (31. 05. 1867 Fürth – 02. 10. 1942 Theresienstadt).[2]

Zu Hertha Beck liegen nur verhältnismäßig wenige Daten zum Studien- und Berufsverlauf vor, dennoch soll hier auch an diese ehemalige Bonner Studentin, die in besonderem Maße von Vertreibung betroffen war, erinnert werden.

Im Geburtsort von Hertha Berger sind Juden urkundlich bereits seit dem Jahre 1568 belegt. Im Jahre 1674 wohnten 81 jüdische Familien am Ort, knapp 150 Jahre später nahmen die in Zempelburg lebenden Juden mit 1.247 Einwohnern sogar 52 % der Bevölkerung ein. Die ab 1895 einsetzende starke Abwanderung hatte hauptsächlich wirtschaftliche Gründe.[3]

Während die Familiengeschichte des Zempelburger Julius Berger, der im Jahre 1919 als »Industrievertreter/Sachverständiger an den Friedensverhandlungen in Versailles« teilnahm,[4] gründlich erforscht wurde,[5] liegen zu weiteren Zempelburger Familien gleichen Namens keine Informationen vor. Es ist sehr wahrscheinlich, dass es sich bei Julius Berger um einen Verwandten von Hertha Beck handelt.[6] Wegen sprachlicher Hürden konnten aus dem damaligen Zempelburg/Kreis Flotow, dem heutigen Sepolno Krajenskie, das seit Ende des

1 Hertha Beck geborene Berger, in: Ärztinnen im Kaiserreich: https://geschichte.charite.de/aeik/biografie.php?ID=AEIK01175 (abgerufen am 07. 08. 2020).
2 Stadtarchiv Fürth, Auskunft v. 09. 01. 2018.
3 Vgl. https://books.google.de/books?isbn=3406397034 (abgerufen am 14. 03. 2015). www.jüdische-gemeinden.de/index.php/.../2153-zempelburg-westpreusse... (abgerufen am 14. 03. 2015).
4 Julius Berger: www.berger-reloaded.de/vita/ > S. 1: Der Vater von Julius Berger, Baruch Berger, war dreimal verheiratet u. hatte aus jeder Ehe fünf Kinder.
5 Vgl. https://www.berlin.de/ba-charlottenburg-wilmersdorf/ueberdenbezirk/geschichte/stolpersteine/artikel.179440.php (abgerufen am 20. 02. 2018).
6 Vgl. Julius Berger (wie Anm. 4).

Ersten Weltkrieges nicht mehr zu Deutschland gehört, keine Informationen zur Familie von Hertha Berger eingeholt werden.

Hertha Berger war von 1914 bis 1916 im Tiefbauunternehmen ihres Vaters beschäftigt.[7] Der Wunsch, als Ärztin Kranken und Verletzten helfen zu können, kann unter Umständen zu Beginn des Ersten Weltkrieges entstanden sein.

Seit den ersten verlustreichen Kämpfen im russischen Grenzbereich wurden, vor allem über den Eisenbahnknotenpunkt Schneidemühl, in schneller Folge Lazarettzüge von der russischen Front ins Landesinnere geleitet.[8] Die von Zempelburg ca. 30 Kilometer entfernte Kreisstadt Flatow war »Station der Linie Schneidemühl-Konitz-Dirschau.«[9] Verletzte, denen ein Weitertransport nicht zugemutet werden konnte, wurden unter anderem dort in nahe gelegene Lazarette untergebracht. An vielen Haltestellen der einzelnen Bahnlinien standen Freiwillige bereit, die den Kranken Erfrischungen oder auch Speisen reichten. In Erste-Hilfe-Quartieren[10] kümmerten sich Ärzte um die medizinische Erstversorgung der Schwerverletzten. Überall im Deutschen Reich berichteten auch Regionalzeitungen ausführlich über Aktivitäten zur Unterstützung verletzter Soldaten und diese Berichte stießen allgemein auf großes Interesse.[11] Eindrücke dieser Art können bei jungen Menschen mit stark ausgeprägtem Sozialempfinden durchaus die Berufswahl bestimmen, oder – falls die Entscheidung dazu bei Hertha Berger schon vor Ausbruch des Ersten Weltkrieges festgestanden haben sollte – sie darin bestärkt haben, bei diesem Beschluss zu bleiben.

Im Alter von 19 Jahren bereitete sich Hertha Berger auf die Reifeprüfung vor, die sie im Frühjahr 1918 am Bromberger Realgymnasium bestand.[12] Im Osten des Reiches gab es bis zum Ende des Ersten Weltkrieges nur zwei Universitäten, sowohl die Königsberger als auch die Breslauer Universität waren mit je knapp 300 Kilometern in etwa gleich weit von Zempelburg entfernt. Zum Studium

---

7 Vgl. R. Schwoch (Hg.): Berliner jüdische Kassenärzte und ihr Schicksal im Nationalsozialismus. Ein Gedenkbuch, Berlin 2009, S. 74.

8 Vgl. Jo Mihaly: … da gibt's ein Wiedersehen! Kriegstagebuch eines Mädchens 1914–1918, Reihe Zeugen u. Zeugnisse, München 1986, S. 20. Schneidemühl ist ca. 70 km von Zempelburg entfernt.

9 Brockhaus Conversations Lexikon, 13. vollständig umgearbeitete Auflage, Leipzig 1883.

10 Vgl. Mihaly (wie Anm. 8). Wie stark das Leben einer in der Nachbarschaft lebenden Heranwachsenden durch den Anblick der zum Teil schwer verletzten und wenig später sterbenden Soldaten geprägt werden konnte, zeigen diese Aufzeichnungen, die Autorin wurde später Pazifistin.

11 Vgl. Mihaly (wie Anm. 8), S. 27 f., S. 80, S. 108. Mit zahlreichen Artikeln in zwei Bonner Tageszeitungen und einem überregionalen Blatt wurde beispielsweise der Besuch Bonner Bürger an der Westfront begleitet, s. S. Harling u. E. Stang: »Mit Liebesgaben zu unseren 160ern nach Frankreich.« Bonner Bürger unterwegs zur Westfront, in: Geppert und Schlossmacher, (s. Beitrag M. Seefeld, wie Anm. 9), S. 99–116. Entsprechende Ausgaben der Zempelburger Lokalpresse konnten nicht ausgewertet werden.

12 UA Bonn: Immatrikulationsalbum, s. 03. 12. 1921.

suchte die inzwischen 21-Jährige allerdings weder die ostpreußische noch die schlesische Hochschule auf, sondern entschied sich für die nahezu 1.000 Kilometer entfernte bayrische Universität München. Dort studierte sie vom Sommersemester 1918 bis zum Sommersemester 1920, außerdem während des Sommersemesters 1921,[13] zwischenzeitlich suchte sie die Berliner Universität auf.[14]

Der ›Personalstand der Ludwig-Maximilians-Universität München‹ war zu der Zeit aufgeteilt in die üblichen Spalten: Name, Studium, Geburtsort und Adresse, unter der Rubrik ›Heimat‹ wurde jeweils der Wohnort der Eltern eingetragen. Die nach dem verlorenen Ersten Weltkrieg erfolgten deutschen Gebietsverluste lassen sich unmittelbar an den von Hertha Berger gemachten Angaben zum Wohnort der Eltern ablesen. Bis zum Sommersemester 1919 gab diese dazu den preußischen Regierunsbezirk ›Posen‹ an, ab dem Sommersemester 1920 hingegen die Länderbezeichnung ›Polen‹. Nach Ende des Ersten Weltkrieges erhielt Polen große Teile des Deutschen Reiches; es handelte sich hierbei um eine Fläche von »insgesamt fast 43.000 Quadratkilometer mit fast 3 Millionen Einwohnern, davon 1,1 Millionen Deutsche«;[15] Zempelburg, die Geburtsstadt Herthas Bergers, gehört ebenfalls seit der Zeit zum polnischen Hoheitsgebiet.

Noch bevor sich der neue Staat Polen am 17. März 1921 eine Verfassung gegeben hatte,[16] gab es genaue Vorstellungen, wie das neue Staatswesen auszusehen hatte. Angestrebt war eine »Homogenisierung seines Staatsvolkes«, zu berücksichtigen war jedoch eine mehr als 30 % starke Minderheit, die sich aus 15 % Ukrainern, 9 % Juden, 5 % Weißrussen und 2 % Deutschen zusammensetzte. »Unmittelbar nach dem Kriege von 1918/19 fanden, quasi als Teil der ›Nationenwerdung nach innen‹, zahlreiche Pogrome an der jüdischen Bevölkerung statt«, die in manchen Landesteilen besonders verhasst war.[17] Getragen wurden diese Aktionen zunächst vornehmlich von den ›rechten Christdemokraten‹, »deren Antisemitismus sich religiös und ökonomisch begründete«. Vertreter der nationaldemokratischen Partei diffamierten die »jüdische Bevölkerung zudem als antipolnisch, links, internationalistisch«. Statt in dieser Krise

---

13 Vgl. UA München: Personalstand der Ludwig-Maximilians-Universität München: https://epub.ub.uni-muenchen.de/view/lmu/pverz.html SH 1918, WH 1918/19, SH 1919, WH 1919/20 u. SH 1920 (abgerufen am 18. 08. 2017).
14 Vgl. Schwoch (wie Anm. 7), S. 74.
15 G. Rhode: Geschichte Polens. Ein Überblick, Darmstadt 1980, S. 463, s. dazu auch: M. Alexander: Kleine Geschichte Polens, Stuttgart 2003, S. 463.
16 Vgl. Alexander (wie Anm. 15), S. 283, s. dazu auch den Beitrag zu Anna Margolis.
17 L. Eichler: Der jüdische Feind. Antisemitismus war eines der konstitutiven Elemente bei der polnischen Staatsgründung, in: Antisemitismus in Mittel- u. Osteuropa, s. u. https://www.ecosia.org/search?q=ha+galil+L.+Eichler+der+j%C3%BCdische+Feind+Polen. www.ha galil.com/antisemitismus/osteuropa/polen-2.htm (abgerufen am 14. 07. 2016).

nach christlichem Vorbild für Mäßigung zu sorgen, fachten Vertreter der katholischen Kirche die antijüdische Stimmung weiter an.[18] Nach Ansicht vieler Verantwortlicher sollte die jüdische Bevölkerung langfristig aus dem öffentlichen Leben verdrängt und deren Finanzkraft durch Wirtschaftsboykott geschwächt werden.[19]

Hertha Bergers Eltern, deren Vorfahren seit Generationen in diesem Landstrich angesiedelt waren, verließen im Sommer 1921 die Heimat entweder freiwillig, um dem erstarkten Antisemitismus zu entkommen, oder wurden Opfer einer »erzwungene(n) Abwanderung«.[20] In Zempelburg hatten sie zu den wohlsituierten Kreisen gehört. Offensichtlich konnten sie zumindest einen Teil ihres Vermögens nach Deutschland transferieren und dadurch auch weiterhin für die Studienkosten der Tochter, die zu dem Zeitpunkt das fünfte Semester absolvierte, aufkommen.

Am 3. Dezember 1921 immatrikulierte sich Hertha Berger in Bonn,[21] vermutlich angezogen von der hervorragenden Reputation, die diese Hochschule frühzeitig erworben hatte.[22] Vor dem Ersten Weltkrieg studierten Söhne aus dem Kaiserhaus und zahlreicher Adelsfamilien in Bonn. Möglicherweise fühlten sich viele Studenten aus dem Bürgertum angezogen vom »Glanz und Gloria«, den diese »Prinzenuniversität« umgab. Nach Ende des Ersten Weltkrieges scheuten hingegen viele Studierende den Weg an die »Randuniversität« des Reiches, so dass sich die Anzahl der Studentinnen und Studenten »auf die Hälfte der Vorkriegszeit« reduzierte.[23] Besorgte Eltern hielten ihre studierwilligen Kinder vermutlich sogar noch davon ab, an die in der französischen Besatzungszone gelegene Rheinische Universität zu gehen; für zusätzliche Unruhe sorgten sowohl der Ruhrkampf als auch der Separatistenaufstand.[24] Trotz der problematischen Ausgangslage gelang es der Bonner Universitätsleitung während dieser Jahre dennoch, hervorragende Dozenten, wie beispielsweise den Zahnmediziner Alfred Kantorowicz,[25] an die Hochschule zu verpflichten.

Über Hertha Bergers Studien- und Berufsjahre liegen nur wenige Informationen vor. Im Jahre 1924 erhielt die nunmehr verheiratete Hertha Beck in der

---

18 Eichler (wie Anm. 18).
19 Vgl. Eichler (wie Anm. 18).
20 Rhode (wie Anm. 16), S. 463. Sie ließen sich vorerst in Brandenburg nieder. UA München Personenstands Verzeichnis der Ludwig-Maximilians-Universität, SH 1921.
21 UA Bonn: Immatrikulationsalbum WS 1921/22, vorher hatte sie fünf Semester in München u. zwei in Berlin studiert.
22 Vgl. Th. Becker: Reformuniversität Bonn – ein preußisches Projekt am Rhein, in: Mayer u. a., (s. Beitrag G. Willner, wie Anm. 15), S. 15–26, S. 15.
23 Th. P. Becker: Studierende an der Universität Bonn im Ersten Weltkrieg: in: Geppert und Schlossmacher, (s. Beitrag M. Seefeld, wie Anm. 9), S. 395–415, S. 414.
24 Vgl. Becker (wie Anm. 23), S. 24f.
25 S. den Beitrag zu Thea Muller, geb. Kantorowicz.

Reichshauptstadt Berlin die Approbation. In welchem Jahr sie ihre Arbeit an der Berliner Chirurgischen Universitätsklinik aufnahm, ist nicht bekannt. Ordinarius dieser Klinik war August Bier, der von 1903 bis 1907 als Leiter der Bonner Chirurgischen Abteilung vorgestanden hatte. Freiherr von Redwitz berichtet in seinem Porträt über August Bier von Ehrungen, die dem verdienten Chirurgen verliehen worden waren, so beispielsweise der Verleihung des Adlerschildes des Deutschen Reiches im Jahre 1937;[26] dessen Annäherung an den Nationalsozialismus nach der Emeritierung erwähnt er hingegen nicht.[27]

Hertha Beck erwarb erst im Jahre 1932, also acht Jahre nach Erhalt des Staatsexamens und der Approbation die Promotion,[28] Erklärungen für die doch erhebliche Verzögerung gibt es derzeit nicht. Im Jahre 1933 wurden alle in Berlin tätigen jüdischen Krankenhausärztinnen und Ärzte aufgrund ihrer Religionszugehörigkeit innerhalb kurzer Zeit aus dem öffentlichen Dienst entlassen, so auch Hertha Beck.[29]

Kurz darauf eröffnete sie als Allgemeinmedizinerin eine Praxis in der Lietzenburger Straße, die zum Stadtteil Wilmersdorf gehörte.[30] In diese »bevorzugte Wohngegend« zogen um die Jahrhundertwende viele angesehene Bürger, darunter viele jüdischen Familie, die »akkulturiert und integriert« waren.[31] Anscheinend verfügte Hertha Beck über ausreichende finanzielle Mittel, um Praxisräume in dieser bevorzugten Wohnlage mieten zu können. Die zur Praxiseröffnung noch erteilte Kassenzulassung wurde ihr kurze Zeit später entzogen, der Ausschluss von der Rechnungserstattung trat am 1. April 1934 in Kraft.[32] Sie gehört damit zu dem Kreis der Ärztinnen, deren Tätigkeit bereits zu Beginn ihrer Selbständigkeit durch antijüdische Gesetzgebung erheblich eingeschränkt, wenn nicht sogar auf längere Sicht unmöglich gemacht worden war.[33]

Da Hertha Beck für sich auf Dauer keine berufliche Zukunft mehr im Lande sah, bereitete sie die Ausreise vor. Als 24-Jährige hatten sie und ihre Eltern, nach

---

26 Vgl. E. Freiherr von Redwitz: August Bier 1861–1949, in: Bonner Gelehrte (s. Beitrag H. Maas, Anm. 11), S. 197–202, S. 197.

27 M. Lilienhal: Professor Dr. August Bier – Wegbereiter der Rückenmarkbetäubung und des Stahlhelms, s. u. http://www.geschichtswerkstatt-als.de/en/prof_bier.html (abgerufen am 3. 01. 2019).

28 Vgl. Schwoch (wie Anm. 7), S. 74.

29 S. dazu den Beitrag zu Ilse Ferdinand Rainova.

30 Vgl. Schwoch (wie Anm. 7), S. 74.

31 Federspiel: Leben im Bayerischen Viertel, in: Federspiel und Jacob, (s. Beitrag M. Seefeld, wie Anm. 25), S. 11. Beck, Hertha (wie Anm. 1).

32 Vgl. St. Leibfried und Fl. Tennstedt: Berufsverbote und Sozialpolitik 1933. Die Auswirkungen der nationalsozialistischen Machtergreifung auf die Krankenkassenverwaltung und die Kassenärzte. Analyse, Materialien zu Angriff und Selbsthilfe. Erinnerung, Bremen 1979, S. 253. Nach Schwoch (wie Anm. 7), S. 74, und der Dokumentation Ärztinnen im Kaiserreich (wie Anm. 1) wurde ihr die Kassenzulassung allerdings erst im Jahre 1936 entzogen.

33 S. dazu den Beitrag zu Antonie Spiegelberg.

der Neuordnung der Grenzen nach 1918, ihre Heimat im Osten verlassen müssen oder waren wegen antisemitischer Anfeindungen ins Ausland geflohen. Nur 15 Jahre hatte sie als deutsche Staatsangehörige in ihrer neuen Heimat bleiben können, danach stand erneut ein erzwungener Wechsel an. Um den Verfolgungen der Nationalsozialisten zu entgehen, war sie gezwungen, nun auch das Deutsche Reich zu verlassen und sich anderswo erneut eine Existenz aufzubauen.

Die 37-jährige Ärztin wanderte zwar nicht wie manche andere der jüngeren Ärztinnen gleich nach der Machtübernahme der Nationalsozialisten aus,[34] sondern erst drei Jahre später. Damit hatte sie trotz allem noch deutlich bessere Chancen zur beruflichen Integration in der neuen Heimat als die Medizinerkolleginnen, die das Deutsche Reich beispielsweise erst nach der Reichspogromnacht verließen.[35]

Am 16. August 1936 kam Hertha Beck in Großbritannien an.[36] Vermutlich war von Anfang an die Weiterreise nach Schottland vorgesehen, denn mit der ›Willkommenskultur‹ ausländischen Ärztinnen und Ärzten gegenüber stand es im England der 1930er Jahre nicht zum Besten.

Die Anfragen etlicher ausreisewilliger deutscher jüdischer Ärztinnen und Ärzte zu Beginn des Jahres 1933 hatten in England die ohnehin bei vielen Vertretern der Ärzteschaft vorhandene Sorge um die Belange der einheimischen Medizinerschaft verstärkt. Die bereits ein Jahr zuvor erlassenen verschärften Bestimmungen für Prüfungen ausländischer Ärzte und Ärztinnen fanden dadurch nachträglich Zustimmung. Viele dieser Ärzte glaubten zudem, der Austausch mit deutschen Kolleginnen und Kollegen würde in fachlicher Hinsicht ohnehin keinerlei Gewinn bringen. Fortschrittlich eingestellte englische Ärzte versprachen sich hingegen vom Zuzug ausländischer Medizinemigrantinnen und -emigranten durchaus einen fachlichen Vorteil.[37]

Die Hürde zum Erwerb des englischen Staatsexamens war hoch. Nach erfolgreich bestandenen Examina in Anatomie und Physiologie folgte eine zweijährige Klinikzeit, ehe die Zulassung zur Abschlussprüfung gegeben wurde. Die Vorlage einer erfolgreich bestandenen Prüfung garantierte allerdings nicht die Zuweisung einer Stelle.

Das einfachere und weniger zeitaufwändige Verfahren in Schottland, das Eingangsprüfungen in den Fächern Pharmazie und Pathologie und nur eine

---

34 S. den entsprechenden Beitrag zu Lisamaria Meirowsky.

35 S. den entsprechenden Beitrag zu Trude Schiff. K. Griese und W. Woelk: Jüdische Ärztinnen und Ärzte in Düsseldorf und der Emigration, in: Düwell u.a., (s. Beitrag C. Sprinz, wie Anm. 53), S. 177–205, S. 186.

36 Vgl. Schwoch (wie Anm. 7), S. 74.

37 Vgl. K. Collins: European Refugee Physicians in Scotland, 1933–1945; in: Social History of Medicine Vol. 22, No. 3 pp. 513–530, S. 515.

einjährige Klinikphase vorsah, zog »several hundred refugee physicians« nach Glasgow und Edinburgh.[38] Die Emigrantinnen und Emigranten schätzten zudem das weltoffene Klima an schottischen medizinischen Einrichtungen. Amerikanisch-jüdische Medizinstudierende, die wegen ihrer Glaubenszugehörigkeit an bestimmten Heimatuniversitäten den Numerus clausus-Bedingungen zum Opfer fielen, kamen bereits seit vielen Jahren nach Schottland, um hier ihr Staatsexamen abzulegen.[39]

Hertha Beck erhielt im Jahre 1939 die »Licentiate in Glasgow«,[40] also schon drei Jahre nach Ankunft in Schottland. Die Mitgliedschaft in der »Royal Faculty of Physicians and Surgeons«[41] spricht dafür, dass die emigrierte Ärztin dort eine neue berufliche Heimat gefunden hatte.

Ihren Ehemann, Stefan Beck, hatte Hertha sehr wahrscheinlich im Münchner Sommersemester 1920 kennengelernt, beide wohnten damals in unmittelbarer Nachbarschaft in der Münchner Goethestraße.[42] Im Jahr 1920 schloss Stefan Beck sein im Wintersemester 1914/15 begonnenes Doppelstudium mit der Promotion im Fach Medizin ab, die Abschlussprüfungen im Fach Jura scheint er hingegen nicht absolviert zu haben.[43] Er soll nach Studienabschluss ebenfalls in Berlin als Arzt tätig gewesen sein, ist dort jedoch als Mediziner bisher in den Akten nicht in Erscheinung getreten.[44] Hertha Beck ist vermutlich gemeinsam mit ihrem Ehemann nach Großbritannien emigriert.[45] Im Alter von nur 67 Jahren verstarb Hertha Beck in Glasgow, über die Art ihrer Erkrankung liegen keinerlei Hinweise vor.[46]

Eigene Publikation

Aus der Chirurgischen Universitätsklinik Berlin. Direktor: Geh. Rat Bier: Versuche zur Beeinflussung von Mäuseimpftumoren durch vorbehandelte Kaninchenmilz. Berlin. Med. Diss. v. 1932.

---

38 Collins (wie Anm. 37), S. 513.
39 Ebd., S. 513.
40 Schwoch (wie Anm. 7), S. 74.
41 Ebd., S. 74. https://www.sciencedirect.com/science/article/pii/S0140673649915731 (abgerufen am 23. 02. 2018).
42 UA Münchener Ludwig-Maximilians-Universität, SH 1920 (wie Anm. 13).
43 UA München: s. Personenstands Verzeichnisse der Jahre 1914–1920. Auf dem Fürther Meldebogen steht »stud. jur., Dr. med.« s. Angaben v. 11. 01. 2018.
44 Vgl. Beck, Henriette: http://www.juedische-fuerther.de/ Die Aussage, er wäre in Berlin und in England als Krebsarzt tätig gewesen, konnte bis jetzt nicht bestätigt werden.
45 Beck (wie Anm. 44).
46 Vgl. Schwoch (wie Anm. 7), S. 74.

Dr. med. HENRIETTE KLEIN-HERZ, geb. HERZ

29.09.1898 Uerdingen – 15.06.1986 Lima/Peru[1]
Fachärztin für Kinderheilkunde

V: Salomon Herz (15.02.1866 Ürdingen – 01.01.1929 ebd.) Metallwarenhändler. **M:** Anna H., geb. Kaufmann (20.05.1873 Heilbronn – deportiert 25.07.1942 Theresienstadt). **G:** Hermann H. (07.12.1899 – deportiert 22.04.1942 Izbica), Schweißer, verh. mit Else H., geb. Katz (12.06.1902 – deportiert 22.04.1942 Izbica). Babette H. (11.04.1901). Antonie Coppel, geb. H. (29.04.1903), Gärtnerin, verh. mit Albert Coppel (01.09.1909), das Ehepaar wurde 25.10.1941 nach Litzmannstadt deportiert. Karoline Moses, geb. H. (14.06.1905), verh. mit Erich Moses (29.08.1904), das Ehepaar emigrierte 1934 nach Palästina. Hedwig H. (22.03.1916), sie emigrierte 1939 nach Bristol/Großbritannien.[2]
E: Kurt Lazarus Klein (16.06.1900 Duisburg-Beek – 23.08.1975 Peru).[3]
V: Louis Klein (07.06.1872 Werl/Westfalen – 06.06.1949 Lima/Peru)[4]. **M:** Louise Kl., geb. Lazarus (1876 – verstorben 04.08.1944 Lima/Peru)[5]. **G:** Erich Kl. (1907–1976).[6]
K: Anna/Hanna Kl. (3.07.1931 Düsseldorf – 13.04.2013 Lima/Peru), PhD, Bibliothekswissenschaftlerin, Audiologin.[7] Eva Kl. de Zighelboim (11.11.1932 Düsseldorf), Chirurgin, Genetikerin u. Dozentin.[8]

---

1 A. Kramp (Ed.): Helpers +Healers. Jewish Women in Medicine 1933–1945. A Mahn- u. Gedenkstätte Düsseldorf exhibition, part of the civic project »Health and the City« and in cooperation with the Ärztekammer Nordrhein and the Bundesverband Jüdischer Mediziner in Deutschland (03.11.2015 bis 27.01.2016): Henriette Klein-Herz (28.05.1898 (Krefeld) – Ürdingen 15.06.1986 Lima/Peru), Paediatrician in Germany, France and Peru, unpag. Es handelt sich hierbei um einen 14-seitigen Flyer mit teilweise bis dahin unbekannten Informationen zu Henriette Klein-Herz ohne Literaturangaben.
2 Stadtarchiv Krefeld, Auskunft v. 08.05.2013.
3 Stadtarchiv Düsseldorf, Auskunft v. 26.08.2015. Klein Lazarus, Kurt, b. June 16, 1900 d. August 23, 1975: freepages.genealogy.rootsweb.ancestry.com/.../lima/... (abgerufen am 06.06.2016).
4 Index for surnames beginning with K-FreepagesAncestry.com: freepages.genealogy.rootsweb.ancestry.com/.../lima/index/idxk.h... (abgerufen am 06.06.2016).
5 Aufbau (New York, 1934–2004): https://archive.org/details/aufbau (abgerufen am 09.06.2016).
6 Index for surnames beginning with K-FreepagesAncestry.com: freepages.genealogy.rootsweb.ancestry.com/.../idxk.... (abgerufen am 09.06.2016).
7 Stadtarchiv Düsseldorf (wie Anm. 3): Im Meldebuch Luegallee 55 als Kinder der Eheleute eingetragen: Hanna Luise Klein, geb. 30.07.1931 in Düsseldorf, Hanna nannte sich später Anna u. Klein-Herz, Anna (Pleasonton): yehudeiperu.org/index.php?...klein-anna... (abgerufen am 26.08.2015).

Ähnlich wie in anderen reichsdeutschen Städten bot auch die Krefelder jüdische Gemeinde im letzten Drittel des 20. Jahrhunderts ein durchaus heterogenes Bild.[9] Um das Jahr 1900 zog es bereits ansässige und zu Wohlstand gekommene jüdische Kaufleute in angesehene Wohngebiete am Rande der Stadt. Ihre begabten Söhne schickten sie nach dem Besuch der Volksschule zum »Gymnasium Moltkeplatz, das damals eine Renommieranstalt des Krefelder Bürgertums darstellte«.[10]

Im Gegensatz dazu suchten die Töchter der Krefelder jüdischen Bürgerschaft scheinbar erst einige Zeit nach der Reform des Mädchenschulwesens[11] das Städtische Oberlyceum auf. Unter den ersten 14 Abiturientinnen des Jahrgangs 1912 befand sich keine einzige aus Krefeld stammende Schülerin jüdischen Glaubens.[12]

Henriette Herz zeigte schon als Kind eine außergewöhnlich schnelle Auffassungsgabe, dazu Ausdauer und Fleiß. Nach dem Besuch der Volksschule ging sie bis 1915 zum Städtischen Lyzeum Uerdingen, danach hätte sich der Übergang zum Städtischen Mädchengymnasium in der nahegelegenen Nachbarstadt Krefeld angeboten;[13] die Familie entschied sich jedoch für das Düsseldorfer Luisengymnasium. An diesem für seine »modernen Lehrmethoden« bekannten Gymnasium wurde die 17-jährige Henriette schließlich angemeldet.[14] Die Schülerin wohnte während der zweieinhalbjährigen Oberstufenzeit im Stadtteil Bilk,[15] vermutlich bei Verwandten oder guten Freunden der Familie. Am 2. Mai 1917 bestand Henriette Herz die Reifeprüfung.[16]

Kurze Zeit später zog ihr Vater, der Metallwarenhändler Salomon Herz, mit seiner Familie von Uerdingen nach Krefeld. Im »alten kurkölnischen … Ür-

---

8   Stadtarchiv Düsseldorf (wie Anm. 3): Im Meldebuch Luegallee 55 als Kind der Eheleute eingetragen: Eva Klein, geb. 11.11.1932 in Düsseldorf Oberkassel. u. Deutsch-peruanische Persönlichkeiten: Eva Klein: www.deutsch-peruanisch.com/Persoenlichkeiten/Klein-Eva.-htm (abgerufen am 06.06.2016).

9   Vgl. D. Hangebruch: Emigriert-Deportiert. Das Schicksal der Krefelder Juden zwischen 1933 und 1945, in: Krefelder Juden, (s. S. Breyer-Herzberg, wie Anm. 61), S. 137–412, S. 140.

10 Hangebruch (wie Anm. 9), S. 140: Der Zulauf war derart groß, dass »der jüdische Schüleranteil dort das Neunfache des entsprechenden Bevölkerungsanteils« aufwies.

11 M. Kraul: Von der Höheren Töchterschule bis zum Gymnasium in Deutschland im 19. Jahrhundert, in: Maurer: Der Weg, (s. Beitrag A. Strauss, wie Anm. 6), S. 169–190, S. 187.

12 P. Wietzorek: 150 Jahre Ricarda-Huch-Gymnasium zu Krefeld 1848–1998, Krefeld 1998, S. 80.

13 Vgl. M. Schüren: 1896: Die ersten Abiturientinnen in Deutschland, in: die Heimat. Krefelder Jahrbuch, Jg. 67, 11/1996, S. 66–79, S. 75 ff.: dort hatten im Jahre 1912 die ersten vierzehn am Ort und der näheren Umgebung wohnenden Schülerinnen die Reife erhalten, S. 76.

14 Städtisches Luisengymnasium (wie Anm. 15).

15 Stadtarchiv Krefeld (wie Anm. 2): s. Meldekarte zu Dr. Henriette Klein-Herz.

16 UA Heidelberg: Promotionsunterlagen Henriette Herz: H-III-862/39 mit Urkunde v. 01.06. 1923, s. Lebenslauf.

dingen« mit zuletzt nur ca. 11.000 Einwohnern,[17] hatte sich in wirtschaftlicher Hinsicht seit langer Zeit »keinerlei Entwicklung, sondern eher Stagnation und Rückgang« gezeigt.[18] Für einen risikofreudigen Gewerbetreibenden gab es in Krefeld hingegen mit seinen um diese Zeit ca. 133.000 Einwohnern[19] weitaus größere Chancen. Nicht zuletzt vom Bauboom der Gründerzeit hatten auch jüdische Händler profitiert, die »früh den Bedarf an Installationsmaterial und Eisenwaren sowie an modernen Werkzeugen und Werkzeugmaschinen« erkannten und als Zulieferer das dringend benötigte Material besorgten. »Die Lücken im Produktionsangebot« waren anscheinend auch für Salomon Herz die Chance, erfolgreich in den Baubereich einzusteigen.[20] Mit seiner großen Familie wurde er im Krefelder Innenstadtviertel sesshaft, in dem sich der jüdische Klein- und Großhandel seit der zweiten Hälfte des 19. Jahrhunderts konzentrierte.[21]

Schon bald nach Beginn des Ersten Weltkrieges litten viele Menschen unter wirtschaftlichen Problemen, so auch am Niederrhein,[22] davon war die Branche der Metallwarenhändler eher nicht betroffen. Anna und Salomon Herz waren daher in der Lage, Henriettes Studienwunsch zu erfüllen. Nicht nur Eltern aus dem gehobenen jüdischen Bürgertum setzten sich somit für solide Ausbildungen ihrer Töchter ein,[23] auch die Eltern von Henriette Herz, die vermutlich lediglich die Volksschule besucht hatten, hofften, ihrer begabten Tochter durch eine akademische Ausbildung eine bessere berufliche Perspektive geben zu können.

Henriette Herz immatrikulierte sich am 2. Mai 1917 an der Medizinischen Fakultät der Rheinischen Friedrich-Wilhelms-Universität, wenige Tage zuvor hatte sie eine Unterkunft am Bonner Venusbergweg bezogen.[24] Im Wintersemester 1917/18 setzte sie ihr Studium in München fort, kehrte zum Sommer-

---

17 E. Feinendegen: Ürdingen u. seine Geschichte, Krefeld–Ürdingen 1955, S. 20: 1910 waren es 10.300 Einwohner.

18 Hangebruch (wie Anm. 9), S. 140.

19 G. Rotthoff: Zur Geschichte der Juden in Krefeld. Vortrag, gehalten am 05. 11. 1978 anlässlich der Eröffnung der christlich-jüdischen Woche in Krefeld, S. 152–166, S. 156.

20 I. Engelmann: Reichenberg und seine jüdischen Bürger: Zur Geschichte einer einst deutschen Stadt in Böhmen, Berlin 2012, S. 106.

21 Vgl. Rotthoff: Zur Geschichte der Juden in Krefeld, in: die Heimat, Zs für niederrheinische Kultur und Heimatpflege, Verein für Heimatkunde in Krefeld (Hg.), H. Kaltenmeier (Schriftleitung), Jg. 49, Dezember 1978, S. 152–167, S. 156.

22 Vgl. D. Gillner (Krefeld) 03. 09. 2015: Krefeld im Ersten Weltkrieg – Portal Rheinische Geschichte-LVR: www.rheinische-geschichte.lvr.de/THEMEN/.../KrefeldimErstenWeltkrieg. aspx (abgerufen am 10. 11. 2017).

23 Vgl. H. P. Freidenreich: Female, Jewish and Educated. The Lifes of Central Eurpean University Women, Bloomington (Indiana University Press) 2002, S. 5.

24 Stadtarchiv Krefeld (wie Anm. 2): s. Meldekarte zu Dr. Henriette Klein-Herz, UA Bonn Immatrikulationsalbum: SS 1917: 02. 05. 1917.

semester 1918 nach Bonn zurück und legte dort im Juni 1920 die ärztliche Zwischenprüfung ab, unter anderem auch im Unterrichtsfach Hygiene.[25]

Für zwei Semester suchte Henriette die Universität Würzburg auf, um dann in Heidelberg im Mai 1922 das ärztliche Staatsexamen mit der Note ›gut‹ abzulegen, im Jahr darauf wurde sie promoviert. Für ihre Dissertation suchte sie sich ein Thema aus dem Bereich der Bakteriologie aus: »Über die Einteilung der Pneumokokkentypen. Die Agglutination bei hundert Pneumokokkenstämmen«.[26]

Henriette Hertz' Interesse für das Fachgebiet Hygiene und Bakteriologie war höchstwahrscheinlich durch den »quicklebendigen« Bonner Ordinarius Rudolf Otto Neumann[27] geweckt worden. Dem »Universalhygieniker«,[28] 1,59 Meter groß und mit einer beachtlichen »interdisziplinären Integrationskraft« ausgestattet, hatte es an »Selbstbewusstsein … nie gemangelt«. Er glaubte an sich und seine Fähigkeiten und hatte auch allen Grund dazu«.[29] Seine Berufung an die hoch angesehene Bonner Universität, die im »Berufsranking« der Professoren immerhin den dritten Platz einnahm,[30] hatte er vermutlich fraglos als angemessen empfunden. »Die schöne Gegend am Rhein, das herrliche Klima … sowie die angenehme unabhängige Stellung« waren durchaus nach seinem Geschmack,[31] zudem summierten sich – bedingt durch die große Anzahl Medizinstudierender – die »Examensgebühren und Colleggelder« zu einer hübschen ›Nebeneinkunft‹.[32]

104 Studentinnen hatten sich seit dem Wintersemester 1908/09 bis zum Beginn des Ersten Weltkrieges im Sommer 1914 an der Bonner Medizinischen Fakultät immatrikuliert,[33] darunter auch Henriette Herz.[34] Von den angehenden Ärztinnen und Ärzten wurde später im Beruf Arbeitsethos, Verantwortungsbewusstsein und Hingabe erwartet. Ob Neumann allerdings die Zulassung von Studentinnen zum Fach Heilkunde generell guthieß, und Medizinerinnen letztlich als gleichberechtigte Kolleginnen anerkannte, darf sehr wohl in Frage

---

25 Stadtarchiv Krefeld (wie Anm. 15).

26 Ebenda.

27 H. J. Schwarz: Neumann, Rudolf Otto, in: NDB Bd. 19 (1999), S. 136–157.

28 R. Steinmeier: »Hamburg hatte aber auch seine guten Seiten.« Rudolf Otto Neumann und das Hygienische Institut (Bd. 3 der Schriftenreihe des Instituts für Hygiene und Umwelt, Hamburg), Hamburg 2005, S. 17–21.

29 Steinmeier (wie Anm. 28), S. 21.

30 Th. P. Becker: Studierende an der Universität Bonn im 1. Weltkrieg, in: Geppert und Schlossmacher, (s. Beitrag M. Seefeld, Anm. 9), S. 395–415, S. 395. Den ersten Platz nahm die Universität Berlin ein, den zweiten Leipzig und München.

31 Steinmeier (wie Anm. 28), S. 28.

32 Steinmeier (wie Anm. 28), S. 38.

33 Vgl. Nowak: Die ersten vollimmatrikulierten Medizinstudentinnen, in: Meinel u. Renneberg, (s. Beitrag L. Meyer-Wedell, wie Anm. 12), S. 306.

34 UA Bonn: Immatrikulationsalbum Sommerhalbjahr 1917.

gestellt werden. Bei der ersten Bundestagswahl nach Ende des Zweiten Weltkrieges am 14. August 1949 entschied sich Neumann immerhin für eine Partei,
die gegen die »Gleichstellung der Frau« war.[35] Ob Neumann damit Frauen im
Großen und Ganzen die Fähigkeit absprach, Verantwortung in medizinischer
Hinsicht zu übernehmen, bleibt aber offen.

Die antisemitische Einstellung Neumanns ist vermutlich erst seit der Auswertung seiner Tagebuchnotizen bekannt.[36] Es handelt sich bei der nun vorliegenden Tagebuchfassung allerdings um eine von Neumann nach dessen Emeritierung vollständig neu überarbeitete und neu angeordnete Version, die man
»heute gerne im Original« lesen würde, besonders die Passagen über die Bonner
Zeit.[37]

Für Henriette Herz wurde nach der Promotion die Stadt Düsseldorf für zehn
weitere Jahre zum Lebens- und Arbeitsmittelpunkt. Zunächst absolvierte sie im
Jahre 1922/23 an den Städtischen Krankenanstalten das Medizinalpraktikum
und von Mitte Juni 1923 bis Februar 1924 arbeitete sie als Volontärärztin an der
Infektionsklinik Düsseldorf.[38]

Ihre direkte Vorgesetzte war die im Januar 1922 von Klinikdirektor Arthur
Schlossmann[39] eingesetzte Oberärztin Selma Meyer[40], die insgesamt acht Jahre
lang »eigenverantwortlich« die Infektionsklinik leiten sollte[41] und dabei »die auf
der Infektionsabteilung arbeitenden Ärzte zu wissenschaftlicher Tätigkeit an-
zuleiten verstand«[42], und davon profitierte nicht zuletzt Henriette Herz. Die
beruflichen Möglichkeiten, die tüchtigen Medizinerinnen Anfang der 1920er

---

35 Steinmeier (wie Anm. 28), S. 220: »Wir wählen natürlich Rechtspartei, Liste 7«, s. dazu
   S. 222 A 2.
36 Steinmeier (wie Anm. 28), Wegen des Erwerbs jüdischen Eigentums musste Neumann sich
   nach dem Krieg vor Gericht verantworten, zeigte allerdings keinerlei Unrechtsbewusstsein:
   S. 234. 1948 wurde er im Entnazifizierungsverfahren nachträglich von Kategorie IV, als
   »Mitläufer« in Kategorie V als »Entlastete(r)« eingestuft, sein Kommentar dazu: »Gott sei
   Dank! Nun bin ich offiziell kein Hitlermann«, S. 214.
37 Steinmeier (wie Anm. 28), S. 24 f. S. 42: Darin kommentiert er beispielsweise im Eintrag zum
   11. Mai 1923 den Beginn des Bakteriologischen Kurses in Hamburg mit folgenden Worten:
   »40 Mann, aber leider viele Juden«: S. 42 u. S. 231: »Glücklicher Tag. Der Rechtsanwalt teilt
   mir mit, dass der Judenprozess gewonnen ist«.
38 Vgl. E. Seidler: Jüdische Kinderärzte 1933–1945. Entrechtet – Geflohen – Ermordet, erweiterte Auflage, Basel, Freiburg 2007, S. 242.
39 Vgl. P. Wunderlich: Schlossmann, Arthur in: Neue Deutsche Biographie 23 (2007), S. 108–
   109.
40 Kramp (wie Anm. 1). Vgl. J. Buchin: Kurzbiographien der Ärztinnen aus dem Kaiserreich,
   in: Bleker und Schleiermacher, (s. Beitrag H. Maas, wie Anm. 21), S. 233–305, S. 277.
41 K. Griese und W. Woelk: Jüdische Ärztinnen und Ärzte in Düsseldorf und in der Emigration,
   in: Düwell u. a., (s. Beitrag C. Sprinz, wie Anm. 53), S. 177–205, S. 183. Selma Meyer, s. dazu
   den Beitrag zu Else Neustadt-Steinfeld.
42 Selma Meyer: www.uni-duesseldorf.de/.../selmameyermentoring/zur-person-selma-mey...
   (abgerufen am 14. 10. 2015).

Jahren offenzustehen schienen, müssen für die junge Assistenzärztin damals ein großer Ansporn gewesen sein. Die Arbeit in einem Kindersanatorium sowie der dreimonatige Aufenthalt an der Universitätskinderklinik Hamburg-Eppendorf deuteten bereits auf die anschließende Spezialisierung hin, die Fachärztinnenausbildung schloss sie während der Zeit als Assistenzärztin in der Kinderklinik des Düsseldorfer Städtischen Allgemeinen Krankenhauses von 1924 bis 1928 ab.[43]

Inzwischen verheiratet mit dem aus Duisburg stammenden Ingenieur Kurt Klein[44] wagte die 30-Jährige im Jahre 1928 als erste Kinderfachärztin in Düsseldorf den Sprung in die Selbständigkeit. Henriette Klein-Herz ließ sich in Düsseldorf-Oberkassel in der Luegallee 21 nieder.[45] Sie zog damit in ein relativ neues Stadtviertel auf der linken Rheinseite, vor allem geprägt durch repräsentative Ein- und Mehrfamilienhäuser.[46] Ihre Praxis lag zwar in einem recht angesehenen Viertel von Düsseldorf, zu ihrem Patientenstamm gehörten dennoch Eltern aus allen Gesellschaftsschichten, dazu unten mehr. Auch nach der Geburt der Töchter in den Jahren 1931 und 1932 blieb Henriette weiterhin berufstätig.[47]

Im Jahre 1880 lebten in Düsseldorf 95.000 Einwohner, zwanzig Jahre später waren es bereits 200.000 und 1933 sogar 500.000. Nicht nur durch Zuzug, sondern auch durch Eingemeindung teilweise bereits industrialisierter kleinerer benachbarter Orte war die Bevölkerungszahl von Düsseldorf enorm gestiegen.[48] Armut war in der Stadt am Rhein weit verbreitet und darunter litten besonders Kinder. Arbeiterfamilien fanden kaum geeigneten Wohnraum und wegen der weitverbreiteten Arbeitslosigkeit konnten Kleinkinder und heranwachsende Jugendliche nicht ausreichend ernährt werden.[49]

Für den Düsseldorfer Ordinarius für Kinderheilkunde, Arthur Schlossmann[50], war der Zusammenhang zwischen Krankheit und sozialem Umfeld offensichtlich. Um zum Beispiel die weit verbreitete Tuberkulose zu bekämpfen und deren Ausbreitung einzudämmen, war es seiner Meinung nach unerlässlich, Eltern die Grundvoraussetzungen der Hygiene zu vermitteln.[51] Auch seine

---

43 Vgl. Seidler (wie Anm. 38), S. 242.
44 Vgl. Kramp (wie Anm. 1).
45 Vgl. Seidler. (wie Anm. 38), S. 242.
46 https://www.duesseldorf.de/bv/04/.../historie.shtml (abgerufen am 14. 10. 2015).
47 Vgl. Kramp (wie Anm. 1).
48 www.rheinische-geschichte.lvr.de/orte/ab1815/.../Seiten/Düsseldorf.aspx (abgerufen am 17. 12. 2015).
49 Kramp (wie Anm. 1): Public Health in the City of Düsseldorf.
50 Vgl. P. Voswinkel: Meyer, Selma, in: Neue Deutsche Biographie (NDB) Bd. 17, Berlin 1994, S. 372f.
51 Vgl. Wunderlich (wie Anm. 39), S. 108–109.

ehemalige Assistentin Selma Meyer[52] konzentrierte sich unter anderem auf den Bereich Sozialpädiatrie. Als Dozentin der Sozialhygienischen Akademie Düsseldorf vermittelte Selma Meyer ihr Fachwissen einem interessierten Publikum.[53] Parteipolitisch scheint sie sich nicht engagiert zu haben, während ihr ehemaliger Chef seine Parteimitgliedschaft bei den Liberalen nutzte, um medizinisch-sozialpolitische Anliegen durchzusetzen.[54]

Henriette Klein-Herz, die ebenfalls zum Schlossmannkreis zu zählen ist, schloss sich hingegen der am 20. Februar 1931 in Düsseldorf gegründeten Ortsgruppe des ›Vereins Sozialistischer Ärzte‹ (VSÄ) an.[55] Einigen Zielen dieses Vereins, wie Verbesserung der sozialen Verhältnisse, die Beseitigung des Wohnungsmangels und der Zugang zu besserer Ernährung, hätten sicher auch Schlossmann und Meyer zustimmen können. Die Forderung nach einem völlig verstaatlichten Gesundheitswesen, »in dem sodann beamtete Ärzte mit festem Gehalt und fester Arbeitszeit in hochmodernen, arbeitsteilig aufgebauten und nach speziellen Funktionen gegliederten Beratungszentren, Polikliniken und Ambulatorien planvoll und bedarfsdeckend Dienst tun würden«,[56] wäre demgegenüber gewiss auf Unverständnis und Ablehnung der beiden Kollegen gestoßen.

Mitte der 1920er Jahre setzte sich der VSÄ reichsweit aus ca. 850 Mitgliedern zusammen, dem größten Ortsverband Berlin gehörte unter anderem Erna Falk[57] an.[58]

Henriette Klein-Herz kümmerte sich, wie viele andere jüdischen Ärztinnen und Ärzte, vor allem um die auf Hilfe angewiesenen »Schwachen der Gesell-

---

52 Voswinkel (wie Anm. 50), s. dazu den Beitrag zu Else Neustadt-Steinfeld.
53 Vgl. Griese und Woelk (wie Anm. 41), S. 183.
54 E. Dahlmann: Der Verein für Säuglingsfürsorge im Regierungsbezirk Düsseldorf e. V., Düsseldorf, Med. Diss. v. 2001 (Aus dem Institut für Geschichte der Medizin der Heinrich-Heine-Universität Düsseldorf), S. 25: Schlossmann wurde als Vertreter für den Wahlkreis Düsseldorf-Ost für die Deutsche Demokratische Partei (DDP) zur Wahl der Deutschen Nationalversammlung und zur verfassungsgebenden Landesversammlung in die Preußische Landesversammlung gewählt. Dort »trieb er die gesetzliche Verbesserung des Hebammenwesens voran und das ›Preußische Gesetz betreffend die öffentliche ›Krüppelfürsorge‹, das am 6. Mai 1920 verabschiedet wurde.« Ungeachtet dieses sozialen Engagements soll sich Schlossmann in politischer Hinsicht eher dem deutsch-nationalen und monarchistischen Spektrum zugehörig gefühlt haben; diese Präferenz widersprach allerdings den Zielen der fortschrittlich liberalen Partei. Programm der Deutschen Demokratischen Partei (o. Verfasserangabe): www.1000dokumente.de/pdf/dok_0002_ddp_de.pdf (abgerufen am 23.05. 2015).
55 Vgl. Kramp (wie Anm. 1).
56 F. Walter: Vom Milieu zum Parteienstaat: Lebenswelten, Leitfiguren und Politik im historischen Wandel, Wiesbaden 2010, S. 87.
57 S. Beitrag zu Erna Falk.
58 Vgl. Walter (wie Anm. 56), S. 87. s. dazu auch den Beitrag zu Johanna Maas.

schaft«.[59] Etliche der Hitlerbewegung nahe stehenden Arztkollegen sprachen sich hingegen vehement gegen den »verhaßten karitativen Individualismus« aus, egal ob dieser in der »fürsorgerisch sozialhygienisch orientierten Gesundheitspflege« oder in Einzelpraxen angewandt wurde.[60]

Der Synagogengemeinde Düsseldorf gehörten im Jahre 1933 ca. 5.000 Mitglieder an; darunter waren 13 Zahnärzte, davon drei Zahnärztinnen, 32 Ärzte und drei Ärztinnen.[61]

Nach der Machtübernähme der Nationalsozialisten gerieten die politisch Aktiven der Weimarer Zeit, in erster Linie Sozialisten und Kommunisten, in akute Gefahr.[62] Das VSÄ-Mitglied Lilly Ehrenfried[63] floh Anfang 1933 aufgrund einer Vorwarnung außer Landes,[64] unter Umständen erhielt auch Henriette Klein-Herz einen entsprechende Hinweis, so dass sie sich bereits im März 1933, in Begleitung ihres Ehemannes, ebenfalls in Sicherheit brachte.[65] Ihr Weg führte über die Niederlande nach Frankreich, wo sie schließlich als Heimärztin speziell für Emigrantenkinder eine Stelle im Süden von Paris fand;[66] ihre frühere Tätigkeit als Leitende Ärztin der Kinderheilstätte »Waldesheim« in Düsseldorf-Grafenberg[67] prädestinierte sie geradezu für diese Aufgabe. Verständnis für die außergewöhnliche Situation der von ihren Müttern und Vätern getrennt lebenden Kinder erlebte sie, quasi aus eigener Erfahrung, aus der Sicht einer Mutter. Erst im Jahre 1934 konnte sie die beiden Töchter, die vermutlich bis dahin bei ihrer Mutter untergebracht waren, endlich in Frankreich in die Arme schließen.[68]

Ein Ableger der ursprünglich in Russland im Jahre 1913 gegründeten Oeuvre de Secours aux Enfants (OSE) hatte sich 1933 in Paris niedergelassen. Unter dem

---

59 W.-U. Eckart: Öffentliche Gesundheitspflege in der Weimarer Republik und in der Frühzeit der Bundesrepublik Deutschland, in: F. W. Schwartz u. a. (Hg.): Public health. Texte zu Stand und Perspektive der Forschung, redaktionelle Mitarbeit: M. Klein-Lange und B. P. Robra, Berlin 1991, S. 231.

60 Eckart (wie Anm. 59), S. 233.

61 Vgl. Griese und Woelk (wie Anm. 41), S. 178. Selma Meyer führte seit 1929 eine Privatpraxis in der Jägerhofstraße, ihre Lehrtätigkeit an der Medizinischen Akademie setzte sie dabei weiterhin fort, S. 183. Kramp (wie Anm. 1): Hedwig Jung-Danielewicz (15 December 1880 Berlin – (possibly) 1942 Minsk. S. dazu den Beitrag zu Hedwig Jung-Danielewicz.

62 Eckart (wie Anm. 59), S. 233.

63 Lilli Ehrenfried, in: Ärztinnen im Kaiserreich https://geschichte.charite.de/aeik/biografie. php?ID=AEIK00817 (abgerufen am 07.08.2020), sie hatte nicht in Bonn studiert. R. Schwoch (Hg.): Berliner Jüdische Kassenärzte u. ihr Schicksal im Nationalsozialismus. Ein Gedenkbuch, Berlin 2009, S. 195.

64 Schwoch (wie Anm. 63), S. 195. Zu Lilly Ehrenfried s. den Beitrag zu Grete Blumenthal.

65 Vgl. Kramp (wie Anm. 1).

66 Vgl. ebd.

67 Vgl. Seidler (wie Anm. 38), S. 242: sie hielt sich in dieser Funktion zweimal dort auf.

68 Vgl. Kramp (wie Anm. 1). Die französische Exilzeit wird bisher nur in diesem Flyer erwähnt, Belege liegen dazu leider nicht vor.

Dach dieser Organisation bemühte sich eine Wissenschaftlergruppe, traumatisierten Kindern, die nach der Reichspogromnacht im November 1938 ohne Eltern nach Frankreich in Sicherheit gebracht worden waren, beizustehen. Vorgesetzter des Exekutivausschusses dieser Organisation war der Psychiater und Philosoph Eugène Minkowski,[69] sein Assistent war zeitweilig Hans Pollnow.[70] Vermutlich konnte Henriette Klein-Herz über den Kontakt zu dem ehemaligen Heidelberger Studienkollegen Hans Pollnow Verbindungen zur OSE aufnehmen. Noch vor dem Einmarsch der deutschen Truppen in Paris am 14. Juni 1940 verließ sie mit ihren Töchtern die französische Hauptstadt und trat anschließend in Poulouzat in der Nähe von Limoges eine Stelle als medizinische Betreuerin in einem von der OSE geführten Haus für Emigrantenkinder an,[71] möglicherweise blieb ihr Ehemann in Paris.

Am 22. Juni 1942 kam es zur ersten Deportation von Juden über das Durchgangslager Drancy in Richtung Auschwitz. Als Mitte Juli, ebenfalls über Drancy, der Transport von unter anderem 4.000 Kindern in das Vernichtungslager folgte,[72] setzte bei den jüdischen Hilfsorganisationen eine fieberhafte Suche nach Rettungsmöglichkeiten ein.[73]

Seit dem Waffenstillstand von 1940 kontrollierten die Deutschen ausschließlich das von ihnen besetzte Gebiet im Norden Frankreichs. Nach der Landung von Alliierten in Marokko und Algerien am 7. und 8. November 1942 dehnten die Deutschen jedoch am 11. November 1942 ihren Machtbereich auf ganz Frankreich aus und brachten damit die dort lebenden Flüchtlinge in direkte

---

69 Vgl. Eugéne Minkowski (17.04.1885 St. Petersburg/Russland – 17.11.1972 Paris/Frankreich), Psychiater u. Philosoph: www.universalis.fr/encyclopedie/eugene-minkowski/ (abgerufen am 30.01.2015).

70 Vgl. Hans Pollnow (07.03.1902 Königsberg – 21.10.1943 ermordet in Mauthausen): R. Herrn: Hans Pollnow, in: GeDenkOrt Charité – Wissenschaft in Verantwortung, Institut für Geschichte der Medizin, Charité 2016: gedenkort.charite.de/menschen/hans_pollnow/ (abgerufen am 30.01.2015). W. Rose: Hans Pollnow – Spuren seines Lebens, in: Beddies u.a., (s. Beitrag B. Heinemann, Anm. wie 13). S. 162–174, S. 168ff.

71 Vgl. R. Rose (wie Anm. 70), S. 171ff. Wo sich ihr Mann derzeit befand, ist nicht bekannt.

72 Chr. Studt unter Mitwirkung von D. von Itzenplitz und H. Schuppener: Das Dritte Reich in Daten, München 2002, S. 188 u. S. 191, s. dazu den Beitrag zu Grete Weidenfeld.

73 Vgl. R. Fabian u. C. Coulmas: Die deutsche Emigration in Frankreich, München 1978. Auch als PDF abrufbar unter: www.corinna-coulmas.eu/.../die-deutsche-emigration-in-frankreich.html (ohne Seitenangaben) (abgerufen am 29.12.2015): Die USA erklärte sich bereit, eine Gruppe von 1.000 Kindern und Jugendlichen aufzunehmen, die Vichyregierung erlaubte allerdings nur 350 von ihnen die Ausreise. Als wenige Monate später die ersten Heimkinder in die Vernichtungslager verschleppt wurden, versuchten die Helfer, die Mädchen und Jungen entweder getarnt privat unterzubringen oder auf illegalem Wege außer Landes zu bringen.

Gefahr.[74] Die Berichte über zahlreiche Verhaftungen von Freunden und Bekannten sorgten für zunehmende Unruhe.[75]

Henriette Klein-Herz wird sich vor allem um ihren Ehemann Sorgen gemacht
haben. Kurt Klein war im Jahre 1940 als feindlicher Ausländer gefangenge-
nommen und in das erste von insgesamt zwölf Internierungslagern eingeliefert
worden. Es ist durchaus vorstellbar, dass sie im Jahre 1943 nicht wusste, wo ihr
Ehemann war, womöglich schloss sie sogar seine inzwischen erfolgte Deportation nicht mehr gänzlich aus. Auf sich gestellt riskierte sie es, gemeinsam mit den
Kindern die schweizerische Grenze zu überqueren, dieser Versuch schlug jedoch
fehl.[76]

In der führenden französischen städtischen Gesellschaft waren während der
1930er und 1940er Jahre nationalistisch eingestellte Kreise häufig zugleich auch
antisemitisch geprägt. Die Landbevölkerung hingegen zeigte oft Mitleid mit den
verfolgten Juden und war, trotz der damit verbundenen Gefahr, oftmals bereit,
Flüchtlingen zu helfen. Ohne deren stille »Sabotagearbeit« wären in Frankreich
noch mehr Juden in die Deportationslager geschickt worden.[77]

Kurt Klein scheint vor seiner Verhaftung eine Summe in unbekannter Höhe so
deponiert zu haben, so dass er nach seiner Flucht aus dem Lager Albi im Departement Tarn[78] relativ schnell darauf zurückgreifen konnte. Davon wird er
sowohl die sogenannte »Passeure«, die ihm und seiner Familie falsche Pässe
besorgten, als auch die als Unterschlupf vermittelten »Pensionen«[79] bezahlt
haben. Den Aufenthaltsort seiner Ehefrau und der Töchter hatten ihm vermutlich OSE-Mitarbeiter mitteilen können. Wie lange die Familie in Limoges
und später in Grenoble unter falscher Identität lebte, ist nicht bekannt; die Zeit
bis zum Ende der deutschen Besatzung um die Mitte des Septembers 1944[80] wird
Henriette Klein-Herz, ihrem Ehemann und den Töchtern lang vorgekommen
sein. Nur wenige deutsche Flüchtlinge schafften es, im französischen Untergrund bis zur Befreiung von den Deutschen auszuharren, eine davon war das
bereits oben erwähnte Berliner VSÄ-Mitglied Lilly Ehrenfried.[81]

---

74 Vgl. S. Friedländer: Die Jahre der Vernichtung. Das Dritte Reich und die Juden 1939–1945,
München 2006, S. 475. Studt (wie Anm. 75), S. 198.

75 Vgl. Seidler (wie Anm. 38), S. 249: wie beispielsweise des Düsseldorfer Fachkollegen Julius
Weyl. Dieser war am 26. Juli 1938 nach Frankreich ausgewandert und nach seiner Verhaftung
am 19. September 1942 nach Auschwitz deportiert worden.

76 Fabian u. Coulmas (wie Anm. 73).

77 Vgl. ebd.

78 Vgl. Kramp (wie Anm. 1).

79 Vgl. Fabian u. Coulmas (wie Anm. 73).

80 Vgl. ebd.

81 Vgl. Schwoch (wie Anm. 63), S. 195. Vgl. Lilly Ehrenfried, in: Ärztinnen im Kaiserreich:
https://geschichte.charite.de/aeik/biografie.php?ID=AEIK00817 (abgerufen am 09. 08.
2020), sie hatte nicht in Bonn studiert.

Familie Klein zog nach Kriegsende nach Chateau Ferrière im Bezirk Seine et Marne, wo sich Henriette Klein-Herz in einem OSE-Haus erneut um jüdische Waisenkinder kümmerte;[82] nun ging es vornehmlich darum, die erlittenen seelischen Verletzungen der Kinder und Jugendlichen zu lindern und ihnen möglichst Vertrauen in die Zukunft zu vermitteln.

Nach 1945 wurde erst nach und nach das Ausmaß des Holocaust bekannt. Von Henriette Klein-Herz' Familie hatten nur zwei Schwestern rechtzeitig ins Ausland fliehen können.[83] Den Eltern von Kurt Klein war die Flucht nach Peru gelungen, in Lima hatten sie sich eine neue Existenz aufbauen können. Noch im Jahre 2007 hieß es in der Literatur zu Henriette Klein-Herz: »20.11.1937. ›Wegzug nach Palästina‹ (dort nicht ermittelt)«.[84] Erst seit den Recherchen zu der im Jahre 2015 gezeigten Ausstellung der Düsseldorfer Mahn- und Gedenkstätte »Helpers + Healers« kann der Lebensweg von Henriette Klein-Herz von ihrer Flucht aus Düsseldorf bis nach Lima nachvollzogen werden.[85]

Im Jahre 1946 verließ das Ehepaar mit den 14- bzw. 15-jährigen Töchtern Europa und wanderte ebenfalls nach Peru aus.[86] Zwei Jahre zuvor, am 6. Juni 1944, war Kurt Kleins Mutter in Lima verstorben, in der im ›Aufbau‹[87] am 1. September 1944 veröffentlichten Todesanzeige heißt es: »Ihr sehnlichster Wunsch, ihre Kinder, ihre Enkelkinder und Geschwister wiederzusehen, war ihr leider nicht vergönnt«.[88]

Als knapp 50-Jährige legte Henriette Klein-Herz nach Erlernen der Landessprache das peruanische medizinische Staatsexamen ab und praktizierte bis zu ihrem 70. Lebensjahr.[89] Aus ihrer Heimat brachte sie eine sechsjährige Fachausbildung, eine fünfjährige Praxistätigkeit als niedergelassene Düsseldorfer Ärztin und vom französischen Exil eine fast dreizehn Jahre dauernde Tätigkeit als Betreuerin traumatisierter Kinder und Jugendlicher mit.

Mit ihrem scheinbar nicht versiegenden Elan, ihrer Ausdauer und ihrem sozialen Engagement war sie offensichtlich ein Vorbild für ihre Töchter. Durch ihre lange Berufstätigkeit in Lima steuerte sie vermutlich nicht nur einen finanziellen Beitrag zum Aufbau einer neuen Familienexistenz bei, sondern sorgte auch für eine solide Ausbildung der Töchter. Hanna studierte Bibliothekswissenschaften und arbeitete unter anderem als Sprachtherapeutin in New Or-

---

82 Vgl. Kramp (wie Anm. 1).
83 Stadtarchiv Krefeld (wie Anm. 2).
84 Seidler (wie Anm. 38), S. 242.
85 Vgl. Kramp (wie Anm. 1).
86 Kramp (wie Anm. 1).
87 Aufbau (New York, 1934–??004): https://archive.org/details/aufbau (abgerufen am 09.06.2016).
88 Aufbau, 1. September 1944: Todesanzeige Louise Klein, geb. Lazarus. (abgerufen am 09.06.2016).
89 Vgl. Kramp (wie Anm. 1).

leans.[90] Die jüngere Tochter Eva studierte wie die Mutter Pädiatrie und erhielt einen Lehrauftrag; außerdem gründete sie die »Sociedad Peruana da genetica« (Peruanische Gesellschaft für Vererbungslehre), der 40 Spezialisten, hauptsächlich Frauen, angehören.[91]

Eigene Publikation

Über die Entstehung der Pneumokokkentypen: Die Agglutination bei hundert Pneumokokkenstämmen. Heidelberg, Med. Diss. v. 1922.

---

90 Vgl. Klein Herz, Anna (Pleasonton) (wie Anm. 7).
91 Stadtarchiv Düsseldorf (wie Anm. 3).

Dr. med. ELSE NEUSTADT-STEINFELD, geb. STEINFELD

26.12.1898 (Mönchengladbach)-Rheydt – 16.09.1998 Hanover/Massachusetts/USA
Fachärztin für Kinderheilkunde und Neurologin

V: Moritz Steinfeld. (02.06.1851 Rinteln – 15.05.1919 Rheydt), Kaufmann. **M:** Emilie St., geb. Struch (verstorben 1913).
G: Gustav St. (1879 – Deportation nach Riga), Kaufmann. Frieda St. (Deportation nach Riga).
Hugo St., Kaufmann, verh. mit einer nichtjüdischen Frau. Rosalie St. verh. mit nichtjüdischem Mann. Johanna St., verh. mit E. D. Goldschmidt, Dr. phil., Bibliothekar, Emigration nach Palästina. Paula St. (1910–1926).[1]
E: Rudolf Neustadt (13.01.1900 Mülheim/Ruhr – 10.10.1958 Hanover/Massachusetts/USA), Dr. med., Arzt, Dozent.[2]
V: Simon Neustadt (05.06.1866 – 29.04.1932 Mülheim/Ruhr, Kaufmann. **M:** Bertha N., geb. Cohen (23.04.1868 Krefeld – 24.05.1935 Mülheim/Ruhr), Kauffrau. **G:** Erna N. (03.10.1893 – Auschwitz, 1945 für tot erklärt).[3]
K: Peter St. (1935, nach der Geburt verstorben)[4]

Im Jahre 1873 zog der Kaufmann Moritz Steinfeld von Rinteln nach Rheydt und heiratete dort zwei Jahre später die aus einer Färbereifamilie stammende Emilie

---

1 Else Neustadt-Steinfeld, s.u. Elsie S. Neustadt, s. InMemoriam-Psychiatric News: https://psychnews.psychiatryonline.org/.../pn.45.22.psychnews_4... (abgerufen am 05.12.2017). G. Erkens: Juden in Mönchen-Gladbach. Jüdisches Leben in den früheren Gemeinden Mönchen-Gladbach, Rheydt, Odenkirchen, Giesenkirchen-Schlesen, Rheindalen, Wickrat u. Wanlo, Mönchen-Gladbach 1989, Bd. 2, S. 61 f., 89, gilt für den ersten Absatz.
2 Die Jüdische Gemeinde unter dem Nationalsozialismus. Beiträge zur Mülheimer Geschichte: https://www.muelheim-ruhr.de/.../die_reichspogromnacht_der_9novemb... (abgerufen 06.12.2015).
3 B. Kaufhold: Jüdisches Leben in Mülheim an der Ruhr, hrsg. vom Salomon Ludwig Steinheim-Institut, Essen 2004, S. 115, 262. S. 289.
4 A. Kramp (Ed.): Helpers+Healers. Jewish Women in Medicine 1933–1945. A Mahn- u. Gedenkstätte Düsseldorf Exhibition, part of the civic project »Health and the City« and in cooperation with der Ärztekammer Nordrhein and the Bundesverband Jüdischer Mediziner in Deutschland, 2015: Else Neustadt-Steinfeld (26 December 1898 (Mönchengladbach)-Rheydt – 16. September 1998 Hanover/Massachusetts, USA, Paediatrician and Neurologist (unpag.). Es handelt sich hierbei um einen 14-seitigen unpaginierten Flyer mit bis dahin unbekannten Informationen zu Else Neustadt-Steinfeld, ohne Literaturangaben.

Struch. Beide erweiterten im »Rheinische(n) Manchester«[5] den bis dahin von ihm alleine geführten kleinen Textilladen zu einem Konfektionsgeschäft. Das Geschäft, das sich großer Beliebtheit erfreute, wurde ab 1896 noch ergänzt durch einen »Handel mit Bazararartikeln« und Stoffangeboten.[6] Moritz Steinfeld und seine Frau Emilie bekamen sieben Kinder.

Tochter Else war aller Wahrscheinlichkeit nach das erste Familienmitglied, das eine akademische Ausbildung anstrebte, dieser Wunsch wurde von der damals bereits wohlhabenden Familie unterstützt, auch nach dem Tod des Vaters. Nach der am Mönchengladbacher Realgymnasium erworbenen Reifeprüfung immatrikulierte sich Else Steinfeld am 1. Mai 1918 an der nahe gelegenen Bonner Medizinischen Fakultät, wechselte anschließend nach Heidelberg und Halle, ehe sie sich auf ihren Studienabschluss im Jahr 1923/24 in Leipzig vorbereitete. In ihrer Dissertation mit dem Titel: »Psychische Folgezustände der Encephalitis epidemica bei Kindern«[7] setzte sie sich mit der »von 1916 bis 1919 in Mitteleuropa epidemisch, danach nur noch sporadisch« auftretenden Europäischen Schlafkrankheit auseinander;[8] das Thema wies bereits auf ihre spätere fachliche Orientierung, die Neurologie, hin.

Im Deutschen Reich gab es eine Reihe von anerkannten Kinderkliniken, an denen sich zukünftige Pädiaterinnen und Pädiater auf ihr Fachgebiet vorbereiten konnten, so erfreute sich vor allem die von Arthur Schlossmann geführte Kinderklinik der Medizinischen Akademie in Düsseldorf eines besonders guten Rufes. Weitere renommierte Einrichtungen waren unter anderem die von Haunersche Klinik[9] in München und das Berliner Kaiser-und-Kaiserin-Friedrich-Krankenhaus.[10]

---

5 Textiltechnikum. Eine Sammlung der Stadt Mönchen-Gladbach: www.textiltechnikum.de/ textile-vergangenheit u. https://www.hs-niederrhein.de/hochschule/ueber.../geschichte-ab-1900/ u. (abgerufen am 02.06.2016): In der Gladbach-Rheydter Region hatten sich seit dem ersten Drittel des 19. Jahrhunderts erst die Leinen- und später die Baumwollverarbeitung angesiedelt. Dort »war ab der zweiten Hälfte des 19. Jahrhunderts eines der bedeutendsten Zentren der Faserstoffverarbeitung in Deutschland«; nach 1900 arbeiteten dort in 650 größeren und kleineren Textilbetrieben 55.000 Beschäftigte.

6 Erkens (wie Anm. 1), S. 61 f, S. 89.

7 Kramp (wie Anm. 4) u. Else Steinfeld: Psychische Folgezustände der Encephalitis epidemica bei Kindern. Leipzig, Univ., Diss., 1923.

8 Lexikon der Neurowissenschaft: (o. Verfasser) Copyright 2000 Spektrum Akademischer Verlag: abrufbar unter: www.spektrum.de/lexikon/.../encephalitis-epidemica/3423 (abgerufen am 02.06.2016).

9 Vgl. A. Autenrieth: Ärztinnen und Ärzte am Dr. von Haunerschen Kinderspital, die Opfer nationalsozialistischer Verfolgung wurden. München, Med. Diss. v. 2012.

10 Vgl. W. U. Eckart: Geschichte der Medizin, 4. ergänzte u. überarbeitete Ausgabe, Berlin, Heidelberg 2000, S. 295.

Um den ca. 1902 zum Christentum konvertierten Professor Dr. Arthur Schlossmann[11] scharte sich eine Reihe von jungen Assistentinnen und Assistenten jüdischen Glaubens, die es später in ihrem Fachgebiet zu hohem Ansehen gebracht haben, wie beispielsweise Selma Meyer[12] und Julius Bauer[13]. Die durchweg fortschrittlich eingestellten Fachmedizinerinnen und Fachmediziner setzten sich unter großem persönlichen Einsatz für Weiterentwicklungen auf dem Gebiet der Kinderheilkunde ein.

Die Bereitschaft vieler dieser Ärzte, dabei mitunter ungewohnte Wege zu gehen, missfiel etlichen Kollegen. Diese betrachteten Neuerungen in ihrem Fachgebiet nicht nur als eine Infragestellung des bisher erreichten medizinischen Standards, sondern häufig auch als Kritik am bestehenden Gesundheitssystem. Nicht wenige der dem Nationalsozialismus nahestehenden Düsseldorfer Ärzte bezeichneten daher die Medizinische Akademie »schon vor 1933 als eine der ›übelsten Pflanzstätten jüdisch marxistischen Geistes‹«.[14]

Die meisten Ärztinnen und Ärzte ergänzten nach Studienabschluss und dem obligatorischen Praktischen Jahr ihre medizinische Ausbildung an »städtischen Universitätskliniken, Krankenhäusern oder Heil- und Pflegeanstalten«, bevor sie sich als Selbständige niederließen.[15] Für mittellose Assistentinnen und Assistenten ohne absehbare Aussicht auf eine eigene Praxis blieb hingegen die dauerhafte Tätigkeit in einem Krankenhaus weitgehend die einzige Möglichkeit, den Beruf ausüben zu können.[16]

Nach dem Ersten Weltkrieg herrschte durch die zahlreichen neu eingerichteten Krankenhäuser zwar großer Bedarf an Assistenzärzten, die Anfragen junger Ärztinnen wurden dabei jedoch selten berücksichtigt und wenn doch, ist aus den zur Verfügung stehenden Unterlagen nicht ersichtlich, ob es sich dann dabei tatsächlich um ökonomisch abgesicherte Beschäftigungsverhältnisse

---

11 Vgl. Wunderlich, Schlossmann, Arthur, in: Neue Deutsche Biographie 23 (2007), S. 108f. E. Eckstein-Schlossmann: »Eigentlich bin ich nirgendwo zu Hause.« Aufzeichnungen. L. P. Johannsen (Hg.), Reihe »Jüdische Memoiren« H. Simon (Hg.), Bd. 17, Berlin 2012, S. 13.
12 Vgl. J. Buchin: Kurzbiographien der Ärztinnen aus dem Kaiserreich, in: Bleker und Schleiermacher, (s. Beitrag H. Maas, wie Anm. 21), S. 233–305, S. 277: sie hatte in Bonn studiert, nach 1933 als Jüdin verfolgt.
13 Vgl. A. von Villiez: Verfolgte und vergessene Wegbereiter ihres Faches: Jüdische Kinderärzte und Kinderärztinnen 1933–1945 in Hamburg. Jüdische Ärzte 1933–1945: Beratungszentrum Alsterdorf, S. 1–14, S. 12.
14 K. Griese und W. Woelk: Jüdische Ärztinnen und Ärzte in Düsseldorf und in der Emigration, in: Düwell u. a., (s. Beitrag C. Sprinz, wie Anm. 53), S. 177–205, S. 181.
15 S. Schleiermacher: Berufsnormalität und Weiblichkeit bis zum Ende der Weimarer Republik, in: Bleker und Schleiermacher, (s. Beitrag H. Maas, wie Anm. 21), S. 89–107, S. 92.
16 Vgl. Else Kienle, in: Ärztinnen im Kaiserreich https://geschichte.charite.de/aeik/biografie. php?ID=AEIK00809 (abgerufen am 07.08.2020), sie hatte nicht in Bonn studiert, ab 1933 als Jüdin verfolgt.

handelte.[17] Ab 1919 verschlechterten sich die Berufsaussichten der Medizinerinnen auch deshalb, weil die von der Front zurückkommenden Ärzte bei der
Kassenzulassung eindeutig bevorzugt wurden.[18] Kaum eine der gerade approbierten Medizinerinnen wird sich daher in den 1920er Jahren Hoffnung auf eine
akademische Karriere als Klinikärztin gemacht haben, und nur sehr wenigen ist
dieser Sprung gelungen.[19] Oberärztinnen jüdischen Glaubens waren, nach jetzigem Stand, Dora Gerson,[20] Selma Meyer,[21] Martha Bardach[22] und Else Steinfeld.[23]

Else Steinfeld und Rudolf Neustadt hatten sich beide am 1. Mai 1918 in das
Bonner Immatrikulationsalbum eingetragen.[24] Anschließend ging Neustadt im
Wintersemester 1918 für ein Jahr zur Universität Münster.[25] Auf der Meldekarte
seiner Heimatstadt Mülheim/Ruhr sind die weiteren Stationen seiner universitären Ausbildung gut nachvollziehbar.[26] Gemeinsam mit Else Steinfeld ver-

---

17 Vgl. Schleiermacher (wie Anm. 15), S. 93 f.
18 Vgl. J. Bleker: Kriegsgewinnlerinnen? Studium und Berufsarbeit deutscher Medizinerinnen
    im Ersten Weltkrieg, in: Bleker und Schleiermacher, (s. Beitrag H. Maas, wie Anm. 21), S. 75–
    88, S. 84 ff.: Viele Kriegsteilnehmer fühlten sich gegenüber den inzwischen gut ausgebildeten
    jungen Ärztinnen benachteiligt und betrachteten diese als »Kriegsgewinnlerinnen«, denen
    sie unverhohlen mit »offene(r) Frauenfeindlichkeit« gegenübertraten.
19 Vgl. Buchin, in: Bleker und Schleiermacher (wie Anm. 12), S. 233–305. Die Auswertung der
    Unterlagen zu den 792 Kurzbiographien von vor 1914 im Deutschen Reich approbierten
    Ärztinnen mit Stand vom Jahre 2000 ergab, dass 11 dieser Frauen nach der Assistenzzeit zur
    Oberärztin ernannt wurden: A. Blanckertz, L. Ebmeier, A. Gaedertz, D. Gerson, Ch. Mahler,
    S. Meyer, K. Meier-Gollwitzer, E. Jungermann, M. Riederer-Kleemann, M. Pflughaupt. Dabei
    gehörten Dora Gerson u. S. Meyer dem jüdischen Glauben an, s. dazu auch den Beitrag zu
    Martha Kassel, die als getaufte Jüdin zur Oberärztin ernannt worden war.
20 Vgl. Dora Gerson, in: Ärztinnen im Kaiserreich https://geschichte.charite.de/aeik/biografie.
    php?ID=AEIK00380 (abgerufen am 07.08.2020), Dora Gerson war von 1919 bis 1920 als
    Oberärztin am Städtischen Krankenhaus Dresden-Friedrichstadt tätig. Sie hatte nicht in
    Bonn studiert, ab 1933 als Jüdin verfolgt.
21 Vgl. Voswinckel, Peter, »Meyer, Selma« in: Neue Deutsche Biographie 17 (1994), S. 372–373,
    seit 1922 als Oberärztin an der Düsseldorfer Infektionsklinik.
22 Vgl. Kramp (wie Anm. 4): Martha Bardach (15.12.1891 Nice/France – 12.03.1988 Flushing/
    N. Y.), Paediatrician in Germany and the USA, unpag.: Scheidung von Dr. med. Wilhelm
    Stützel im Jahre 1939, dieser hatte sich zuvor geweigert, seiner jüdischen Frau ins Ausland zu
    folgen, danach nahm sie wieder ihren Mädchennamen an.
23 Das genaue Datum der Ernennung ist nicht bekannt.
24 Die zwanzigjährige Else Steinfeld schrieb sich in der Tagesreihenfolge als Dritte in das
    Immatrikulationsalbum ein, unter ›Nummer 9‹ trug sich am selben Tag der 18-jährige Ab-
    iturient Rudolf Neustadt ein, s. UA Bonn, Immatrikulationsalbum SH 1918.
25 UA Münster Matrikelband für 1918 bis 1921 (Bestand 4 Nr. 548).
26 Stadtarchiv Mülheim, Auskunft v. 07.01.2019: Im April 1919 ging Neustadt nach Heidelberg,
    im Januar 1920 nach Würzburg, im Oktober wechselte er nach München und im Dezember
    1923 nach Leipzig, wo er sein Studium abschloss.

brachte er das Sommersemester 1919 in Heidelberg,[27] beide schlossen ihr Studium mit Promotion im Jahre 1923 in Leipzig ab[28] und traten anschließend ihre ersten Anstellungen in Düsseldorf an, Else Steinfeld in der Düsseldorfer Kinderklinik.[29] Im Jahre 1926 heiratete sie ihren Kollegen Rudolf Neustadt.[30]

Im gleichen Jahr schickte Else Neustadt-Steinfeld mit Genehmigung des Leiters der Akademie der Kinderklinik Düsseldorf, Geheimrat Dr. Schlossmann, die Studie »Über Friedreichsche Ataxie und Friedreichähnliche Erkrankungen im Kindesalter«, versehen mit zwei Abbildungen und einer Tafel, an die Zeitschrift für Kinderheilkunde; kurz darauf erschien dieser Artikel in dieser Reihe.[31] Das bereits in der Dissertation dokumentierte Interesse für psychologische Fragen im Grenzbereich der Pädiatrie verstärkte sich bei Else Neustadt-Steinfeld im Laufe ihrer medizinischen Tätigkeit, sicher auch begünstigt durch die Fachgespräche mit ihrem Ehemann, der Assistenzarzt an der Düsseldorf-Grafenwerther Provinz-, Heil- und Pflegeanstalt war.[32]

Mitte der 1920er Jahre waren in Düsseldorf noch immer die Spätfolgen des Ersten Weltkrieges spürbar.[33] Unter den nachkriegsbedingten finanziellen Einschränkungen und schwierigen sozialen Bedingungen litten besonders Kleinkinder, vor allem jedoch Säuglinge. Frauen, die nach der Geburt ihre Kinder nicht selbst ernähren konnten, waren zu dieser Zeit meist noch auf Ammen angewiesen. Gefragt waren Wöchnerinnen, die dieser Aufgabe verantwortungsbewusst nachgingen. Else Neustadt-Steinfeld untersuchte in ihrer 1928 veröffentlichten zweiten Studie mit dem Titel »Zur Psychologie der Ammen«, wie sich das gesicherte Umfeld auf die Einstellung der Ammen zu ihrer Tätigkeit

---

27 Verzeichnis der Studierenden der Badischen Ruprecht-Karls-Universität in Heidelberg, Kriegsnotsemester 1919. Auch als PDF abrufbar unter: unihdadressbuch.uni-hd.de/ (abgerufen am 19.05.2016).

28 E. Steinfeld: Psychische Folgezustände der Encephalitis epidemica bei Kindern. Leipzig, Univ., Diss., 1923. R. Neustadt: Die Geistesstörung der Juden: bearbeitet nach dem Material der Leipziger Psychiatrischen Klinik in den Jahren 1909–1913. Leipzig, Univ., Med. Diss., 1923.

29 Vgl. Kramp, (wie Anm. 4).

30 Rudolf Neustadt hatte zuvor als 18-Jähriger am 02.03.1918 am Realgymnasium seiner Heimatstadt Mülheim/Ruhr die Reifeprüfung bestanden; s. Angaben: UA Bonn Immatrikulationsalbum SH 1918.

31 E. Neustadt-Steinfeld: Über Friedreichsche Ataxie u. Friedreichähnliche Erkrankungen im Kindesalter. Aus der Akademie der Kinderklinik Düsseldorf – Vorstand Geheimrat Dr. Schlossmann, in: Zeitschrift f. Kinderheilkunde 09/26, Vol. 42, Issue 1, pp. 142–156.

32 R. Neustadt: »Die Psychose der Schwachsinnigen. Abhandlung aus der Neurologie, Psychiatrie, Psychologie u. ihren Grenzgebieten. Beiheft zur Monatsschrift für Psychiatrie u. Neurologie, K. Bonhoeffer (Hg.), Heft 48. Aus der Provinz-, Heil- u. Pflegeanstalt Düsseldorf-Grafenberg <San.-Rat Dr. Hertwig> u. der Psychiatrischen Klinik der Medizinischen Akademie Düsseldorf <Prof. Dr. Sioli>, Assistenzarzt der Klinik u. Dozent für Psychiatrie an der Medizinischen Akademie in Düsseldorf, Berlin 1928.

33 S. dazu auch den Beitrag zu Henriette Klein-Herz.

auswirkte, vorhergegangen waren Studien sowohl in der Kinderklinik als auch in der Psychiatrischen Klinik.[34] Mit der Veröffentlichung dieses Aufsatzes verabschiedete sich Else zugleich von Professor Schlossmann und dem Kinderkrankenhaus und trat zum Jahreswechsel 1928/29 ihren Dienst in der Heil- und Pflegeanstalt Düsseldorf-Grafenberg an; der Pädiatrie blieb sie nach wie vor treu. Möglicherweise kannte sie ihren neuen Chef, Professor Dr. Franz Sioli, noch aus ihrer Studentinnenzeit als damaligen Dozenten der Bonner Universität.[35] Sioli war in Grafenberg der »erste Lehrstuhlinhaber«, der die »Psychiatrische Klinik der medizinischen Akademie zu einem Zentrum neurologisch-psychiatrischer Forschung ausgebaut« hatte.[36]

Die bisherige Oberärztin der Kinderklinik Else Neustadt-Steinfeld wurde nach dem Stellenwechsel Ende der 1920er Jahre zur Heil- und Pflegeanstalt Düsseldorf-Grafenberg, an der auch ihr Ehemann tätig war, als Volontärärztin eingestellt und blieb dies bis zu ihrer Entlassung im Jahr 1933. Auch Gertrud Sioli, die Ehefrau des Anstaltsleiters, wurde 1929, 1931 und 1933 dort nur als Volontärärztin beschäftigt, im Jahre 1935 als Assistenzärztin und 1937 erneut als Volontärärztin.[37]

Die ausbleibende Beförderung von Else Neustadt-Steinfeld zur Assistenzärztin kann nicht mit deren mangelnder Qualifikation begründet werden, denn bereits im November 1928 hielt sie vor der Versammlung des Psychiatrischen Vereins der Rheinprovinz einen Vortrag über frühkindliche Störungen. Im Jahre 1932 veröffentlichte sie dazu die Untersuchungsergebnisse: »Über Psychosen im frühen Kindesalter«.[38]

Seit der Verabschiedung der »Personalabbauverordnung vom 12.10.1923«[39] gab es während der Weimarer Republik immer wieder Initiativen, bei Ehepaaren

---

34 E. Neustadt-Steinfeld: »Zur Psychologie der Ammen.« Aus der Kinderklinik <Vorstand Geheimrat A. Schlossmann > und der Psychiatrischen Klinik <Vorstand Prof. F. Sioli> der Medizinischen Akademie«, eingegangen am 01.09.1928, in: Zeitschrift für die Gesamte Neurologie und Psychiatrie, 12/1928, Vol. 117, Issue 1 pp. 785–792. S. 785f.

35 Vgl. A. Kreuter: Deutschsprachige Neurologen und Psychiater. Ein biographisches und bibliographisches Lexikon von den Vorläufern bis zur Mitte des 20. Jahrhunderts, Bd. 3, München 1996, S. 1360.

36 LVR Klinikum Düsseldorf. Kliniken der Heinrich-Heine-Universität Düsseldorf. 1923–1933. Auch als PDF abrufbar unter: www.klinikum-duesseldorf.lvr.de/de/nav…bis…/Inhaltsseite_KV.html (abgerufen am 10.05.2016).

37 Vgl. Gertrud Sioli, geb. Mautz (18.04.1888), in: 1361 Namen – Ärztinnen im Kaiserreich https://geschichte.charite.de/aeik/biografie.php?ID=AEIK00088 (abgerufen am 07.08. 2020), sie hatte weder in Bonn studiert, noch gehört sie dem jüdischen Glauben an.

38 E. Neustadt-Steinfeld: »Über Psychosen im frühen Kindesalter«. Aus der Provinzial Heil- u. Pflegeanstalt Düsseldorf-Grafenberg u. der Psychiatrischen Klinik der Medizinischen Akademie Düsseldorf <Direktor: Professor Dr. Sioli>, in: Archiv für Psychiatrie u. Nervenkrankheiten, Dec. 1932, Vol. 97, pp. 221–237 (eingegangen 01.04.1932), S. 221.

39 Th. Eitz u. I. Engelhard: Diskursgeschichte der Weimarer Republik, Bd. 1, Hildesheim 2015, S. 404f.

doppelte Verdienste zu unterbinden. Unter den Kürzungen der Einkünfte litten unter anderem verheiratete Ärztinnen.[40] Else Neustadt-Steinfeld verdiente während dieser Zeit monatlich nur 100 RM. Dringend benötigte zusätzliche finanzielle Einnahmen erhielt sie durch arbeitsintensive medizinische Nebentätigkeiten im Betreuungsbereich.[41]

Inzwischen war ihr Ehemann im Jahre 1932 zum klinischen Oberarzt befördert worden und hielt, »erstmals als Dozent«, an der Provinzial Heil- und Pflegeanstalt eine »Vorlesung über Psychotherapie«.[42] Ein Jahr später wurden Else und Rudolf Neustadt aufgrund ihrer jüdischen Abstammung entlassen.[43]

Mit der Aufkündigung der Arbeitsverhältnisse erhielt das Ehepaar keinerlei Einkünfte mehr. Rudolf Neustadt eröffnete schließlich in der Düsseldorfer Sternstraße Nr. 28 eine Privatpraxis,[44] in der auf Grund der Verordnungen ausschließlich jüdische Patienten behandelt werden durften.[45]

Genau in dieser Zeit, neun Jahre nach der Hochzeit, erwartete Else als 37-Jährige ihr erstes Kind, vermutlich hatten beide gar nicht mehr mit einer Schwangerschaft gerechnet. Sohn Peter kam jedoch als Frühgeburt zur Welt und war nicht lebensfähig. Der Verlust ihres Kindes war ein Schock für die Eltern, eine weitere Schwangerschaft unter diesen für Juden sich ständig verschlechternden politischen Bedingungen kaum vorstellbar. Else Neustadt-Steinfeld brauchte nun selbst über einen längeren Zeitraum professionelle Hilfe, um den Schmerz bewältigen zu können.

Die Sorgen über die ungewisse berufliche Absicherung und die politische Zukunft des Landes führten schließlich zum Entschluss, schnellstmöglich die Einreise in die USA zu beantragen. Am 12. August 1937 meldete sich das Ehepaar in Düsseldorf ab und gab als Adresse in den Vereinigten Staaten »Providence/Rhode Island« an.

Vor der Abreise besuchten Else und Rudolf Neustadt wahrscheinlich noch die engsten Verwandten. Else wird dabei ihren Bruder Gustav und die Schwester Frieda das letzte Mal gesehen haben, beide wurden nach Oktober 1941 nach Riga

---

40 S. dazu den Beitrag zu Caroline Maud Sprinz, geborene Plaut.
41 Vgl. Kramp (wie Anm. 4): zum Beispiel als ärztliche Betreuerin des Arbeiterwohlfahrt-Waisenhauses im späteren Düsseldorfer Stadtteil Gerresheim und eines Kindererholungsheimes im damaligen Vorort Urdenbach sowie durch ihre Beratertätigkeit.
42 Griese u. Woelk, (wie Anm. 14), S. 189.
43 Vgl. Kramp (wie Anm. 4).
44 Vgl. Kramp (wie Anm. 4). Griese und Woelk (wie Anm. 14), S. 189: demnach sollen beide die Praxis geführt haben.
45 Vgl. E. Seidler: Jüdische Kinderärzte 1933–1945. Entrechtet – Geflohen – Ermordet, erweiterte Neuauflage 2007, S. 27: Nichtarischen Ärzten war die Kassenzulassung bereits am 22. April 1933 entzogen worden und die »private Krankenversicherungen erkannten Rechnungen jüdischer Ärzte nur an, wenn der jeweilige Patient ebenfalls Nichtarier war«.

deportiert und dort umgebracht.[46] Von Rudolfs Familie lebte nur noch die in Mülheim wohnende Schwester, die später in Auschwitz ermordet wurde.[47]

Am 22. Dezember 1937 landeten Else und Rudolf Neustadt in New York.

Bei den eingewanderten deutschsprachigen Ärztehepaaren legten in der Regel zuerst die Ehemänner das amerikanische medizinische Staatsexamen ab, und die Ehefrauen sicherten während der Prüfungsvorbereitungen zumeist den Lebensunterhalt der Familien. Das Gefühl, dabei von der Tüchtigkeit der Ehefrau abhängig zu sein, konnte sich mitunter negativ auf das partnerschaftliche Verhältnis auswirken.[48] Möglicherweise haben sich Else und Rudolf Neustadt gemeinsam sofort nach der Ankunft in New York auf das »State Board Examination« vorbereitet; nur von ihr ist allerdings bekannt, dass sie das amerikanische medizinische Staatsexamen im ersten Anlauf gleich im Jahre 1938 bestand.[49]

Die von Else Neustadt-Steinfeld in den Jahren 1926, 1928 und 1932 in reichsdeutschen Fachzeitschriften veröffentlichten Aufsätze sowie der Nachweis ihrer Tätigkeit im gehobenen klinischen Krankenhausbereich stellten eine gute Voraussetzung für die weitere Qualifikation in den USA dar. Sechs Jahre nach der Ankunft qualifizierte sich Else Neustadt-Steinfeld in Massachusetts als Neurologin.[50]

Später war die frühere Düsseldorfer Oberärztin mitverantwortlich »for the installation, organisation and direction of the Department for Psychiatrically Sick Children« in New York.[51] Mit Selma Meyer[52] und Martha Bardach[53] war es

---

46 Vgl. Erkens (wie Anm. 1), S. 61 f., 89: Ihrer Schwester Johanna und deren Ehemann gelang später die Emigration nach Palästina; die Geschwister Hugo und Rosalie waren durch ihre nichtjüdischen Ehepartner geschützt.

47 Vgl. Kaufhold (wie Anm. 3), S. 115, 262, 289: Der Vater war bereits im Jahre 1932 verstorben, die Mutter, die vor ihrer Hochzeit »in der Mülheimer Bachstraße ein Handarbeitsgeschäft geführt hatte, überlebte ihren Ehemann nur um drei Jahre«.

48 Vgl. W. Benz (Hg.): Das Tagebuch der Hertha Nathorff. Berlin-New York. Aufzeichnungen 1933 bis 1945, Frankfurt/M. 1988, S. 190 ff: Es war nicht für alle mit einer Kollegin verheirateten Ärzte selbstverständlich, nach Etablierung der Praxis nun auch den Ehefrauen die Ausübung ihres Berufes zu ermöglichen. Hertha Nathorff zum Beispiel musste erleben, dass ihr Mann zwar einer Kollegin, die sich für das ›State Board Examination‹ vorbereitete, geduldig half, ihre diesbezüglichen Fachfragen bei der Examensvorbereitung jedoch mit der Bemerkung abspeiste: »Das weiß man doch«.

49 Vgl. Kramp (wie Anm. 4).

50 Vgl. ebd.

51 Ebd.

52 Buchin, in: Bleker und Schleiermacher (wie Anm. 12), S. 277: Dr. habil. Selma Meyer (geb. 1881), vormalige Oberärztin emigrierte nach zuvor erfolgter »Ausbürgerung und Entzug des Vermögens« im Jahre 1939 nach New York, wo sie sich nach »Erhalt der amerikanischen medizinischen Lizenz« im Jahre 1940 im darauffolgenden Jahr als Kinderärztin niederließ.

zwei weiteren jüdischen Oberärztinnen gelungen, in die USA zu emigrieren. Dora Gerson hingegen, die nach dem Entzug der Approbation den hauswirtschaftlichen Bereich einer jüdischen Gartenbauschule leitete, nahm sich an ihrem 57. Geburtstag das Leben.[54]

Ab Mitte der 1950er Jahre leistete die Bundesrepublik Deutschland Wiedergutmachungszahlungen an verfolgte und geflüchtete jüdische Emigrantinnen und Emigranten.[55] Es ist gut vorstellbar, dass sich Rudolf und Elsie S. Neustadt, wie sie sich jetzt nannte, unter anderem mit Hilfe dieser Summe selbständig machen wollten. Beide entschlossen sich zum Kauf eines um 1900 im Kolonialstil erbauten Hauses in Hanover, Nähe Boston. Sie zogen damit in eine Gegend, in der bereits frühzeitig jüdische Glaubensschwestern und -brüder Fuß gefasst hatten.[56]

Zu der Zeit wohnten damals in der im Jahre 1727 gegründeten Stadt Hanover im Staate Massachusetts[57] nur ca. 1.500 Einwohner, an dem in unmittelbarer Nähe gelegenen Dartmouth College wurden hingegen 2.500 Studentinnen und Studenten von 250 Professoren und Assistenten betreut. Nach 1933 hatten dort auch einige emigrierte Ärzte Stellungen in jüdischen Krankenhäusern gefunden.[58]

In ihrer kleinen Klinik wendeten Neustadts bei Patienten mit nur leichten neurologischen Erkrankungen eine ganzheitliche Behandlungsmethode an, die Golfspiel, Reiten, Schwimmen und Musiktherapie umfasste. Die für amerikanische Verhältnisse sehr alte Stadt Hanover war als Standort für diesen Plan geschickt ausgewählt, denn seit dem Jahr 1910 wurden im Ort verschiedene

---

53 Vgl. Kramp (wie Anm. 22): die ehemalige Oberärztin Martha Bardach arbeitete nach ihrer Ankunft in New York im Jahre 1939 dort an verschiedenen Krankenhäusern, darunter dem St. Barnabas Hospital in der Bronx und im »Home for Incurable«.

54 Vgl. Dora Gerson, (wie Anm. 20).

55 S. dazu Beitrag zu Johanna Maas.

56 Vgl. Kramp (wie Anm. 4). North End History: Our Jewish Heritage by G. Nichols. Als PDF abrufbar unter: www.northendboston.com/north-end-history-volum…, s. ebenfalls: M. A. Ross: The Jewish Friendship Trail, 2nd Edition, 2003. Als PDF abrufbar unter:(abgerufen am 03.06.2016). Ob E. Neustadt-Steinfeld aktives Mitglied der jüdischen Gemeinde war, ist nicht bekannt. G. Erkens (wie Anm. 1), S. 61 f, S. 89: Ihre Eltern und auch die Großeltern mütterlicherseits waren fest verwurzelt in der Rheydter jüdischen Gemeinde, im Jahre 1890 wurde ihr Vater zum »Repräsentanten der Synagogengemeinde gewählt.«

57 Vgl. History of the Town of Hanover Massachusetts with Family Genealogies by J. Dwelley and J. F. Simmons. Copyright 1911 by Town of Hanover. Auch als PDF abrufbar unter: https://archive.org/details/historyoftownofh00dwel (abgerufen am 03.06.2016).

58 Vgl. A. K. Kaufmann: Alfred Bielschowsky: Ein Leben für die Strabologie, Gießen. Med. Diss. v. 1993, S. 153 f. Beispielsweise der emigrierte Marburger Ophthalmologe Alfred Bielschowsky, der am 1. September 1937 »zum Direktor des Dartmouth Eye Instituts ernannt wurde, s. dazu den Beitrag zu Grete Willner.

Sportarten angeboten, so zum Beispiel auch das Golfspiel.[59] Bei der Anwendung der Musiktherapie wird das Ehepaar auf europäische und amerikanische Erkenntnisse auf diesem Gebiet zurückgegriffen haben. In den deutschsprachigen Ländern gab es verschiedene Ansätze zur Musiktherapie, zum Beispiel von Emile Jaques-Lacrose[60] und in den USA in den späten 1930er Jahren von dem Psychiater Dr. Ira Maximilian Altshuler.[61]

Else Neustadt-Steinfeld beschäftigte sich als Pädiaterin von 1926 bis zu ihrer Flucht aus dem Deutschen Reich im Jahre 1937 unter anderem mit Fragen der Psychologie und Neurologie. Nach der Emigration gelang es ihr, zusätzlich zu dem im Deutschen Reich an Universitäten, Kliniken und Krankenhäusern erworbenen Wissen, konsequent und zielstrebig auch in den USA die dort angewandten Methodiken zu erlernen und mit dem Erwerb der Promotion in der neuen Heimat ihr fachliches Können unter Beweis zu stellen.[62]

Elf Jahre nach Ankunft in den USA verstarb Rudolf Neustadt im Alter von nur 58 Jahren. Wie lange seine um zwei Jahre ältere Frau das Sanatorium alleine weiterführte, ist nicht bekannt. In ihrem Wohnsitz »Hanover House« blieb sie bis zum Jahre 1995, fast hundertjährig starb sie Mitte September 1998.[63]

Die American Psychiatric Association gab den Tod ihres Mitgliedes Elsie S. Neustadt erst am 19. November 2010 bekannt. Erst kurz zuvor war die Vereinigung über das Ableben ihres langjährigen Mitgliedes informiert worden.[64]

Eigene Publikationen

Psychische Folgezustände der Encephalitis epidemica bei Kindern. Leipzig, Univ., Diss., 1923.

---

59 Vgl. Beverly golf and tennis club: www.beverlygolfandtennis.com/About-Us.html (abgerufen am 03.06.2016).
60 Vgl. W. Götze: Jaques-Dalcroze, Èmile, in: Neue Deutsche Biographie 10 (1974), S. 350–352. C. Bockmaier, Hochschule für Musik u. Theater, München: Musikgeschichte u. Musiktherapien. Einige Grundlinien u. Zusammenhänge, in: Anuario Musical, Nr. 63, enero–dicembre 2008, S. 181–202, S. 189 f.: »dem es um die Entwicklung der differenzierten Hör- und Gestaltungsfähigkeit des Kindes« ging und der daraus »erste musikbezogene Konzepte in der Heilpädagogik« entwickelt hatte, darüber hinaus ist unter anderem auch das Orffsche Schulwerk für Musiktherapie nennen.
61 Vgl. Ira Maximilian Altshuler, in: J Music Ther., 2003 Fall, 40 (3), 247–263.
62 Vgl. Kramp: (wie Anm. 4). Der Titel der amerikanischen Dissertation konnte nicht ausfindig gemacht werden.
63 Vgl. Kramp: (wie Anm. 4).
64 In Memoriam-Psychiatric News: https://psychnews.psychiatryonline.org/.../pn.45.22.psychnews_4... (abgerufen am 05.12.2017), (wie Anm. 1).

Über Friedreichsche Ataxie und Friedreichähnliche Erkrankungen im Kindesalter, in: Aus der Akademie der Kinderklinik Düsseldorf - Vorstand Geheimrat Dr. Schlossmann, in: Zeitschrift f. Kinderheilkunde 09/26, Vol. 42, Issue 1, pp. 142–156.

Zur Psychologie der Ammen. Aus der Kinderklinik <Vorstand Geheimrat A. Schlossmann> und der Psychiatrischen Klinik <Vorstand Prof. F. Sioli > der Medizinischen Akademie, eingegangen am 01.09.1928, in: Zeitschrift für die Gesamte Neurologie und Psychiatrie, Vol. 117, Issue 1 pp. 785–792, S. 785f.

Über Psychosen im Kindesalter. Aus der Provinzial Heil- und Pflegeanstalt Düsseldorf-Grafenberg und der Psychiatrischen Klinik der Medizinischen Akademie Düsseldorf <Direktor: Prof. Dr. Sioli>, in: Archiv für Psychiatrie und Nervenkrankheiten, Dez. 32, Vol. 97, Issue 1, pp. 221–231, S. 221.

Dr. med. Martha Jacob, geb. Salomon

04.04.1899 Speicher/Bez. Trier – 30.08.1990 Kibbuz Maagan Michael/Israel[1]
Allgemeinpraktikerin

V: Sigmund Salomon (29.06.1863 Speicher – 27.01.1928 Speicher), Kaufmann. M: Emma
S.; geb. Baer (17.11.1868 Weingarten – bis nach 1934 Palästina).[2]
G: Ludwig S. (18.08.1895 Speicher). Anna S. (04.08.1900 Speicher – 1990 Israel). Else S.
(verstorben 06.06.1902). Trude S. (12.12.1909 – 19.01.1922 Speicher)[3];
E: Kurt Jacob (08.01.1899 Köln[4] – 08.10.1977 Kibbuz Maagan Michael/Israel), Dr. med.,
Nervenarzt.[5]
K: Rafael J., später Rafael Yaakov (23.10.1923 Berlin – 09.12.2012 Menara, Tzfat, North
District/Israel). Paul Saul J., später Paul Shaul Yaakov (27.01.1925 Berlin – 1998)[6]. Josef J.,
später Yosef Yaakov (27.01.1925 Berlin – 2013).[7]

Von den 792 Ärztinnen, die zwischen 1871 und 1918 approbiert wurden, waren
185 der Medizinerinnen mit Kollegen verheiratet, neunzehn dieser Frauen
führten ihre Praxis über einen mehr oder weniger langen Zeitraum gemeinsam
mit ihren Ehemännern, drei davon nach der Emigration auf Dauer.[8] Vierzehn
deutsche der hier vorgestellten 42 Ärztinnen waren mit einem Kollegen ver-

1 R. Schwoch (Hg.): Berliner jüdische Kassenärzte und ihr Schicksal im Nationalsozialismus.
Ein Gedenkbuch, Berlin 2009, S. 384f.
2 Vgl. Simon Salomon alias Siegbert Salter. Ein Mitbürger aus Speicher. Familie-Leben-Schaffen
»Im Lande der Quellen«; hg. vom Arbeitskreis für Heimatgeschichte und -literatur im Eifelverein Ortsgruppe Speicher e. V., Speicher 2003, S. 25.
3 Zivil- u. Personenstandsregister der STA Speicher: Auskunft v. Kreisarchiv Bitburg-Prüm
vom 25.07.2014 u. Simon Salomon alias Siegbert Salter (wie Anm. 2), S. 17.
4 Kurt Jacob: 08.01.1899 (Köln III 131/1899): Auskunft v. der Gedenkstätte Köln v. 04.04.2017,
Refael Yaakov (1923–2012) Genealogy-Geni: www.geni.com/people/Rafi-Yaakov/600000000
6902204182 (abgerufen am 18.04.2017).
5 Schwoch (wie Anm. 1), S. 384. Kurt Jacob (1899-d)-Genealogy-Geni: www.geni.com/people/
Kurt-Jacob/6000000027467120663 (abgerufen am 10.02.2017).
6 Paul Shaul Yaakov 1925–1998 Genealogy – Your Family Tree-Geni uploads.geni.com/people//
יעקב-שאול6000000027467205682 (abgerufen am 18.04.2017).
7 Schwoch (wie Anm. 1), S. 384 u. S. 384f. u. Kurt Jacob (1899-d)-Genealogy-Geni (wie Anm. 5).
8 Vgl. J. Buchin: Kurzbiographien der Ärztinnen aus dem Kaiserreich, in: Bleker u. Schleiermacher, (s. Beitrag H. Maas, wie Anm. 21), S. 233–305, Auswertung der Verfasserin.

heiratet,[9] davon arbeitete nur Martha Jacob, geborene Salomon, ausschließlich mit ihrem Ehemann in verschiedenen Praxisgemeinschaften zusammen.[10]

Martha Salomon kam aus einer alteingesessenen jüdischen Familie aus dem Bezirk Speicher, in der Umgebung von Trier. Der Großvater väterlicherseits wurde am 6. September 1825 in der nahegelegenen Ortschaft Dreis geboren.[11] Ein Onkel Martha Salomons war sicherlich das erste Familienmitglied, das diesen dörflichen Raum wegen einer akademischen Ausbildung verließ. Der am 21. März 1873 geborene Simon Salomon hatte sich nach dem Abschluss am Trierer Realgymnasium am 19. April 1893 an der Philosophischen Fakultät der Bonner Universität im Fach Chemie immatrikuliert.[12]

Auch seine Nichte Martha begann ihr Studium an der dem Heimatort nächstgelegenen Hochschule. Die angehende Medizinerin trug sich am 3. Mai 1918 in das Immatrikulationsalbum der Bonner Universität ein, zuvor hatte sie an der Trierer Studienanstalt realgymnasialer Richtung die Reifeprüfung bestanden.[13] An der Medizinischen Fakultät lernte sie im Wintersemester 1919/20 Kurt Jacob, ihren späteren Ehemann, kennen; der Sohn eines Kölner Kaufmanns studierte seit dem 5. Oktober 1917 an der Universität Bonn.[14] Auch nach ihrer Hochzeit mit Kurt Jacob am 24. Dezember 1921 setzte Martha Jacob ihr Studium fort.[15]

Deutsche ›Studentenpärchen‹ gab es zu der Zeit eher selten, verheiratete ausländische Studierende[16] waren an deutschen Universitäten etwas häufiger zu finden, so beispielsweise das aus dem Baltikum stammende Ehepaar Ita-Selda und James Werth, das sich in Bonn am 5. November 1910 an der Medizinischen Fakultät immatrikulierte.[17] James Werth wurde am 4. März 1913 an der Berliner Universität promoviert[18], ob seine Ehefrau, so wie Martha Jacob, ihr Studium nur unterbrochen oder letztlich ganz aufgegeben hat, ist nicht geklärt.

Martha und Kurt Jacob hatten offensichtlich frühzeitig beschlossen, ihre Zukunft nicht nur in privater, sondern auch in beruflicher Hinsicht gemeinsam

---

9 S. dazu die entsprechenden Beiträge zu Seefeld, Levy, Seligmann, Falk, Schlossmann, Rüppel, Beck, Neustadt-Steinfeld, Jacob, Marcus, Philippson, von der Walde, Glees.

10 Nach dem Approbationsentzug war dies allerdings nicht mehr möglich.

11 Vgl. Simon Salomon alias Siegbert Salter (wie Anm. 2), S. 15.

12 Universität Bonn: PDF Jüdische Studierende A-Z unterteilt: https://www.uni-bonn.de/.../ universitaetsverwaltung/.../universitaetsgeschichte/juedisc... (abgerufen am 11.02.2017).

13 UA Bonn: Immatrikulationsalbum der Medizinischen Fakultät 3.05.1918: Schulabschluss in Trier.

14 UA Bonn PDF: Jüdische Studierende A-Z unterteilt (wie Anm. 12).

15 Vgl. Schwoch (wie Anm. 1), S. 384f. u. Auskunft von der Kölner Gedenkstätte v. 04.04.2017.

16 S. dazu den Beitrag zu Rachel Friedmann-Katzmann.

17 J. Werth (geb.: 10.03.1888 Mitau) u. I.-S. Werth (geb. 05.05 1887 Kreutzburg/Russland): UA Bonn: Immatrikulationsalbum WH 1910/11. Beide gehörten der jüdischen Religionsgemeinschaft an.

18 J. Werth: Ein Lithokelyphopaedion in utero. Berlin, Med. Diss. 1913.

zu gestalten. Von Bonn wechselten beide zur Universität Heidelberg, wo Kurt Jacob im Jahre 1923 sein Studium mit der Promotion abschloss.[19] Bei regulärem Studienverlauf hätte auch Martha zu der Zeit kurz vor dem Abschluss gestanden. An eine Fortführung ihres Studiums am neuen Wohnort Berlin war vorerst jedoch nicht zu denken, denn im Oktober 1923 kam Sohn Rafael zur Welt.[20]

Kurt Jacob war, nach Aussagen seiner Ehefrau, bereits seit Beginn seines Studiums interessiert »an allen Menschen, die von der Norm unterschiedlich waren«,[21] in seiner ›post-doc‹-Ausbildungszeit spezialisierte er sich daher auf das Fachgebiet der Nervenheilkunde.

Als Assistenzarzt arbeitete Kurt Jacob von 1923 bis 1924 bei Richard Cassirer[22] in der Berliner Nervenpoliklinik und die nächsten beiden Jahre in der privaten Heil- und Pflegeanstalt »Berolinum«;[23] noch während seiner Zeit als Assistenzarzt im ›Berolinum‹ ließ sich Kurt, vermutlich aus finanziellen Gründen, im Jahre 1925 in Berlin als Nervenarzt nieder.[24] Knapp zehn Jahre später geriet das »Berolinum« gleich zu Beginn der nationalsozialistischen Herrschaft am 1. April 1933 in den Fokus der Politischen Polizei.[25]

In Berlin widmete sich Martha Jacob während der Assistenzarztzeit ihres Mannes zunächst der größer gewordenen Familie, am 27. Januar 1925 hatte der knapp eineinhalbjährige Rafael mit der Geburt von Paul und Josef gleich zwei Brüderchen bekommen.[26]

Wann genau Martha Jacob das unterbrochene Studium in Berlin wieder aufnahm, ist nicht bekannt. Am 11. Dezember 1931 erhielt sie nach dem zuvor bestandenen Medizinischen Staatsexamen die Approbation, die Promotion fand im Jahre 1932 statt. Mehr als zehn Jahre nach Studienbeginn konnte die Mutter dreier Kinder nun endlich gemeinsam mit ihrem Ehemann in der Bahnstraße 23 in Berlin-Schöneberg praktizieren.[27] Nach Entzug der Kassenzulassung nur zwei

---

19 Das Thema lautete: »Über pyramidale und extrapyramidale Symptome bei Kindern und über motorischen Infantilismus«, Heidelberg, Med. Diss. 1923, s. Schwoch (wie Anm. 1), S. 384.
20 Kurt Jacob (1899-d)-Genealogy-Geni (wie Anm. 5).
21 Schwoch (wie Anm. 1), S. 384.
22 S. Bauschinger: Die Cassirers: Unternehmer, Kunsthändler, Philosophen. Biographie einer Familie, München 2015: 2. Kapitel: Die zweite Generation: Kunst und Wissenschaft (o. Seitenangabe): https://books.google.de/books?isbn=3406677150 (abgerufen am 10.02. 2017.)
23 Vgl. Schwoch (wie Anm. 1), S. 384.
24 Vgl. ebd.
25 Vgl. Th. Muller und D. Zur: Escaping Nazi Germany. On forced migration of psychoanalysts, in: Beddies u. a., (s. Beitrag B. Heinemann, wie Anm. 13), S. 203–217, S. 206.
26 Paul Shaul Yaakov 1925–1998 Genealogy-Your Family Tree-Geni (wie Anm. 6).
27 Vgl. Schwoch (wie Anm. 1), S. 385.

Jahre später durfte die Allgemeinpraktikerin Dr. med. Martha Jacob nur noch jüdische Privatpatienten behandeln.[28]

Auch Kurt Jacob hatte man die Kassenzulassung unmittelbar nach der Machtübernahme der Nationalsozialisten »wegen nichtarischer Abstammung« entziehen wollen. In seiner Eingabe verwies der ehemaliger Frontkämpfer jedoch auf die Ausnahmeregelung, die »fechtenden«[29] Teilnehmern des Ersten Weltkrieges gewährt wurde; seinem Antrag wurde »mit einem Schreiben des RAM vom 16. Juli 1933 stattgegeben«.[30] Dieser scheinbare Erfolg, durch den die Praxis vorerst weitergeführt und der Unterhalt der Familie zunächst gesichert werden konnte, vermittelte zunächst ein Gefühl trügerischer Sicherheit. Es sah anfangs so aus, als würden – trotz aller gesetzgeberischen Maßnahmen gegen Juden – Bestimmungen eingehalten und Verlässlichkeit gewahrt, wenn man nur energisch genug auf Einhaltung dieser Regeln drang.[31]

Auch nach dem Erlass zum Approbationsentzug vom 30. September 1938, von dem insgesamt 3.252 jüdische Ärztinnen und Ärzte betroffen waren,[32] fühlte sich die NS-Regierung im Herbst 1938 noch verpflichtet, für die Gesundheit der bis dahin im Reich verbliebenen jüdischen Bevölkerung zu sorgen. Aus diesem Grunde setzte sie reichsweit sogenannte jüdische Krankenbehandler und Krankenbehandlerinnen ein, diese durften jedoch nur Ehepartner und eheliche eigene Kinder sowie jüdische Kranke zu Hause und in Altenheimen behandeln; das Arztschild musste den Vorgaben entsprechend gekennzeichnet sein.[33] Nach Paragraph zwei der 4. Verordnung zum Reichsbürgergesetz konnte sich die jüdische Ärzteschaft um die Stelle sogenannter Krankenbehandler bewerben. Die Genehmigung, medizinisch tätig sein zu dürfen, erhielten im Deutschen Reich 709 Frauen und Männer, zu den 175 Berliner Krankenbehandlern zählte auch Kurt Jacob.[34]

Von den im Jahre 1933 im Deutschen Reich lebenden über 525.000 jüdischen Mitbürgern hielten sich im Mai 1939 noch 213.930 »im sogenannten Altreich« auf, die meisten davon in Berlin. In der Reichshauptstadt waren für je 1.200 Menschen eine Krankenbehandlerin oder ein Krankenbehandler zuständig.

---

28 Vgl. ebd.
29 S. Doetz und Chr. Kopke: Die antisemitischen Kampagnen und Verfolgungsmaßnahmen gegen die jüdische Ärzteschaft seit 1933, in: Beddies u.a., (s. Beitrag B. Heinemann, wie Anm. 13) S. 36–57, S. 43.
30 Vgl. Schwoch (wie Anm. 1), S. 384. RAM: Reichsarbeitsministerium, d. Verfass., S. 384.
31 Vgl. K. Griese und W. Woelk: Jüdische Ärztinnen und Ärzte in Düsseldorf und in der Emigration, in: Düwell u.a., (s. Beitrag C. Sprinz, wie Anm. 63), S. 177–205, S. 187.
32 Vgl. Doetz u. Kopke (wie Anm. 29), S. 53.
33 Vgl. R. Schwoch: »Praktisch zum Verhungern verurteilt.« Krankenbehandler« zwischen 1938 und 1945, in: Beddies u.a., (s. Beitrag B. Heinemann, wie Anm. 13), S. 75–91, S. 78, S. 79ff.
34 Doetz u. Kopke (wie Anm. 29), S. 53.

Gemessen an der Zahl der zu versorgenden Kranken gab es dort eine besorg-
niserregende medizinische Unterversorgung. Inzwischen sind auch die Namen
von 16 Ärztinnen bekannt, die, entweder freiwillig oder zwangsverpflichtet,
dieser Aufgabe zum Teil »bis zur Erschöpfung« nachgingen.[35] Extrem belastet
waren alle diese Ärztinnen und Ärzte, die sich fast ausschließlich um verängs-
tigte und verzweifelte Menschen zu kümmern hatten und selbst vor Verfolgung
nicht sicher waren. Das zeigen beispielsweise die Lebenswege der zwangsweise
als Krankenbehandlerinnen eingesetzten Justina Bischofswerder[36] und Käthe
Sommerfeld.[37] Ob Kurt Jacob für diese Aufgabe, die er bis zur Emigration im
Februar 1939 wahrnahm, zwangsverpflichtet worden war, ist nicht geklärt. Dem
Mediziner wurde, so wie seinen Kolleginnen und Kollegen, bei Ausübung dieser
Aufgabe das Äußerste abverlangt.

Inzwischen hatten auch die Jacobs die Ausreise nach Palästina beantragt. Die
akute Gefahrenlage, in der sich die Familie mittlerweile befand, wurde deutlich
durch die Ereignisse in Verbindung mit der Reichspogromnacht.

Wegen der beruflichen Belastung ihres Ehemannes hatte sich anscheinend
Martha Jacob von Anfang an um die Ausreiseformalitäten gekümmert. Es lag an
ihr, die umfangreichen und komplizierten Auflagen, die Voraussetzung für den
positiven Bescheid zur Emigration waren, rechtzeitig in die Wege zu leiten und
erfolgreich abzuschließen.

Noch war die Regierung im Jahre 1938 daran interessiert, einen möglichst
hohen Prozentsatz der jüdischen Bevölkerung zur Ausreise zu bewegen,
»gleichzeitig erschwerten die Nationalsozialisten jedoch mit ihrer ›Judenpolitik‹
diesen Menschen die Auswanderung. Die bürokratischen Formalitäten ... waren
kompliziert«.[38] Etliche zeitaufwändige Behördengänge mussten unternommen
werden, um alle Ausreisepapiere zu erhalten, es war ein »nervenzerrüttendes
Gelaufe, ... man bekam die eine Erlaubnis nur, wenn es die andere gab«. Häufig
waren die Besuche auf den Ämtern verbunden mit Angst, wenn zum Beispiel bei
der Gestapo die Ausreisegenehmigung beantragt werden musste.[39]

Martha Jacobs jüngere Schwester Anna hatte schon frühzeitig die juden-
feindlichen Äußerungen der neuen Machthaber als elementare Bedrohung
empfunden und daraus sofort Konsequenzen gezogen. Ihre Familie wanderte

---

35 Schwoch (wie Anm. 33), S. 84 ff. Dazu gehörte außerdem Johanna Maas, s. den entsprechenden Beitrag.
36 Vgl. Justina Bischofswerder, in: Ärztinnen im Kaiserreich https://geschichte.charite.de/aeik/
   biografie.php?ID=AEIK00290 (abgerufen am 07.08.2020), sie hatte nicht in Bonn studiert.
37 Vgl. Käthe Sommerfeld, geb. Schönwald, in: Ärztinnen im Kaiserreich. Es ist nicht bekannt,
   wo sie studierte und Examen machte, https://geschichte.charite.de/aeik/biografie.php?ID=
   AEIK00001 (abgerufen am 07.08.2020).
38 R. J. Evans: Das Dritte Reich. Diktatur Bd. 2/II, S. 733.
39 E. Wohl: So einfach liegen die Dinge nicht. Erinnerungen. Von Deutschland nach Israel,
   hg. von A. Mehmel, Bonn 2004, S. 74 f.

bereits im Jahr 1933 nach Palästina aus, die verwitwete Mutter folgte im Jahr darauf.[40]

Durch ihre in Palästina lebende Schwester wusste Martha Jacobs von der dort vorherrschenden Wohnungsnot, die zur Aufteilung des Wohnungsmarktes in kleinste Wohneinheiten geführt hatte. Jacobs konnten daher nur wenig von ihrer Berliner Einrichtung mitnehmen. Wertsachen wie Gemälde und Silber fielen ohnehin unter das Ausfuhrverbot. Üblicherweise prüften Gestapobeamte vor Versiegelung der Container, ob die Auflagen eingehalten worden waren. Die Eigentümer waren vom Glück begünstigt, wenn sie das per Schiff von Triest aus transportierte Umzugsgut später in Palästina in Empfang nehmen konnten.[41]

Von sechzehn der in dieser Reihe vorgestellten Ärztinnen ist bekannt, dass sie Kinder hatten; es handelte sich dabei um 33 Mädchen und Jungen, geboren in den Jahren 1909 bis 1938.[42] Die größte Sorge der Eltern war, diese Kinder und jungen Erwachsenen rechtzeitig außerhalb des deutschen Einflussgebietes in Sicherheit zu bringen.

Die im Grunewald wohnenden Jacobs hatten ihre Kinder vermutlich auf das nahegelegene heutige Walther-Rathenau-Gymnasium geschickt. Diese Schule war damals »eine weit über Berlin hinaus berühmte Lehranstalt, die ein genialer Reformer ... zu einer Art Gesamtschule ›avant la lettre‹ ausgebaut hatte«.[43] Angeblich soll dieses Gymnasium wegen der zahlreichen jüdischen Schüler »Judenschule« genannt worden sein.[44] Ab dem 15. November 1938 war es jüdischen Kindern jedoch nicht mehr erlaubt, öffentliche Schulen zu besuchen.[45]

Auch wenn die drei Söhne von Martha und Kurt wegen ihrer Religionszugehörigkeit in der Schule vielleicht schon vorher unter Repressalien zu leiden gehabt hatten, muss für sie der Verweis aus dem gewohnten schulischen Umfeld eine schmerzhafte Erfahrung gewesen sein. Es wird für Martha nicht leicht gewesen sein, diesen Verlust und womöglich weitere schlimme Erlebnisse in Gesprächen mit den Söhnen aufzuarbeiten. Martha Jacob hatte nun für die Umschulung der Kinder in eine ausschließlich jüdische Schuleinrichtung, die unter Umständen weit vom Grunewald entfernt war, zu sorgen.

---

40 Vgl. Simon Salomon alias Siegbert Salter (wie Anm. 2), S. 25.

41 Vgl. Wohl (wie Anm. 40), S. 74f.

42 S. die entsprechenden Beiträge zu Meyer-Wedell, Breyer-Herzberg, Levy, Friedmann-Katzmann, Falk, Margolis, Haubrich-Gottschalk, Sprinz, Liebeschütz, Schlossmann-Eckstein, Neuberger-Ochs, Klein-Herz, Jacob, von der Walde, Muller, Glees.

43 N. Sombart: Jugend in Berlin 1933–1943. Ein Bericht, erw. Ausgabe, Frankfurt/M. 1986, S. 14. Christel Bonhoeffer und ihr späterer Ehemann, der Widerstandskämpfer Hans von Dohnany, besuchten beispielsweise diese Schule, s. S. Leibholz-Bonhoeffer: vergangen, erlebt, überwunden. Schicksale der Familie Bonhoeffer, 6. Aufl., Gütersloh 1990, S. 46f.

44 Sombart (wie Anm. 43), S. 14.

45 Vgl. S. Friedländer: Das Dritte Reich und die Juden. Die Jahre der Verfolgung 1933–1939, München 2007, S. 278 u. S. 307.

Martha Jacob wird, um die Ausreise in der aufgeheizten Stimmungslage nach dem Novemberpogrom nicht unnötig zu gefährden, ihre damals 15- und 13-jährigen Söhne zu umsichtigem Verhalten in der Öffentlichkeit angehalten haben, um nicht, kurz vor dem Ausreisetermin, noch in den Fokus der Aufmerksamkeit der Nationalsozialisten zu geraten. Das hieß, die Söhne mussten Örtlichkeiten, die ab dem 28. November 1938 Juden nicht mehr zugänglich waren, meiden, dazu gehörten unter anderem das »Reichssportfeld, Sportplätze, öffentliche und private Badeanstalten«,[46] damit Plätze, die für Jungen in diesem Alter hochinteressant waren. Sie durften außerdem nicht mehr ins Kino gehen, der Bummel über Jahrmärkte war verboten, genauso der Aufenthalt an Schlittschuh-Bahnanlagen.[47]

Seit Mitte der 1930er Jahre erschwerte die Britische Mandatsregierung – »ungeachtet der sich verschlimmernden Lage der Juden in Europa« – zunehmend die Einreise nach Palästina bis »mit dem Ausbruch des Zweiten Weltkrieges die legale Alija fast zum völligen Stillstand« kam.[48] Trotz aller mitunter unüberwindbaren Probleme gelang Martha und Kurt Jacob, gemeinsam mit dem 16-jährigen Rafael und den 14-jährigen Zwillingen Paul und Josef, am 2. Februar 1939 die Einreise nach Palästina, sieben Monate vor dem Einmarsch deutscher Truppen in Polen.

Die Jacobs waren den Verfolgungen der Nationalsozialisten entkommen und sahen sich nun vor die Aufgabe gestellt, im Nahen Osten eine neue Existenz zu gründen. Die beruflichen Aussichten in der neuen Heimat waren jedoch wegen des dort herrschenden ärztlichen Überangebotes mehr als besorgniserregend.[49] Mindestens ein Drittel der bereits emigrierten Mediziner konnte nicht sofort wieder arbeiten, viele fanden nie wieder in den Beruf zurück.[50] Drei lange Jahre mussten überbrückt werden, ehe Martha und Kurt Jacob in Palästina approbiert wurden.[51] Vermutlich hatte sich dabei die medizinische Fachrichtung von Kurt Jacob verkürzend auf die Wartezeit ausgewirkt.

Jacobs eröffneten in der Provinz Maagan/Michael eine Praxis, in der wiederum die fachärztliche und allgemeinpraktische Verknüpfung angeboten wurde. Die Allgemeinmedizinerin Martha Jacob und der Neurologe Kurt Jacob gaben dabei ihre an deutschen Universitäten erworbenen Kenntnisse an Pati-

---

46 Vgl. Chr. Studt unter Mitarbeit v. D. v. Itzenplitz u. H. Schuppener: Das Dritte Reich in Daten, München 2002, S. 91.
47 Vgl. Friedländer (wie Anm. 45), S. 307 f.
48 O. D. Kulka u. E. Jäckel (Hg.): Deutsches Judentum unter dem Nationalsozialismus, Bd. 1, Tübingen 1997, S. 544.
49 S. dazu den Beitrag zu Tilly Levy.
50 Vgl. A. von Villeiz: Mit aller Kraft verdrängt. Entrechtung und Verfolgung »nicht arischer« Ärzte in Hamburg 1933 bis 1945. (Studien zur jüdischen Geschichte, Bd. 11, St. Schüler-Springorum und A. Brämer (Hg.)), Hamburg 2009, S. 126.
51 Vgl. Schwoch (wie Anm. 1), S. 384 f.

entinnen und Patienten, die zumeist aus dem deutschsprachigen Raum kamen, weiter. Martha und Kurt Jacob war daher die Lebenswelt der Geflüchteten in vielen Fällen annähernd vertraut. Das Ehepaar behandelte vor allem Kranke, die mit der in ihrer Heimat erlebten Ausgrenzung, Vertreibung und der durch die Flucht verbundenen Entwurzelung nicht alleine verarbeiten konnten und daher medizinische Hilfe benötigten; in ihre Praxis kamen »Nervenkranke, Depressive, Paranoide, Schizophrene«.[52]

Kurt Jacob hatte seine Frau scherzhaft wiederholt als »anormal normal« bezeichnet. Vielleicht erleichterte diese Eigenschaft seiner Frau nicht nur das private Zusammenleben, sondern kam auch dem Berufsleben zugute. Möglicherweise sorgte ihre ›natürliche‹ Art, ihre Intuition und ihre soziale Kompetenz für einen leichteren Zugang zu diesem Patientenkreis und waren somit ein Gewinn für die Praxisgemeinschaft.[53]

Martha und Kurt Jacob verband anscheinend ein ausgesprochener Sinn für Humor. Diese Eigenschaft half ihnen jedoch nur bedingt, mit den erzwungenen Veränderungen nach 1933 fertig zu werden. Nach Aussagen des Sohnes Rafael, der mit Rachel Rabin, einer Schwester des späteren israelischen Ministerpräsidenten Rabin[54] verheiratet war, bedeutete für die Eltern der erzwungene Abschied von der Heimat einen elementaren Verlust.[55] Rafael Jacob sagte:

> »Die Nazis haben 6 Millionen Juden umgebracht, oder besser gesagt: ermordet. Aber Menschen wie meinen Eltern wurde das ganze Leben zerstört, und das waren auch ein paar Millionen. Stellen Sie sich vor – im Alter von 40 Jahren alles aufgeben, Sprache, Kultur, Klima, Gerüche, und noch vieles mehr. Das war für so viele wie ein Tod, obwohl sie ja weiterlebten. Aber ihr Trost und ihre Kompensation waren die Gründung eines jüdischen Staates … mit all seinen Nachteilen und Fehlern.[56]

Mit dem Entschluss, in dem im Jahr 1949 gegründeten Kibbuz Maagan/Michael[57] zu leben, ließen sich Martha und Kurt Jacob, beide Anfang 50, auf ein für sie völlig neues Gesellschaftsmodell ein. Sie führten von nun an ein gänzlich anderes Leben als sie früher im Deutschen Reich geführt hatten. Die Praxisgemeinschaft, die auch im Kibbuz fortgeführt wurde, hatte Bestand bis zum Tod von Kurt Jacob im Jahre 1976,[58] zu diesem Zeitpunkt war Martha Jacob 77 Jahre alt. Sie und ihre Schwester starben beide hochbetagt im Jahre 1990 in Israel.

---

52 Ebd.
53 Vgl. ebd.
54 Yitzhak Rabin-Biographie WHO'S WHO: www.whoswho.de/bio/yitzhak-rabin.html (abgerufen am 10.02.2017).
55 Vgl. Schwoch, (wie Anm. 1), S. 384f.
56 Ebd., S. 385.
57 Vgl. Mifneh Project-Kibbutz Maagan Michael brief history: www.mifneh.org/about-kibbutz-maagan-michael (abgerufen am 06.04.2017).
58 Vgl. Schwoch (wie Anm. 1), S. 384f.

Auch nahe Verwandte der ehemaligen Bonner Studentin waren Opfer der nationalsozialistischen Verfolgung geworden[59]; dennoch halten deren in Israel lebenden Nachkommen bis heute regelmäßigen Kontakt zum Eifelstädtchen Speicher, dem Geburtsort von Martha Jacob. Und große Teile dieser Bürgerschaft sehen es als ihre Aufgabe an, die Erinnerung an ehemalige jüdische Bewohnerinnen und Bewohner von Speicher zu bewahren.[60]

Eigene Publikation

Bradykardie. Berlin. Med. Diss. v. 1932.

---

59 Vgl. Simon Salomon alias Siegbert Salter (wie Anm. 2), S. 19f.
60 Vgl. ebd., S. 25.

Dr. med. ILSE MARCUS/MARKHAM, geb. OESTREICH

09.07.1900 Andernach – 26.10.1998 Amherst/MA/USA[1]
Allgemeinpraktikerin

V: Moses Moritz Oestreich (18.01.1864 Düren), Jurist u. Justizrat[2]. M: Amalia O., geb. Simon (10.06.1877 Essen – 21.07.1900 Andernach).[3]
E: Paul Marcus/Markham (12.09.1896 Kamen/Westfalen – Februar 1973 Saint Petersburg, Florida/USA).[4]
V: Emil Marcus (1861 Kamen/Westfalen – 1924 Essen), Jurist u. Amtsrichter.[5] M: Toni M., geb. Bellerstein (14.02.1875 Mönchen-Gladbach – 15.07.1944 Auschwitz).[6]
G: Fritz M. (1898–1918).[7]
K: Brigitte M. (geb. 1929).[8]

Die Mutter von Ilse Oestreich stammte aus einer Essen-Werdener Kaufmanns-familie; der Großvater mütterlicherseits war dort der erste jüdische Stadtver-ordnete und zudem langjähriger Vorsteher der jüdischen Gemeinde gewesen. Die Bedeutung dieser Familie für die Stadt Werden und für die jüdische Ge-meinde lässt sich noch heute am Grabmal ablesen, das durch seine Größe und

---

1 Dr. Ilse Markham, Physician, Hospital Administrator: http://www.buffalonews.com/DR._ILSE_MARKHAM_PHYSICIAN-HOSPITAL-ADMINISTRATOR... (abgerufen am 21.08. 2016). Ilse Lina Markham (Oestreich) (1900–1998) Genealogie-Geni: www.geni.com/.../Ilse-Markham/600000001623858 (abgerufen am 16.04.2016).
2 90-Dürener Geschichtswerkstatt: www.geschichtswerkstatt-dueren.de/juedische-mitbuerger-innen?orderby...ASC... (abgerufen am 08.08. 2016).
3 Digitale Edition-Jüdischer Friedhof Essen-Werden, wrd-104 URL: http://www.steinheim-institut.de/cgi-bin/epidat?id=wrd-104 (letzte Änderungen – 2014-10-07 14:14). Grabmal Amelie Oestreich, geb. Simon: www.steinheim-institut.de/cgi-bin/epidat?id=wrd-0107-teip5 (abgerufen am 16.04.2016) u. s.: Amalie Oestreich (Simon) www.geni.com/...Oestreich/6000000016237920894 – (abgerufen am 16.04.2016).
4 Paul Emil Robert Marcus Markham (1896-d.)-Geneology-Geni: www.geni.com/.../Paul-Markham/60000000162393.. (abgerufen am 16.04.2016).
5 Historisches Portal Essen: https://media.essen.de/media/.../Markus_Toni_geb_Bellen stein_.pdf:https://media.essen.de/media/.../ (abgerufen am 16.04.2016).
6 Historisches Portal Essen (wie Anm. 5).
7 Erinnern–Hinsehen 1945-2015: Ökumenischer Weg in Steele: www.sankt-laurentius.info/FlyerErinnern_Hinsehen.pdf (abgerufen am 16.04.2016).
8 Paul R. Markham in the 1940 Census: www.ancestry.com/1940-census/usa/.../Paul-R-Mark-ham_prsht – (abgerufen am 29.08.2016).

»aufwendige Gestaltung« auffällt.[9] Väterlicherseits gehörte Ilse Oestreich zu einer ursprünglich aus Düren stammenden und später in Düsseldorf wohnenden Familie,[10] die sich bereits über einen längeren Zeitraum der Universität Bonn verbunden fühlte; sowohl ihr Vater als auch der Dürener Großvater hatten bereits diese Universität besucht.

Der Vater, Moritz Moses Oestreich, immatrikulierte sich am 25. April 1884 an der Juristischen Fakultät,[11] die zu dieser Zeit ausschließlich aus dem 1872 gegründeten Juristischen Seminar bestand[12] und von 1880 bis 1884 von nur 284 Studenten besucht wurde.[13] Zur Einrichtung der Staatsrechtlichen Gesellschaft, des Kirchenrechtlichen Seminars sowie des Instituts für Internationales Privatrecht kam es erst im Zeitraum 1905 bis 1911.[14]

Der im Jahre 1827 geborene Großvater Isidor Oestreich[15] hatte sich am 22. Oktober 1849 an der Medizinischen Fakultät eingeschrieben.[16] Bei seinem Studienbeginn existierte die Universität überhaupt erst gut dreißig Jahre, nur verhältnismäßig wenige medizinische wissenschaftliche Anstalten standen zu diesem Zeitpunkt zur Verfügung. Als Lehrinstitut gab es ausschließlich das 1819 gegründete Anatomische Institut, seit 1825 untergebracht in einem neuen Gebäude.[17] Die Chirurgische und die Medizinische Klinik mit den jeweiligen Krankensälen mit insgesamt 60 Betten waren bei der Gründung der Universität sowohl in einem Seitentrakt als auch in einem Anbau des Hauptgebäudes eingerichtet worden.[18] Zehn Jahre vor der Immatrikulation von Isidor Oestreich hatte man im Erdgeschoss des Universitätshauptgebäudes die Poliklinik, in der ersten Etage die Krankensäle und ein Stockwerk darüber die Geburtshilfe untergebracht.[19] Dass diese Räumlichkeiten für medizinische Behandlungen gänzlich ungeeignet waren, stellte man erst später fest.[20] Im Schlossbau gab es

---

9 Digitale Edition-Jüdischer Friedhof Essen-Werden (wie Anm. 3).
10 Vgl. 90-Jahre Dürener Geschichtswerkstatt (wie Anm. 2).
11 Jüdische Studierende in Bonn 1818–1918, Buchstabe N-R, Copyright @ Uni Bonn, 24.10. 2013: https://www.uni-bonn.de/.../universitaetsverwaltung/.../universitaetsgesch... (abgerufen am 07.06.2016).
12 Vgl. D. Höroldt: Die Rheinische Friedrich-Wilhelms-Universität Bonn und die Landwirtschaftliche Akademie Poppelsdorf, in: Höroldt und van Rey, (s. Beitrag H. Maas, wie Anm. 10), S. 281–308, S. 307.
13 Vgl. Höroldt (wie Anm. 12), S. 296.
14 Vgl. ebd., S. 307.
15 Vgl. Jüdische Mitbürger/innen-Dürener Geschichtswerkstatt: www.geschichtswerkstatt-dueren.de/juedische-mitbuerger-innen/.../4466-oestreich (abgerufen am 08.08.2016).
16 Jüdische Studierende in Bonn 1818–1918, Buchstabe N-R (wie Anm. 11).
17 Vgl. Höroldt (wie Anm. 12), S. 307.
18 Vgl. Th. Becker: Rheinische Friedrich-Wilhelms-Universität Bonn. Ansichten - Einblicke - Rückblicke, Erfurt 2004, S. 69.
19 Vgl. Becker (wie Anm. 18), S. 71.
20 Vgl. ebd., S. 69.

weder helle, gut zu lüftende Krankenzimmer, getrennte Operationssäle für die einzelnen Abteilungen, von Laboreinrichtungen und Räumlichkeiten für die wissenschaftliche Arbeit ganz zu schweigen.[21]

Dem Studienanfänger Isidor Oestreich stand in Bonn im Wintersemester 1848/49 ein noch überschaubares Vorlesungsangebot, vertreten durch zwölf Dozenten, davon zehn Professoren, zur Auswahl. Der Pathologe und Neurologe Professor Johann Christian Friedrich Harleß, seit Neugründung der Universität Bonn zur Medizinischen Fakultät gehörend,[22] gab darin beispielsweise eine »Anleitung zum zweckmäßigen Studium der Medizin mit Rücksicht auf die neuen Vorschläge zu einer Reform des Medizinalwesens«.[23] Christian Friedrich Nasse[24] unterrichtete seine angehenden Kollegen »Über die Pflichten des Arztes«[25]. Und Hermann Friedrich Kilian[26], der im Fach Gynäkologie internationale Erfahrungen in Paris, Wien und Budapest gesammelt hatte, klärte auf über das Thema »Weiberkrankheiten«.[27] Der Pharmakologe Johann Friedrich Hermann Albers[28] führte schließlich ein in die Geheimnisse der »Receptschreibekunst«.[29]

Zu den Dozenten gehörte ebenfalls der für den Bereich Allgemeine Physiologie zuständige Hermann Schaaffhausen. Dieser erhielt im Jahre 1855 die außerordentliche Professur und erst mehr als 30 Jahre später, als inzwischen 73-Jähriger, die Ernennung zum ordentlichen Professor.[30] Dem Begründer der deutschen Paläoanthropologie, der sich »durch seine Arbeiten zum 1856 ent-

---

21 Vgl. ebd., S. 69.
22 Vgl. A. Kreuter: Deutschsprachige Neurologen u. Psychiater. Ein biographisch-bibliographisches Lexikon v. d. Anfängen bis zur Mitte des 20. Jahrhunderts. Mit einem Geleitwort v. H. Hippius u. P. Hoff. Bd. 2, München 1996, S. 514.
23 UA Bonn: Vorlesungen auf der Königlich-Preußischen Rheinischen Friedrich-Wilhelms-Universität zu Bonn WH 1848/49, s. u. Heilkunde. Im Semester zuvor hatte dieser ein aktuelles Thema aufgegriffen: »Pathologie und Therapie der wichtigsten akuten epidemischen und ansteckenden Fieberkrankheiten, mit besonderer Rücksicht auf die indische Cholera«: UA Bonn: Vorlesungen auf der Königlich-Preußischen Rheinischen Friedrich-Wilhelms-Universität zu Bonn WH 1848/49, s. u. Heilkunde. In weiten Teilen Europas war in jenem Jahr erneut eine Cholera-Pandemie ausgebrochen: W. Stein: Der große Kulturfahrplan. Die wichtigsten Daten der Weltgeschichte bis heute in thematischer Übersicht, München 1987, S. 909, Rubrik: Wirtschaft/Tägliches Leben.
24 Vgl. H. Schott: Johann Christian Reil (1759–1813) und die Physiologie des Seelenlebens: Bedeutende Gelehrte der Universität Halle seit ihrer Gründung im Jahr 1694, H.-H. Hartwich u. G. Berg (Hg.), Montagsvorträge zur Geschichte der Universität Halle, Opladen 1995, S. 59–74, S. 59.
25 H. Schipperges: Nasse, Christian Friedrich, in: Neue Deutsche Biographie 18 (1997), S. 741 f.
26 Vgl. E. Kahle: Kilian, Hermann Friedrich, in: Neue Deutsche Biographie 11 (1977), S. 605 f.
27 http://digitale-sammlungen.ulb.uni-bonn.de/periodical/titleinfo/775911: WH 1849/50.
28 Vgl. Kreuter (wie Anm. 22), 1, S. 16.
29 http://digitale-sammlungen.ulb.uni-bonn.de/periodical/titleinfo/775911: WH 1849/50.
30 Vgl. U. Zängl: Schaaffhausen, Hermann, in: Universitäts- und Landesbibliothek Bonn, als PDF abrufbar unter: https://www.ulb.uni-bonn.de/sammlungen/nachlaesse/schaaffhausen-hermann (abgerufen am 28. 02. 2017).

deckten, Namen gebenden Neandertaler-Fund« internationales Ansehen erworben hatte, wurden damit »von der preußischen Bürokratie« letztlich die Anerkennung seiner Verdienste versagt.[31]

Ilse Oestreich entschied sich ebenfalls für das Fach Medizin. Der frühe Kindbetttod der Mutter nach der eigenen Geburt kann dabei durchaus ausschlaggebend für die Berufswahl gewesen sein[32]. Die Enkelin Isidor Oestreichs schrieb sich gut 70 Jahre nach der Immatrikulation ihres Großvaters als Erstsemester gleichfalls an der Medizinischen Fakultät der Universität Bonn ein;[33] zuvor hatte sie am Düsseldorfer Realgymnasium die Reifeprüfung bestanden. Sie fand im Sommersemester 1920 zeitgemäße medizinische Einrichtungen in Bonn vor.

Die Gebäude für die wissenschaftlichen Institute der Physiologie, Pathologie, Pharmakologie und Hygiene waren im Zeitraum von 1859 bis 1893 errichtet worden. Nach der Reichsgründung im Jahre 1871 hatten endlich die Pläne zum Ausbau der Klinischen Anstalten umgesetzt werden können. 1877 war die Augenklinik in der modernen Pavillonbauweise erstellt worden, weitere Neubauten folgten für die Chirurgische Klinik, die Haut-, Hals-Nasen-Ohren- und die Nervenklinik sowie für die Medizinische Poliklinik.[34]

Im Sommersemester 1920 gehörten insgesamt 31 Professoren zur Medizinischen Fakultät,[35] darunter bekannte Wissenschaftler wie der Pharmakologe Hermann Fühner,[36] der Internist und Neurologe Friedrich Schultze,[37] der Chirurg Carl Garré[38], der Gynäkologe Otto von Franqué[39], der Psychiater Alexander Westphal[40] und der Röntgenologe Paul Krause.[41]

---

31 LVR-Landesmuseum Bonn: Hermann Schaaffhausen zum 200. Geburtstag: https://landesmuseum-bonn.lvr.de/de/ausstellungen/archiv/hermann_schaaffhausen/hermann_schaaffhausen_1.html (abgerufen am 09.08.2020).
32 Die Mutter starb 21 Tage nach der Geburt der Tochter, s. Grabmal Amelie Oestreich, geb. Simon (wie Anm. 3).
33 UA Bonn: Personalverzeichnis SH 01.05.1920.
34 Vgl. Becker (wie Anm. 18), S. 69.
35 Verzeichnis der Vorlesungen an der Rheinischen Friedrich-Wilhelms-Universität zu Bonn und der landwirtschaftlichen Hochschule zu Bonn-Poppelsdorf für das SH 1920.
36 Vgl. W. Schulemann: H. Fühner (1871–1944), in: Bonner Gelehrte, (s. Beitrag H. Maas, Anm. 11), S. 163–167.
37 Vgl. Welte: Fr. Schultze, in: Bonner Gelehrte, (s. Beitrag H. Maas, wie Anm. 11), S. 228–230.
38 Vgl. von Redwitz: C. Garré, in: Bonner Gelehrte, (s. Beitrag H. Maas, wie Anm. 11), S. 203–208.
39 Vgl. W. Bickenbach: O. von Franqué (1863–1937), in: Bonner Gelehrte, (s. Beitrag H. Maas, wie Anm. 11), S. 292–299.
40 Vgl. N. Mani und Ch. Triebe: A. Westphal (1863–1941), in: Bonner Gelehrte (s. Beitrag H. Maas, wie Anm. 11), Einleitung, S. 1–10, S. 9.
41 Vgl. U. Ferdinand, J. Kirchner: Geheimrat Dr. med. Paul Krause. Pionier der Röntgenologie und frühes Opfer des nationalsozialistischen Regimes: rwrg.de/wp-content/uploads/RWRG-Paul-Krause.pdf (abgerufen am 02.09.2016).

Im weiteren Studienverlauf folgte Ilse Oestreich mit dem Wechsel an die Medizinische Fakultät Berlin wiederum den Spuren des Dürener Großvaters und schloss dort ebenfalls, als inzwischen verheiratete Frau,[42] ihr Studium ab. Anders jedoch als Isidor Oestreich im Jahre 1853 hatte die Enkelin 74 Jahre später ihre eigene Dissertation mit dem Titel »Die nervöse Regulation des Kohlehydratstoffwechsels«[43] nicht mehr in lateinischer Sprache anzufertigen.[44] An welcher medizinischen Einrichtung sie nach der am 21. November 1927 erteilten Approbation ihre Zeit als Assistenzärztin verbrachte, ist nicht bekannt.

Zwei Jahre später ließ sich Ilse Marcus als Allgemeinpraktikerin in der Kaiserallee 157 in Berlin-Wilmersdorf nieder.[45]

In jüdischen Kreisen sah man es zum Teil »nicht ungern«, wenn Kinder innerhalb des Familienverbandes heirateten.[46] Vielfach fühlten sich diese miteinander verwandte Paare »in doppelter Weise verbunden: als Mitglieder ein und derselben Herkunftsfamilie und als Liebespaar«.[47] Auch die ehemalige Bonner Studentin Lilly Wedell[48] heiratete beispielsweise einen Verwandten ihrer Mutter, ihren elf Jahre älteren Onkel Jacques Meyer.[49]

Ilse Oestreich und ihr späterer Ehemann Paul Marcus gehörten ebenfalls dem gleichen Familienverband an.[50] Am 12. September 1896 kam Paul Marcus, der Sohn von Emil und Toni Marcus, in Kamen zur Welt. Ein Jahr später zog die Familie nach Steele, wo der Vater eine Stelle als Amtsrichter antrat; nach kurzer Zeit genoss die wohlhabende Familie Marcus am neuen Wohnort großes Ansehen.[51]

---

42 Vgl. R. Schwoch (Hg.): Berliner jüdische Kassenärzte und ihr Schicksal im Nationalsozialismus. Ein Gedenkbuch, Berlin 2009, S. 584.

43 Schwoch (wie Anm. 42), S. 584.

44 Oestreich, Isidor (geb. Düren 1827): De Taenia solio ejusque curatione per Brayeram anthelminthicam, Berolini 1853. Berlin Med. Diss. vom 9. September 1853, in: W. Erman: Verzeichnis der Berliner Universitätsschriften 1810–1885. (nebst einem Anhang enthaltend die außergewöhnlichen und Ehrenpromotionen), Hildesheim/New York 1973, S. 340.

45 Vgl. Schwoch (wie Anm. 42), S. 584.

46 A. M. Reinhold: Thekla Landé (1864–1932), in: Brychta u.a., (s. Beitrag A. Haubrich-Gottschalk, wie Anm. 14), S. 49–86.

47 U. Daub und Th. Lennert: Charlotte Landé (1890–1977) »Ich habe immer mein Fräulein gestanden«, in: Brychta, (s. Beitrag A. Haubrich-Gottschalk, wie Anm. 14), S. 97–123, S. 97.

48 S. den Beitrag zu Lilly Meyer-Wedell.

49 Vgl. H. und G. Wedell: Vom Segen des Glaubens. Aufzeichnungen über das Leben und Wirken von Gertrud und Hans Wedell, bearbeitet u. ergänzt v. R. Rocholl und E. G. Wedell, hg. vom Archiv der Ev. Kirche im Rheinland von D. Meyer. Schriften des Archivs der Evangelischen Kirche im Rheinland Nr. 7, Düsseldorf 1995, S. 13.

50 Ilses Großmutter mütterlicherseits, Lina Helene Simon, war eine geborene Bellerstein: Digitale Edition-Jüdischer Friedhof Essen-Werden.wrd-105: http://www.steinheim-institut.de/cgi-bin/epidat?id=wrd-105 (abgerufen am 29.07.2016). Aus diesem Familienzweig stammte zugleich die Mutter ihres künftigen Ehemannes: Historisches Portal Essen (wie Anm. 5).

51 Vgl. Historisches Portal Essen (wie Anm. 5).

Der 18-jährige Paul Marcus legte im Jahre 1914 die Reifeprüfung am Städtischen Gymnasium Steele ab und gab dabei als Studienwunsch das Fach Heilkunde an.[52] Da die Meldekarten der damals noch selbständigen Stadt Steele erst nach der Eingemeindung nach Essen im Jahr 1929 geführt wurden,[53] liegen keine Belege vor, die Auskunft geben könnten über die Universitäten, an denen Paul Marcus studiert haben könnte. Am 1. Juni 1922 wurde Paul Marcus approbiert.[54] Zwei Jahre später, bei der amtlichen Meldung zum Tode seines Vaters, gab er als Anschrift eine Berliner Adresse an, scheinbar war er zu der Zeit als Assistenzarzt an einer der dortigen medizinischen Einrichtungen beschäftigt.[55]

Im gleichen Jahr fand die Hochzeit von Ilse und Paul Marcus statt.[56]

Die an Berliner Kliniken und Krankenhäusern beschäftigte jüdische Ärzteschaft wurde ab Frühjahr 1933 innerhalb weniger Monate entlassen,[57] viele junge Medizinerinnen und Mediziner waren damit arbeitslos.[58] Paul Marcus hingegen konnte in die seit vier Jahren von seiner Frau geleitete Praxis einsteigen. Von 1933 bis 1937 wurde er als Allgemeinpraktiker und Internist unter der Praxisadresse seiner Frau, Berlin NW 7, Kaiserallee 157, geführt. Beide mussten sich allerdings durch den Entzug der Kassenzulassung auf einen immer kleiner werdenden Privatpatientenstamm einstellen. Wegen immer stärkerer Einbußen verlegte das Ehepaar die dann allerdings unter seinem Namen geführte Praxis ab 1937 in die im Stadtteil Mitte gelegene Luisenstraße 43/44.[59] Danach scheint die Familie erneut umgezogen zu sein, denn im Jahre 1938 legte Paul Marcus unter einer neuen Adresse dem zuständigen Polizeiamt Berlin-Schöneberg im Rahmen der ›Anmeldeverordnung über das Vermögen von Juden‹ eine Liste über die im Familienbesitz befindlichen Wertpapiere vor.[60]

Noch im selben Jahr erhielt Familie Marcus das Affidavit für die USA, wohin sie gemeinsam mit Tochter Brigitte auswanderten.[61] Bei der dort zwei Jahre später stattfindenden Volkszählung wurde die Familie allerdings nicht unter

---

52 Stadtarchiv Essen, Auskunft v. 30.05.2016.
53 Stadtarchiv Kamen, Auskunft v. 28.04.2016: Nr. 237/1896 im Geburtenregister v. 12.09. 1896.
54 Vgl. Schwoch (wie Anm. 42), S. 584.
55 Stadtarchiv Essen, Auskunft v. 30.05.2016: Tagebuchnr. 41–3–736/16: Lutherstraße in Berlin-Schöneberg.
56 Vgl. Dr. Ilse Markham, Physician, Hospital Administrator (wie Anm. 1).
57 Vgl. S. Doetz und Chr. Kopke: Entlassung und Verfolgung jüdischer Ärztinnen des Berliner städtischen Gesundheitswesens 1933–1945. Biographische Rekonstruktionen, in: C.-P. Heidel (Hg.): Die Frau im Judentum – jüdische Frauen in der Medizin (Schriftenreihe Medizin und Judentum, Bd. 12), Frankfurt/M. 2014, S. 253–268, S. 253ff. S. dazu auch den Beitrag zu Ilse Philippson.
58 S. dazu den Beitrag zu Ilse Ferdinand Rainova, geborene Philippson.
59 Vgl. Schwoch (wie Anm. 42), S. 584.
60 Historisches Portal Essen. (wie Anm. 5).
61 Vgl. Dr. Ilse Markham, Physician, Hospital Administrator (wie Anm. 1).

ihrem bisherigen Namen erfasst, denn »they changed their name from Marcus to Markham after they escaped to USA«.[62]

Dieser strikte Bruch mit der Vergangenheit, der dem Wunsch nach einem radikalen Neuanfang gleichkam, hing vielleicht auch mit deren Einstellung zum Judentum zusammen. Für die Herkunftsfamilie von Ilse Markham spielte die jüdische Religion bis zum Beginn des 20. Jahrhunderts eine wichtige Rolle, die oben geschilderte Grabmalanlage der mütterlichen Verwandtschaft kann dafür als Beleg gelten, dem Urgroßvater väterlicherseits hatte die Gemeinde die Aufgabe des Vorbeters übertragen.[63] Ihr Dürener Großvater und auch ihr Vater trugen sich bei der Immatrikulation als Angehörige der israelitischen Religion ein.[64] Der damalige Gerichtsassessor Moritz Oestreich gab noch bei Ilses Geburtsanzeige bei der Stadtverwaltung Andernach die Konfession seiner Familie mit »israelitisch« an.[65] Ilse hingegen vermerkte bei ihrer Immatrikulation am 1. Mai 1920 in Bonn, Angehörige des evangelischen Glaubens zu sein.[66]

Es ist durchaus vorstellbar, dass der Witwer Moritz Oestreich seiner Tochter durch die Taufe eine Art »Entréebillet« in die bürgerliche Gesellschaft verschaffen wollte, ob er selbst weiterhin der jüdischen Gemeinde angehörte, ist ungewiss.[67] Wenn jedoch nur die Kinder und nicht auch deren Eltern getauft waren, konnte es durchaus zu Irritationen innerhalb der Familie kommen. Auf die Frage der damals 11-jährigen Helene Wieruszowski[68]: »Sonst sind die Kinder doch immer, was die Eltern sind«, antwortete die Mutter: »Wir haben euch Christen werden lassen, weil wir es besser für euch hielten; aus welchem Grunde, das kannst du noch nicht verstehen«.[69]

Die Eltern von Paul Marcus waren bereits im Jahre 1903 gemeinsam mit ihren Kindern aus der jüdischen Glaubensgemeinschaft aus- und zur evangelischen

---

62　www.geni.com/people/Paul-Markham/6000000016239348641 (wie Anm. 4).

63　Vgl. 90-Jahre Dürener Geschichtswerkstatt (wie Anm. 2).

64　Jüdische Studierende in Bonn 1818–1918, Buchstabe N–R (wie Anm. 11).

65　Stadtverwaltung Andernach, Auskunft v. 05. 06. 2014.

66　UA Bonn: Immatrikulationsalbum v. 01. 05. 1920.

67　F. Battenberg: Das Europäische Zeitalter der Juden. Zur Entwicklung einer Minderheit in der nichtjüdischen Umwelt Europas, Teilband II: Von 1650 bis 1945, Darmstadt 1990. »Um einen bürgerlichen Beruf ergreifen zu können, aber auch als ›Entréebillet zur europäischen Kultur‹... ließ er sich 1825 taufen«, S. 152.

68　Es handelt sich hierbei um die Historikerin Helene Wieruszowski, die ebenfalls an der Bonner Universität studiert hatte: C. A. Epstein: Woman, Refugee, Historian: The Life and Career of Hedwig Wieruszowski, in: German Scholars in Exile (A. Fair-Schulz u. M. Kessler), New Studies in Intellektual History, Hamburg 2011, S. 85–92. S. Hebler: Helene Wieruszowski (1893–1978), in: Kuhn u. a., (s. Vorwort, Anm. 2), S. 190–195.

69　»Kindertagebücher 1891–1918« by Jenny Wieruszowski née Landsberg. (Jenny Wieruszowski collection, Leo Baeck institute Archives, New York (me 930): s. unter: 28. 05. 1904, Absatz 251, S. 147.

Kirche übergetreten.[70] Vermutlich empfanden Ilse und Paul Marcus die erzwungene Ausgrenzung aus ihrer Religionsgemeinschaft sowie die danach
auferlegte Zuordnung zu der ihnen gänzlich fremden jüdischen Glaubensgemeinschaft als Zumutung; so erging es vielen, zum Beispiel auch Johanna und
Mathilde Hertz,[71] den Töchtern von Heinrich Hertz.

Indem das Ehepaar nun einen Nachnamen wählte, der offensichtlich keinen
jüdischen Bezug zuließ, wollten diese in ihrer neuen Heimat womöglich von
Anfang an Fragen nach ihrer ursprünglichen religiösen Herkunft aus dem Wege
gehen. Der in den USA in den 1930er Jahren mehr oder weniger deutlich
spürbare Antisemitismus mag zusätzlich Auslöser für diese Entscheidung gewesen sein.[72] Eine Namensänderung war durchaus kein Einzelfall, auch das
Ehepaar Vera und Georg Levy, beide Augenärzte, wählten nach der Ankunft in
den USA neue Namen, sie nannte sich nunmehr Vera Hanna Layton[73] und ihr
Ehemann George Abraham Layton.[74]

Während Ilse und Paul Marcus sich trotz Taufe durch die zahlreichen in Kraft
getretenen antijüdischen Gesetze bedroht fühlten und sich daher um Aufnahme
in ein sicheres Exilland bemühten, war die Mutter von Paul Marcus fest davon
überzeugt, sie als Christin wäre durch diese Verordnungen nicht gefährdet und
lehnte es daher ab, ihre Heimat zu verlassen. Noch nach der vom 1. September
1941 »vom Innenministerium erlassenen Verordnung«, die von »allen Juden des
Großdeutschen Reiches« ab dem 15. September das Tragen des Gelben Sterns in
der Öffentlichkeit gebot,[75] stellte Toni Marcus in einem Gesuch die Bitte, sie als
überzeugte Christin vom Tragen des Sterns zu befreien. Sie habe schließlich als
Mutter ihre beiden Söhne taufen lassen und streng im evangelischen Glauben
erzogen.[76]

Sie selber jedoch hatte sich nach dem Tod ihres Mannes von der evangelischen Kirche abgewandt und war am 20. April 1935 zur katholischen Kirche
übergetreten und am gleichen Tag von Pfarrer Emonds getauft worden. Dieser
sorgte später dafür, dass Toni Marcus auf dem Bauernhof seiner Familie in
Erkelenz-Terheeg Unterschlupf fand. Auf Druck der Nachbarschaft und um

---

70 Vgl. Historisches Portal Essen (wie Anm. 5).
71 S. Beitrag zu Johanna u. Mathilde Hertz.
72 Vgl. B. Formanski: Deutsche Historikerinnen und Historiker für Mittelalter und Renais-
    sance in den USA 1933–1970 im Spiegel ausgewählter amerikanischer Literatur, in: Vielfalt
    der Geschichte. Lernen, Lehren und Erforschen vergangener Zeiten. Festgabe für Ingrid
    Heidrich zum 65. Geburtstag, S. Happ u. U. Nonn (Hg.), Berlin 2004, S. 263–282, S. 272.
73 Vgl. Schwoch (wie Anm. 42), S. 528, sie hatte nicht an der Bonner Universität studiert.
74 Vgl. Schwoch (wie Anm. 42), S. 525.
75 S. Friedländer: Die Jahre der Vernichtung. Zweiter Band: Das Dritte Reich und die Juden
    1939–1945, München 2006, S. 179.
76 Stadtarchiv Essen, Auskunft v. 30.05.2016.

Familie Emonds nicht in Schwierigkeiten zu bringen, kehrte Toni Marcus jedoch nach einiger Zeit in ihre Heimatstadt zurück.[77]

Knapp 70 Jahre später beschäftigten sich Schülerinnen und Schüler der Europaschule Erkelenz mit dem Schicksal dieser Jüdin, die man nach ihrer Verhaftung in das Lager Holbeckshof in Essen-Steele überführte, in den Stadtteil, in dem Toni Marcus und ihre Familie »vor 1933 ohne Zweifel zur privilegierten Gesellschaft« gehört hatten.[78] 1942 erfolgte der Transport nach Theresienstadt, zwei Jahre später nach Auschwitz, wo sie am 15. Juli 1944 ermordet wurde.[79]

Toni Marcus ist in Essen-Steele ein Stolperstein gewidmet.[80]

Ilse Markham und ihr Ehemann lebten insgesamt sechzig bzw. vierzig Jahre in ihrer neuen Heimat. Ansatzweise lassen sich einzelne Stationen ihres dortigen Lebensweges nachvollziehen. Im Jahre 1938 kamen beide in die USA, zwei Jahre nach ihrer Ankunft hielt sich das Ehepaar und die im Jahre 1929 geborene Tochter Brigitte in Tyrone Perry im Staate Pennsylvania auf.[81] Wann genau beide die »medical exams« in New York City bestanden und sie sich dort als Familie niederließen, ist unbekannt.

Ilse Markham scheint am New Yorker Queens General Hospital als Assistenzärztin angefangen und dort zu einem späteren Zeitpunkt in eine leitende Stellung aufgerückt zu sein. Im Alter von 65 Jahren ging sie als »Hospialadministrator«, verantwortlich für den medizinischen Teil des Krankenhausverwaltungsbereichs, in Pension. Zum Abschied aus dem Berufsleben wurde ihr zu Ehren ein Presseartikel veröffentlicht.[82]

Damit gehörte Ilse Markham zu den wenigen emigrierten Medizinerinnen, die in den USA in ihrem Beruf reüssierten. Die Frage, ob der berufliche Erfolg mit der Namensänderung zusammenhing, kann nicht beantwortet werden. Für die meisten ebenfalls geflüchteten Kolleginnen begann nach dem Bestehen der »medical exams« eine zumeist jahrelange Suche nach einer unbefristeten Stelle. Vermutlich erhielten überhaupt nur zwei Drittel der aus dem deutschen Sprachraum emigrierten Ärztinnen, die bereits in ihrer Heimat praktiziert hatten, in Amerika einen Posten in ihrem Beruf; die Vorbehalte gegenüber

---

77 Vgl. M. Landau: Widerstand: Acht Monate in Angst u. Schrecken, in: WAZ v. 11.02.2014: www.derwesten.de › Städte › Essen (abgerufen am 04.09.2016).

78 Historisches Portal Essen (wie Anm. 5).

79 Vgl. Historisches Portal Essen (wie Anm. 5) Denunziert-Verfolgt-Ermordet: Frau Marcus. Das Schicksal einer jüdischen Frau im Nationalsozialismus. www.koerber-stiftung.de/.../ denunziert-verfolgt-ermordet-frau-marcus-das-schicksal-ein... Historisches Portal Essen (wie Anm. 59). Mit der Arbeit über die Essener Jüdin Toni Marcus wurden die Erkelenzer Realschülerinnen und Realschüler beim Geschichtswettbewerb des Bundespräsidenten mit einem dritten Bundessiegerpreis ausgezeichnet.

80 Vgl. Historisches Portal Essen (wie Anm. 5).

81 Vgl. Paul R. Markham in the 1940 Census (wie Anm. 8).

82 Vgl. Dr. Ilse Markham, Physician, Hospital Administrator (wie Anm. 1).

verheirateten Medizinerinnen war dort bekanntlich besonders groß. Deutlich weniger Emigrantinnen als Emigranten konnten in ihrer neuen Heimat erneut praktizieren. Da die aus dem deutschsprachigen Raum geflohenen Ärztinnen in den USA zum Teil wesentlich weniger verdienten als ihre ebenfalls geflüchteten Kollegen,[83] kann nicht eingeschätzt werden, in welchem Maße Ilse Markham für das offensichtlich gute Auskommen des Ehepaares im Ruhestand beitrug; über den beruflichen Werdeganges Paul Markhams in den USA liegen derzeit keine Informationen vor.

Nach der Pensionierung zog Ilse Markham mit ihrem Ehemann im Jahre 1965 in das in Florida gelegene St. Petersburg,[84] eine Stadt mit schön angelegten Parkanlagen, breiten Straßen und mediterraner Architektur; von dort aus unternahmen die Markhams zahlreiche Reisen in exotische Länder. Nach dem Tod ihres Ehemannes im Jahre 1972 entschied sich die Witwe, in die Nähe ihrer Familie nach Amhurst, Massachusetts, zu ziehen. Dort engagierte sie sich, gemeinsam mit anderen aktiven älteren Mitbürgerinnen und Mitbürgern, für soziale Belange in dieser Stadt.[85] Trotz der am Ort lebenden Familie schätzte sie ihre Selbständigkeit, nur kurze Zeit vor ihrem Tode im Alter von 98 Jahren wurde sie in einem ›Health Care Center‹ betreut.[86]

Während beispielsweise Martha Seefeld in Ermangelung anderer Arbeitsangebote noch im Alter von 68 Jahren unter anderem als Köchin Jungen in einem Feriencamp betreute[87] und Trude Schiff als 65-Jährige um Verlängerung ihres Arbeitsvertrages bitten musste,[88] war es Ilse Markham vergönnt, einen behaglichen Ruhestand zu genießen.

Eigene Publikation

Die nervöse Regulation des Kohlehydratstoffwechsels; Berlin. Med. Diss. v. 1927.

---

83 S. Quack: Zuflucht Amerika. Zur Sozialgeschichte der Emigration deutsch-jüdischer Frauen in die USA 1933–1945 (Forschungsinstitut der Friedrich-Ebert-Stiftung. Reihe Politik- und Gesellschaftsgeschichte, Bd. 40, D. Dowe und M. Schneider, Bonn 1995, S. 182–187, S. 182.
84 Vgl. History of St. Petersburg-St. Petersburg: www.stpete.org/history_and_preservation/ (abgerufen am 22.08.2016).
85 Vgl. Dr. Ilse Markham, Physician, Hospital Administrator (wie Anm. 1).
86 Vgl. ebd.
87 S. Beitrag Martha Seefeld.
88 S. Beitrag Trude Schiff.

Dr. med. ANTONIE SPIEGELBERG

05.09.1902 Hannover[1] – 1941 London/Großbritannien (Suizid)[2]
Fachärztin für Kinderheilkunde

V: John Spiegelberg (12.12.1868 Hannover[3] – 1939 New York/USA), Bankier[4]. Sohn v. Eduard Sp. (23.12.1837 Hameln – 1910 Hannover) u. Antonie Spiegelberg, geb. Dux (03.12.1846 Hildesheim – 1902).
O: Wilhelm Sp. (25.07.1870 – 23.12.1930), Ägyptologe. Georg Sp. (29.01.1873)[5], Kaufmann. Erich Sp. (27.09.1877), Dr. med., Arzt.[6]
M: Julie Sp., geb. Schönbrunn (25.10.1876 Mannheim), Tochter v. Heinrich Sch. (1849 Bedburg), Kaufmann u. Henny Sch., geb. Lilienthal (geb. Steinheim/Westfalen).
O: Heinrich Sch. (1876) Mannheim.[7]

Die in den Immatrikulationsalben getätigten persönlichen Angaben der ersten Studentinnen suggerieren eine »soziale Homogenität, wie sie in Wirklichkeit kaum existiert haben dürfte«.[8] Dies gilt ebenso für die Lebensläufe, die als Anhänge der Dissertationen einen halbwegs ›offiziellen‹ Charakter besaßen; Komplikationen in Familien wurden dort in der Regel ausgespart. Antonie Spiegelberg vermerkte beispielsweise in ihrem Lebenslauf die üblichen Angaben zu ihrer Herkunft, zum Beruf des Vaters und dem Schul- und Studienweg, darüber hinaus sah sie zu Recht keinerlei Notwendigkeit, detailliert auf die spezielle Familiensituation einzugehen.

---

1 Stadtarchiv Hannover, Auskunft v. 03.02.2014: (Standesamt I, 6524-4613/1902).
2 Antonie Spiegelberg 1902–1941: www.geni.com/.../Antonie-Spiegelberg/6000000027934643 75 (abgerufen am 13.11.2016).
3 Stadtarchiv Hannover, Auskunft v. 03.02.2014.
4 John Spiegelberg (1868–1939): www.geni.com/.../John-Spiegelberg/600000002793 (abgerufen am 20.03.2016).
5 A. Grimm: Spiegelberg, Wilhelm in: Neue Deutsche Biographie 24 (2010), S. 682–684 [Online-Version]; URL: https://www.deutsche-biographie.de/pnd118616188.html#ndbcontent (abgerufen am 07.03.2017).
6 R. Schwoch (Hg.): Berliner jüdische Kassenärzte und ihr Schicksal im Nationalsozialismus. Ein Gedenkbuch, Berlin 2009, S. 830.
7 R. Ernst-Teng: Ernst Schönbrunn, Anna Schönbrunn, geb. Goldschmidt, Hella Schönbrunn, in: Die Opfer der Shoah aus Aachen 1933–1945. Biographien, hg. v. Gedenkbuchprojekt für die Opfer der Shoah aus Aachen e. V., 1. Auflage 1/2013, Aachen 2011, S. 94–96, S. 94.
8 J. Bleker: Zur Herkunft der frühen Ärztinnen, in: Bleker und Schleiermacher, (s. Beitrag H. Maas, wie Anm. 21), S. 53–74, S. 56.

Antonie Spiegelbergs Mutter Julie war nach der frühen Trennung von ihrem Ehemann im Jahre 1903 mit ihrer damals einjährigen Tochter von Hannover aus in ihr Aachener Elternhaus in die Lothringer Straße 68 zurückgekehrt;[9] ein halbes Jahr später gründete sie ihren eigenen Hausstand in der Karlstraße 20.[10] Nach der offensichtlich im Jahre 1909 vollzogenen Scheidung von John Spiegelberg[11] zog Julie Spiegelberg gemeinsam mit ihrer Tochter Antonie in die in unmittelbarer Nähe des Familienwohnsitzes gelegene Zollernstraße Nr. 25. Dieses Haus hatte Heinrich Schönbrunn für seine nunmehr alleinstehende Tochter erworben.[12]

Dem Großvater väterlicherseits gehörte seit 1899 die Aachener Spinnerei »Schönbrunn & Peters«. Die ursprünglich aus Bedburg kommende Familie war seit Jahrzehnten in der Textilindustrie beheimatet. Antonie Spiegelbergs 1849 in Bedburg geborener Urgroßvater, Bernhard Schönbrunn, wird in seiner Heimatstadt als »einer der Mitbegründer der Bedburger Wollindustrie« genannt, dessen Vorfahren bereits »um 1722 in Bedburg nachgewiesen« waren und dort »zu den ältesten Familien« zählten.[13]

Wie den meisten der im Aachener Textilbereich tätigen jüdischen Unternehmern ging es auch Familie Schönbrunn kurz nach der Jahrhundertwende in wirtschaftlicher Hinsicht ausgesprochen gut.[14] Die in der »rheinischen Stoff- und Tuchfabrikation« beheimateten jüdischen Unternehmer waren dafür bekannt, die Ware effizient »mit Hilfe ihrer verzweigten Familienverbindungen auf die regionalen und überregionalen Märkte zu bringen«. Zu einer Boomphase in dieser Branche kam es unmittelbar vor dem Ausbruch des Ersten Weltkrieges. In der Zeit zwischen 1900 und 1914 hatten in Aachen daher die »zur Einkommenssteuer veranschlagten jüdischen Einwohner im Vergleich zur Gesamtbevölkerung ... eine viereinhalb mal so hohe Summe zu zahlen«.[15]

Laut Geburtsurkunde[16] fühlten sich Antonie Spiegelbergs Eltern als »Dissidenten« der jüdischen Glaubensgemeinschaft nicht mehr verbunden, sie waren sich gleichwohl dennoch darin einig, ihr Kind nach jüdischem Ritus erziehen zu

---

9 Stadtarchiv Aachen, Auskunft v. 21.02.2014: »Steuerregister der Zu- und Abgänge« Bl. 92/93, StAAc PRZ 2-374. Dank an A. Pauels.

10 Stadtarchiv Aachen, Auskunft v. 21.02.2014: STAAc PRZ 2-230 Bl. 83.

11 Vgl. Wilhelm Spiegelberg: The Oriental Institute of the University of Chicago: R. Spiegelberg: A life in Egyptology, published 2015, S. 45 f. u. A 58.

12 Stadtarchiv Aachen, Auskunft v. 21.02.2014.

13 Ernst-Teng (wie Anm. 7), S. 94.

14 Vgl. Aus der Geschichte der jüdischen Gemeinden im deutschen Sprachraum: Aachen (Nordrhein-Westfalen): www.jüdische-gemeinden.de/index.php/.../103-aachen-nordrhein-westfale... (abgerufen am 29.07.2015).

15 Y. Rieker und M. Zimmermann: Von der rechtlichen Gleichstellung bis zum Genozid. Emanzipation und sozialer Aufstieg, in: Zimmermann, (s. Beitrag A. Haubrich-Gottschalk, wie Anm. 8), S. 141–256, S. 153 ff.

16 Stadtarchiv Hannover, Auskunft v. 3.02.2014: Standesamt I, 6524-4613/1902.

wollen. Möglicherweise sollten die Gefühle des aus einer gläubigen Familie stammenden Großvaters Heinrich nicht verletzt werden, dessen Vater, der schon erwähnte Bernhard Schönbrunn, »Repräsentant der Kreissynagogengemeinde« seiner Heimatstadt Bedburg gewesen war.[17]

Antonie Spiegelbergs Vater setzte sich allerdings später als langjähriges »Vorstandsmitglied des Israelitischen Vereins für Altersfürsorge und Krankenpflege« für Glaubensgenossen in Hannover ein.[18] Seine Tochter blieb dem Glauben der Familie anscheinend treu,[19] daran änderte sich auch nichts nach dem Wechsel von der Höheren Töchterschule zur realgymnasialen Studienanstalt St. Ursula, einer katholischen Mädchenschule, die sie von 1917 bis Ostern 1922 besuchte.[20] Die Schülerin legte dort im Jahre 1922 die Reifeprüfung realgymnasialer Richtung[21] ab, ihre nahezu gleichaltrige Cousine Hella Spiegelberg hatte sich hingegen für eine kaufmännische Ausbildung entschieden.[22]

Antonie Spiegelberg scheint das erste Mitglied der mütterlichen Familie gewesen zu sein, das eine akademische Ausbildung anstrebte. Ähnlich war es bei der aus Dülken stammenden späteren Ärztin und Psychoanalytikerin Hilde Bruch,[23] Tochter eines früh verstorbenen Viehhändlers. Als die Frage beraten wurde, ob der Schülerin der Besuch einer weiterführenden Schule ermöglicht und damit die Voraussetzung für ein anschließendes Studium geschaffen werden sollte, bat die verwitwete Mutter die während des Ersten Weltkrieges im Heer dienenden engen Verwandten um ein Familientreffen, »for it was a family decision and nothing like it had be done before«.[24] Waren die Väter verstorben, sorgten in jüdischen Familien Verwandte im Allgemeinen für die Ausbildung der verwaisten Töchter und Söhne. Die Hilde Bruch zugedachte Zuwendung fiel recht großzügig aus:

---

17 Ernst-Teng (wie Anm. 7), S. 94.
18 G. Aly und W. Gruner: Die Verfolgung und Ermordung der europäischen Juden durch das nationalsozialistische Deutschland 1933–1945, hg. vom Bundesarchiv, Institut für Zeitgeschichte/Lehrstuhl für Neuere und Neueste Geschichte der Universität Freiburg, Teil 1: Deutsches Reich, München 2008, S. 636.
19 Bei der Immatrikulation am 02.05.1922 bezeichnete sich Antonie Siegelberg als Angehörige der mosaischen Religion, s. UA Bonn Immatrikulationsalbum 1922.
20 S. dem der Dissertation beigefügten Lebenslauf.
21 UA Bonn: Immatrikulationsalbum 02.05.1922.
22 Vgl. Ernst-Teng (wie Anm. 7), S. 95.
23 Vgl. Hilde (Brunhilde) Bruch, in: Ärztinnen im Kaiserreich: https://geschichte.charite.de/aeik/biografie.php?ID=AEIK00947 (abgerufen am 09.08.2020), sie hatte nicht in Bonn studiert, nach 1933 als Jüdin verfolgt.
24 Hatch Bruch, Unlocking the Golden Cage. An Intimate Biography of Hilde Bruch, Carlsbad/California 1996, S. 37.

»every months, three uncles sent Hilde enough allowance to cover not only a room, board, and tuition, but all the extras considered necessary to enrich a medical student's life«.[25]

Ob bei Antonie Spiegelberg der getrennt von der Familie lebende Vater oder letztlich die mütterliche Verwandtschaft für das Schulgeld und die Studienkosten aufkam, steht nicht fest. Zumindest bis zum Beginn des Ersten Weltkrieges verfügten die in Aachen wohnenden Schönbrunns offensichtlich über ein ansehnliches Vermögen.[26]

Auch die Spiegelbergs galten, jedenfalls bis zur Inflationszeit, als ausgesprochen wohlhabend und dem Allgemeinwohl verpflichtet. Der Großvater, Eduard Spiegelberg; Seniorpartner des in Hannover führenden Geldinstituts Ephraim Meyer & Sohn, spendete anlässlich seines 70. Geburtstages im Jahre 1907 beispielsweise eine beträchtliche Summe für den Bau eines jüdischen Krankenhauses in Hannover, darüber hinaus beteiligte er sich an der Finanzierung des Rathausneubaues.[27]

Väterlicherseits stammte Antonie Spiegelberg aus einer bildungsorientierten Bankiersfamilie. Ihr Onkel, Wilhelm Spiegelberg[28], war beispielsweise seit 1923 Ordinarius für Ägyptologie an der Universität München, der den Schriftsteller Thomas Mann in fachlicher Hinsicht ab 1927 über einen längeren Zeitraum bei seinem Romanprojekt »Joseph und seiner Brüder« beriet.[29] Antonies Onkel Erich, promoviert in Straßburg im Jahre 1905, genoss als Facharzt für Magen- und Darmerkrankungen im Familienkreis hohes Ansehen.[30] Ob der Mediziner Kontakte zu seiner in Aachen lebenden Nichte hatte, ist nicht bekannt.

Auch Antonie Spiegelberg entschied sich für den Arztberuf. Am 2. Mai 1922 immatrikulierte sie sich an der Medizinischen Fakultät der Bonner Universität. Der Zeitpunkt ihres Studienbeginns fiel in die Inflationszeit, »die dann 1923 zur unvorstellbaren Geldentwertung führte. Galt doch Neujahr 1924 eine neue Mark

---

25 Hatch Bruch (wie Anm. 24), S. 37.
26 Vgl. Wilhelm Spiegelberg, (wie Anm. 11), S. 46 A 58.
27 Vgl. Wilhelm Spiegelberg, (wie Anm. 11), S. 15 A 17 u. S. 15 f: Im Jahre 1910 starb Eduard Spiegelberg, der genauso wie seine acht Jahre zuvor verstorbene Frau an Krebs erkrankt war. Zur Erforschung dieser Krankheit und zum Andenken seiner Eltern stiftete der seit dem Jahr 1892 in England lebende Sohn Georg einem Krankenhaus in Manchester das sogenannte ›Eduard-and-Antonie-Spiegelberg-Bed‹ und damit verbunden eine bedeutende Summe zur Behandlung von Krebspatienten.
28 Vgl. Wilhelm Spiegelberg, (wie Anm. 11), S. 77 f.
29 Vgl. B. Hutt: Wilhelm Spiegelberg (1870–1930). Der Ägyptologe hinter dem Josephsroman, in: Freunde Abrahams e. V. Gesellschaft für religionsgeschichtliche Forschung und interreligiösen Dialog, 10.08.2016, als PDF abrufbar unter: https://www.freunde-abrahams.de/wilhelm-spiegelberg-1870-1930/ (abgerufen am 19.11.2016). dtv Kindlers Literaturlexikon: Joseph und seine Brüder, München 1974, S. 5018–5021, S. 5018.
30 Vgl. Wilhelm Spiegelberg, (wie Anm. 11), S. 15 A 16 u. Schwoch (wie Anm. 6), S. 830.

gleich einer Billion (= 12 Nullen!) bisheriger Mark.«[31] Mit finanziellen Eng-
pässen wird womöglich auch ihr Aachener Onkel Ernst, der die Spinnerei im
Jahre 1918 übernommen hatte,[32] zu tun gehabt haben.

Wie viele andere jüdische Privatbankiers musste sich auch Antonie Spiegelbergs Vater, verantwortlich für die Hannoveraner Privatbank »Ephraim Meyer &
Sohn,« nach Ende des Ersten Weltkrieges mit finanziellen Problemen ausein-
andersetzen. »Manche kleinere jüdische Privatbank überstand die Währungs-
stabilisierung Ende 1923 nicht, zumal der Typus der Privatbank ohnehin von
dem der finanzkräftigeren Aktiengesellschaft zurückgedrängt wurde«.[33] Nach
dem Zusammenbruch der Bank soll die Familie einen Großteil des von John
Spiegelberg verwalteten Vermögens verloren haben.[34]

Eine medizinische Ausbildung an unterschiedlichen Universitäten war bis in
die 1920er Jahre von Professorenseite durchaus gewünscht, denn so konnten sich
die Studierenden umfassende Kenntnisse an unterschiedlichen Universitäten
aneignen.[35] Die häufigen Studienortwechsel zeigten sich auch bei ersten Bonner
Studentinnen, »vor der Immatrikulation … hatten rund ein Drittel (34 von 103)
der Medizinerinnen gegenüber einem Viertel der übrigen Studentinnen bereits
an anderen Universitäten studiert«.[36] Die Wechsel an andere Universitäten waren
allerdings mit Mehrkosten verbunden. Meist versuchten Studentinnen, denen
monatlich kein großzügig ausgestatteter ›Wechsel‹ zur Verfügung stand, dennoch wenigstens ein Semester an einer weiteren Universität zu studieren; eine
Unterkunft bei Verwandten war dabei eine große Hilfe. Diejenigen, die es sich
leisten konnten, studierten an mehreren Hochschulen, so zum Beispiel die von
ihren Onkeln unterstützte oben erwähnte Halbwaise Hilde Bruch, an insgesamt
vier Universitäten.[37] Insgesamt nur fünf der hier vorgestellten Medizinstudentinnen studierten ausschließlich in Bonn.[38] Dazu gehörte auch Antonie Spiegelberg, für die möglicherweise der Besuch einer weiter entfernten Hochschule
aus finanziellen Gründen nicht möglich gewesen war.

---

31 L. Turnau: Meine Autobiographie, in: Mitteilungsblatt des Deutschen Ärztinnenbundes
   e. V., Heft 2, 1971, S. 8–12, S. 9. L. Turnau, in: Ärztinnen im Kaiserreich: https://geschichte.
   charite.de/aeik/biografie.php?ID=AEIK00136 (abgerufen am 09.08.2020), sie hatte nicht in
   Bonn studiert.
32 Vgl. Ernst-Teng (wie Anm. 7), S. 95.
33 Rieker u. Zimmermann (wie Anm. 15), S. 141–256, S. 213.
34 Vgl. Wilhelm Spiegelberg: The Oriental Institute of the University of Chicago (wie Anm. 11),
   S. 58.
35 Vgl. J. Bleker: Die bis 1918 in Deutschland approbierten Ärztinnen im Überblick, in: Bleker
   und Schleiermacher, (s. Beitrag H. Maas, wie Anm. 21), S. 35–52, S. 48.
36 Th. Novak: Die ersten vollimmatrikulierten Medizinstudentinnen an der Universität Bonn,
   in: Meinel und Rennberg, (s. Beitrag L. Meyer-Wedell, wie Anm. 12), S. 305–313, S. 308.
37 Vgl. Hatch Bruch (wie Anm. 24), S. 37.
38 S. die entsprechenden Beiträge zu: Selma Epstein u. Henriette Löwenberg.

Im Sommer 1924 bestand Antonie Spiegelberg das Physikum und am 28. August 1928 wurde sie mit Prädikat promoviert, die Approbation erhielt sie im darauffolgenden Jahr.[39] Es liegen bisher keine Angaben darüber vor, an welchen Krankenhäusern und Kliniken sie in den folgenden vier Jahren ihre praktische Ausbildung fortgesetzt hatte. Leider zählen die Einwohnermelderegister bzw. -karteien von Aachen vor 1945 zu den Kriegsverlusten. Die Auswertung alter Meldekarten, die Hinweise auf Ortsveränderungen für die Zeit nach dem Studium geben könnten, entfällt somit. Erst für das Jahr 1932 liegt wieder ein Beleg vor.[40]

In den späten Jahren der Weimarer Zeit, als bereits ein aggressiver Antisemitismus[41] in vielen Kliniken spürbar war, suchten sich jüdische Ärztinnen und Ärzte für ihre Volontariats- und Assistentinnenzeit mit Vorliebe Kliniken aus, in denen bereits andere jüdische Kolleginnen und Kollegen tätig waren, dort fühlten sie sich sicherer und geborgener als an anderen Einrichtungen. Antonie Spiegelberg ging im Jahre 1932 beispielsweise als Volontärärztin an das Münchener ›Dr. von Haunersche Kinderspital‹,[42] das als »eine der Geburtsstätten der Kinderheilkunde« und als »Zentrum der pädiatrischen Spitzenmedizin« galt.[43] Nach Machtantritt der Nationalsozialisten wurden 31 der an dieser Klinik tätig gewesenen und zum Teil dort noch in Dienst stehende jüdische Ärztinnen und Ärzte aufgrund ihres Glaubens verfolgt.[44]

Nach der Verwendung am ›Dr. von Haunerschen Kinderspital‹ beendete die Assistenzärztin Antonie Spiegelberg an der Münchner Universitätsklinik ihre Facharztausbildung.[45]

Im Jahre 1933 kehrte die damals 31-jährige Ärztin für Kinderheilkunde, elf Jahre nach Ablegung der Reifeprüfung, in ihre Heimatstadt zurück. Sie ließ sich in dem der Mutter gehörenden Haus nieder.[46] Die Verordnungen der NS-Gesetzgebung ließen ihr allerdings kaum Möglichkeit zu einer langfristigen geregelten Berufsausübung. Am 22. April 1933 entzog man der jüdischen Ärzte-

---

39 UA Bonn: Promotionsalbum 1927.

40 Stadtarchiv Aachen, Auskunft v. 21.02.2014.

41 Vgl. Hatch Bruch (wie Anm. 24), S. 53ff.

42 Vgl. A. Autenrieth: Ärztinnen und Ärzte am Dr. von Haunerschen Kinderspital, die Opfer nationalsozialistischer Verfolgung wurden, München, Med. Diss. v. 2012, S. 83.

43 Antonie Spiegelberg: www.haunerjournal.de/prae_1/hj1_10/einzseit2_09/opfer.pdf; S. 1 (abgerufen am 22.04.2014).

44 Vgl. 11.11.2015: Gedenkstunde: Erinnern-Gedenken-Mahnen: www.klinikum.uni-muenchen.de › ... › Pressestelle › Pressemeldungen www.haunerjournal.de/prae_1/hj1_10/einzseit2_09/opfer.pdf; S. 1 (abgerufen am 07.08.2016).

45 Vgl. E. Seidler: Jüdische Kinderärzte 1933–1945. Entrechtet – Geflohen – Ermordet, erweiterte Auflage, Basel, Freiburg 2007, S. 127.

46 Vgl. Seidler (wie Anm. 45), S. 127.

schaft die Kassenzulassung und im Juli 1933 übernahmen die Privatkassen nur noch die Kosten für jüdische Patientinnen und Patienten.[47]

Von den sieben in dieser Zeit in Aachen tätigen Kinderärztinnen und Kinderärzten hatten sich die beiden dort schon länger praktizierenden jüdischen Kollegen Alma Weinstock, geborene Schwarz,[48] und Erich Feibes[49] bereits einen Patientenstamm aufbauen können. Antonie Spiegelberg als neu hinzugekommene Kollegin musste sich hingegen erst Vertrauen bei jüdischen Familien erwerben. Der Kreis der jüdischen Privatpatienten nahm allerdings nach den ersten gegen die jüdische Bevölkerung erlassenen Gesetzen rapide ab. Wohlhabendere jüngere Aachener Ehepaare verließen mit ihren Kindern die Heimat vor allem in Richtung Niederlande und Palästina,[50] die genaue Zahl der Emigranten, die frühzeitig Aachen verlassen hatten, lässt sich nicht mehr rekonstruieren. Antonie Spiegelberg scheint nur kurze Zeit praktiziert zu haben. Im Reichsmedizinalkalender von 1937 wird sie bereits als Kinderärztin ohne Praxis aufgeführt; vermutlich wird sie schon zu einem früheren Zeitpunkt ihre ärztliche Tätigkeit aufgegeben haben.[51]

Gleich nach der Reichstagswahl im März 1933 verschärften sich in Aachen die ohnehin latent vorhandenen »gesellschaftlichen Vorbehalte und Spannungen« gegenüber der dort lebenden jüdischen Bevölkerung. Allzu bereitwillig »setzte eine offene und systematische Diskriminierung und Entrechtung der jüdischen Minderheit in Aachen ein«.[52] Die im Jahre 1935 auflodernden »Ausschreitungen und antijüdischen Propagandakampagnen« verstärkten die Sorgen der noch am Ort lebenden jüdischen Menschen. Die gesetzlich verordnete Änderung im Namensbereich sorgte für eine weitere Diskriminierung, denn ab dem 17. August 1938 mussten Frauen, die keinen eindeutig jüdischen Vornamen besaßen, den zweiten Vornamen ›Sara‹ annehmen, Männer entsprechend den zweiten Vornamen ›Israel‹.[53]

In der Pogromnacht Anfang November 1938 zündeten NS-Mitglieder unter reger Beteiligung der Feuerwehr die Aachener Synagoge an und sorgten dafür,

---

47 Vgl. A. von Villeiz: Die Vertreibung der jüdischen Ärzte Hamburgs aus dem Berufsleben 1933–1945, in häb 3/04, S. 110–114, S. 112.

48 Vgl. Alma Weinstock, geb. Schwarz: s. Seidler (wie Anm. 46), sie hatte nicht in Bonn studiert.

49 Vgl. Seidler (wie Anm. 46), S. 127.

50 Vgl. Heinrich Schönbrunn: www.gedenkbuchprojekt.de/.../biographie.php? (abgerufen am 29.07.2015).

51 Vgl. Seidler (wie Anm. 45), S. 127.

52 www.jüdische-gemeinden.de/index.php/ (wie Anm. 14).

53 Stadtarchiv Hannover, Auskunft vom 3.10.2014. Am 17. August 1938 wurde der Vermerk zur Änderung von Familiennamen u. Vornamen in Antonies Geburtsurkunde getätigt. Am 15. Dezember 1948 wurde folgender Hinweis beigefügt:»Vorstehender Randvermerk wird gemäß Verordnung des Zentralen Justizamtes für die Britische Zone v. 16.02.48 hiermit gelöscht.«

dass sie vollkommen niederbrannte. Für die Kosten des vollständigen Abrisses hatte, wie im gesamten Deutschen Reich, die jüdische Gemeinde aufzukommen,[54] deren Mitglieder ohnehin durch große wirtschaftliche Probleme belastet waren. In der »Nachweisung über das Vermögen der Juden in der Stadt Aachen vom 12.11.1938« wurde Ernst Schönbrunn, der Bruder der Mutter, als »Spinnereibesitzer geführt«. Die am 12. Dezember 1938 erfolgte Arisierung seiner Firma entzog ihm und damit auch seiner Familie den finanziellen Rückhalt. Die anschließend umbenannte »Spinnerei Westmark GmbH« existierte bis zum Jahre 1952.[55]

Nicht nur persönliche Attacken, sondern auch die emotionale Bindung an die kleinen Patienten und deren Eltern und das Wissen um die Beendigung dieser ›Partnerschaft‹, zehrte an den Nerven der jüdischen Ärzteschaft. In einem Brief vom 1. Oktober 1938 schrieb beispielsweise die jüdische Ärztin Hertha Wiegand von der »Anstrengung« der letzten Tage, die nötig war, »um meine guten lieben Patientinnen nicht einfach ohne Abschied zu verlassen«.[56]

Bis 1938 sind Antonie Spiegelberg und ihre Mutter noch im Personenalphabet der Aachener Adressbücher unter der Anschrift Zollernstraße 15 aufgeführt, so auch im Adressbuch von 1939. Es ist jedoch gar nicht sicher, ob sich die Kinderärztin zu diesem Zeitpunkt überhaupt noch in Aachen aufgehalten hat. Im Adressbuch von 1940 ist im Straßenalphabet nur noch Julie Spiegelberg als Eigentümerin des Hauses ein letztes Mal erwähnt, was aber nicht heißen muss, dass sie zu diesem Zeitpunkt noch dort gewohnt hat. Der Tochter, und eventuell auch der Mutter, war die Emigration nach England, vermutlich mit Hilfe des frühzeitig dorthin ausgewanderten Onkel Georg oder seiner Familie, geglückt.

Der Umstand, dass als Eigentümer des teilzerstörten Hauses Zollernstraße 15 in den Akten der Stadt Aachen im März 1955 ein Engländer genannt wird, spricht für diese familiären Beziehungen nach England.[57]

Antonie Spiegelberg hätte ihren Beruf in Großbritannien im besten Falle nur nach einem erneuten Studium mit Abschlussexamen anwenden können, die vorherige Registrierung der bisherigen Abschlüsse vorausgesetzt.[58] Ihre erst kürzlich beendete Facharztinnenausbildung war zudem in England höchstens im Pflegebereich gefragt; kranke Kinder behandelte man zu dieser Zeit dort

---

54 www.jüdische-gemeinden.de/index.php/ (wie Anm. 14).

55 Vgl. Ernst-Teng (wie Anm. 7), S. 96.

56 Hertha Wiegand, geb. Lion (06.07.1890 Ettenheim/Baden – 12.01.1944 Karlsruhe, Suizid vor der anstehenden Deportation): Offenburg, SWR: www.swr.de/swr2/stolpersteine/men schen/hertha-wiegand.../-/id.../index.html (abgerufen am 16.10.2016), sie hatte nicht in Bonn studiert. Seidler (wie Anm. 46), S. 356.

57 Stadtarchiv Aachen, Auskunft v. 21.04.2014.

58 Vgl. K. Griese und W. Woelk: Jüdische Ärzte in Düsseldorf und in der Emigration, in: Düwell u.a., (s. Beitrag C. Sprinz, wie Anm. 53), S. 177–205, S. 195.

ausschließlich in Krankenhäusern.[59] Weder von mütterlicher noch von väterlicher Familienseite war Ende der 1930er und Anfang der 1940er Jahre finanzielle Unterstützung für eine weitere Ausbildung zu erwarten. Vielleicht verzichtete sie aus diesem Grunde von vornherein auf einen Zweitstudiengang?

Weite Kreise der englischen Bevölkerung kritisierten die Judenverfolgungen in Deutschland.[60] Mit großem Engagement wurden nach dem Novemberpogrom die sogenannten ›Kindertransporte‹ nach England, die Hunderte von kleinen Mädchen und Jungen vor der Ermordung retteten, organisiert.[61] Mitgefühl, Verständnis und Hilfsbereitschaft vermisste man hingegen bei den Anweisungen der Behörden. Anders als bei sehr reichen und in hohem Maße qualifizierten Fachleuten verschloss man sich den Einreisewünschen der Flüchtlinge, erst nach 1938 änderte sich die Haltung der Regierung. Dennoch wurden »Visa … vorzugsweise nur temporär erstellt« und dazu an Auflagen gebunden. Vollkommen unsensibel fasste man nach Kriegsbeginn jüdische Flüchtlinge und deutsche Anhänger der Nationalsozialisten in Internierungslagern zusammen.[62] Bei der Erfassung aller Ausländer durch das sogenannte »Tribunal« wird Antonie Spiegelberg in die »Kategorie C« als politisch unbedenklich« eingestuft und demnach von der Internierung verschont worden sein. Es blieben allerdings die den deutschen Flüchtlingen auferlegten Regeln, wie die wöchentliche Meldung auf der zuständigen Polizeiwache.[63]

Die Furcht vor einer Invasion der Deutschen Wehrmacht sorgte bei der aus Deutschland geflohenen Emigrantengruppe für große Ängste. Die seit Juli 1940 gestarteten Angriffe der deutschen Luftflotte »steigerten sich im August zu der großen Luftschlacht über Britannien und dehnten sich im September auch auf London aus«, erst »im Laufe des Septembers steckte Hitler seine Invasionspläne zurück«.[64] Wie lange sich der Krieg noch hinziehen und wie er enden würde, war um 1940 überhaupt nicht abzusehen. Dazu kam für Antonie Spiegelberg die Sorge um die berufliche Zukunft in der Fremde und womöglich die Verantwortung für die im Jahre 1876 geborene Mutter. Auch wenn sie noch lange Jahre Kontakt zum Vater gehabt haben sollte, hätte ihr dieser nicht mehr mit Rat und Tat zur Seite stehen können, er war kurz nach seiner Emigration am 29. Mai 1938 in die Vereinigten Staaten im Jahre 1939 verstorben.[65]

---

59 Vgl. Autenrieth (wie Anm. 42), S. 36.

60 Vgl. ebd., S. 38.

61 Vgl. ebd., S. 36.

62 Ebd., S. 38.

63 F. Meyer-Gosau: »Es geht nichts über democracy«. Elisabeth Young in Sydney, in: Benz, (s. Beitrag E. Falk, wie Anm. 35), S. 215–228, S. 217.

64 K. Kluxen: Geschichte Englands, Stuttgart 1968, S. 810.

65 Vgl. S. Friedländer: Die Verfolgung und Ermordung der europäischen Juden durch das nationalsozialistische Deutschland 1933–1945, Bd. 1: Deutsches Reich 1933–1945, bearbeitet

Man schätzt inzwischen, dass sich zwischen 1933 und 1945 ca. 10.000 Jüdinnen und Juden das Leben genommen haben. Auch im sicheren Exil konnten nicht alle das Erlebte vergessen und mit der Ungewissheit über das Schicksal der in Deutschland zurückgelassenen Verwandten und Freunde weiterleben.[66] Auch die schon eingangs zitierte Dr. med. Hilde Bruch unternahm als 31-Jährige, zwei Jahre nach ihrer Ankunft in den Vereinigten Staaten, einen Selbstmordversuch. Sie wurde rechtzeitig gefunden und konnte sich, nach einer längeren Zeit der Rekonvaleszenz, privat und beruflich neu orientieren.[67]

Antonie Spiegelberg hatte anscheinend niemanden, der ihr in dieser Zeit zur Seite stand, die 39-Jährige nahm sich im Jahr 1941 in London das Leben.[68]

Eigene Publikation

Aus der Chirurgischen Universitätsklinik Bonn (Stellvertretender Direktor Professor Dr. Baetzner): Ein Fall von übergroßer Struma nodosa. Bonn, Med. Diss. 1927.

---

von W. Gruner, München 2008, S. 637, A 3 u. Auskunft vom Stadtarchiv Hannover vom 03. 02. 2014. www.geni.com/.../John-Spiegelberg/ (wie Anm. 4).

66 Vgl. Autenrieth (wie Anm. 42), S. 70.
67 Vgl. E. Münster-Schröer: Der Weg einer jüdischen Kinderärztin in die USA: Dr. Hilde Bruch – Therapeutin von Magersucht und Bulimie, in: Journal 25. Jahrbuch des Kreises Mettmann (2005/2006), S. 115–119, ratingen.de/bilder/41/stadtarchiv/e-books/Hilde_Bruch.pdf (abgerufen am 29.07.2015, S. 3.
68 Vgl. Antonie Spiegelberg (1902–1941): www.geni.com (wie Anm. 1).

Dr. med. ILSE FERDINAND RAINOVA, geb. PHILIPPSON

17.02.1903 Feldberg – 1988 Sofia/Bulgarien[1]
Kinderärztin

V: Ferdinand Ph. (verstorben 20.11.1959), Kaufmann.[2] M: Rosy Ph., geb. Meyer (18.07. 1873 Hamburg – 02.06.1944 Theresienstadt).[3]
G: Ernst P. Ph. Hans A. Ph. (09.02.1905).[4]
E: Dr. med. Iwan Rainov (12.05.1900 Tirnowo, Bulgarien).[5]

Die jüdische Gemeinde Feldberg im Kreis Mecklenburg-Strelitz besaß Mitte des 19. Jahrhunderts keinen eigenen Friedhof. Ilse Philippsons Großeltern väterlicherseits stifteten im Jahre 1850 Geld zum Kauf eines Grundstücks, damit die dort lebenden Juden ihre Toten am Heimatort beerdigen konnten. Im Jahre 1892 lebten »22 Seelen in der landesherrlich bestätigten Juden-Gemeinde«, ein Jahr darauf »gab es nach dem »Großherzoglichen Hof- und Staatshandbuch« nur noch dreizehn jüdische Einwohner.[6]

Die Stifter des Friedhofsgeländes hatten durch dieses Geschenk ihre enge Verbindung zur jüdischen Gemeinde unter Beweis gestellt, konnten aber nicht verhindern, dass sich langfristig in der eigenen Familie die religiöse Bindung lockerte. Im Jahre 1911 ließen der Sohn Ferdinand und die Schwiegertochter Rosy ihre drei Kinder evangelisch taufen, gehörten selbst jedoch weiterhin der mosaischen Religion an.[7] Vermutlich wollten die Eltern ihren drei Kindern durch diesen Akt der Anpassung an die christliche Umwelt eine bessere Ausgangsposition für spätere Berufsaussichten ermöglichen.[8]

---

1 Ilse Ferdinand Raynova, geb. Philippson: https://www.myheritage.fr/.../ilse-ferdinand-raynova-nee-philipps... (abgerufen am 10.08.2016).
2 Chr. Wegner am 5.01.2016: (http://geschichte.charite.de/verfolgte-aerzte/gnd.php?&GND =125543719) matrikel.uni-rostock.de/commentlist.action?page=13 (abgerufen am 29.03. 2016).
3 Die Juden in Mecklenburg. Die Shoa und ihre Opfer. Ausgelöschte Leben in u. aus Mecklenburg: www.juden-in-mecklenburg.de/Holocaust/Opfer (abgerufen am 28.03.2016).
4 Ev.-Luth. Kirchengemeinde Feldberg, Auskunft v. 08.05.2014.
5 Iwan Rainov: matrikel.uni-rostock.de/id/200018017 (abgerufen am 28.03.2016).
6 Ilse Philippson: www.hagalil.com/archiv/2007/08/feldberg.htm (abgerufen am 04.06.2014).
7 Taufregister Feldberg 28/1911. Abschrift v. 01.11.2010.
8 S. dazu den Beitrag zu Ilse Marcus.

Bei der damals achtjährigen Tochter Ilse zeigte sich vermutlich bereits zu der Zeit eine vielversprechende Begabung, die die Eltern zu fördern bereit waren. Da es damals weder am Ort noch in der Nähe von Feldberg ein Mädchengymnasium gab, kam nur ein Schulbesuch entfernt vom Elternhaus in Frage. Möglicherweise konnten Rosy und Ferdinand Philippson ihre Tochter bei Verwandten in Rostock unterbringen. An der dortigen Studienanstalt legte die 19-jährige Schülerin die Reifeprüfung ab und immatrikulierte sich am 28. April 1922 sogleich als Staatsangehörige des Landes Mecklenburg-Strelitz an der dortigen Medizinischen Fakultät der Universität.[9] Höchstwahrscheinlich lernte sie bereits während dieser Zeit ihren künftigen Ehemann kennen, der sich, von Innsbruck kommend, ebenfalls im Sommersemester in Rostock immatrikuliert hatte. Iwan Rainov, der Sohn eines bulgarischen Kaufmanns, war direkt nach Erhalt der Reifeprüfung zum Studium ins Ausland gegangen.[10]

Ilse Philippson wechselte relativ häufig die Universität. Nach drei in Rostock verbrachten Semestern setzte sie ihr Studium im Wintersemester 1923/24 an der Universität Berlin fort und kehrte anschließend für zwei Semester nach Rostock zurück. Das Sommersemester 1925 und das folgende Wintersemester ging sie nach Freiburg. Auf den Studienabschluss bereitete sie sich ab dem Sommersemester 1926 in Bonn vor;[11] sie wohnte während dieser Zeit in der Kölnstraße Nr. 163, ihr späterer Ehemann wenige Häuser weiter in der gleichen Straße.[12] Das Wintersemester 1927/28 verbrachten beide noch in Bonn, danach scheint Iwan Rainov nach Freiburg gegangen zu sein; dort wurde er am 2. März 1928 an der Medizinischen Fakultät der Universität Freiburg promoviert.[13] Ilse Philippsons Examen in Bonn fand am 6. Oktober 1928 statt.[14]

Nach ihrer Volontärzeit[15] entschied sich Ilse Philippson, ihre bisherige medizinische Ausbildung als Assistenzärztin an einem Fachkrankenhaus zu vertiefen, dazu bewarb sie sich erfolgreich am renommierten ›Kaiser-und-Kaiserin-Friedrich-Kinder-Krankenhaus‹ (KKFK) in Berlin. Vielleicht bevorzugte sie diese Einrichtung, um antisemitischen Anfeindungen möglichst aus dem Wege zu gehen,[16] dort gehörten Anfang der 1930er Jahre ca. 80 % der medizinischen Belegschaft dem jüdischen Glauben an.[17]

---

9 Ilse Philippson: matrikel.uni-rostock.de/id/200017689?_searcher=95b5a962…hit… (abgerufen am 04.06.2014).
10 UA Rostock: Iwan Rainov: matrikel.uni-rostock.de/id/200018017 (abgerufen am 28.03.2016).
11 UA Bonn: Promotionsalbum der Medizinischen Fakultät v. 1927.
12 UA Bonn: Personalverzeichnis.
13 Iwan Rainov-Deutsche Digitale Bibliothek: https://www.deutsche-digitale-bibliothek.de/…/OFT5ZAHRJMYHBUF2ML3DJWZFM2… (abgerufen am 26.02.2017).
14 UA Bonn: Promotionsalbum Medizinische Fakultät 1927.
15 Es ist derzeit nicht bekannt, wo sie diese verbracht hat.
16 S. dazu den Beitrag zu Hedwig Jung-Danielewicz.

Bei jungen, gerade von der Universität kommenden Studienabsolventinnen waren Krankenhausstellen in der Weimarer Zeit ausgesprochen begehrt. Im Jahr 1929 wurden nur 500 der insgesamt 6.900 zur Verfügung stehenden Assistenzarztstellen mit Frauen besetzt. Bei der erfolgreichen Bewerbung der jungen Ärztin am KKFK spielte sicher der mit sehr guten Noten in Bonn erreichte Studienabschluss eine ausschlaggebende Rolle.[18]

Über die monatlichen Bezüge von Ilse Philippson liegen keine Belege vor, durch eine damals vom Ärztinnenbund in Auftrag gegebene Umfrage ist allerdings bekannt, dass im Jahre 1927 »Assistenzärztinnen nur ›verschwindend wenig bezahlt‹ wurden«. Sie waren damit finanziell wesentlich schlechter gestellt als ihre männlichen Kollegen.[19]

Nicht nur bei der ›ökonomischen Absicherung‹, sondern auch beim ›beruflichen Status‹ hatten Ärztinnen in der Weimarer Zeit vielfach das Nachsehen. Im Jahre 1915 gab es 233 approbierte Ärztinnen[20] im Deutschen Reich, vierzehn davon erhielten zu dieser Zeit eine etatmäßig eingerichtete Assistenzärztinnenstelle an einer der Universitätskliniken. Im Jahre 1924 praktizierten bereits 2.500 Ärztinnen[21], drei Jahre später erhielten jedoch nur sechzehn Assistenzärztinnen eine entsprechende Stelle an einer der Hochschuleinrichtungen; dies bedeutete eine deutliche Schlechterstellung von Frauen.[22] Auf entsprechende Nachfrage beim Preußischen Minister für Wissenschaft, Kunst und Volksbildung lautete die aufschlussreiche Antwort, dass bei Besetzungen dieser Stellen stets die Wünsche der Krankenhausleitungen in die Planungen mit eingeflossen seien.[23]

Ilse Philippson arbeitete am KKFK unter Leitung des Pädiaters Heinrich Finkelstein.[24] Sowohl er als auch sein Vorgänger Adolf Baginsky[25] gehören zu den jüdischen Kinderärzten, die noch heute auf ihrem Fachgebiet als Pioniere gelten. Baginsky machte sich nicht nur um die Verbesserung der Schulhygiene verdient, sondern entwickelte auch Neuerungen im praktisch-technischen Bereich. Dazu gehört zum Beispiel der Prototyp des noch heute benutzten Kinderbettes, aber

---

17 S. Doetz und Chr. Kopke: Die Entlassungen der jüdischen Ärztinnen und Ärzte aus dem kommunalen Gesundheitswesen in Berlin-Schöneberg, in: Jacob und Federspiel, (s. Beitrag E. Falk, wie Anm. 25), S. 26–27, S. 26f.

18 Vgl. Wegner (wie Anm. 2).

19 S. Schleiermacher: Berufsnormalität und Weiblichkeit bis zum Ende der Weimarer Republik, in: Bleker und Schleiermacher, (s. Beitrag H. Maas, wie Anm. 21), S. 89–112.

20 Vgl. Th. Gerst 75 Jahre Deutscher Ärztinnenbund: Steter Einsatz für die Belange der Ärztinnen, in: Dtsch. Ärzteblatt 1999, 96 (36): A-2198/B-1901/C-1774.

21 Vgl. Gerst (wie Anm. 20).

22 Vgl. Schleiermacher (wie Anm. 19), S. 94, s. dazu den Beitrag zu Else Neustadt-Steinfeld.

23 Vgl. ebd., S. 94.

24 Vgl. M. Stürzbecher: Finkelstein, Heinrich, in: Neue Deutsche Biographie 5 (1961), S. 162f.

25 Vgl. I. Singer, A. S. Chessin: Baginsky, Adolf Aron: http://www.jewishencyclopedia.com//articles/2351-baginsky-adolf-aron (abgerufen am 07.03.2018).

auch die Skaleneinteilung auf Milchflaschen. Sein Nachfolger Finkelstein setzte sich erfolgreich für die Senkung der damals noch recht hohen Säuglingssterblichkeit ein.[26]

Am KKFK war Ilse Philippson dem Berliner Bezirk Wedding zugeordnet.[27] Im Rahmen von Weiterbildungsmaßnahmen wird die Klinikleitung für regelmäßige Wechsel ihres Arbeitsplatzes innerhalb der Weddinger Zuständigkeit gesorgt haben. Die Assistenzärztin Philippson erhielt, wie es damals üblich war, im Krankenhaus Logis und Verpflegung.[28]

Das ›Gesetz zur Wiederherstellung des Berufsbeamtentums‹ war am 7. April 1933 in Kraft getreten. Mit der ebenfalls im April 1933 erlassenen ›Ersten Verordnung über die Zulassung von Ärzten zur Tätigkeit bei den Krankenkassen‹ verfügten die Nationalsozialisten nun über die Möglichkeit, auch jüdische Angestellte entlassen zu können.[29] Aus dem städtischen Berliner Gesundheitswesen wurden nach bisherigen Erkenntnissen 436 Ärztinnen und Ärzte ihres Amtes enthoben, die entweder im nationalsozialistischem Sinne als »nicht-arisch« oder als politisch Unzuverlässige eingeschätzt wurden.

Zu den ersten Kündigungen war es im März 1933 gekommen, gefolgt von gewalttätigen Aktionen gegen weiterhin beschäftigte jüdische Ärzte in den Krankenhäusern St. Urban und Moabit, zu einem späteren Zeitpunkt wurden auch medizinische Mitarbeiter des KKFK bedroht. Man hatte es hierbei vor allem auf sozial engagierte jüdische Ärzte in den »Hochburgen der Arbeiterbewegung in Neukölln, Wedding (und) Kreuzberg« abgesehen.[30] Die städtische Gesundheitsbehörde setzte die im April erlassenen Verordnungen strikt durch, »am 7. Oktober 1933 war kein einziger jüdischer Arzt mehr an einem Berliner Krankenhaus tätig, wenn man einmal von Jüdischen Krankenhäusern absieht«.[31]

Nach ihrer Entlassung fand Ilse Philippson als Vertretungsärztin Aufnahme in der Praxis der sechs Jahre älteren Käthe Beutler.[32] Beide kannten sich vermutlich von ihrer gemeinsamen Tätigkeit am KKFK, möglicherweise waren sie sogar befreundet. Gemeinschaftspraxen, die in der Lage waren, ein breites

---

26 Vgl. www.charite.de/p_endo/kindarzt/geschBerlKHK/.../Posterserie%204.pdf (abgerufen am 29.03.2014).

27 Vgl. Ilse Philippson, in: Ärztinnen im Kaiserreich geschichte.charite.de/verfolgte-aerzte/biografie.php?&ID=240 (abgerufen am 25.11.2014).

28 Vgl. Schleiermacher (wie Anm. 19), S. 92ff.

29 Vgl. R. Schwoch: Vom jüdischen Deutschen zum »fremdrassigen Element« – Zur Verfolgung jüdischer Ärzte im Nationalsozialismus, in: Jacob und Federspiel, (s. Beitrag M. Seefeld, Anm. 25). S. 19–24, S. 21.

30 Doetz u. Kopke (wie Anm. 17), S. 26ff.

31 W. Ribbe: Geschichte Berlins, 2. Bd.: Von der Märzrevolution bis zur Gegenwart. Veröffentlichung der Historischen Kommission zu Berlin, München 1987, S. 955.

32 Vgl. E. Seidler: Jüdische Kinderärzte 1933–1945. Entrechtet – Geflohen – Ermordet, erweiterte Auflage, Basel, Freiburg 2007, S. 137: Käthe Beutler, sie hatte nicht in Bonn studiert.

medizinisches Spektrum anzubieten, hatten in den wirtschaftlich problematischen späten 1920er Jahren eher eine Chance, einen größeren Patientenstamm
anzuziehen. Dies scheint Käthe Beutler und ihrem Mann, dem Internisten Alfred
Beutler,[33] beide ehemalige Charité-Mitarbeiter, gelungen zu sein. Das Ehepaar
führte am Reichskanzlerplatz 2 in Berlin-Charlottenburg eine renommierte
Gemeinschaftspraxis.[34] Auch Prominente gehörten zum Patientenkreis der
Praxis Beutler, beispielsweise ließ die spätere Magda Goebbels ihren Sohn aus
ihrer Ehe mit Günther Quandt von Käthe Beutler behandeln.[35]

Im Rahmen der Aufarbeitung der eigenen Geschichte widmen sich deutsche
Kliniken und Universitäten zunehmend dem Leben dort ehemals angestellter
Ärztinnen und Ärzte, denen während der nationalsozialistischen Zeit Unrecht
angetan wurde. Bei dem im Februar 2016 in der Charité stattgefundenen Sym-
posium zum Thema »Krieg, Flucht, Migration, Medizin« stand das Schicksal der
Familie Beutler im Mittelpunkt. Bruce Beutler, ein Enkel von Käthe Beutler,
Biomediziner und Nobelpreisträger von 2011, berichtete dabei auch über das
berufliche und private Leben seiner Großmutter, die er als sehr streng und
gewissenhaft bezeichnete.[36] Die dabei geschilderten Eindrücke sind auf-
schlussreich für das Verhalten vieler jüdischer Mediziner.

Der Enkel von Käthe Beutler erinnerte unter anderem daran, dass die durch
Gesetzesauflagen ständig enger werdenden Existenzmöglichkeiten von jüdischen Ärzten genau wahrgenommen worden waren. Die dennoch insgeheim von
vielen gehegte Hoffnung, mit einigen Einschränkungen auch weiterhin im
Deutschen Reich leben und arbeiten zu können, hätte jedoch häufig ein früh-
zeitiges Bemühen um die Emigration verhindert. Dass es höchste Zeit war, sich
um dieses Thema Gedanken zu machen, wäre Käthe Beutler erst durch ein
Gespräch mit einer Frau deutlich geworden, die bis dahin mit ihren Kindern zu
den treuesten Patienten gehört hatte. Bei einer zufälligen Begegnung auf der
Straße hatte ihr diese Frau mitgeteilt, »nun dürfe sie ja nicht mehr in die
Sprechstunde von jüdischen Ärzten kommen«. Im Jahre 1935 wanderten
Beutlers in die Vereinigten Staaten aus. Nach Bestehen der amerikanischen
Fachexamina arbeitete Käthe Beutler von 1937 bis 1962 als Kinderärztin in einer

---

33 Vgl. R. Schwoch (Hg.): Berliner Jüdische Kassenärzte und ihr Schicksal im Nationalsozialismus. Ein Gedenkbuch, Berlin, 2009, S. 96: Angaben zu Käthe und Alfred Beutler.
34 Vgl. Seidler (wie Anm. 32), S. 186.
35 Vgl. M. Küpper: »Die Großmutter kam ihm sehr ›germanic‹ vor«. Nobelpreisträger Bruce
   Beutler erzählt in Berlin von seiner Mediziner-Familie, s. FAZ, 13. 02. 2016, https://www.faz.
   net/aktuell/gesellschaft/menschen/bruce-beutler-ueber-seine-juedische-mediziner-familie-
   14067145.html (abgerufen am 09. 08. 2020).
36 Küpper (wie Anm. 35).

Privatpraxis in Shorewood/Milwaukee im amerikanischen Bundesstaat Wisconsin.[37]

Seit dem 1. März 1933 war Ilse Philippson mit ihrem bulgarischen Studienfreund Iwan Rainov verheiratet.[38]. Bulgarische Studenten waren im Deutschen Reich keine Seltenheit, während des Ersten Weltkrieges stellten sie sogar das größte Kontingent ausländischer Studierender dar.[39] Für das Verständnis des weiteren Lebensweges von Ilse und Iwan Rainov ist ein Rückblick auf die bulgarische Geschichte und die Beziehung zwischen Bulgarien und dem Deutschen Reich notwendig.

Nach der Befreiung von den Türken und der Restituierung des bulgarischen Staates kam es der Regierung nach 1878 vor allem darauf an, langfristig den Verwaltungsapparat mit kompetenten landeseigenen Fachleuten besetzen zu können und darüber hinaus in dem bis dahin weitgehend agrarisch dominierten Land[40] eine Bildungselite innerhalb der bulgarischen Gesellschaft aufzubauen. Für den Haushalt des Jahres »1879/80 wurden daher für den Bildungsbereich 18,25 % des Gesamthaushaltes bereit gestellt; in diesem Zeitraum wurden auch 20 Stipendiaten nach Deutschland geschickt«.[41] Von 1879 bis 1915 erhielten 1.148 Bulgaren staatliche Auslandsstipendien.[42] In der offiziellen Statistik sind allerdings nicht alle Akademiker mitgezählt, die auf eigene Kosten ihr Studium an einer ausländischen Universität ihrer Wahl durchgeführt haben.[43] Frühzeitig förderte der junge bulgarische Staat auch Frauen, denn bereits fünf Jahre nach der Neugründung des Staates wurden »zwei Mädchen (!) zu den Medizinischen Hochschulkursen nach St. Petersburg« geschickt«.[44] Wegen des akuten Ärztemangels im Land vergab die bulgarische Regierung über einen langen Zeitraum Stipendien für das Fach Medizin.[45]

---

37 Küpper (wie Anm. 35). Ernest Beutler: https://www.onkopedia.com/wissensdatenbank/.../ beutler-ernest/Beutler.p… (abgerufen am 08.04.2016). Schwoch (wie Anm. 33), S. 96: als Witwe zog sie später zur Familie ihres Sohnes Ernest Beutler, Professor für Hämatologie, nach La Jolla in Californien, wo sie mit 102 Jahren verstarb.

38 Standesamt Feldberg, Archiv des Geburtsregisters 1903, Nr. 11 »Ilse Philippson«. Auskunft des Standesamtes/Archivs Gemeinde Feldberger Seenlandschaft vom 03.06.2014. Sie hatte in Berlin-Charlottenburg geheiratet.

39 Vgl. C. Todorova: Migration bulgarischer Studenten an europäische Hochschulen seit der Befreiung Bulgariens von den Türken bis zum Ersten Weltkrieg, in: Plaschka und Mack, (s. Beitrag R. Friedmann-Katzmann, wie Anm. 26), S. 67–82, S. 82.

40 Vgl. E. Hösch: Geschichte der Balkanländer. Von der Frühzeit bis zur Gegenwart, München 1995, 3. Auflage, S. 179.

41 Todorova (wie Anm. 39), S. 68 u. S. 81: Die meisten Studenten absolvierten ihr Auslandsstudium allerdings in Frankreich.

42 Vgl. Todorova (wie Anm. 39), S. 80 ff.

43 Vgl. ebd, S. 76.

44 ebd., S. 74.

45 Vgl. Todorova (wie Anm. 39), S. 72 u. 69 u. 76: Wissensaustausch fand auch in anderen Fächern über Ländergrenzen statt. Deutsche Polytechnika und Spezialhochschulen genos-

Von den Absolventen aus Bulgarien wurde nach Abschluss des im Ausland getätigten Studiums nicht nur die sofortige Rückkehr in die Heimat erwartet, sondern auch die Bereitschaft, sich anschließend für einen bestimmten Zeitraum für die Gemeinschaft einzusetzen, sozusagen als Dank für das ermöglichte Studium.[46]

Für bulgarische Auslandsstudenten, die an deutschen Hochschulen studieren wollten, war die Beherrschung der deutschen Sprache Voraussetzung. Seit Ende des 19. Jahrhunderts gab es deutsche Schulen in Sofia, Russe und Plovdiv. Da das bulgarische Kultusministerium interessiert war an einer frühzeitigen westeuropäischen Ausrichtung seiner Schüler, stellte die Behörde die deutschen Schulen den landeseigenen Lehranstalten gleich und ermöglichte somit langfristig bulgarischen Kindern den Besuch dieser Schulen. Es war also nur folgerichtig, diesen Kollegien bulgarische Lehrer zuzuteilen, die die Kinder zugleich in der Landessprache unterrichteten. Daher konnten zum Beispiel deutsche und bulgarische Schüler dieser deutschen Progymnasien ab 1914 bzw. 1916 mit den Abschlusszeugnissen der 7. Klasse problemlos auf bulgarische Gymnasien wechseln. Seit den 1920er Jahren besuchten vor allem Landeskinder aus gebildeten und vermögenden Familien diese Einrichtungen. Bei der bulgarischen Bevölkerung waren die deutschen Schulen hochangesehen, entsprechend groß war der Zulauf. Im Schuljahr 1917/18 besuchten 1.319 Schüler die drei deutschen Schulen, die es zu diesem Zeitpunkt in Bulgarien gab.[47]

Das Ehepaar Rainov zog, vermutlich sofort nach Aufgabe der Praxis Beutler im Jahre 1935, in die bulgarische Hauptstadt. Kurz vor der Abreise in die mehr als 1.500 Kilometer entfernte Heimat ihres Mannes wird die junge Ehefrau die bulgarisch-deutschen Freundschaftsbekundungen, die zu einer Straßenbenennung in Berlin führten, mit gemischten Gefühlen betrachtet haben.[48]

Ilse Rainova wird bekannt gewesen sein, dass die langjährigen Beziehungen zwischen dem Deutschen Reich und Bulgarien auf beiden Seiten von strategischen Überlegungen geleitet waren. Aus genau diesen Gründen hatte sich die deutsche Regierung kurz vor Ausbruch des Ersten Weltkriegs um ein partner-

---

sen in Bulgarien hohes Ansehen, so zum Beispiel auch die Königliche Akademie der Landwirtschaft in Bonn-Poppelsdorf, an der auch bulgarische Fachleute für praktische sowie theoretische Aufgaben ausgebildet wurden; eine davon war die aus dem bulgarischen Varna stammende Offizierstochter Ganka Ruskowa, die vom Wintersemester 1916 bis zum Sommersemester 1920 in Bonn studierte: UA Bonn: Immatrikulationsalbum WS 1916/17. G. Ruskowa gehörte der orthodoxen Religion an.

46 Vgl. Todorova (wie Anm. 39), S. 70.

47 Vgl. A. Slavtcheva-Raiber: Geschichte, Entwicklung und Sprachwerbetätigkeit der deutschen Schulen in Bulgarien im Zeitraum 1900–1939, Mannheim. Soz.Wiss. Diss. von 2006. S. 65 f. u. 169.

48 Vgl. O. Stein: Die deutsch-bulgarischen Beziehungen nach 1878, in: Zeitschrift für Balkanologie, Bd. 47, 2011, Heft 2, S. 218–240, S. 229.

schaftliches Verhältnis zu Bulgarien bemüht. Die Versuche, neben der deutschen Sprache auch deutsches Kulturgut in den Balkanstaat zu bringen, wurde jedoch durch die oftmals überhebliche Art der Deutschen unterlaufen.[49] Nach dem Ausscheren der bisherigen Mittelmacht Bulgariens aus dem Bündnis mit Deutschland und Italien, das letztlich das Kriegsende beschleunigte, blieb das Verhältnis zwischen Deutschen und Bulgaren bis ca. 1923 eher »frostig«.[50] Erst der Versuch der Deutschen, die Revision des Versailler Vertrages zu erreichen, führte schließlich zu einer erneuten Annäherung beider Staaten, denn auch Bulgarien wollte unbedingt den im Jahre 1919 geschlossenen Vertrag von Neu-illy-sur-Seine, der dem Land große Gebietsverluste beschert hatte, revidieren. Wirtschaftliche und politische Gründe brachten das Deutsche Reich dazu, ab Mitte der 1920er Jahre verstärkt eine erneute Annäherung zu starten.[51].

Ilse Rainova kam in ein Land, das »als Verlierer des Ersten Weltkrieges in Südosteuropa« galt.[52] Abgesehen von den schmerzlichen Gebietsverlusten musste es unter anderem für »übermäßig hohe Kriegsentschädigungen« aufkommen.[53] Bulgarien, dessen Bevölkerung im Jahre 1880 von 2,8 bis 1910 auf 4,3 Millionen angestiegen war, wurde mit den sozialen Folgen dieses Wachstums konfrontiert.[54] In der »vorwiegend agrarisch strukturierten Gesellschaft« kam es zu einer beispiellosen Verarmung der Bauernschaft.[55] Die Verfassung, die sich das Land nach dem russisch-türkischen Krieg und der Befreiung von der Türkenherrschaft im Jahre 1878 gegeben hatte, »zählte mit ihrem Einkammersystem und der Ministerverantwortung zu den fortschrittlichsten Verfassungsentwürfen in Südosteuropa«,[56] es fehlte jedoch die Elite, die imstande war, sich trotz der elementaren wirtschaftlichen Probleme wirksam für die Beibehaltung des Parlamentarischen Systems einzusetzen.[57] Seit 1934 herrschte in Bulgarien ein autoritäres Regime.[58] Der im Jahre 1931 gebildete »sogenannte Nationale Block« war vier Jahre später durch einen Staatsstreich hinweggeputscht worden. König Boris III., »der seit 1935 faktisch die Macht in Bulgarien besaß«,[59] gelang es im Anschluss, seine »Königsdiktatur« bis zu seinem Tode im Jahre 1943 aufrecht zu erhalten.[60]

---

49 Vgl. Stein (wie Anm. 48), S. 227 f.
50 Ebd., S. 228.
51 Vgl. ebd., S. 228.
52 Hösch (wie Anm. 40), S. 188.
53 Ebd., S. 188 f.
54 Vgl. ebd., S. 210.
55 Ebd., S. 200 ff.
56 Vgl. ebd., S. 211.
57 Vgl. ebd., S. 210.
58 Vgl. ebd., S. 386.
59 Stein (wie Anm. 48), S. 229.
60 Hösch (wie Anm. 40), S. 211.

Die medizinische Fakultät der bis dahin einzigen, im Jahre 1889 in Sofia gegründeten Staatsuniversität, war erst im Jahre 1918 eingerichtet worden. Die Zahl der neu an dieser Fakultät approbierten Ärzte schwankte von 1921 bis 1937 zwischen 66 Medizinabschlüssen im Jahr 1921 und 318 im Jahr 1929. Im Jahre 1925 kamen in Bulgarien auf einen Arzt 5.090 Patienten jährlich, 1939 hatte sich das Verhältnis Arzt zu Patient von 1:2.200 verbessert. In diesem Jahr gab es dort insgesamt 2.900 Mediziner, von diesen Ärzten praktizierten allerdings die meisten in den größeren Städten.[61]

Die Säuglingssterblichkeit in Bulgarien war zu Beginn des 20. Jahrhunderts mit ca. 22 % noch erschreckend hoch. Auf 1.000 Lebendgeburten kamen zwischen 1901 bis 1910 217 Totgeburten, zwischen 1931 bis 1940 lag diese Zahl immerhin noch bei 145.[62] Fachmedizinerinnen und Fachmediziner wurden daher dringend gebraucht.

Es liegen bisher kaum Informationen über das berufliche Leben von Ilse Rainova in Bulgarien vor. Es ist jedoch davon auszugehen, dass die mit »sehr gut« benotete Promovendin der Medizinischen Fakultät der Universität Bonn, die zudem langjährige Erfahrung als Fachärztin an einer anerkannten Berliner Kinderklinik vorweisen konnte, bald nach Erwerb des bulgarischen Staatsexamens eine adäquate Stelle angeboten bekam, an der sie ihr Wissen anwenden konnte.

Das Ehepaar Rainov nahm, trotz der großen Entfernung, größtmöglichen Anteil an den ständig schlechter werdenden Lebensbedingungen, unter denen Eltern und Geschwister in Deutschland litten. Iwan Rainov kannte von Besuchen in Feldberg das von den Schwiegereltern geführte renommierte Textilkaufhaus in der Fürstenberger Straße 1. Als er erfuhr, dass der Familie seiner Frau aufgrund der jüdischen Abstammung das Haus samt Grundstück weggenommen werden sollte, wandte er sich Ende 1941 von Sofia aus an den damaligen Bürgermeister von Feldberg und verwahrte sich dabei energisch gegen dieses Vorhaben.[63]

Bereits am 19. Mai 1939 hatte Iwan Rainov ein Schreiben an den Reichsmarschall Hermann Göring gerichtet. Darin beschwerte er sich über die Schikanen, denen seine Schwiegereltern in Feldberg ausgesetzt waren und forderte

---

61 Vgl. W. Batschwaroff: Statistischer Bericht aus Bulgarien, in: Deutsche Medizinische Wochenschrift 1939, 65 (23), S. 934, S. 934.

62 Vgl. Th. D. Zotschew: Wachstumsprobleme Bulgariens, in: Wachstumsprobleme in den osteuropäischen Volkswirtschaften. Gesellschaft für Wirtschafts- und Sozialwissenschaften. Verein für Sozialpolitik. Ausschuss zum Studium für Ostfragen, Berlin 1970, S. 267–283, S. 280.

63 Stadtverwaltung Gemeinde Feldberger Seenlandschaft, telefonische Auskunft v. 03.06.2014.

zugleich deren Bleiberecht.[64] Ob Iwan Rainov dieses Schreiben tatsächlich mit Wissen und Billigung seiner Frau auf den Weg gebracht hat, ist eher fraglich. Auch als getaufte Jüdin hätte sie es womöglich zu diesem Zeitpunkt vorgezogen, weiterhin ›anonym‹ zu bleiben.

Nach Ausbruch des Zweiten Weltkriegs erklärte sich Bulgarien am 18. September 1939 für neutral, akzeptierte zwar von den Deutschen zugesagte »Gebietsgewinne«, weigerte sich aber dennoch, dem Kriegsbündnis beizutreten. Als jedoch nach dem Angriff der Italiener auf Griechenland der Krieg nach Südosteuropa getragen wurde, ließ sich Bulgarien zunächst die Aufgabe seiner Neutralität ›teuer erkaufen‹ und trat erst dann dem Kriegsbündnis am 1. März 1941 bei.[65] Genauso wie im Verlauf des Ersten Weltkriegs blieb Bulgarien jedoch auch nach diesem Datum ein selbstbewusster und unberechenbarer Bündnispartner, der seine eigenen Interessen weitgehend zu wahren wusste. Im Anschluss an die deutsche Besetzung Griechenlands und Jugoslawiens »rückten bulgarische Truppen in Mazedonien und Thrazien als Besatzung ein«[66] – damit war der Vertrag von Neuilly-sur-Seine von 1919 rückgängig gemacht.

Man kann sich unschwer vorstellen, wie besorgt Ilse Rainova über die aktuelle Entwicklung gewesen sein mag, obwohl nationalsozialistische Ideen weder in der bulgarischen Regierung noch in der Bevölkerung nennenswerten Zuspruch fanden.[67] Sie wird jedoch den übermächtigen Druck des deutschen Bündnispartners gefürchtet haben, der bereits mehrere Male die Auslieferung der bulgarischen Juden angemahnt hatte. Am 24. September 1942 forderte Ribbentrop dann tatsächlich ultimativ die Durchsetzung der antijüdischen Gesetzgebung nun auch in Bulgarien. Daraufhin trieb man im vormals zu Griechenland gehörigen Thrakien und dem früheren serbischen Mazedonien die dort lebenden ca. 11.000 Juden zusammen und lieferte diese im März und April 1943 als Ausländer an die Deutschen aus; wenig später wurden diese Menschen in Treblinka umgebracht.[68]

Nachdem im April 1943 in Bulgarien bekannt wurde, dass nun auch der Deportationszug der einheimischen Juden auf den Weg in die Vernichtungslager

---

64 Briefliche Mitteilung von Irene Schwidurski, Neustrelitz vom 03.06.2014, die selbst die Geschichte der Familie Philippson erarbeitet. Auskunft der Stadtverwaltung Gemeinde Feldberger Seenlandschaft v. 03.06.2014: Eine Kopie des Briefes von Dr. Rainov an Göring darf erst nach Rücksprache mit der Familie erfolgen, eine Kontaktaufnahme war bis jetzt nicht möglich.
65 Stein (wie Anm. 48), S. 232.
66 Ebd.
67 Vgl. ebd., S. 231.
68 Vgl. S. Friedländer: Die Jahre der Vernichtung. Das Dritte Reich und die Juden, 1939–1945, Bd. 2, München 2006, S. 480 u. Das Schicksal der Juden in ganz Europa. Die Ermordung der Juden des Balkans u. der Slowakei: www.yadvashem.org/yv/de/holocaust/about/…/balkans_object_gallery.as… (abgerufen am 12.04.2016).

gebracht werden sollte, setzte ein Entrüstungssturm seitens der Bevölkerung, des Parlamentes und der orthodoxen Kirche ein. Die ca. 50.000 bulgarischen Juden wurden letztlich nicht ausgeliefert.[69] Ende des Monats scherte Bulgarien aus dem Kriegsbündnis aus.[70]

Heute kann nicht eingeschätzt werden, ob Ilse Rainova nach Eintritt Bulgariens in das Bündnis mit den Deutschen gefährdet war. Erst nach dem Ende der Koalition mit den Nationalsozialisten war sie jedoch in Sicherheit. Sie wird sich Sorgen um ihre Familie, über deren Verbleib sie im Unklaren war, gemacht haben.

Ihre Eltern waren am 1. November 1942 nach Theresienstadt transportiert worden, wo die Mutter am 2. Juni 1944 verstarb, über das Schicksal des älteren Bruders liegen keine Informationen vor, es kann allerdings nicht ausgeschlossen werden, dass dem jüngeren Bruder die Emigration nach England gelang.[71]

Die Zugehörigkeit zum Ostblock ermöglichte knapp 15 Jahre nach Kriegsende ein Wiedersehen der Familie. Kurz vor dem Tode des Vaters im November 1959 konnten Ilse Rainova und ihr Ehemann ihn noch einmal in Feldberg, in ihrer Geburtsstadt, besuchen.[72]

Eigene Publikation

Über Chemismus und Chemotherapie maligner Tumoren; Bonn. Med. Diss. von 1927.

---

69 Vgl. Friedländer (wie Anm. 68), S. 512.
70 Vgl. ebd., S. 157.
71 Vgl. Chr. Wegner (wie Anm. 2).
72 Telefonische Auskunft von Irene Schwidurski vom 03. 06. 2014.

Dr. med. dent. und Dr. med. HERTA BARUCH HEILBORN, geb. HEILBORN[1]

08.10.1903 Köln – 04.03.1974 Forest Hills/N. Y./USA
Fachärztin für Anästhesie

V: Georg Heilborn, Kaufmann (bestattet am 10.06.1915 auf dem Jüdischen Friedhof Deutz (Flur J, 5). **M:** Mathilde H., geb. Blum (bestattet am 28.04.1935 an der Seite ihres Ehemannes).[2]
G: Arthur H. (07.10.1896 – 02.07.1943 Sobibor), Dr. jur., Rechtsanwalt, verh. m. Erna H., geb. Boninger (18.09.1901 – 02.07.1942 Sobibor).[3] Herbert H. (17.11.1897 Köln – nach 05 oder 06/1942 Deportation in das Vernichtungslager Kulmhof), Kaufmann. Walter H. (31.05.1899 – nach 1962 Chicago/USA), Kaufmann, verh. m. Claire-Christine H., geb. Spiegel.[4] Bruno H. (13.10.1900 – nach 1938 London/Großbritannien), Kaufmann, kaufmännischer Angestellter, verh. m. Louise Eggers.[5] Rudolf H., Rechtsanwalt (07.03.1902 – 28.08.1942 Auschwitz).[6]
E: Otto Josef Baruch (geb. 29.08.1907).[7]

Die Eltern von Herta Heilborn führten über 50 Jahre lang das vielen Kölnern bekannte Schuhhaus Blum in der Severinstraße 149.[8] Die Söhne Herbert, Walter und Bruno setzten nach dem frühen Tod des Vaters die kaufmännische Tradition der Familie fort,[9] während die Geschwister Arthur, Rudolf und Herta eine akademische Ausbildung erhielten.

---

1 The Journal of the American Medical Association: JAMA, Chicago Sept. 23, 1974, Vol 229, No 13: Obituaries: Baruch, Herta Heilborn, p. 1815.
2 Die Namensschreibung variiert, verwendet wurde Heilborn als auch Heilbronn. Auskunft der Kölner Gedenkstätte vom 04.04.2017.
3 Kölner Gedenkstätte, Auskunft v. 14.07.2015.
4 Ebd.
5 Ebd.
6 K. Luig: »... weil er nicht arischer Abstammung ist.« Jüdische Juristen während der NS-Zeit, Köln 2004, S. 207. Auskunft der Kölner Gedenkstätte v. 14.07.2015.
7 Index to the Naturalization Petitions of the United States District Court for the Eastern District of New York: s. Baruch, Herta Heilborn> Page-Fold3.com: https://www.fold3.com/document/27072965/ (abgerufen am 20.03.2017).
8 Vgl. Geschichte – Roland Schuhe: https://www.roland-schuhe.de/DE/de/shop/content/historie.jsp: es handelte sich dabei vermutlich um »die erste Roland-Filiale für Herrenschuhe.«
9 Kölner Gedenkstätte, Auskunft v. 14.07.2015: so bauten Herbert und Walter beispielsweise seit Ende der 1920er Jahre die Roland Herren-Schuh GmbH mit Verkaufsstellen in vielen Städten im Westen des Deutschen Reiches mit auf.

Herta Heilborn war 16 Jahre alt, als ihr ältester Bruder Arthur sein Studium aufnahm und 22 Jahre, als ihr jüngster Bruder Rudolf ihm nachfolgte, fünf Jahre später immatrikulierte auch sie sich an der Universität Bonn. Die Erwartungen der Geschwister, ein Studium könnte erfolgversprechende Berufsaussichten bieten, wird vermutlich verbunden gewesen sein mit dem Wunsch, durch eine abgeschlossene akademische Ausbildung gleichermaßen gesellschaftliches Ansehen zu gewinnen.[10] In dieser vermutlich eher nicht zum akademischen Umfeld gehörenden Familie wurde ein lang anhaltender finanzieller Aufwand für die Ausbildung nicht nur der zwei Söhne, sondern auch der Tochter, in Kauf genommen.

Die gesamte Studienzeit von Arthur, Rudolf und Herta Heilborn dauerte von 1914 bis 1937, abzüglich einer zweijährigen Unterbrechung während des Ersten Weltkriegs. Diese Zeitspanne war geprägt durch politische Veränderungen, wirtschaftliche Krisenzeiten und ab 1933 durch antijüdische Gesetzgebung. Die Abfolge der einzelnen Studien- und Ausbildungsgänge spricht für eine enge Absprache unter den Geschwistern. Ein kurzer Abriss der gesamten Studienzeit der drei Heilborn-Kinder belegt den enormen finanziellen Aufwand, den die Familie leistete. Dies gilt besonders für die Zeit nach 1933, als der Schwester unter erheblich erschwerten Bedingungen das gewünschte Zweitstudium dennoch möglich gemacht wurde.

Der Erlass des Preußischen Emanzipationsediktes vom Jahre 1812[11] erlaubte endlich auch Juden den Zugang zur Universität. Die jüdischen Studenten entschieden sich dabei von Anfang an mehrheitlich für Studiengänge, die später Selbständigkeit zuließen, wie beispielsweise das Fach Jura.[12]

Diese langersehnte Option, durch Ausübung eines akademischen Berufes Teil der bürgerlichen Gesellschaft zu werden, wurde auch im ländlichen Umfeld relativ früh erkannt. Der Kaufmannssohn Isaak Coppenhagen aus Bonn gehörte im Jahre 1820 zu den ersten jüdischen Jurastudenten, die sich an der Universität Bonn immatrikulierten.[13] Ein Jahr zuvor hatte sich bereits der Düsseldorfer Harry Heine, später besser bekannt unter dem Namen Heinrich Heine, für die Fächer Jura und Cameralistik eingeschrieben.[14]

---

10 Vgl. H. P. Freidenreich: Female, Jewish *and* Educated. The Lives of Central European University Women, Bloomington/Indiana 2002, S. 4f.
11 Vgl. Y. Rieker und M. Zimmermann: Von der rechtlichen Gleichstellung bis zum Genozid. Emanzipation und Aufstieg, in: Zimmermann, (s. Beitrag A. Haubrich-Gottschalk, wie Anm. 8), S. 141–256, S. 142.
12 Vgl. Sh. Volkov: Jüdische Assimilation und Eigenart im Kaiserreich, in: Volkov: Jüdisches Leben, (s. Beitrag H. Maas, wie Anm. 31), S. 131–145, S. 136.
13 Jüdische Studierende in Bonn 1818–1918-Universität Bonn: https://www.uni-bonn.de/.../ universitaetsverwaltung/.../universitaetsgeschichte/juedisc... (abgerufen am 23.07.2016.)
14 Vgl. Rieker u. Zimmermann, (wie Anm. 12), S. 142. Auch Frauen interessierten sich früh für diesen Berufszweig, obwohl diesen »der Zugang zu den klassischen juristischen Berufen«

Arthur Heilborn immatrikulierte sich am 29. April 1914 an der Juristischen Fakultät der Bonner Universität.[15] Sein Studium dauerte – unter anderem kriegsbedingt – von 1914 bis 1925. Nach dem Referendarexamen im Jahre 1921 folgte 1923 das Doktorexamen und im Jahr darauf die große Staatsprüfung. Am 30. Oktober 1925 wurde Arthur Heilborn als Rechtsanwalt am Kölner Amts- und Landgericht zugelassen,[16] zu diesem Zeitpunkt war er 29 Jahre alt. Der sechs Jahre jüngere Rudolf Heilborn begann seine Referendarzeit genau zu dem Zeitpunkt. Das große Staatsexamen bestand Rudolf Heilborn am 30. Juni 1930 und erhielt damit zugleich die Ernennung zum Gerichtsreferendar; ein halbes Jahr später »ließ er sich als Rechtsanwalt Heilborn II mit einer Kanzlei in der Mohrenstraße 16 in Köln nieder.«[17]

Weder die vor dem Staatsexamen zu leistende Referendarzeit, noch die während des Vorbereitungsdienstes laufende Assessorenzeit wurde seinerzeit vergütet, die angehenden Juristen waren daher vielfach auf den finanziellen Beistand ihrer Familien angewiesen. »Wegen der schlechten wirtschaftlichen Lage der Mutter« und aufgrund seiner guten Leistungen erhielt Arthur Heilborn »noch während seiner Ausbildung vom 1. Juli 1923 bis Ende Februar 1924 … Unterhaltszuschuss«.[18] Da diese Unterstützung aber nicht ausreichte, bat Arthur um Beurlaubung, die ihm vom Oktober 1924 bis Ende September 1925 gewährt wurde. Mit dem in einer Kölner Kanzlei verdienten Gehalt konnte Arthur Heilborn nun zumindest für Mutter und Schwester sorgen.[19] Die Folgen der Inflation ließen vermutlich nicht zu, dass die im kaufmännischen Bereich tätigen Brüder für deren Unterhalt aufkamen.

Seit Beginn des 20. Jahrhunderts ermöglichten viele jüdische Eltern ihren Töchtern eine gute Ausbildung in der Hoffnung, den jungen Frauen damit die wirtschaftliche Selbständigkeit zu verschaffen. Auch als Ledige sollten diese für das eigene Auskommen sorgen können;[20] an dieser Maxime orientierte sich ebenfalls Familie Heilborn. Seit Ende der 1920er Jahre ging es den Heilborns in finanzieller Hinsicht wieder relativ gut, so dass nun auch die Mittel für das von Herta Heilborn angestrebte, verhältnismäßig teure Studium der Zahnmedizin vorhanden waren.[21]

---

erst im Jahre 1922 gewährt wurde. Als erste Jurastudentin an der Universität Bonn schrieb sich beispielsweise Marie Munk am 22. Oktober 1908 ein, M. Röwekamp: Juristinnen-Lexikon zu Leben u. Werk, Baden-Baden 2005, S. 275–279, S. 276. Marie Munk wurde nach 1933 als Jüdin verfolgt.

15 UA Bonn: Personalverzeichnis Sommersemester 1919.
16 Vgl. Luig (wie Anm. 6), S. 204.
17 Vgl. ebd., S. 207.
18 Ebd., S. 204.
19 Vgl. ebd., S. 205.
20 Vgl. Freidenreich (wie Anm. 10), S. 5.
21 Vgl. J. Herrmann: Die deutsche Frau in akademischen Berufen, Leipzig, Berlin 1915, S. 49.

Herta Heilborn, das jüngste Kind der Familie, hatte von 1911 bis 1913 die mittlere Mädchenschule in Köln und im Anschluss daran bis 1920 das Kölner Lyzeum besucht. Nachdem sie sich ebenfalls zu einem Studium entschlossen hatte, kehrte sie, vermutlich im Jahre 1928, an die Kaiserin-Augusta-Schule zurück und legte dort, nach dem Besuch der Unter- und Oberprima, am gymnasialen Teil dieser Studienanstalt Ostern 1930 das Abitur ab.[22] Im Alter von 27 Jahren begann sie im Sommersemester 1930,[23] als die Niederlassung ihres Bruders Rudolf als Rechtsanwalt bevorstand, ihr Studium. Das Studienfach der Brüder kam sie für sie nicht in Frage, sie ging eigene Wege.

Neben dem Fach Jura belegte eine große Anzahl jüdischer Studierender das Fach Medizin. Der erste jüdische Bonner Medizinstudent war der am 11. November 1795 geborene Wolfgang Fraenkel, der sich am 23. Oktober 1819, also bereits ein Jahr nach Wiedereröffnung der Bonner Hochschule, an seiner Heimatuniversität einschrieb[24] und dort im Jahre 1824 promoviert wurde. Das Thema seiner Dissertation lautet: »De laqueis arteriarum deligationi inservientibus prope ad modum revinctum resecandis«.[25] Die erste namentlich bekannte jüdische Studentin in Bonn war, nach jetzigem Stand, Hermine Maas im Jahre 1900.[26]

Herta Heilborn wählte das in Deutschland damals noch relativ neue Studienfach der Zahnmedizin. An preussischen Universitäten war eine zahnmedizinische Promotion erst Ende des Jahres 1919 möglich,[27] dementsprechend gering war zuvor das Interesse an dieser Studienrichtung. Im Sommersemester 1909 schrieben sich insgesamt nur zwei Studentinnen für dieses Studienfach ein, im Sommersemester 1930 hingegen schon 78 Zahnmedizinstudentinnen.[28]

---

22 UA Bonn: Promotionsunterlagen Herta Heilborn.
23 UA Bonn: Immatrikulationsverzeichnis SH 1930.
24 UA Bonn: Jüdische Studierende A-Z unterteilt: PDF: https://www.uni-bonn.de/.../universitaetsverwaltung/.../universita... (abgerufen am 28.03.2017).
25 Fraenkel hatte sich dabei mit einem Thema befasst, bei dem es um die Behandlung einer Artherienerkrankung ging (d. V.). Deutsche Biographische Enzyklopädie (DBE), 2. überarbeitete u. erweiterte Ausgabe, hg. v. R. Vierhaus, Bd. 3, München 2006, S. 435: »Als Leutnant bei der Mittelrhein-Armee machte F. 1812–15 die Feldzüge gegen Napoleon mit. 1818 nach Bonn zurückgekehrt, studierte er Medizin ... ließ sich in Elberfeld als praktischer Arzt nieder. 1840 trat er vom jüdischen Glauben zum Christentum über.« Er starb am 05.03.1851 in Elberfeld, Veröffentlichungen zahlreicher Schriften, s. dazu auch: Bonner Juden u. ihre Nachkommen bis 1930. Eine familien- u. sozialgeschichtliche Dokumentation v. K. H. S. Schulte. Veröffentlichungen des Stadtarchivs Bonn, begründet v. E. Ennen, fortgeführt v. D. Höroldt, Bd. 16, Bonn 1976, S. 234f.
26 S. Beitrag zu Hermine Maas.
27 UA Bonn: Auskunft v. 18.04.2018.
28 UA Bonn: Personalverzeichnisse SS 1909 u. SS 1930, Auswertung der Verfasserin.

Henriette Hirschfeld (1834–1911)[29], der ersten deutschen Zahnärztin, war im Jahre 1869 im Alter von 35 Jahren am Dental College in Philadelphia der Titel ›Doctor of Dental Surgery‹ verliehen worden. Nach ihrer Rückkehr nach Deutschland eröffnete sie im gleichen Jahr ihr »Zahnatelier« in Berlin, das sich sogleich großen Zuspruchs erfreute. Bis zu ihrem Tode im Jahre 1911 praktizierte sie ohne deutsche Approbation.[30] Laut Bundesratsbeschluss konnten von 1899 an auch in Deutschland Frauen das zahnärztliche Staatsexamen ablegen,[31] 1905 waren es sechs Frauen, 1912 bereits 60 und 1915 sogar 80.[32] Diese Fachrichtung galt um 1915 als akademischer Beruf, der besonders den Fähigkeiten der Frau entgegenkam, es hieß, »der natürliche Vorzug der geschickten, leichten Hand und ein seit Jahrhunderten durch Tätigkeiten im Haushalt gezüchteter, ausgeprägter Reinlichkeitssinn sowie Fähigkeit zu exakter Ausführung kleinlicher Arbeiten«,[33] wären die besten Voraussetzungen für diese Tätigkeit. Für Studentinnen, die über manuelle Geschicklichkeit verfügten und einen akademischen Beruf mit relativ kurzer Studiendauer suchten, waren diese Optionen attraktiv, anscheinend auch für Herta Heilborn.

Mit Ausnahme des 1933/34 in München verbrachten Wintersemesters[34] absolvierte Herta ihr Studium ausschließlich an der Universität Bonn; das zahnärztliche Physikum legte sie im Herbst 1931 ab.[35]

Kurz vor Abschluss ihres Studiums kamen die Nationalsozialisten an die Macht. Einschränkungen und diskriminierende Sonderregelungen beherrschten von nun an den Studienalltag. Nach der Vertreibung des Ordinarius Alfred Kantorowicz[36] und seiner beiden ebenfalls jüdischen Assistentinnen Gertrud Harth[37] und Luise Stern[38] war ungewiss, wie sich die anderen Dozenten der Zahnmedizin künftig den jüdischen Studierenden gegenüber verhalten würden. Dass die Sorgen berechtigt waren, zeigte das willkürliche Verhalten der Universitätsleitung gegenüber den Absolventinnen der Zahnmedizin des Jahres

---

29 Vgl. K. Vogt: Für den Kindheitstraum gekämpft. Henriette Hirschfeld-Tiburtius war Deutschlands erste Zahnärztin, in: Bayrisches Zahnärzteblatt, Juli/August 09, S. 74–75, S. 74f.
30 Vgl. R. Bornemann: Erste weibliche Ärzte. Die Beispiele der »Fräulein Doctores« Emilie Lehmus (1841–1932) u. Franziska Tiburtius (1843–1927) – Biographisches u. Autobiographisches, in: Brinkschulte, (s. Beitrag H. Maas, wie Anm. 35), S. 24–32, S. 28.
31 Vgl. Kuhn u. a., (s. Vorwort, wie Anm. 2), S. 17.
32 Vgl. Herrmann (wie Anm. 21), S. 51.
33 Ebd., S. 49.
34 UA Bonn: Promotionunterlagen II Herta Heilborn, Brief v. 26.05.1949.
35 UA Bonn: Promotionsunterlagen I Herta Heilborn.
36 Vgl. R. Forsbach: Die Medizinische Fakultät der Universität Bonn im »Dritten Reich«, München 2000, S. 335 ff.
37 S. dazu den entsprechenden Beitrag zu Gertrud Harth.
38 Forsbach (wie Anm. 36), S. 333f. S. dazu den Beitrag zu Luise von der Walde, geb. Stern.

1934, darunter Herta Heilborn.[39] Zunächst nahm der Prüfungsverlauf jedoch einen geordneten Verlauf. Nachdem sie zum zahnärztlichen Staatsexamen zugelassen worden war und die Abschlussprüfung am 8. Dezember 1933 mit Prädikat bestanden hatte, wurde anschließend dem folgenden Gesuch vom 9. Juni 1934 stattgegeben:

>»Die Hohe Medizinische Fakultät der Universität Bonn bitte ich, beiliegende Arbeit (»Zusammenstellung der Missbildungen der Zunge und des Zäpfchens«) als Inauguraldissertation anzuerkennen und mich zur zahnärztlichen Doktorprüfung laut Erlass des Herrn Ministers für Wissenschaft, Kunst und Volksbildung in Berlin vom 20.10. 1933 Nr. U I 22/18 als Nichtarierin (Jüdin) zulassen zu wollen.«[40]

Und auch die Doktorprüfung am 30. Juli 1934, für die am 11. Juni 1934 die damals fälligen 200 Reichsmark Prüfungsgebühren bezahlt worden waren,[41] verlief erfolgreich. Nach dem Examen sicherte der kaufmännische Angestellte Bruno Heilborn, ein Bruder Hertas, der Universitätsverwaltung schriftlich auf einem Briefbogen der Kölner Buchdruckerei J. Albert Breuer die termingerechte Drucklegung der Dissertation seiner Schwester zu; es handelte sich dabei um 100 Exemplare, die am 30. Juli 1934 bei der Universitätsverwaltung eintrafen.[42] Bis zu diesem Zeitpunkt konnte von einem regulären Prüfungsablauf ausgegangen werden.

Dass die Prüfungskommission sich im Jahre 1934 jedoch nicht an die bisher geltenden Regeln gebunden fühlte, zeigte die anschließend verschickte Bescheinigung der Medizinischen Fakultät der Universität Bonn. Darin wurde zwar bestätigt, dass die Kandidatin Heilborn die ärztliche Doktorprüfung bestanden habe, diese Bestätigung jedoch nicht zur Führung des Doktortitels berechtige; darüber hinaus wurde die Aushändigung des Doktor-Diploms verweigert.[43] Damit wandte die Prüfungskommission willkürlich bereits im Jahre 1934 die Einschränkungen, die erst im Jahre 1937 Geltung erhielten,[44] an. Wann genau dieser Bescheid verschickt wurde, geht aus den Unterlagen nicht hervor. Den anderen sieben Promovendinnen dieses Jahrgangs, darunter Eva Glees[45], wurde das anfangs verweigerte Doktor-Diplom allerdings innerhalb von zwei Jahren zugestellt.[46]

---

39 Vgl. Forsbach (wie Anm. 36), S. 404f., 423, 694.
40 UA Bonn: Promotionsunterlagen I Herta Heilborn.
41 UA Bonn: Personalakte Herta Heilborn.
42 UA Bonn: Promotionsunterlagen I Herta Heilborn.
43 UA Bonn: Promotionsunterlagen II Herta Heilborn, Brief v. 09.07.1948.
44 UA Bonn: Promotionsunterlagen II Herta Heilborn: Bescheinigung zur Doktorprüfung v. 10.08.1937.
45 S. den Beitrag zu Eva Glees, geb. Loeb.
46 Vgl. Forsbach (wie Anm. 36), S. 404f., 423, 694.

In der Zwischenzeit waren Herta Heilborns Brüder Arthur und Rudolf mit den Auswirkungen der nationalsozialistischen Gesetzgebung konfrontiert worden. Die Verordnung zum sogenannten Rechtsanwaltsgesetz vom 5. April 1933 »sah die Möglichkeit vor, grundsätzlich allen jüdischen Rechtsanwälten ihre Zulassung bis zum 30. September 1933 entziehen zu können«.[47] Nur nach Vorlage des Militärpasses und der im Ersten Weltkrieg verliehenen Orden, konnte der ältere Bruder Arthur aufgrund der Ausnahmeregelung für Frontsoldaten schließlich die Zulassung als Rechtsanwalt behalten[48] und damit seinen Beruf weiterhin ausüben. Der jüngere Bruder Rudolf hatte hingegen mit seiner Eingabe keinen Erfolg, dem 31-Jährigen wurde die Zulassung bereits am 26. März 1933 entzogen, nach nur dreijähriger Rechtsanwaltspraxis.[49]

Das Studium hatte Herta Heilborn zwar erfolgreich beendet, als jüdische Zahnärztin konnte sie allerdings nach Erlass des Gesetzes zur »Wiederherstellung des Berufsbeamtentums« vom 7. April 1933 weder als Assistentin in einer Zahnklinik arbeiten noch durfte sie sich, wegen des Verbots der Neuzulassung vom 22. April 1933, selbständig machen oder den Doktortitel führen.[50] Eine Berufsausübung als Zahnärztin war somit im Deutschen Reich nicht möglich.

Für eine ›nichtarische‹ Studentin war es ausgesprochen mutig, im Jahre 1934 ein weiteres Studium an einer deutschen Universität anzufangen, denn ob dieses überhaupt zu Ende geführt werden konnte, war durchaus fraglich. Zwar »verbot« das am 25. April 1933 verabschiedete ›Gesetz gegen die Überfüllung der deutschen Hochschulen‹ »nicht grundsätzlich das Studium von Juden ..., der Anteil jüdischer Studierender wurde jedoch maximal auf 1,5 % festgesetzt«.[51]

Vom 24. März bis zum 10. August 1933 waren von den Nationalsozialisten bereits mindestens acht Gesetze mit dem Ziel erlassen worden, jüdische Studierende von der Universität sowie Ärztinnen und Ärzte aus dem Berufsleben zu verdrängen,[52] und mit weiteren Einschränkungen musste gerechnet werden. Herta Heilborn scheint bereits zu diesem Zeitpunkt ihre Emigration geplant zu haben. Durch ein abgeschlossenes Zweitstudium im Fach Medizin wollte sie offensichtlich ihre Berufschancen im Ausland verbessern. Obwohl es sich beim Zweitstudium Medizin um einen verkürzten Studiengang handelte, da die medizinischen Fächer bereits bei der zahnärztlichen Abschlussprüfung geprüft

47 M. Löfflender: Kölner Rechtsanwälte im Nationalsozialismus. Beiträge zur Rechtsgeschichte des 20. Jahrhunderts 88, Tübingen 2015, S. 39.
48 Vgl. Luig (wie Anm. 6), S. 205.
49 Vgl. Luig (wie Anm. 6), S. 207, s. dazu auch S. Friedländer: Das Dritte Reich und die Juden. Die Jahre der Verfolgung 1933–1939, dritte Auflage München 2007, S. 41f.
50 Vgl. A. von Villeiz: Die Vertreibung der jüdischen Ärzte aus dem Berufsleben 1933–1945, in: häb 3/04, S. 11–114, S. 113.
51 Forsbach (wie Anm. 36), S. 423.
52 Vgl. v. Villeiz (wie Anm. 50), S. 112.

worden waren, mussten dennoch erneut Studienkosten beglichen werden. Offensichtlich legte sie großen Wert darauf, auch das Zweitstudium an der Universität Bonn zu beenden, obwohl dadurch Nebenkosten für die Miete und Verpflegung anfielen.

Herta Heilborn folgte mit der Wahl des zweiten Studienfachs dem Weg der Bonner Studentin Clementine Kacer-Krajca, denn auch diese hatte nach dem zahnärztlichen Staatsexamen im Jahren 1905 das Medizinstudium aufgenommen, das sie in Bonn am 15. Dezember 1909 mit der Promotion abschloss.[53] Die Begleitumstände der Zusatzqualifikationen beider Studentinnen hätten allerdings nicht unterschiedlicher sein können.

Für jüdische Studierende war es nach 1933 beispielsweise ausgesprochen schwierig, Krankenhauspraktikantenstellen zu erhalten. Daher ist besonders herauszustellen, dass Herta Heilborn vom 1. November 1934 bis zum 15. Februar 1935 bei Professor Ceelen[54] am Bonner Pathologischen Institut famulieren konnte. Zuvor hatte sie im Sommer 1934 in der Chirurgischen Abteilung des Hamburg-Altonaer Jüdischen Krankenhauses den ersten Teil des Krankenhauspraktikums absolviert, in der Heilstätte Donaustauf nahm sie vom 18. Februar bis zum 2. März 1935 an einem Tuberkulosefortbildungskurs teil.[55]

Im Bonner Studentenverzeichnis von 1936/37 ist auf Seite 81 eine Liste mit der Überschrift »Nichtarier!« mit den Namen der zu der Zeit noch an der Universität verbliebenen zehn jüdischen Studierenden abgedruckt, die Seite ist gestempelt mit der Bemerkung »Gestrichen wegen Überschreitung der Immatrikulationsfrist«.[56] Herta Heilborn, deren Name ebenfalls auf dieser Liste stand, wurde dennoch zur Promotion zugelassen und bestand am 5. Februar 1937 auch ihr zweites Staatsexamen mit Prädikat.[57] Die Approbation wurde ihr auch dieses Mal verweigert, genauso das Doktordiplom.

Nach Beendigung ihres Studiums emigrierte Herta Heilborn nach England. In Schottland bereitete sie sich auf die Prüfungen vor, die ihr dort die Berufsausübung ermöglichen sollten. In Anbetracht der in Bonn getätigten Examina erließ ihr die Universität Edinburgh das sonst üblicherweise von emigrierten

---

53 Vgl. Clementine Kacer-Krajca, in: Ärztinnen im Kaiserreich-Charité https://geschichte.cha rite.de/aeik/biografie.php?ID=AEIK00472 (abgerufen am 09.08.2020), sie gehörte nicht der jüdischen Religion an.

54 Gerd Peters, in: Bonner Gelehrte. Bonner Gelehrte, s Beitrag zu H. Maas (wie Anm. 10), S. 149–153.

55 UA Bonn: Promotionsakte Heilborn II, s. Brief v. 26.05.1949.

56 UA Bonn: Personalverzeichnis WH 1936/37.

57 UA Bonn: Promotionsurkunde Herta Heilborn 1938: »Wann ist der praktische Arzt verpflichtet, bei Verletzungen eine prophylaktische Tetanusantitoxin Einspritzung zu machen?« B. Formanski: Herta Heilborn (1903 bis unbekannt), in: Kuhn u.a., (s. Vorwort, wie Anm. 2), S. 211f.

Ärztinnen und Ärzten geforderte erneute Studium.[58] Nach Bestehen des englischen medizinischen Staatsexamens schon im Oktober 1937[59] trat die Emigrantin kurze Zeit später ihre erste Stelle an. Von Dezember 1937 bis März 1939 war Herta Heilborn tätig als ›Honorary dental house surgeon‹ an der ›Royal Infirmary in Edinburgh‹. In einem Brief an die Universität Bonn schrieb sie im Jahre 1948, »diese Arbeit erlaubte mir, meine medizinischen Kenntnisse anzuwenden und zu erweitern«.[60]

Nach ihrem Umzug in die englische Grafschaft Kent praktizierte sie im dortigen County Council als Schulzahnärztin. Da seit Kriegsbeginn in England dringend Ärzte gebraucht wurden, änderte die britische Gesundheitsbehörde ihre bis dahin eher reservierte Haltung gegenüber emigrierten Ärztinnen und Ärzten, so wurde beispielsweise Herta Heilborn am 15. Mai 1942 beim British Medical Board registriert.[61]

Ab Sommer 1938 lebte Herta dauerhaft in England, im Juni dieses Jahres hielt sie sich allerdings noch einmal in Köln bei ihrer Familie auf. Dass dieser Heimatbesuch ein endgültiger Abschied von mehreren Familienmitgliedern sein würde, war zu diesem Zeitpunkt nicht absehbar; ihre Brüder Arthur, Herbert und Rudolf sah sie bei diesem Treffen das letzte Mal.

Vielleicht suchte sie bei dieser Gelegenheit auch ihre ehemalige Bonner Vermieterin aus ihrer Studentinnenzeit in der Meckenheimer Allee Nr. 85 auf.[62] Während der zwölf in Bonn verbrachten Semester hatte Herta ausschließlich bei Frau von Papen gewohnt. Diese hatte während der gesamten Zeit treu zu ihrer jüdischen Untermieterin gehalten und ihr möglicherweise vor allem in den letzten Jahren des Studiums ein Gefühl der Geborgenheit vermittelt. Nach den am 10. November 1938 in Bonn vorsätzlich gelegten Brandattacken auf die damals »fünf im heutigen Stadtgebiet von Bonn vorhandenen Synagogen« konnte es allerdings für die in Bonn lebende jüdische Bevölkerung kaum noch ein Gefühl der Sicherheit geben.[63] Für November 1938 liegt die Abmeldung von Herta Heilborn nach Köln vor.[64]

Die nationalsozialistische Regierung wollte im Herbst 1938 mit »höchste(r) Priorität« möglichst alle im Deutschen Reich lebenden Juden ins Ausland abschieben.[65] Um den bis dahin nicht Ausreisewilligen die Dringlichkeit deutlich

---

58 S. dazu den Beitrag zu Hertha Beck.
59 UA Bonn: Promotionsunterlagen II Herta Heilborn, Brief v. 26.05.1949.
60 Ebd.
61 Vgl. ebd.
62 Vgl. Bonner Rundschau, 28.06.1951.
63 M. van Rey: Die Vernichtung der Juden in Bonn, in: Vorlesungen zum Gedenken an Felix Hausdorff, hg. v. E. Eichhorn, E. J. Thiele, Berlin 1994, S. 227–250, S. 234.
64 Stadtarchiv Bonn, Auskunft vom 09.08.1996.
65 Friedländer (wie Anm. 49), S. 310.

zu machen, kam es zur Verhaftung von jüdischen Männern, »etwa 26.000 jüdische Männer (wurden) in Konzentrationslager verschleppt«,[66] Herta Heilborns Brüder Arthur, Herbert und Bruno kamen nach Dachau in Schutzhaft.

Arthur Heilborn glaubte anscheinend trotz seiner willkürlichen Verhaftung und den in Dachau gemachten Erfahrungen immer noch an die Rechtmäßigkeit des deutschen Staates und stellte vom Konzentrationslager aus am 22. November 1938 das Gesuch, ihn nach seiner Freilassung in Köln zum Konsulenten[67] zu ernennen. Die sogenannten Altrechtsanwälte hatten die Interessen der inzwischen nicht mehr zugelassenen Rechtsanwälte zu vertreten. Knapp drei Wochen nach seiner Entlassung reichte er einen weiteren diesbezüglichen Antrag ein. Als schließlich tatsächlich die vorläufige Ernennung zum Altrechtsanwalt am 31. Januar 1939 eintraf, hielten sich Arthur Heilborn und dessen Familie allerdings inzwischen im Ausland auf; in Sicherheit befanden sich die Flüchtlinge damit jedoch nicht. Nach Einmarsch der Deutschen in den Niederlanden wurde die Familie inhaftiert und nach Sobibor deportiert und dort gemeinsam am 2. Juli 1943 ermordet.[68] Der jüngere Bruder Rudolf war bereits am 29. August 1942 in Auschwitz umgebracht worden.[69]

Herbert Heilborn, der zweitälteste Bruder Hertas, war vom 15. bis zum 28. November 1938 ebenfalls in Dachau inhaftiert, ab 1939 musste er im Kölner Ghettohaus Maastrichter Straße 41 leben, am 30. Oktober 1941 wurde er ins Ghetto Litzmannstadt deportiert, die Anmeldung erfolgte allerdings erst am 9. November 1941. In der Wirkergasse 39/3 hatte er dort mit acht Personen ein Zimmer und die Küchenbenutzung zu teilen. Im Mai oder Juni 1942 wurde Herbert Heilborn in das Vernichtungslager Kulmhof gebracht und dort ermordet.[70]

Bruno Heilborn emigrierte nach seiner Freilassung aus Dachau gemeinsam mit seiner Frau nach England, der Zeitpunkt seiner Ausreise ist nicht bekannt.[71] Ob auch Walter Heilborn in Dachau inhaftiert war, ist nicht bekannt, er soll 1941 in die USA ausgewandert sein.[72]

Herta Heilborns Ururgroßvater war bei den Befreiungskriegen 1813/14 ausgezeichnet worden. Ziemlich genau 130 Jahre später wurden mindestens drei

---

66 Chr. Studt: Das Dritte Reich in Daten unter Mitarbeit v. D. v. Itzenplitz und H. Schuppener, München 2002, S. 89.
67 Vgl. K. Luig und H. Kawamura: Die Geschichte der Rechtsberatungshilfe in Deutschland. Justizforschung und Rechtssoziologie 10, 1. Auflage, Berlin 2014, S. 233. Siehe dazu auch den Beitrag zu Elisabeth Herrmanns.
68 Kölner Gedenkstätte; Auskunft v. 14.07.2015.
69 Ebd.
70 Ebd.
71 Dank an B. Becker-Jákli für diese Auskunft vom 14.07.2015.
72 Kölner Gedenkstätte, Auskunft v. 14.07.2015.

Mitglieder dieser Familie in Vernichtungslagern ermordet und drei weitere Nachfahren in die Emigration getrieben.[73]

Am 8. Februar 1947 nahm die zu diesem Zeitpunkt noch ledige Herta Heilborn die englische Staatsbürgerschaft an.[74] Ein Jahr später wanderte die inzwischen verheiratete Herta Baruch Heilborn[75] in die Vereinigten Staaten ein. In ihrer neuen Heimat wollte die Ärztin so schnell wie möglich das amerikanische medizinische Staatsexamen ablegen.

Da zur Zulassung dieser Prüfung noch Unterlagen fehlten, wandte sich Herta Baruch Heilborn an den Dekan der Medizinischen Fakultät der Universität Bonn.

Im Bonner Universitätsarchiv liegen insgesamt sechs von ihr nach Kriegsende verfasste Schreiben. Drei davon sind adressiert an den jeweiligen Dekan der Universität, drei an den ihr noch persönlich bekannten Herrn Schallenberg, den damaligen Universitätspedell. Der erste der vorliegenden Briefe ist datiert vom 9. Juli 1948, der letzte Brief vom 27. Mai 1949. Die fünf vorliegenden Antwortschreiben der Dekanatsverwaltung umfassen den Zeitraum vom 15. Juli 1948 bis zum 4. Juli 1949. Vorhanden sind außerdem die beiden Briefe der Dekanatsverwaltung an das Ministerium und die entsprechenden Antworten. Der Briefwechsel ist offensichtlich nicht komplett; so fehlt beispielsweise der Bezug zum Schreiben von Dekan Gustav Korkhaus vom 7. Juni 1956, der letztlich erst die Zulassung zur Prüfung am amerikanischen State Board ermöglichte.[76]

Im ersten von ihr an die Bonner Universität gerichteten Brief vom 9. Juli 1948 legte Herta Baruch Heilborn Kopien über die an dieser Hochschule erreichten zahnärztlichen und ärztlichen Abschlüsse vor, zugleich bat sie darum, ihr die zahnärztliche und ärztliche Approbationen sowie die entsprechenden Diploma zuzusenden.[77]

Im Antwortbrief vom 15. Juli 1948 stellte die Dekanatsleitung die doch erstaunliche Gegenfrage, warum ihr denn »seiner Zeit nach Ablegung der zahnärztlichen Prüfung die Approbation als Zahnärztin nicht erteilt wurde«. Außerdem folgte die Belehrung, dass die Aushändigung der gewünschten Unterlagen nur nach Vorlage des Belegs über das ›Praktische Jahr‹ erteilt werden könnte.[78] In der Folge bemühte sich allerdings das Dekanat bei der Klärung der Rechtsfragen schnellstmöglich eine einvernehmliche Lösung mit dem Düsseldorfer Sozialministerium zu erzielen, um der ehemaligen Bonner Studentin die Urkunden unverzüglich zustellen zu können. Das Doktordiplom »mit Geltung

73 Vgl. Luig (wie Anm. 6), S. 207.
74 UA Bonn: Promtionsunterlagen Heilborn II, s. Brief vom 26.05.1949.
75 Index to the Naturalization Petitions (wie Anm. 7).
76 UA Bonn: Promotionsunterlagen Heilborn II.
77 UA Bonn: Promotionsunterlagen Heilborn II, Brief v. 09.07.1948.
78 UA Bonn: Promotionsunterlagen Heilborn II, Brief v. 15.07.1948.

vom 6. Februar 1938« wurde schließlich am 30. Juni 1949 ausgestellt, ebenso die Niederschrift der Doktorprüfung. Die von dieser Dienststelle angefertigte Approbationsurkunde war bereits am 27. Juni 1949 nach Bonn geschickt worden.[79]

Dieses Verfahren sorgte nachträglich im Promotionsalbum der Medizinischen Fakultät von 1937 für eine Änderung, die bei der Erarbeitung des ersten Beitrages zu Herta Heilborn für Fragezeichen gesorgt hatte.[80] Am 5. Oktober 1948 hatte der Dekan im ›Fall Heilborn‹ angeordnet, das »Dr. Album um-(zu)schreiben: Das Datum f(ür) Dr. med. ist 1937 <u>nicht</u> 1942. Muß geändert werden. Martini.«[81]

Damit war der Vorgang allerdings noch nicht beendet, sondern fand erst sieben Jahre später seinen Abschluss. Am 7. Juni 1956 bescheinigte Gustav Korkhaus, dass

> »Fräulein Dr. Dr. Herta Heilborn … nachweislich die zahnärztliche Prüfung am 8. 12. 1933 mit ›sehr gut‹ und die ärztliche Prüfung mit dem Urteil ›gut‹ vor dem Prüfungsausschuss der Universität bestanden hat, und daß ihr auf Grund von ordnungsmäßigen Promotionsverfahren der Grad eines Doktors der Zahnheilkunde mit Geltung vom 15.06.1934 und der Grad eines Doktors der Medizin mit Geltung vom 6.2.1938 mit den Prädikaten ›gut‹ verliehen worden.«[82]

In ihrem Brief vom 26. Mai 1949 an den ihr bekannten Universitätspedell Schallenberger hatte die Ärztin den dringenden Wunsch geäußert »auf eigenen Füßen zu stehen, und nicht von Verwandten finanziell abhängig zu sein«[83] und daher um die schnelle Zusendung der Unterlagen gebeten. Es kann heute nicht mehr nachvollzogen werden, warum die Unterlagen dann erst sieben Jahre später zugestellt worden waren.

In der Zeit von 1949 bis 1956 konnte Hertha Baruch Heilborn kaum finanzielle Hilfe von ihrem Bruder Walter erwarten. Dieser war selbst dringend auf Unterstützung angewiesen. Als 63-Jähriger, zwanzig Jahre nach seiner Emigration nach Amerika, richtete Walter Heilborn einen Beschwerdebrief an den damaligen Bundeskanzler und ehemaligen Kölner Oberbürgermeister Konrad

---

79 UA Bonn: Promotionsunterlagen Heilborn II, s. die entsprechenden Schreiben v. 15.06. u. 04.07.1949.
80 Vgl. Formanski (wie Anm. 57), S. 211f. Die Akte Promotionsunterlagen Heilborn II lag damals nicht vor.
81 UA Bonn: Promotionsunterlagen Heilborn II, Mitteilung v. 05.10.1948. UA Bonn: Promotionsalbum der Medizinischen Fakultät WS 1938. Herta Heilborn: Die Angaben im Promotionsalbum mit Datum vom 6. Februar 1938 bieten keinerlei Hinweis darauf, dass es sich bei Herta Heilborn um eine ›Nichtarierin‹ handeln könnte. Ihr Name steht im Promotionsalbum der Medizinischen Fakultät unter Nummer 63 a in der unteren, üblicherweise nicht beschriebenen Spalte, teilweise fehlt der Trennstrich zur oberen Zeile, der Schrifttyp ist der damaligen Zeit entsprechend; es fehlen Angaben zu den Vorstudien.
82 UA Bonn: Promotionsunterlagen Heilborn II, Brief v. 07.06.1956.
83 UA Bonn: Promotionsunterlagen Heilborn II, Brief v. 27.05.1949.

Adenauer. Darin äußerte er sein Unverständnis über die schleppende Umsetzung des Wiedergutmachungsgesetzes.[84]

Wegen der verspätet eingetroffenen Bonner Promotionsunterlagen konnte Herta Baruch Heilborn das amerikanische Staatsexamen frühestens Ende 1956/ Anfang 1957 ablegen. Danach ließ sie sich zur Anästhesistin ausbilden und arbeitete in dieser Funktion unter anderem am ›Jewish Hospital and Medical Center of Brooklyn‹.

26 Jahre nach ihrer Einwanderung in die USA verstarb Dr. med. dent. und Dr. med. Herta Baruch Heilborn im Alter von 70 Jahren in einem Stadtteil von New York; in einem Nachruf der »American Medical Association« wurde ihr Engagement gewürdigt.[85]

Eigene Publikationen

Zusammenstellung der Missbildungen der Zunge und des Zäpfchens. Bonn. Med. Diss. v. 1934.

Wann ist der praktische Arzt verpflichtet, bei Verletzungen eine prophylaktische Tetanusantitoxin Einspritzung zu machen? Bonn. Med. Diss. v. 1938.

84 Luig (wie Anm. 6), S. 207.
85 The Journal of the American Medical Association (wie Anm. 1).

Dr. med. EDITH BÜLBRING

27.12.1903 Bonn – 05.07.1990 Cambridge/Großbritannien[1]
Allgemeinpraktikerin, Pharmakologin und Dozentin

V: Karl Daniel Bülbring (24.07.1863 in Voerde/Westfalen – 23.03.1917 Bonn), Dr. phil., Universitätsprofessor.[2] M: Hortense B., geb. Kann (01.06.1868 Den Haag/Niederlande – 01.08.1938 Bonn).[3]
O: Jacobus Henricus Kann (12.07.1872 Den Haag – 07.10.1944 Theresienstadt), Bankier.[4]
G: Hans B. (11.09.1898 Groningen – gefallen 1918).[5] Lucie B. (8.04.1900 Groningen – 1965), Technikerin. Maud B. (01.02.1902 Bonn – 1960 Oxford), Niederlandistin.[6]

Der Vater von Edith Bülbring, Karl Dietrich Bülbring, lehrte ab dem Jahre 1893 Englische Philologie an der niederländischen Universität Groningen; von dort wurde er mit Wirkung vom 6. August 1900 als Dozent an die Bonner Universität berufen.[7] Er gehörte mit zu den wenigen Bonner Hochschullehrern, die noch vor Ausbruch des Ersten Weltkriegs den ersten Frauen die Promotion ermöglichten.[8] Seine wohl bekannteste Studentin, Anna Jacobson, emigrierte 1922 in die USA und war dort von 1924 bis 1951 am Hunter College tätig, ab 1950 schließlich als ordentliche Professorin.[9]

---

1 Edith Bülbring, in: Ärztin im Kaiserreich https://geschichte.charite.de/aeik/biografie.-php?ID=AEIK00961 (abgerufen am 17.01.2018). S. Schwenke-Bahlo: Edith Bülbring (1903–1990). Leben u. wissenschaftliches Werk einer deutschen Pharmakologin in England, Hannover. Zahnmed. Diss. 1999, S. 1.

2 Vgl. O. Wenig (Hg.): Verzeichnis der Professoren und Dozenten der Rheinischen Friedrich-Wilhelms-Universität zu Bonn 1818–1968. 150 Jahre Rheinische Friedrich-Wilhelms-Universität zu Bonn 1818–1968), Bonn 1968, S. 40.

3 Hortense Leonore Kann (1868–1938)-Genealoga-Geni.com: https://www.ecosia.org/search?q=Hortense+B%C3%BClbring+geb.+Kann+1868&addon=firefox&addonversion=4.0.2 (abgerufen am 17.01.2019).

4 Jacobus Henricus Kann 1872–1944-Genealogy-Geni: www.geni.com/people/Jacobus-Kann/6000000002562414424 (abgerufen am 20.12.2016).

5 Vgl. Schwenke-Bahlo (wie Anm. 1), S. 1.

6 Bülbring, Maud (1902–1960) -Kalliope: kalliope.staatsbibliothek-berlin.de/.../findingaid?...index%3A(%22Bülbring%2C%20Mau... (abgerufen am 20.12.2016).

7 Wenig (wie Anm. 2), S. 40.

8 UA Bonn: Promotionsalbum der Philosophischen Fakultät 1913–1917: Anna Kerl (2.05.1913), Gertrud Lazarus (12.03.1915), Anna Jacobson (21.12.1917).

9 Vgl. Anna Jacobson: Jewish Women's Archive: https://jwa.org/encyclopedia/article/jacobson-anna (abgerufen am 19.12.2016). W. Fritzen u. F. Marx (Hg.): Thomas Mann, Katja Mann-

Im Jahre 1917 erlitt der erst 54-jährige Karl Bülbring durch einen Unfall eine Gehirnerschütterung, an deren Folgen er kurze Zeit später verstarb.[10] Zu diesem Zeitpunkt war seine Tochter Edith 14 Jahre alt. Die in Holland im Bankgeschäft tätigen Onkel übernahmen von diesem Zeitpunkt an die Ausbildungskosten für das begabte jüngste Kind ihrer verwitweten Schwester. Es handelte sich dabei allerdings um einen recht langen Zeitraum, nämlich bis zum Jahr 1931. Nach Edith Bülbrings eigenem Dafürhalten war diese Unterstützung ab Anfang 1930 jedoch »eher dürftig« ausgefallen.[11]

Zunächst besuchte Edith Bülbring ab 1910 das »Lyzeum Klostermann«, die »Lehr- und Erziehungsanstalt für evangelische Töchter höherer Stände« in Bonn. Für die letzten beiden Jahre der Schulzeit wechselte sie zum Bonner Mädchengymnasium, holte privat das fehlende Lateinpensum nach und erwarb im Jahre 1923 die Reife.[12]

Zum Studienbeginn belegte die Abiturientin an der Universität ihrer Heimatstadt zunächst ein Semester ›Studium generale‹, dazu gehörten unter anderem auch Vorlesungen über Anatomie und Histologie, die schließlich ihr Interesse für das Medizinstudium weckten. Bis zum Grundstudium, abgeschlossen im Jahre 1925, blieb Edith Bülbring an der Bonner Medizinischen Fakultät. Noch in hohem Alter erinnerte sie sich lebhaft an die vom Physiologen Julius Ulrich Ebbecke[13] gehaltenen Vorlesungen.

Nach den fünf vorklinischen Semestern und dem Physikum wechselte Edith Bülbring nach München, wo sie Vorlesungen bei Ferdinand Sauerbruch[14] besuchte, dessen Vortragsart sie regelrecht begeisterte. Im Wintersemester 1926/27 weckte schließlich Paul Trendelenburg in Freiburg ihr nachhaltiges Interesse für das Fach Pharmakologie. Zurück in Bonn bereitete sich Edith Bülbring auf das Staatsexamen vor, ihre Promotion wurde betreut von Wilhelm Ceelen.[15] Zuvor hatte sie während der Semesterferien als Famula »in zwei aufeinanderfolgenden Jahren … im Institut des Physiologen Jan Boeke in Utrecht« praktische Erfah-

---

Anna Jacobson: Ein Briefwechsel. Thomas-Mann-Studien, hg. v. Thomas-Mann-Archiv der Eidgenössischen Technischen Hochschule in Zürich, 34. Bd, Frankfurt/M. 2005.

10 Schwenke-Bahlo (wie Anm. 1), S. 2.

11 Ebd., S. 7. Zu den Vermögensverhältnissen der Familie vor dem Ersten Weltkrieg s. R. Martin: Jb des Vermögens u. Einkommens der Millionäre. Rheinprovinz, Bonn 1913, S. 102–105.

12 Ebd., S. 2.

13 Vgl. H. Klensch: Ulrich Ebbecke 1883–1960, in: Bonner Gelehrte, (s. Beitrag H. Maas, wie Anm. 11), S. 107–109.

14 W. E. Gerabek: Sauerbruch, Ferdinand, in: Neue Deutsche Biographie 22 (2005), S. 459–460 [Online-Version]; URL: https://www.deutsche-biographie.de/pnd118605798.html#ndbcontent (abgerufen am 07.03.2018).

15 Vgl. G. Peters: Wilhelm Ceelen 1883–1964, in: Bonner Gelehrte, (s. Beitrag H. Maas, wie Anm. 11), S. 149–153.

rungen gesammelt. Sie lernte dort beispielsweise eine »histologische Farbtechnik« kennen, die ihr »in den Versuchen für ihre Doktorarbeit zugute kam«.[16] Ihr Studium schloss sie am 11. Juli 1929 mit Auszeichnung ab.[17]

Den ersten Teil ihrer Assistenzzeit verbrachte sie von 1931 bis 1932 in der pädiatrischen Abteilung der Uniklinik Jena bei Yussuf Ibrahim.[18] Für ihre spätere Zukunft entscheidend sollte sich jedoch die Verbindung zu Professor Ulrich Friedeman[19] in der Infektionsabteilung des Rudolf-Virchow-Krankenhauses zu Berlin herausstellen.

Das Wissen, das sie bei Paul Trendelenburg erwarb, war das Sprungbrett für ihre spätere Karriere außerhalb Deutschlands. Zuerst studierte sie bei ihm in Freiburg und später arbeitete sie von 1929 bis 1931 als Medizinerin in der von ihm geleiteten pharmakologische Abteilung in Berlin.[20] Nach drei Jahren intensiver Forschungstätigkeit wechselte sie zurück in den Klinikbereich, um wieder mehr Kontakt zu Patienten zu haben.[21]

Obwohl die Halbjüdin Edith Bülbring evangelisch getauft worden war, wurde ihr im September 1933 von einem Tag auf den anderen untersagt, die Klinikräume des Rudolf-Virchow-Krankenhauses weiterhin betreten zu dürfen.[22]

Für den Sommer 1933 hatten sie und ihre Schwester Maud sich schon lange auf eine Englandreise vorbereitet, die sie, trotz der nun besorgniserregenden politischen Entwicklung, auch durchführten. Am letzten Tag ihres dortigen Aufenthaltes suchte sie ihren bereits emigrierten ehemaligen Chef Ulrich Friedemann an seiner Arbeitsstelle im Institut in Hampstead auf. Dort traf sie auf Professor Sir Henry H. Dale, den Leiter des Department of Pharmacology of the National Institute for Medical Research. Friedemann und Dale waren seit ihrer gemeinsamen Zeit um 1904 als Stipendiaten an Paul Ehrlichs Berliner Labor befreundet.[23]

Als Dale erfuhr, dass sich für Edith Bülbring noch keine Anschlussverwendung im sicheren Ausland ergeben hatte, unterzog er sie einer kurzen Prüfung. Anscheinend war das pharmakologische Fachgebiet, das Trendelenburg ihr in Berlin zugewiesen hatte, auch für die englische Forschung bedeutend. Dale, der zu diesem Zeitpunkt »bereits 15 Mitarbeiter vom Kontinent« in seinem Labor

---

16 Schwenke-Bahlo (wie Anm. 1), S. 4.

17 UA Bonn: Promotionsalbum der Medizinischen Fakultät 1929.

18 Seidler, Eduard, »Ibrahim, Jussuf«, in: Neue Deutsche Biographie 10 (1974), S. 111 [Online-Version]; URL: https://www.deutsche-biographie.de/pnd118555278.html#ndbcontent (abgerufen am 08.08.2020).

19 Vgl. Schwenke-Bahlo (wie Anm. 1), S. 9f.

20 Vgl. ebd., S. 7f.

21 Vgl. ebd., S. 8f.

22 Vgl. ebd., S. 7.

23 Sir Henry Dale: https://www.nobelprize.org/nobel_prizes/medicine/laureates/1936/dale-bio.html (abgerufen am 17.01.2018).

beschäftigte und keine Möglichkeit sah, eine weitere Emigrantin aufzunehmen, verwies sie an seinen ehemaligen Schüler H. J. Burn,[24] der für die ›Pharmaceutical Society in Bloomsbury Square‹ tätig war.«[25]

Nachdem Burn, angetan von Edith Bülbrings profunden Kenntnissen, ihr die Aufnahme in sein Team zugesagt hatte, kehrte Edith Bülbring zunächst nach Deutschland zurück, um die Ausreise vorzubereiten. Ihr zukünftiger Chef veranlasste währenddessen die Bereitstellung eines »visitor visa with research grant«[26] für Dezember 1933, eine ›Fahrkarte‹ besonderer Art. Sofort nach ihrer Ankunft in ihrer neuen Heimat begann sie ihre Tätigkeit als Forschungsassistentin bei Burn, »wo vor allem Standardisierungen von Hormon- und Vitaminpräparaten durchgeführt wurden«.[27] Die Mitarbeit einer Ausländerin in diesem für das Land wichtigen Forschungsprojekt war anscheinend erklärungsbedürftig. In einem Schreiben an das britische Innenministerium wies Burn daher darauf hin, dass nur Bülbring »die Hirnanhangdrüse bei Ratten herausoperieren« könne, »wozu keiner der derzeit verfügbaren britischen Pharmakologen in der Lage sei«.[28] Nachdem ihr Chef im Jahre 1937 einen Lehrstuhl für Pharmakologie an der Universität Oxford erhalten hatte, übertrug er seiner Assistentin Bülbring die Aufgabe, das dortige Institut nach seinen Vorstellungen auszurichten. Neun Jahre später wurde sie zum »University Demonstrator and Lecturer« ernannt.[29]

Sehr gut konnte Edith inzwischen eigene Erfahrungen, die sie persönlich sowohl im deutschen als auch im englischen Wissenschaftsbetrieb während der 1930er Jahre gemacht hatte, miteinander vergleichen. Trendelenburg hatte sie Anfang 1930 mit der Entwicklung einer bestimmten Versuchsanordnung beauftragt, die sie zu seiner Zufriedenheit löste. Im Verlaufe einer seiner nächsten Vorlesungen sollte nun Edith Bülbring diese Versuchsreihe demonstrieren. Da der Professor jedoch auch weiterhin der Aufmerksamkeit seiner Studenten sicher sein wollte, hatte die junge Studentin das Experiment – sozusagen als Schattenspiel – hinter einer beleuchteten Leinwand zu demonstrieren.[30]

---

24 J. H. Burn, an appreciation: https://www.deepdyve.com/lp/wiley/j-h-burn-an-appreciation-JdB7eGN5g6 (abgerufen am 17.01.2018).

25 Schwenke-Bahlo (wie Anm. 1), Edith Bülbring, S. 11.

26 Biographisches Handbuch der deutschsprachigen Emigration nach 1933–1945/International Biographical Dictionary of Central European Emigrés 1933–1945, hg. v. Institut f. Zeitgeschichte/Research Foundation for Jewish Immigration, in Zusammenarbeit mit W. Röder u. H. A. Strauss, Vol. II, München 1983, p. 168.

27 S. Doetz und Chr. Kopke: Die Entlassungen der jüdischen Ärztinnen des Berliner Gesundheitswesens 1933–1945. Biographische Rekonstruktionen, in: Heidel: Die Frau im Judentum, (s. Beitrag I. Marcus/Markham, wie Anm. 57), S. 253–268, S. 261f.

28 Doetz und Kopke (wie Anm. 27), S. 262.

29 Vgl. Edith Bülbring: jwa.org/encyclopedia/article/bulbring-edith (abgerufen am 27.07.2014); S. 6.

30 Vgl. Schwenke-Bahlo (wie Anm. 1), S. 7.

Nur wenige Jahre später hielt Burn sie in England an, zu ihrem Fachgebiet eigene Versuche durchzuführen und diese dann auch unter ihrem Namen zu veröffentlichen; der Text erschien im September 1936 im renommierten »British Journal of Physiology«. Anschließend gab Burn der Emigrantin die Gelegenheit, ihre Ergebnisse »einem geladenen Fachpublikum in Form eines Vortrages« darzulegen – und zwar ohne Schattenspiel.[31]

Zu ihrem Erfolg beigetragen hat sicher auch die exzellente Sprachbegabung der jungen Forscherin. Edith Bülbring war in der Lage, komplizierte Vorgänge im Wissenschaftsbereich exakt in Englisch wiederzugeben. Frühzeitig hatte der Vater das Sprachtalent der Tochter gezielt gefördert.[32]

Nach ihrer Emigration war es Edith Bülbring vergönnt, ohne Unterbrechung in sehr speziellen Fachgebieten arbeiten zu können. Besonders ist hierbei ihre Erforschung der Transmittersubstanzen zu nennen.[33] Standen Untersuchungen, die mit permanenten Messungen verbunden waren, auf dem Plan, blieb sie nicht selten auch über das Wochenende alleine im Labor.[34] Wissenschaftliches Interesse und der Wunsch, Projektreihen konsequent in aller Ausführlichkeit durchführen zu können, werden dabei der Antriebsmotor gewesen sein. Isoliert war sie dabei keineswegs: Regen wissenschaftlichen Austausch gab es zu der ebenfalls nach England emigrierten Fachkollegin Marthe Vogt,[35] mit der sie bereits in Berlin eng zusammengearbeitet hatte. Andere Berliner Netzwerke mit inzwischen weit verstreut lebenden Kollegen hielten über Jahrzehnte.[36]

Edith Bülbring hielt sich im Jahre 1949 zur Weiterbildung für einen achtmonatigen Forschungsaufenthalt in die USA auf.[37] Trotz der intensiven Forschungstätigkeit verlor sie nie den Bezug zur Gegenwart und nahm stets regen Anteil am politischen Geschehen. Nach den ersten schweren Luftangriffen auf London wurden von dort Hunderte von Kindern evakuiert. Auch Edith Bülbring nahm für mehr als 20 Monate zwei Jungen in ihrem Haus in Oxford auf.[38] Außerdem sorgte sie mit für die Umsetzung des Plans, Bomberpiloten fern von ihren Einsatzorten Erholungswochenenden im Umfeld von Oxford zu ermöglichen, »für 180 von ihnen vermittelte sie Gastfamilien«.[39] Vielleicht wollte sie mit diesem Engagement für die großzügige Aufnahme in England im Jahre 1933 danken, dazu gehörte auch die Bestimmung, nach ihrem Tod ihr Oxforder Haus

---

31 Ebd., S. 17.
32 Vgl. ebd., S. 1.
33 Vgl. V. Klimpel: Frauen der Medizin, Dresden 2001, S. 40.
34 Vgl. Schwenke-Bahlo (wie Anm. 1), S. 28.
35 Vgl. Marthe Vogt: www.fmp-berlin.info/fileadmin/Education/Nachruf_Vogt.pdf (abgerufen am 13.05.2014). Schw.-Bahlo (wie Anm. 1), S. 8.
36 Vgl. Schwenke-Bahlo (wie Anm. 1), S. 8.
37 Vgl. ebd., S. 30.
38 Vgl. ebd., S. 22.
39 Ebd., S. 22.

an die »Lady Margret Hall«, einem College, dem sie als Seniormitglied angehörte, zu übertragen.[40]

Edith Bülbrings Mutter kam aus einer jüdischen Familie, in der nicht nur kaufmännisches Können, sondern auch künstlerische Begabung von Bedeutung waren; einer ihrer Onkel war zum Beispiel der aus Groningen stammende niederländische Maler Jozef Israels.[41]

Nach dem Schulabschluss hatte die Familie eigentlich erwartet, Edith würde sich bei ihrer großen Begabung und dem bereits umfangreichen Repertoire zur Konzertpianistin ausbilden lassen.[42] Sie machte den Fachbereich Musik zwar nicht zum Beruf, die Musik begleitete sie dennoch bis zum Lebensende. In Oxford unterstützte sie beispielsweise nachhaltig musikalische Talente in ihrem Freundeskreis. Daher ist es nicht überraschend, dass sich nach ihrem Tod Weggefährten aus dieser Zeit trafen, um ihrer mit einem »›Memorial Concert‹ in der Kapelle des College Lady Margret Hall zu gedenken«.[43]

Vor allem die Mutter scheint im Leben ihrer Töchter eine vorbildliche Rolle gespielt zu haben. Hortense Bülbring war selbstbewusst genug, auch als Ehefrau eines Dozenten ihren eigenen Neigungen nachzugehen. Um 1900 fertigte sie beispielsweise die Übersetzung eines Wirtschaftsfachbuches aus dem Niederländischen ins Deutsche an.[44] Es war für sie daher selbstverständlich, den Töchtern eine solide Ausbildung zukommen zu lassen.

Politisch hellwach sorgte die gebürtige Holländerin nach dem Ersten Weltkrieg dafür, dass die Töchter Lucie, Maud und Edith zusätzlich zur deutschen auch die niederländische Staatsbürgerschaft erhielten.[45] Das bewahrte sie zwar nicht vor der Entlassung aus ihren Dienstverhältnissen, verhinderte jedoch die Beschlagnahmung des Familienwohnsitzes in der Koblenzer Straße 121 nach dem Tode der in Bonn in ihrem Hause lebenden Mutter im Jahre 1938. Zuvor hatten die Töchter die alleinstehende Mutter, um deren Sicherheit sie sich große Sorgen machten, so oft es möglich war, besucht. Vom Verkaufserlös dieses Hauses konnten sich die drei Schwestern in Oxford nach Ende des Zweiten Weltkriegs ein eigenes Heim errichten.[46]

---

40 Edith Bülbring: jwa.org/encyclopedia/article/bulbring-edith (wie Anm. 29), S. 6.
41 Vgl. Jozef Israels: www.joods-leven.net/geschichten/?id_geschichten=181... (abgerufen am 14.06.2015).
42 Vgl. Schwenke-Bahlo (wie Anm. 1), S. 2f.
43 Schwenke-Bahlo (wie Anm. 1), S. 73.
44 C. A. Verrijn Stuart: Der Wirtschaftskrieg, hg. von H. Bülbring-Kann. Autorisierte Übersetzung aus dem niederländischen »De economische oorlog«. Reprint Berlin 2020. Erst jetzt ist bekannt, dass sie das Fachbuch auch herausgegeben hat.
45 Vgl. Schwenke-Bahlo (wie Anm. 1), S. 2.
46 Vgl. Schwenke-Bahlo (wie Anm. 1), S. 21 u. Mitteilung des Stadtarchivs Bonn zur Todesanzeige der Mutter. S. dazu auch O. Sonntag: Villen am Bonner Rheinufer 1819–1914, Bonn

Ein Bruder der Mutter, Jacobus Kann,[47] gehörte gemeinsam mit Theodor Herzl und David Wolfson zu den ›Vätern‹ des Jewish Colonial Trust, der beispielsweise im Jahre 1909 die Stadt Tel Aviv gegründet hatte;[48] es war ihm jedoch nicht vergönnt, dort seinen Lebensabend zu verbringen. Jacobus Kann und dessen Frau wurden nach Theresienstadt deportiert und kamen dort um.[49]

Edith Bülbrings Berufung zur Professorin erfolgte erst relativ kurz vor der Emeritierung im Jahre 1971.[50] Sie erhielt im Laufe ihrer langen wissenschaftlichen Tätigkeit viele Auszeichnungen, so wurde sie zum Beispiel bereits im Jahre 1936, also drei Jahre nach ihrer Ankunft in England, »als zweite Frau zum Mitglied der British Pharmacological Society bei ihrem jährlichen Treffen in Cambridge gewählt«,[51] Oxforder Auszeichnungen folgten.[52]

Neben etlichen weiteren Ehrungen in England, wie der Aufnahme als Mitglied der Royal Society in 1958, erfuhr sie endlich auch Anerkennung in Deutschland, etwa durch die Verleihung der Schmiedeberg-Plakette der Deutschen Pharmakologischen Gesellschaft im Jahre 1988.[53] Darüber wird sie sich vermutlich besonders gefreut haben, denn Oswald Schmiedeberg[54] war als früher Förderer tüchtiger Wissenschaftlerinnen bekannt. Bereits im Jahre 1887 setzte sich dieser als Dozent der Straßburger Universität erfolgreich für die in Turin lehrende Giuseppina Cattani[55] ein. Der Senat der Straßburger Universität gestattete damals ausnahmsweise einer Frau, zeitweise Forschung in dem von Schmiedeberg geleiteten pharmakologischen Institut betreiben zu dürfen.[56]

Alle hier vorgestellten Frauen in diesem Buch haben, wenn sie in ihrer neuen Heimat medizinisch tätig sein konnten, die an der Universität Bonn und an

---

1998, Bd. 3, Diss. Bonn, Philos. Fak. 1994, S. 245–248. S. 248: »inzwischen gehört die Villa Bülbring zur Universitätskinderklinik«.

47 Vgl. I. Meybohm: David Wolffsohn. Aufsteiger, Grenzgänger, Mediator. Eine biographische Annäherung an die Geschichte der frühen Zionistischen Organisationen (1877–1914), Göttingen 2013, s. u. a. das Kapitel: Der Freund Jacobus Kann, S. 114–116.

48 Vgl. jwa.org/encyclopedia/article/bulbring-edith (wie Anm. 40), S. 3.

49 Vgl. Edith Bülbring: jwa.org/encyclopedia/article/bulbring-edith (wie Anm. 29), S. 3. zuJacobus Kann: s. I. Meybohm (wie Anm. 47).

50 Schwenke-Bahlo (wie Anm. 1), S. 72.

51 Vgl. ebd., S. 18.

52 Vgl. Edith Bülbring: jwa.org/encyclopedia/article/bulbring-edith (wie Anm. 29), S. 7.

53 Vgl. R. Stromeier: Lexikon der Naturwissenschaftlerinnen u. naturkundlichen Frauen Europas von der Antike bis zum 20. Jahrhundert, Frankfurt/M. 1998, S. 61.

54 B. Bäumer: Schmiedeberg, Oswald, in: Neue Deutsche Biographie 23 (2007), S. 227–228 [Online-Version]; URL: https://www.deutsche-biographie.de/pnd116794720.html#ndbcontent.

55 Vgl. A History of University in Europe, S. 710: https://www.ecosia.org/search?q=Otto+Schmiedeberg+Giuseppina+Cattani&addon=firefox&addonversion=4.0.2 (abgerufen am 17.01.2018).

56 Vgl. Tr. Maurer: Ein Lehrstück über die Dialektik des Fortschritts, in: Jahrbuch für Universitätsgeschichte Bd. 16, 2013, S. 9–50, S. 12.

anderen deutschen Hochschulen erworbenen Kenntnisse angewandt und somit weitergegeben. Nur selten ist allerdings der Anteil des ins Ausland transferierten Wissens so deutlich nachvollziehbar wie im Falle von Edith Bülbring. Von pharmakologischer Seite wurde daher die erzwungene Emigration von Edith im Nachhinein als »Deutschlands wissenschaftlicher Verlust, der Englands Gewinn werden sollte«, bezeichnet.[57]

Im Jahre 1990 verstarb die in Bonn geborene Edith Bülbring in Oxford.

Eigene Publikationen (Auswahl)

Über das bösartige Neuroblastom des Sympathikus; Bonn. Med. Diss. v. 1928; auch veröffentlicht in der Reihe »Virchows Archiv«; Bd. 68.

Weitere Veröffentlichungen: s. Schriftenverzeichnis bei: S. Schwenke-Bahlo: Edith Bülbring (1903–1990). Leben u. wissenschaftliches Werk einer deutschen Pharmakologin in England; Hannover. Zahnmed. Diss. 1999.

---

57 Schwenke-Bahlo (wie Anm. 1), S. 13 A 18.

Dr. med. dent. GERTRUD HARTH

03. 08. 1904 Bentheim/Hannover – 15. 06. 1962 Haifa/Israel
Zahnärztin und Kieferorthopädin

V: Dr. Joseph H. (21. 07. 1877 Homburg v. d. H. – 24. 04. 1943 Ghetto Litzmannstadt), Leiter der Seminarübungsschule Morija u. Oberlehrer am orthodoxen Gymnasium Jawne in Köln.[1]
M: Adele H., geb. Block (22. 06. 1878 Westerkappeln – 30. 08. 1942 Ghetto Litzmannstadt).[2]
G: Rudolf J. Harth (26. 01. 1906 Bentheim – 24. 12. 1981 Israel).[3]

Gertrud Harth wäre niemals bereit gewesen, dauerhaft als Remigrantin nach Deutschland zurückzukehren, weder unmittelbar nach Beendigung des Zweiten Weltkriegs noch zu einem späteren Zeitpunkt. Dazu war das Leid, das ihrer Familie während der NS-Zeit zugefügt worden war, zu groß. Als Gertrud Harth nach dem Krieg vom gewaltsamen Tod des Vaters, der Mutter und der bei den Eltern wohnenden Tante Ida[4] erfahren hatte, war das Kapitel »Deutschland« für sie endgültig abgeschlossen. Sogar deutsche Produkte zu kaufen, wäre ihr beispielsweise nie in den Sinn gekommen.[5] Um Nachforschungen über den Verbleib ihrer engsten Verwandten durchführen zu können, kam Gertrud Harth jedoch noch einmal nach Köln, in die Stadt, in der sie mit ihrer Familie seit dem Jahr 1907 gelebt hatte.[6]

Davor hatten die Eltern in Bentheim gewohnt, wo Joseph Harth Leiter der dortigen jüdischen Schule gewesen war. Nach dem Umzug nach Köln begann der Vater an der Philosophischen Fakultät ein Biologiestudium, das er mit der Promotion abschloss. Insgesamt 30 Jahre lang leitete Joseph Harth dann die

---

1 Dank an Alisa Harth, der Nichte von G. Harth, für diese Auskunft und die über einen längeren Zeitraum zugewandte u. stets hilfsbereite Unterstützung bei der Recherche, hier: Auskunft v. Dezember 2014. Vgl. https://museenkoeln.de/ns-dokumentationszentrum/default.aspx?sfrom...s... (abgerufen am 14. 08. 2017). Sein Vater war katholisch, die Mutter jüdisch, Dank für diese Auskunft an B. Becker-Jákli v. 28. 10. 2014.
2 Vgl. https://museenkoeln.de/ns-dokumentationszentrum/default.aspx?sfrom1214... (abgerufen am 14. 08. 2017).
3 Vgl. data.synagoge-eisleben.de/gen/fg02/fg02_138.htm (abgerufen am 14. 08. 2017).
4 Vgl. Ida D. Block: data.synagoge-eisleben.de/gen/fg02/fg02_153.htm (abgerufen am 14. 08. 2017).
5 Gertrud Harth (wie Anm. 1).
6 Harth (wie Anm. 5).

Kölner Seminarübungsschule Morija und unterrichtete zudem als Oberlehrer am orthodoxen Gymnasium Jawne.[7]

Tochter Gertrud besuchte zunächst eine Schule der jüdischen Gemeinde, wechselte erst zu einem evangelischen Lyzeum, dann zur Kaiserin Augusta-Schule und bestand schließlich im Jahre 1924 an der Königin-Luise-Schule die Reifeprüfung.[8]

Anschließend entschloss sie sich zum Studium der Zahnmedizin, das sie, bis auf ein Semester in München, ausschließlich an der Universität Bonn absolvierte;[9] während der Bonner Studienzeit wohnte sie weiterhin zu Hause bei ihren Eltern in Köln in der Norbertstraße.[10] Das Staatsexamen bestand sie im Jahre 1927, anschließend arbeitete sie als Volontärin an der Bonner Universitätsklinik.[11]

Am 29. Dezember 1930 wurde Gertrud Harth mit der Note »sehr gut« promoviert. Ihre Dissertation zum Thema »Untersuchungen des Normalgebisses in verschiedenen Lebensaltern« wurde vom damaligen Privatdozenten Gustav Korkhaus betreut. Zweitprüfer war Ordinarius Alfred Kantorowicz.[12] Nach ihrer Promotion erhielt Gertrud Harth die Ernennung zur »außerplanmäßigen wissenschaftlichen Assistentin der orthodontischen Abteilung bei Alfred Kantorowicz«.[13]

Schon zwei Jahre später wurden die an der Zahnklinik tätigen jüdischen Wissenschaftler, Alfred Kantorowicz, die wissenschaftlichen Assistentinnen Gertrud Harth und Luise Stern[14] sowie der für Chirurgie zuständige Dr. Kleinschmidt das Ziel vermehrter nationalsozialistischer Angriffe seitens der Studentenschaft.[15] Sofort nach der nationalsozialistischen Machtübernahme verloren alle vier ihre Arbeitsstellen an der Universität. Da Gertrud Harth nicht an

---

7 data.synagoge-eisleben.de/gen/fg02/fg02_138.htm) (wie Anm. 3), s. dazu: Vgl. D. Corbach: Die Jawne zu Köln. Zur Erinnerung des ersten jüdischen Gymnasiums im Rheinland u. zum Gedächtnis an Erich Klibansky. Ein Gedenkbuch, Köln 1990. Orthodoxe in Köln, s. dazu den Beitrag zu Alice Neuberger-Ochs.

8 Vgl. E. Herchenroeder: Gertrud Harth (1904–1962), in: Kuhn u. a., (s. Vorwort, wie Anm. 2), S. 212.

9 Gertrud Harth: Untersuchungen des Normalgebisses in verschiedenen Lebensaltern. Bonn, Med. Diss. v. 1930, s. den der Dissertation beigefügten Lebenslauf.

10 UA Bonn: s. die entsprechenden Personalverzeichnisse der Rheinischen Friedrich-Wilhelms-Universität Bonn.

11 Vgl. Herchenroeder (wie Anm. 8), S. 212.

12 Vgl. Freddy Litten: Alfred Kantorowicz: http://litten.de/fulltext/kantoro.htm (abgerufen am 08.02.2018). Promotionsalbum der Medizinischen Fakultät v. 20.12.1930, s. dazu auch den Beitrag zu Thea Muller, geb. Kantorowicz.

13 Herchenröder (wie Anm. 8), S. 212.

14 Vgl. Herchenröder (wie Anm. 8), S. 215.

15 Vgl. Herchenröder (wie Anm. 8), S. 212.

eine nur vorübergehende antisemitische Stimmung im Lande glaubte, sah sie für sich persönlich nur noch im Ausland eine berufliche und private Zukunft.

Zunächst fand sie in der Schweiz Arbeit als Assistentin in verschiedenen schweizerischen Zahnarztpraxen; hilfreich waren dabei Empfehlungsschreiben ihres Doktorvaters. So undurchsichtig sich Gustav Korkhaus von 1933 bis 1945 politisch auch verhielt,[16] so fühlte er sich doch verpflichtet, seiner von der Hochschule vertriebenen ›Doktortochter‹ Gertrud Harth zumindest ein Empfehlungsschreiben mit auf den Weg zu geben. Ungefähr acht Monate vor ihrer Übersiedlung nach Palästina im Jahre 1936 wandte sich die Emigrantin Gertrud Harth von der Schweiz aus im Sommer 1936 erneut mit einer Bitte an Korkhaus: »Würden Sie mir nochmals eine Empfehlung schreiben?« Ob er ihr ein weiteres Mal geholfen hat, ist nicht überliefert.[17]

Die enge Bindung Gertrud Harths an die Eltern wird deutlich in den ca. 30 erhaltenen Briefen und zwei Postkarten, die die Eltern von 1935 bis 1939 an die Tochter richteten, zuerst an schweizerische Adressen und später nach Palästina;[18] es kann davon ausgegangen werden, dass der gesamte Briefwechsel sehr umfangreich gewesen ist.

Die als Briefbündel zusammengefasste uns heute vorliegende Post aus Deutschland befand sich im Nachlass von Gertrud Harth. Die Briefe hatte die Nichte Alisa Harth als Heranwachsende bereits zuvor zufällig im Haushalt der Tante entdeckt.[19] Angesprochen auf den Inhalt der Briefe war Gertrud Harth zutiefst bewegt bei deren Anblick und nicht imstande, dem jungen Mädchen darüber Auskunft zu geben; über das Schicksal der deutschen Verwandten wurde im Hause Harth nicht gesprochen.

Mit Hilfe deutscher Freundinnen ergab sich für Alisa Harth später die Möglichkeit, diese Schreiben aus Köln zu entziffern. Und in einem weiteren, sehr mühevollen Schritt gelang es ihr, der Familiengeschichte nachzugehen.[20] Erst seitdem diese Briefkopien in der Kölner Gedenkstätte einsehbar sind,[21] wird Gertrud Harths Lebensweg für den Zeitraum bis ca. 1939 durch die vorliegende Korrespondenz indirekt in Ansätzen nachvollziehbar.

Verfasser der Briefe war der Vater, Mutter und Tante fügten lediglich längere und kürzere Nachrichten hinzu. Der im Ersten Weltkrieg als Soldat mit dem

---

16 Vgl. R. Forsbach: Die Medizinische Fakultät der Universität Bonn im »Dritten Reich«, München 2000, S. 318.

17 Forsbach (wie Anm. 16), S. 318.

18 Vgl. Nachlass Gertrud Harth im Kölner NS-Dokumentationszentrum.

19 Gertrud Harth nahm nach der Scheidung ihres Bruders 1953 dessen kurz nach Kriegsende geborene Tochter, Alisa Harth, bei sich auf (wie Anm. 5).

20 Alisa Harth stellte mir u. a. freundlicherweise ein Kapitel ihrer noch nicht veröffentlichten Familiengeschichte zur Verfügung.

21 Vgl. Nachlass Gertrud Harth (wie Anm. 19).

Eisernen Kreuz ausgezeichnete Joseph Harth[22] konnte und wollte lange die
Gefahr nicht wahrhaben, der die jüdische Bevölkerung nach der Machtübernahme ausgesetzt war. Die Entscheidung der Tochter zur Emigration, die wenig
später auch der Sohn für sich traf, haben beide Elternteile, wenn auch schweren
Herzens, akzeptiert. Die Kinder nicht mehr in Reichweite zu wissen, machte vor
allem dem Vater zu schaffen. »Ich kann Tag und Nacht an nichts anderes denken,
als an die Entfernung, die uns trennt«.[23] Kein Wunder, dass er am 12. August
1936, noch kurz vor Ankunft der Tochter in Palästina, darum bat »die Verbindung mit England aufrechtzuerhalten … ich setze immer noch eine kleine
Hoffnung auf England«, gefolgt von der Ermahnung, die Englischkenntnisse
auch weiterhin zu vertiefen.[24]

Gertrud Harth bereitete die Übersiedlung in den Nahen Osten sorgfältig vor.
In erster Linie mit dem Vater beriet sie sich über alle Anschaffungen, die zur
Einrichtung einer Facharztpraxis als unbedingt notwendig erachtet wurden.
Noch während sich die Tochter Mitte Juni 1936 in der Schweiz aufhielt, kümmerte sich Joseph Harth von Köln aus bereits um das notwendige Fachmobiliar,
beispielsweise um die Beschaffung des Benzingenerators, um Brenner und
Lampe und um die für eine Zahnarztpraxis unbedingt erforderliche Bohrma-
schine. Er nahm regen Anteil an der Gestaltung der Praxis, wollte unter anderem
wissen, wie denn nun die Einrichtung des Wartezimmers und des OP-Raumes
konkret auszusehen habe.[25]

Es ging in den Briefen jedoch nicht nur um praktische Fragen. Auch die
Bedenken der Eltern kamen zur Sprache: »Nimm Dich bei verändertem Klima
nur sehr mit dem Essen und Trinken in Acht, damit Du gesund bleibst«.[26] Mehr
noch beunruhigte sie die instabile politische Lage der Region, in der die Tochter
von nun an leben würde. Der besorgte Vater riet in dem Zusammenhang dringend von überflüssigen Reisen ab, »denn es mag kein Vergnügen sein, irgendwo
liegen zu bleiben«, dort wo »die Herren Araber die Schienen aufgerissen haben
oder Bomben auf die Gleise geworfen haben«.[27]

Die Ausgangslage war allerdings komplizierter als Joseph Harth glaubte. Bei
den vom Vater erwähnten Unruhen im Jahr 1936 handelte es sich um Sabota-
geakte palästinensischer Aufständischer, mit dem Ziel, Versorgungswege der

---

22 Vgl. Dr. J. Harth: www.wn.de › Münsterland › Kreis Steinfurt › Westerkappeln (abgerufen am
    09.01.2015).
23 Harth (wie Anm. 5).
24 Nachlass Gertrud Harth (wie Anm. 18). Brief vom 15.06.1936.
25 Vgl. Nachlass Gertrud Harth (wie Anm. 19). Brief vom 15.06.1936.
26 Dank an Alisa Harth für Zusendung dieses Briefes vom 12.08.1936.
27 Dank an Alisa Harth (wie Anm. 27).

Mandatsmacht Großbritannien zu zerstören.[28] Grund war die Politik Großbritanniens, von der sich ein Großteil der Palästinenser in keiner Weise mehr angemessen vertreten fühlte.

Die palästinensische Bevölkerung mit einer »außergewöhnlich hohen Geburtsrate«[29] litt besonders unter Landnot sowie unter der starken Zersplitterung des Grundbesitzes. Eine Mitschuld daran trugen muslimische und christliche Palästinenser, die bei ›diskreten‹ Transaktionen Grundbesitz und Immobilien gegen Kapital an zahlungskräftige jüdische Immigranten veräußerten, thematisiert wurde das Problem allerdings erst im Jahre 1929.[30] Nach Gründung des ›Hohe(n) Arabischen Komitee(s)‹ im Jahre 1936 kam es zu einem Generalstreik, der den Landverkauf an Juden sowie weitere jüdische Einwanderung verhindern sollte.[31]

Für große Besorgnis hatte bei den palästinensischen Einheimischen der immer stärker werdende Zuwachs der jüdischen Flüchtlinge gesorgt, der innerhalb von fünf Jahren um mehr als das Doppelte angestiegen war und um 1936 die Zahl von 370.000 Personen weit überstieg. Der Streit über die Verfügbarkeit dieser Region spitzte sich immer mehr zu.

Die Zionisten unter den Neubürgern verfolgten bereits seit längerer Zeit das Ziel, aus Palästina die »nationale Heimstätte« der Juden zu machen.[32] Für sie galt es, den »Traum vom verheißenen Land« nun endlich wahr werden zu lassen,[33] während die Palästinenser nicht bereit waren, das Land, »das ihnen von Gott als Stiftungsgut anvertraut und daher unveräußerlich (war), anderen zu überlassen«.[34]

Weder die Ergebnisse der Konferenz von San Remo von 1920 noch die von Evian im Juli 1938, noch die Beratungen des ›St. James‹-Gremiums ein Jahr später führten zu einer friedlichen Machtverteilung in Palästina. Nach der Er-

---

28 Vgl. G. Krämer: Geschichte Palästinas. Von der osmanischen Eroberung bis zur Gründung des Staates Israel (Bundeszentrale für politische Bildung. Schriftenreihe, Bd. 1633), Bonn 2015 (6. durchgesehene u. aktualisierte Auflage), S. 311.

29 Krämer (wie Anm. 28), S. 381.

30 M. Schäuble und N. Flug: Die Geschichte der Israelis und Palästinenser; überarbeitete u. aktualisierte Neuausgabe 2013; 2. Auflage 2014; S. 16: Bis zum Jahre 1930 verkauften »arabische Großgrundbesitzer »etwa 6 % der gesamten Fläche Palästinas« an Baron Lionel Walter Rothschild.«

31 Vgl. Schäuble u. Flug (wie Anm. 30), S. 16 f.

32 Krämer (wie Anm. 28), S. 276.

33 Ebd., S. 291.

34 Krämer (wie Anm. 28), S. 290 u. S. 359: »Es konnte nicht sein, dass die Araber Palästinas die Schuld der Europäer beglichen, die ›ihre eigenen‹ Juden erst diskriminiert, dann verfolgt und schließlich auszurotten versucht hatten, um ihnen dann mit großer Geste ein Land zu schenken, das ihnen nicht gehörte. Arabische Politiker erkannten sehr wohl das Leid an, das den europäischen Juden zugefügt worden war – aber von Europäern, nicht von ihnen. Unrecht an den einen konnte nicht mit Unrecht an den anderen gesühnt werden«.

mordung eines hohen englischen Beamten durch Palästinenser gaben die Briten ihre Neutralität schließlich auf. Sie gestatteten von nun an der jüdischen Hagannah-Organisation, die bis dahin jüdische Siedler beschützt hatte, bewaffnet in diesen Kampf einzugreifen. Dies kam einer Aufwertung der jüdischen militärischen Untergrundgruppe gleich, die später zur »Armee des Staates Israel« führen sollte.[35]

Es dauerte Jahre, bis man sich auf internationaler Ebene zu einer völkerrechtlichen Lösung des Konfliktes einigen konnte, eine dauerhafte Befriedung war damit allerdings nicht erreicht worden.

Am 29. November 1947 wurde der bereits in Aussicht genommene Teilungsvorschlag von der UN-Vollversammlung angenommen. 33 Mitglieder sprachen sich dafür aus, darunter die USA, die Sowjetunion und Frankreich. Obwohl sich Großbritannien enthielt, wurde die notwendige Zweidrittelmehrheit erreicht. Dagegen stimmten 13 Mitglieder, zu denen die arabischen Nachbarländer gehörten. Die bis dahin ohnehin latent vorhandenen arabischen Angriffe steigerten sich daraufhin zu einem alltäglichen Terror, der auch das Leben der Menschen, die sich vor dem Holocaust hatten retten können, gefährdete.[36] Am 15. Mai 1948 wurde der Staat Israel ausgerufen, begleitet durch unbeschreibliche Freude und Jubel. Am Tag nach der Staatsgründung brach der Bürgerkrieg aus, in dessen erster Phase bis zum 10. Juni der junge israelische Staat tatsächlich bedroht war.[37]

Wann sich Gertrud Harth in den 1940er Jahren entschloss, ebenfalls mit der Waffe in der Hand, den jungen Staat Israel zu verteidigen, ist nicht bekannt. Sie wurde Mitglied der Untergrundbewegung »Hagannah« und befehligte schließlich als Kommandeuse eine Frauenabteilung namens »Wheels«.[38]

Nur unter größten Schwierigkeiten und ohne Hilfe anderer gelang es Gertrud Harth, sich in der neuen Heimat eine Existenz aufzubauen. Es war jedoch für sie unmöglich, die nun doch zur sofortigen Emigration bereiten Eltern zu sich zu holen. Die strikte Weigerung der englischen Mandatsregierung, weiteren jüdischen Flüchtlingen die Einreise ins Land zu genehmigen, wurde konsequent eingehalten.[39] Und Gertrud Harth verfügte weder über einflussreiche Beziehungen noch über finanzielle Mittel, die eine illegale Einreise ermöglicht hätten.

---

35 Schäuble u. Flug (wie Anm. 30), S. 23.
36 Vgl. ebd., S. 43f.
37 Vgl. Schäuble u. Flug (wie Anm. 30), S. 50.
38 Vgl. H.-P. Höpfner: Die vertriebenen Hochschullehrer der Universität Bonn 1933–1945, in: Sonderdruck aus: Bonner Geschichtsblätter; Bonner Heimat- u. Geschichtsverein u. d. Stadtarchiv Bonn (Hg.) Bd. 43/44; Bonn 1993/94 (1996), S. 464. Hinweis v. Alisa Harth v. Dezember 2014: Die Mehrzahl der deutschen Emigranten war für ein friedliches Miteinander von Plästinensern u. Immigranten, hier jedoch handelte es sich um einen Angriff auf den neugegründeten Staat Israel.
39 Krämer (wie Anm. 28), S. 350.

Ab Ende 1942 sickerten erste Informationen über die systematische Ermordung der Juden durch die Deutschen an die Öffentlichkeit. Auch wenn Gertrud Harth jahrelang kein Lebenszeichen ihrer Verwandten erhalten hatte, wird sie bis zum Ende des Krieges gehofft haben, die Eltern und die Tante doch noch wiederzusehen.

Die noch in Köln ausharrende jüdische Bevölkerung, die ab Mitte 1941 in sogenannte Judenhäuser einquartiert worden war,[40] wurde von diesen Sammelunterkünften aus in den Osten deportiert; für Familie Harth kam der Befehl zur Abfahrt Richtung Lodz am 22. Oktober 1941.[41] Es kann davon ausgegangen werden, dass die Eltern zumindest bis zum Deportationstermin Tochter Gertrud und Sohn Rudolf regelmäßig Post schickten, diese Grüße aus der Heimat liegen jedoch nicht vor.[42]

Bei Internetrecherchen zur Familiengeschichte stieß Alisa Harth, die Nichte von Gertrud Harth, jedoch zufällig auf einen Brief des Großvaters vom 14. Mai 1942. Dieses Schreiben hatte er jedoch nicht an seine Kinder adressiert, sondern an die »Aussiedlungskommsission des Ghettos Litzmannstadt«. Darin »stellt dieser den Antrag, dass seine Schwägerin von der ›Ausreise‹ befreit werde, weil er ohne sie keinen Haushalt führen könne und sie dringend brauche zur Pflege seiner herzkranken und seit sechs Monaten bettlägerigen Frau.« Dieser Antrag wurde abgelehnt.[43]

Alisa Harth beschreibt ihre Tante als eine eher strenge Frau, der es schwerfiel, Gefühle zuzulassen und die über bestimmte Phasen ihres Lebens nicht sprach. Das bedeutete aber nicht, dass sie keinen Anteil am Leben anderer nahm, sozial Schwache unterstützte sie in ungewöhnlich großzügiger Weise.[44]

Gertrud Harths Eltern hatten nichts mehr von dem zwar ausgesprochen mühsamen, aber stetigen Berufsaufstieg der Tochter erfahren können, von ihrer ersten Stelle beim »Workers Health«, später beim »Sick Fund«. Sie wussten nichts von der Eröffnung der eigenen Praxis, die zugleich die erste kieferorthopädische Einrichtung in Haifa war, für deren Einrichtung sich der Vater erfolgreich engagiert hatte.

Ab 1956 arbeitete Gertrud Harth als städtische Orthodontistin. Es kann davon ausgegangen werden, dass sie bei all ihren beruflichen Tätigkeiten das an der berühmten Bonner Zahnklinik erworbene Wissen zum Einsatz brachte.[45]

---

40 Vgl. B. Becker-Jákli: Das jüdische Köln. Geschichte u. Gegenwart. Ein Stadtführer, Köln 2012, beispielsweise S. 182.

41 Vgl. data.synagoge-eisleben.de/gen/fg02/fg02_138.htm (wie Anm. 3).

42 Vgl. Harth (wie Anm. 5), Information vom Dezember 2014.

43 G. Althoff: Letztes Lebenszeichen aus Litzmannstadt, in: Westfälische Nachrichten, 11. November 2011. (abgerufen am 20.12.2014).

44 Vgl. Harth (wie Anm. 5), Information vom Dezember 2015.

45 Vgl. Herchenroeder (wie Anm. 8), S. 212.

Gertrud Harth verstarb bereits im Alter von 58 Jahren; es konnten bisher keine näheren Angaben zu den Umständen ihres Todes in Erfahrung gebracht werden.

Eigene Publikation

Untersuchungen des Normalgebisses in verschiedenen Lebensaltern. Bonn, Med. Diss. v. 1930.

Dr. Dr. med. Lisamaria Meirowsky

17.09.1904 Graudenz/Schlesien – 09.08.1942 Auschwitz[1]
Allgemeinpraktikerin

V: Emil Meirowsky (1876 Guttstadt/Kreis Heilsberg/Ostpreußen – 1960 Nashville/Tenn./USA), Prof. Dr. med., Dermatologe.[2] **M:** Clara M. (15.03.1873 Friedland)[3].
O: Max M. (1866 Guttstadt/Kreis Heilsberg/Ostpreußen – 1949 Genf/Schweiz), Industrieller, Dr. ing. h c.[4]
G: Max Arnold M. (1910–1984 Tenn./USA), Dr. med., Neurologe.[5]

Die Familie Meirowsky stammt aus dem ostpreußischen Guttstadt. Max Meirowsky, ein Onkel von Lisamaria Meirowsky, machte sich zu Beginn der 1890er Jahre auf den Weg in den Westen und zog nach Köln. In Porz gründete er im Jahre 1893/94 ein Unternehmen zur Herstellung von Isoliermaterial.[6] Sein Bruder Emil, der Vater von Lisamaria Meirowsky, kam im Jahre 1908 vom schlesischen Graudenz ebenfalls an den Rhein und ließ sich als Dermatologe in Köln-Lindenthal nieder.[7] Der Facharzt wurde unter anderem bekannt durch seine Grundsatzforschung im Bereich der Pigmentierung, die Auswirkung des ultravioletten Lichts auf die Haut wird auch als »Meirowsky phenomen« bezeichnet.[8]

1 E. Seidler: Jüdische Kinderärzte, Entrechtet – Geflohen – Ermordet, erweiterte Auflage, Basel, Freiburg 2007, S. 311.
2 A. Hollander, M.D.: Emil Meirowsky, M.D. (1876–1960), in: Arch Dermatol 1960, 82 (4): 644, 212/644.
3 Stolpersteine. Erinnerungsmale für die Opfer des Nationalsozialismus: Meirowsky, Clara: https://museenkoeln.de/ns-dokumentationszentrum/default.aspx?s=2523&sfrom=1204&st id=2215&vgr=Juden/J%C3%BCdinnen (abgerufen am 08.08.2020).
4 http://www.lostart.de/Content/051_ProvenienzRaubkunst/DE/Sammler/M/Meirowsky,Dr.Max.-html (abgerufen 13.01.2018).
5 Arnold Meirowsky: archiver.rootsweb.ancestry.com › … › 2007–08 (abgerufen am 04.08.2015). Hollander, (wie Anm. 2).
6 Vgl. Ehrungen u. Auszeichnungen an der TU Darmstadt: Max Meirowsky, Abteilung Elektrotechnik, 1921/221: https://www.tu-darmstadt.de/universitaet/selbstverstaendnis/profil_ge schichte/ehrendoktoren_und_senatoren/index.de.jsp (abgerufen am 12.01.2018).
7 Vgl. P. W. F. M. Hamans: Dr. Lisamaria Meirowsky, in: Edith Stein and Companions: on the way to Auschwitz, San Fransisco 2010, S. 181–194.
8 Hollander (wie Anm. 2).

Lisamaria und ihr sechs Jahre jüngerer Bruder wuchsen in einem wohlhabenden Umfeld auf, in dem Wissenschaft eine wichtige Rolle spielte.

Da Emil Meirowsky an der Kölner Universität kein geeignetes Labor zur Verfügung stand, hatte er sich zu Hause eine eigene, wenn auch bescheidene Forschungsstätte eingerichtet.[9] Tochter Lisamaria konnte daher schon als Heranwachsende Einblicke in wissenschaftliche Arbeitsprozesse gewinnen.

Nachdem sie als 19-Jährige im Jahre 1923 an einem Kölner Gymnasium die Reifeprüfung erworben hatte,[10] trat sie in die väterlichen Fußstapfen. Zum Sommersemester begann sie ihr Studium an der Medizinischen Fakultät Bonn und suchte sich, anders als ›Fahrstudentinnen‹ wie Gertrud Harth oder Alice Neuberger-Ochs, dort auch eine Bleibe.[11] Die Studienjahre 1925 bis 1927 verbrachte sie in München, kehrte anschließend nach Bonn zurück und legte an der Rheinischen Friedrich-Wilhelms-Universität im Jahre 1929 das Staatsexamen ab.[12]

Im Regelfall schloss sich nach Erhalt des Medizinischen Staatsexamens die Medizinalpraktikantenzeit an, während der üblicherweise die Dissertation erarbeitet wurde. Die seit Kindertagen gesundheitlich anfällige Lisamaria Meirowski musste jedoch nach dem Staatsexamen eine längere, krankheitsbedingte Pause einlegen. Erst vier Jahre nach Studienabschluss, am 6. März 1933, wurde sie in München promoviert; das Dissertationsthema lautet: »Über das Krankheitsbild des Erythema palmoplantare symmetricum hereditarium;«[13] bei der Entscheidung für ein Thema aus dem Wissensgebiet des Vaters machte sich eindeutig ›Fachvererbung‹ bemerkbar.[14]

Kurze Zeit später erkrankte Dr. med. Lisamaria Meirowsky erneut und zwar auf lebensbedrohliche Weise, über die Art der Erkrankung liegen keine weiteren Informationen vor. Nachdem die schlimmste Krise überwunden war, entschloss sie sich, zum katholischen Glauben überzutreten.[15]

Über ihren ehemaligen Mathematiklehrer, Pater Wilhelm Neuß,[16] der an ihrem Gymnasium auch für den Fachbereich Katholische Religion zuständig

---

9 Vgl. ebd.

10 Hamans (wie Anm. 7), S. 182.

11 UA Bonn: Personalverzeichnis Sommersemester 1923, s. dazu den Beitrag zu Alice Neuberger-Ochs.

12 Vgl. Hamans (wie Anm. 7), S. 183.

13 Ebd., S. 182 f.

14 S. dazu auch den Beitrag zu Erna Eckstein-Schlossmann.

15 Vgl. Hamans (wie Anm. 7), S. 183.

16 Zu Wilhelm Neuß, s.: E. Gatz: Die Bonner Katholisch-Theologische Fakultät im »Dritten Reich« u. in der Nachkriegszeit, in: Becker: Zwischen Diktatur, (s. Beitrag Gr. Willner, wie Anm. 79), S. 59–78, S. 61. A 14: Neuß half als Angehöriger eines Widerstandskreises u. a. dem Bonner Historiker Wilhelm Lewison. In der Literatur ist sowohl die Schreibweise ›Neuß‹ als auch ›Neuss‹ gebräuchlich.

gewesen war, scheint sie einen ersten Zugang zur katholischen Glaubenslehre gefunden zu haben. Obwohl sie als Jüdin vermutlich nicht am katholischen Religionsunterricht teilnahm, war es zwischen Wilhelm Neuß und Lisamaria Meirowsky zu ausgiebigen Diskussionen über theologische Fragen gekommen. Bei ihrem Studium in Bonn begegnete sie dem »außerordentlich beliebte(n) und pädagogisch begabte(n) Hochschullehrer«[17] erneut und setzte mit ihm die Gespräche über Glaubensfragen fort. Eine Briefstelle aus dem Jahre 1927 an Wilhelm Neuß lässt erahnen, wie schwer der jungen Frau der endgültige Schritt zur Konversion gefallen sein mag: »Ich kann nicht katholisch werden. Ihre Kirche war in schweren Stürmen, in Zeiten großer innerer Not meiner Seele Herberge geworden, aber nicht Heimat«.[18]

Sechs Jahre später, nachdem sie sich zuvor unter Anleitung eines Priesters auf die Aufnahme in die katholische Kirche vorbereitet hatte, taufte Pater Wilhelm Neuß Lisamaria Meirowsky am Tag Mariä Himmelfahrt, am 15. August 1933, in der Kapelle des Malteserkrankenhauses in Bonn. Die aus dem katholisch geprägten Ermland stammenden Eltern hatten keinerlei Einwände gegen diesen Schritt ihrer Tochter.[19]

Anschließend zog Lisamaria nach München, wo sie im Sommer 1933 als Assistentin an der Universitätsklinik ihre Arbeit aufnahm, kurze Zeit später jedoch aufgrund der nationalsozialistischen Gesetzgebung entlassen wurde;[20] nach dem Gesetz vom 7. April 1933 galt sie, trotz Konversion, als Jüdin.[21]

Im faschistisch regierten Italien war zu der Zeit noch offen, ob der Duce die von Hitler im Deutschen Reich praktizierte judenfeindliche Politik übernehmen würde.[22] Daher gingen einige Medizinerinnen und Mediziner, denen gerade die Approbation entzogen worden war, nach Italien.[23] Möglicherweise kannte Lisamaria Meirowsky aus ihrer Münchner Zeit Bertha Stern, die bereits im Jahre 1927 in München promoviert worden war. Diese meldete sich am 14. August 1933 nach Italien ab und bestand 1934 die Examenswiederholung an der Universität Bari;[24] auch Lisamaria Meirowsky ging im Jahre 1933 nach Italien. Nähere Informationen zum weiteren Berufsabschluss liegen derzeit nicht vor. Bekannt ist nur, dass sie ihr Zweitstudium mit Examen an der Universität Rom

---

17 G. Adrianyi: Neuß, Wilhelm, in: Neue Deutsche Biographie 19 (1999), S. 185–186, S. 185.
18 Lisamaria Meirowsky: www.domradio.de/radio/sendungen/anno-domini/opfer-des-nazi-terrors (abgerufen am 25.07.2014).
19 Vgl. Hamans (wie Anm. 7), S. 182 f.
20 Vgl. ebd., S. 183.
21 S. dazu ebenso Else Wolff, in: Ärztinnen im Kaiserreich https://geschichte.charite.de/aeik/biografie.php?ID=AEIK00787 (abgerufen am 14.02.2018), sie hatte nicht in Bonn studiert.
22 Th. Schlemmer und H. Woller: Der italienische Faschismus und die Juden 1922–1945, in: VfZ Bd. 53, 2005, H 2. S. 164–201, S. 172 ff.
23 S. die Beiträge zu Elisabeth Herrmanns u. Luise von der Walde.
24 Vgl. Seidler (wie Anm. 1), S. 353. Siehe dazu ebenfalls den Beitrag zu Elisabeth Herrmanns.

ablegte. Dabei soll sie eine zweite Dissertation vorgelegt haben, die sich dieses Mal einem Thema aus der Kinderheilkunde widmete;[25] obwohl im Besitz des italienischen Staatsexamens, scheint sie dort allerdings nicht praktiziert zu haben.[26]

In Rom lernte die junge Deutsche den Dominikanerpater Franziskus Stratmann kennen, der zehn Jahre lang Studentenpfarrer an der Berliner Universität gewesen war. 1929 hatte er die »Arbeitsgemeinschaft der Konfessionen für den Frieden«, dem auch der Jüdische Friedensbund angehörte, ins Leben gerufen.[27]

Lisamaria Meirowsky fand in Stratmann einen Gesprächspartner, der ihr in Glaubensfragen zur Seite stand. Gemeinsam entwickelten sie die Idee, »nach der Naziherrschaft eine Dominikanerinnenkongregation für den »Frieden Christi im Reiche Christi« zu gründen.«[28] Ein erster Schritt dazu war für Lisamaria Meirowsky die Entscheidung, als Tertiarin in den Domìnkanerinnenorden einzutreten; sie nahm den Namen Maria Magdalena Dominica an.[29] Später soll Dominikanerpater Stratmann bei Vorüberlegungen zur Gründung des neuen Ordens die Konvertitin Lisamaria Meirowsky »als Oberin in Aussicht genommen haben«.[30]

Stratmann entschloss sich im Herbst 1938, nach Holland zu gehen. In Utrecht wollte er sich dem Hilfswerk, das sich um jüdische Flüchtlinge sowohl aus Deutschland als auch den von Deutschen besetzten Gebieten kümmerte, anschließen. Er wurde begleitet von der damals 31-jährigen Lisamaria Meirowsky, die ihren ehemaligen Glaubensgenossen in Holland ebenfalls helfen wollte.[31] Möglicherweise stand ihr Entschluss bereits fest, bevor die italienische Regierung per Erlass vom 7. September 1938 ausländischen Juden den Aufenthalt in Italien verbot.[32]

Nach der deutschen Invasion in den Niederlanden am 10. Mai 1940 mussten sowohl Stratmann als auch Lisamaria Meirowsky untertauchen. Die Konvertitin fand schließlich am 14. August 1940 Zuflucht im Trapistinnenkloster in der Abtei von Koningsoord in Berkel-Enschot. Zu diesem Zeitpunkt hatte sie das

---

25 Vgl. Hamans (wie Anm. 7), S. 183.
26 Vgl. Seidler (wie Anm. 1), S. 311.
27 www.st-franziskus-hochdahl.de/cms/front_content.php?idart=374 (abgerufen am 19.04. 2014): Sein Einsatz für die interkonfessionelle Zusammenarbeit führte im Jahre 1933 zu seiner vorübergehenden Verhaftung durch die Gestapo; daraufhin wurde die Arbeitsgemeinschaft aufgelöst.
28 F. Stratmann: Eine Todesgefährtin Edith Steins: Lisamaria Meirowsky, in: Christ in der Gegenwart: katholische Wochenzeitschrift, Bd. 19, Nr. 36, S. 286–287, S. 286.
29 Vgl. Seidler (wie Anm. 1), S. 311.
30 W. Tetzlaff: 2000 Kurzbiographien bedeutender deutscher Juden des 20. Jahrhunderts, Lindhorst 1992, S. 231.
31 Vgl. Stratmann (wie Anm. 28), S. 286.
32 Vgl. Schlemmer u. Woller (wie Anm. 22), S. 180.

Gelübde noch nicht abgelegt und unterstützte die Klostergemeinschaft durch ihre Arbeit als Ärztin und Krankenschwester sowie durch ihre Mithilfe im Klostergarten. Die Tätigkeit der emigrierten Deutschen an der Klosterpforte ab Oktober 1941 sollte sich jedoch als verhängnisvoll erweisen: Auf Grund einer Denunziation wurde sie am frühen Morgen des 2. August 1942 von der Gestapo verhaftet.[33] Lisamaria Meirowsky kam mit anderen konvertierten Ordensfrauen zwei Tage später nach Westerbork. Mit einem früheren Transport war dort bereits die ihr aus Amsterdam her bekannte Karmelitin und Philosophin Edith Stein eingetroffen.[34]

Es soll an dieser Stelle kurz an eine folgenreiche Begegnung der Philosophin Edith Stein[35] mit einer weiteren Bonner Studentin jüdischen Glaubens erinnert werden, die wiederum eine lebenslange Freundschaft zu einem später an der Bonner Universität lehrenden Dozenten pflegte.

Als Assistentin des Philosophen Eduard Husserl[36] lernte Edith Stein dessen engsten Mitarbeiter, Adolf Reinach,[37] als väterlichen Freund kennen. Er nahm zugleich »eine zentrale Bedeutung in ihrer geistigen Entwicklung« ein.[38] Nach Rainachs Tod an der belgischen Front im Jahr 1917 wurde dessen Witwe, die ehemalige Bonner Studentin Dr. Anne Stettenheimer, später verheiratete Reinach, für Edith Stein zeitweise die wichtigste Ansprechpartnerin. Die Philosophin »bezeichnet(e) sie 1919 sogar als den Menschen, der ihr am nächsten steht«.[39] Mit ausschlaggebend dafür war nicht nur die warmherzige Art, mit der Anne Reinach auf Menschen zuging, sondern für Edith Stein die Möglichkeit, sich mit ihr in Glaubensfragen intensiv austauschen zu können. Im Jahre 1916 hatte sich das Ehepaar Reinach taufen lassen und bei Adolf Rainachs Beerdigung kam es Edith Stein so vor, als ob die Christin Anne Reinach »übernatürlich getröstet schien«. Während der Sichtung des Nachlasses von Adolf Reinach lebte sie im

---

33 Vgl. Hamans (wie Anm. 7), S. 185.

34 Vgl. Hamans (wie Anm. 7), S. 186 u. Stratmann (wie Anm. 29), S. 287.

35 Vgl. H.-B. Gerl-Falkovitz: Stein, Edith, in: Neue Deutsche Biographie 25 (2013), S. 142–143. H. Delf: Stein, Edith. Philosophin und Karmelitin, in: Dick u. Sassenberg, (s. Beitrag J. Maas, Anm. 28), S. 358–360.

36 Vgl. U. Claesges: Husserl, Edmund, in: Neue Deutsche Biographie 10 (1974), S. 87–89.

37 K. Schuhmann: Reinach, Adolf, in: Neue Deutsche Biographie 21 (2003), S. 343–344.

38 B. Beckmann-Zöller: Adolf und Anne Reinach – Edith Steins Mentoren im Studium und auf dem Glaubensweg, in: Edith Stein Jahrbuch Bd. 13, hg. im Auftrag des Theresianischen Karmel in Deutschland durch das Internationale Edith Stein Institut Würzburg unter ständiger Mitarbeit der Edith Stein Gesellschaft Deutschland e. V., Würzburg 2007, S. 77–102, S. 85.

39 Beckmann-Zöller (wie Anm. 38), S. 85 u. 78. C. Schneider: Anna Stettenheimer (1884–1953), in: Die ersten ordentlichen Studentinnen an der Universität Tübingen Anna Stettenheimer, Gertrud Stockmayer u. Martha Vollmöller, S. 1–5, S. 1. S. 2 A 6. B. ? PDF aus https://www.uni-tuebingen.de/frauenstudium (abgerufen am 10. 01. 2018). Stockmayer: Briefe einer Studentin, Edith Glaser (Hg), Königstein 2004, S. 241, A 1.

Haus der Witwe und hielt mindestens bis zum Jahre 1940 den Kontakt zu ihr aufrecht.[40]

Anne Rainach, geborene Stettenheimer hatte zunächst als Gasthörerin und später als immatrikulierte Studentin Veranstaltungen an der Bonner Universität belegt. Die am 21. Juni 1884 geborene Stuttgarter Abiturientin von 1904 gehörte zu den drei ersten Studentinnen der Tübinger Universität. Im Jahre 1907 wurde sie in Tübingen promoviert, in ihrer Dissertation beschäftigte sie sich mit den »Spektrallinien in magnetischen Feldern im Bereich der Atomphysik«.[41]

Bereits das Sommersemester 1907 hatte Anne Stettenheimer in Bonn verbracht,[42] nach ihrer Promotion kehrte sie an den Rhein zurück und holte sich im Sommersemester 1908 und im Wintersemester 1908/09 den ›letzten Schliff‹,[43] ehe sie bis zu ihrer Verheiratung mit Adolf Reinach »als Oberlehrerin für Naturwissenschaften« an das Stuttgarter Mädchengymnasium zurückkehrte, an dem sie im Jahre 1904 die Reife erworben hatte«.[44]

Ab Ende 1921 zog der später an der Bonner Universität lehrende evangelische Theologe Erik Peterson[45] als Untermieter bei Anna Rainach ein. Gemeinsam diskutierten beide über eine mögliche Konversion zum katholischen Glauben,[46] zeitgleich wie Edith Stein. Diese, »die sich bis dahin als Jüdin und Atheistin verstand«, ließ sich am 1. Januar 1922 katholisch taufen,[47] ein Jahr später entschloss sich auch Anne Reinach zu diesem Schritt.[48] Der evangelische Theologe Erik Peterson, von 1924 bis 1929 Ordinarius für Kirchengeschichte in Bonn, ließ sich zum Wintersemester 1929/30 beurlauben und trat am 23. Dezember 1930 in Rom zum katholischen Glauben über.[49] Anne Reinach und Erik Peterson waren bis an ihr Lebensende befreundet, während seiner Bonner Dozentenjahre befand sich seine Bibliothek in ihrem Hause.[50]

Edith Stein, Lisamaria Meirowsky und ca. 20 weitere christlich getaufte Jüdinnen kamen am 2. August 1942 im Lager Westerbork an und wurden in Baracke 16 untergebracht. Die Lagerleitung setzte Lisamaria Meirowsky sofort als Ärztin ein, ausgestattet mit einer Rot-Kreuz-Armbinde. Nach internationalem

---

40 Beckmann-Zöller (wie Anm. 38), S. 80.
41 Anna Reinach: Eine absolute Messung des Zeemannphänomens. Diss. Philos. Fakultät, Tübingen 1907.
42 UA Bonn: s. Personalverzeichnis Sommersemester 1907.
43 UA Bonn: s. Personalverzeichnis der Universität Bonn vom Sommersemester 1908 und das Immatrikulationsverzeichnis vom Wintersemester 25.19.1908/09.
44 Schneider (wie Anm. 39), S. 1.
45 Vgl. B. Nichtweiß: Peterson, Erik, in: Neue Deutsche Biographie 20 (2001), S. 260–261, S. 261.
46 Vgl. Beckmann-Zöller (wie Anm. 38), S. 82.
47 Delf (wie Anm. 35), S. 359.
48 Vgl. Schneider (wie Anm. 39), S. 2.
49 Nichtweiß (wie Anm. 45), S. 261. B. Nichtweiß: Erik Peterson. Neue Sicht auf Leben u. Werk, 1994.
50 Vgl. Beckmann-Zöller (wie Anm. 38), S. 82 A 21.

Recht wäre sie damit vor Verfolgung und Verhaftung geschützt. Lisamaria Meirowsky hätte eine Sonderbehandlung jedoch nie in Anspruch genommen, das geht eindeutig aus den letzten Briefen, die sie noch im Lager geschrieben hat, hervor. Sie wollte den Häftlingen gerne als Ärztin bis zum Schluss beistehen, vermutlich aus diesem Grunde bat sie die Trappistinnen aus Berkel-Enschot unter anderem um die Zusendung ihrer ärztlichen Bescheinigung. Die Zustände im Lager waren derart besorgniserregend, dass Lisamaria Meirowsky am 5. August einen dringenden Appell in Form von Telegramm, Karte und Brief an die Nonnen in Berkel-Enschot sandte. Eindringlich forderte sie in ihren Schreiben sofortige Unterstützung in Form von Kleidung und Lebensmitteln an.[51] In ihrer Funktion als ›offiziell anerkannte‹ Ärztin war es ihr anscheinend gelungen, Kontakt zu Menschen aufzunehmen, die sich außerhalb des Lagers frei bewegen konnten und die bereit waren, diese Post weiterzuleiten.

Am 6. August 1942 war es Lisamaria Meirowsky noch möglich, ihrem damaligen Beichtvater »einen letzten Gruß (zu) senden«. Sie schrieb: »Sie wissen wohl, dass wir hier sind und die Verschickung nach Polen abwarten. Morgen vormittag geht es weiter«. Sie bat ihn, den Eltern auszurichten, dass sowohl die Schwestern der Mutter als auch die Zwillingsschwester des Vaters in ein Lager nach Polen abtransportiert worden seien.[52]

Gemeinsam wurde die Gruppe um Lisamaria Meirowsky und Edith Stein am 7. August 1942 von Westerbork nach Auschwitz deportiert, beide Frauen sollen gemeinsam mit der Mehrzahl der Konvertierten direkt nach der Ankunft in den Gaskammern ermordet worden sein.[53]

Die nächsten Angehörigen von Lisamaria Meirowsky hatten rechtzeitig die den Juden drohende Gefahr erkannt und sich für die Emigration entschieden. Onkel Max Meirowsky war allerdings gezwungen, einen Großteil seiner kostbaren Gemäldesammlung beispielsweise am 18. November 1938 in einer sogenannten ›Judenauktion‹ beim Berliner Auktionshaus H. W. Lange zu versteigern, anders hätte er seine Flucht über Amsterdam in die Schweiz nicht finanzieren können.[54] Zu seiner Sammlung gehörten Originale von van Gogh, Renoir, Monet, Gaugin und Pissarro.[55] Im Rahmen der Provenienzforschung suchte das

---

51 Vgl. Hamans (wie Anm. 7), S. 186.

52 Ebd., zu Ausschwitz: s. Seidler (wie Anm. 1), S. 462 A 1.

53 Ebd., S. 191.

54 Vgl. Restitution v. Kunst- u. Sammlungsgegenständen aus jüdischem Besitz; ehemalige Sammlung Max Meirowsky, Berlin: https://www.ecosia.org/search?addon=firefox&addon version=4.0.2&p=1&q=Max+Meirowsky+Raubkunst (abgerufen am 13.01.2018).

55 Vgl. Max Meirowsky: www.rheinische-industriekultur.com/seiten/objekte/orte/.../dielektra.html.

Rheinische Landesmuseum Bonn im Jahre 2007 Informationen zu Max Meirowsky.[56]

Vater Emil Meirowsky, der seit dem Jahr 1920 Extraordinarius der Kölner
Universität war, durfte ab dem 24. November 1933 dort keine Lehrveranstaltungen mehr halten, im Februar 1936 wurden ihm zudem die akademischen
Titel und im Jahre 1938 die Approbation entzogen. Lange Jahre hatte er als
Vorsitzender der Kölner Ärztekammer das Vertrauen seiner Arztkolleginnen
und -kollegen besessen, nun wurde er auch dieses Postens enthoben.[57] Ihm,
seiner Frau und dem Sohn gelang 1939 die Emigration nach England.[58] Zu der
Zeit half die Tochter, verfolgten jüdischen Flüchtlingen in Holland beizustehen;
eine Auswanderung kam für sie offensichtlich nicht in Frage.

Für die Familie war der Mord an der einzigen Tochter Lisamaria ein Verlust,
unter dem sie lebenslang litt.[59] Die Eltern und der Bruder wanderten nach 1947
in die Vereinigten Staaten aus. Emil Meirowsky setzte seine Forschungstätigkeit
in Nashville/Tennesse fort, war hochangesehenes Mitglied der ›Society for In-
vestigative Dermatology‹ und der ›Rudolf Virchow Medical Society in the City of
New York.‹ Der Bruder von Lisamaria Meirowsky baute sich dort eine Existenz
als erfolgreicher Neurologe auf.[60]

In einem rund 15 Jahre nach Kriegsende veröffentlichten Aufsatz würdigte
der oben erwähnte Pater Stratmann, der selbst im Untergrund die deutsche
Besatzungszeit überlebt hatte, die glaubensfeste Haltung von Lisamaria Meirowsky und Edith Stein. Er beschreibt zudem die Ärztin Lisamaria Meirowsky
als »kindlich fromme Seele, die an Glaube, Hoffnung und Liebe viele ›geborene‹
Katholiken übertraf«.[61] Für Stratmann waren beide Konvertitinnen »durch ihren
gewaltsamen Tod Bräute Christi geworden«;[62] heutzutage eine kaum nachvoll-
ziehbare Formulierung.

Im Jahre 2014 beschäftigte sich der Religionskurs eines Kölner Gymnasiums
mit dem Lebensweg von Lisamaria Meirowsky. Bei der Gedenkfeier lasen
Schülerinnen und Schüler aus den Briefen der von den Nationalsozialisten er-
mordeten Kölnerin vor und ein Vertreter der jüdischen Gemeinde betete das
Kaddisch.[63] Für den musikalischen Rahmen sorgten Schülerinnen und Schüler
und Eltern, die durch ihre Spende mit der Verlegung eines Stolpersteines vor

---

56 Vgl. zu Max Meirowsky: https://www.berlin.de/aktuell/ausgaben/2007/dezember/suchanzei
   gen/artikel.224957.php (abgerufen am 12.01.2018).
57 Vgl. Seidler (wie Anm. 1), S. 311.
58 Vgl. Hollander (wie Anm. 2), S. 644.
59 Vgl. ebd.
60 Vgl. ebd.
61 Stratmann (wie Anm. 28), S. 286.
62 Ebd., S. 286f.
63 Vgl. Kaddisch: https://www.bibelwissenschaft.de/stichwort/22980/ (abgerufen am 08.08.
   2015).

dem Haus Nr. 42 in der Fürst-Pückler-Straße an Lisamaria Meirowsky erinnern wollten.[64]

Eigene Publikationen

Über das Krankheitsbild des Erythema palmoplantare symmetricum hereditarium. München, Diss. Med. v. 1933.

Der Titel der in Italien verfassten Dissertation konnte nicht ausfindig gemacht werden.

---

64 Vgl. www.koelner-wochenspiegel.de/rag-kws/docs/884956/lindenthal (abgerufen am 08. 08. 2015).

Dr. med. GRETE WEIDENBAUM, geb. BLUMENTHAL

14.05.1906 Hemelingen/Bremen – 01.06.2000 Jerusalem/Israel
Staatl. geprüfte Säuglings- und Kleinkinderpflegerin, Allgemeinpraktikerin

V: Feodor Blumenthal, Kaufmann (geb. 1865–1931)[1] M: Adele Bl. (verstorben 1941 in Belgien).
G: Adolf Bl. (gefallen im 1. Weltkrieg). Irma Bl., überlebte in Belgien, ein weiterer Bruder in Chile.[2]
O: Emil Kronenberg (02.10.1864 Leichlingen – 31.03.1954 Solingen), Dr. med., Hals-, Nasen- Ohrenarzt, Bildungs- u. Kulturpolitiker[3]. T: Adele K., geb. Becker (1871–1943)[4].
E: Weidenbaum, Hotelier.[5]

Grete Blumenthal scheint die Einzige der hier vorgestellten Medizinerinnen zu sein, die vor ihrem Studium bereits praktische Erfahrungen im medizinischen Bereich sammeln konnte. Das jüngste Kind der Kaufleute Adele und Feodor Blumenthal war sowohl entschlussfreudig als auch risikobereit und verfügte über genügend Reserven, um auch in scheinbar ausweglosen Situationen nicht aufzugeben.

Nach dem Besuch der Hemelinger Volksschule wechselte die Schülerin erst zum Lyzeum ins benachbarte Bremen und dort später zum Neuen Gymnasium. Vor dem Abschluss verließ sie allerdings im Jahre 1924 die Schule, um Säuglings- und Kleinkinderpflegeschwester zu werden und schloss diesen Ausbildungsgang mit dem Staatsexamen ab.[6]

Für das weitere Verständnis ist es notwendig, die Entwicklung der christlichen und jüdischen Krankenpflege im Deutschen Reich kurz darzustellen.

---

1 Grete Weidenbaum, geb. Blumenthal, s. http://aerzte.erez-israel.de/weidenbaum/ (abgerufen am 01.05.2016). Beerdigt auf dem Jüdischen Friedhof Bremen Hastedt: Grabsteine Blumenthal: grabsteine.genealogy.net › Datenbanken › Grabsteine (abgerufen am 15.07.2017).
2 Grete Weidenbaum (née Blumenthal), in: Jüdische Ärzte aus Deutschland u. ihr Anteil am Aufbau des israelitischen Gesundheitswesens, o. Verfasser, 2011, S. 1–9.
3 Emil Kronenberg: www.exilarchiv.de/.../index.php?...692%3Akronenberg-emil... (abgerufen am 08.05.2016).
4 Emil Kronenberg (wie Anm. 3).
5 Grete Weidenbaum (née Blumenthal) (wie Anm. 2), S. 4.
6 Ebd., S. 1.

Die Pflege kranker Menschen nach dem Vorbild der mittelalterlichen Nächstenliebe erfuhr im frühen 19. Jahrhundert eine neue Bedeutung. Die von Napoleon veranlasste Neuordnung der von ihm eroberten Gebiete brachte dem Deutschen Reich einen Zugewinn katholisch geprägter Bevölkerungsgruppen. In den französisch besetzten linksrheinischen Gebieten durfte die katholische Kirche allerdings nur noch die Elementarbereiche »Gottesdienst, Seelsorge und Unterricht« wahrnehmen; durch diese verordnete Einschränkung entstand innerhalb dieser Kirche eine »Erneuerungsbewegung«. Diese zeigte sich vor allem in der Bereitschaft, verarmten Bevölkerungsgruppen aus Barmherzigkeit zu helfen, vor allem Frauen aus dem gehobenen Bürgertum verschrieben sich dieser Aufgabe. Zwischen 1840 und 1860 entstanden neue Frauenorden, die sich speziell der Krankenpflege widmeten, gepaart mit »Sorge um das Seelenheil der Patienten«. Die überlieferten Pflegekenntnisse wurden an Jüngere weitergegeben und durch Kontakte mit anderen Orden ergänzt und erweitert; auf ärztliches Wissen konnten die Pflegerinnen nicht zurückgreifen.[7]

In der evangelischen Kirche bereitete Johann Hinrich Wichern[8] mit seinem Engagement für sozial Schwache den Boden für eine karitative Bewegung innerhalb der evangelischen Kirche. Nach Antritt seiner Pfarrstelle in Kaiserswerth wurde der evangelische Pastor Theodor Fliedner[9] durch die Schließung einer nahe gelegenen Fabrik mit der Armut der nun arbeitslos gewordenen Männer und deren Familien konfrontiert. Da die von ihm verteilten Spenden bald die Existenz der Gemeinde bedrohten, ging er auf Kollektenreisen, die ihn auch nach Holland und England führten. Das dort erlebte aktive kirchliche und bürgerliche Sozialengagement beeindruckte ihn nachhaltig und bestimmte seinen weiteren Einsatz für Hilfebedürftige. Mit seiner Gründung der »Pflegerinnen- oder Diakonissenanstalt« in Kaiserswerth im Jahre 1836 schuf er eine Einrichtung, die sich als entscheidend für »das moderne Verständnis von Krankenpflege« herausstellen sollte.[10] Bei seinem Konzept übernahm Fliedner bewährte Strukturen aus der katholischen Kirche, so zum Beispiel die Institution des Mutterhauses, die den Frauen »Schutz, Sicherheit, Ansehen und eine

---

7 Chr. Schweikart: Die Entwicklung der Krankenpflege zur staatlich anerkannten Tätigkeit im 19. u. frühen 20. Jahrhundert. Das Zusammenwirken von Modernisierungsbestrebungen, ärztlicher Dominanz, konfessioneller Selbstbehauptung u. Vorgaben der preußischen Regierung, München 2008, S. 62 ff. (gilt für den gesamten Absatz).

8 Vgl. M. Häusler: Johann Hinrich Wichern, in: Diakonie Deutschland, o. Jahresangabe. Auch als PDF abrufbar unter: www.diakonie.de/johann-hinrich-wichern-9270.html (abgerufen am 08. 05. 2016).

9 Vgl. N. Friedrich: Th. Fliedner, in: Diakonie Deutschland, o. Jahresangabe. Auch als PDF abrufbar unter: www.diakonie.de/theodor-fliedner-9246.html (abgerufen am 08. 05. 2016).

10 A. Küntzel: Theodor Fliedner (1880–1864), Gründer der Kaiserswerther Diakonie, in: LVR: Portal Rheinische Geschichte, Düsseldorf 2013. Auch als Pdf abrufbar unter: www.rheinische-geschichte.lvr.de/…/F/Seiten/TheodorFliedner.aspx (abgerufen am 05. 04. 2016).

Altersversicherung« gewährte.[11] Seit 1890 gab es im Deutschen Reich den »Diakonieverein«, fünf Jahre später kam es zum Zusammenschluss ausgebildeter Krankenschwestern unter dem Dach der Diakonie. Die Schwesternschaft genoss lange Zeit hohes Ansehen, bis durch Kriegsereignisse und Epidemien, durch »Neuerungen in Diagnose und Therapie« deutlich wurde, dass sich auch die Krankenpflege neuen Herausforderungen stellen musste.[12]

Seit den 1890er Jahren kam es zur Gründung erster jüdischer Krankenpflegevereine. Den jüdischen Verantwortlichen im Pflegebereich war es wichtig zu zeigen, dass auch sie in der Lage waren, jüdische Kranke professionell zu versorgen.[13] In Köln zum Beispiel gab es seit 1899 eine Einrichtung, die »jüdische Mädchen und Frauen für den Pflegeberuf ausbildete«,[14] in Frankfurt am Main bereits seit 1893.[15] Die Krankenschwester Selma Mayer, die nach einer Ausbildung in Hamburg im Jahre 1916 nach Palästina auswanderte, berichtete: »The first time that Jewish nurses sat for examinations by the German authorities and received a German State Diploma was in 1913.«[16] Ende des Ersten Weltkrieges ließ jedoch das Interesse jüdischer Mädchen am Pflegeberuf nach, diese bevorzugten eher eine Stellung als Verkäuferin oder Fabrikarbeiterin. Der Arzt und Neurologe Gustav Feldmann, der sich »mehr als 30 Jahre für die jüdische, karitative und pflegerische Belange« einsetzte,[17] sollte jedoch mit seiner Vorhersage Recht behalten, dass junge Frauen in den wirtschaftlich schwierigen 1920er Jahre wieder vermehrt einen sicheren und verhältnismäßig gut bezahlten Arbeitsplatz suchten. Ein wie bei der Diakonie einheitliches Ausbildungsniveau gab es bei den jüdischen Pflegevereinen zu der Zeit allerdings noch nicht.[18]

Bis Ende der 1920er Jahre hatten über 1.000 Schwestern die Pflegeausbildung abgeschlossen, ob auch Grete Blumenthal eine dieser jüdischen Ausbildungsstätten besucht hatte, ist nicht bekannt. Direkt nach dem Examen begann sie ihre Tätigkeit als Säuglingsschwester in einem Hamburger Krankenhaus.[19]

---

11 Schweikart (wie Anm. 7), S. 63.
12 Ebd., S. 68.
13 Vgl. E. Bönisch: »…und sie wurden richtig stolz auf ihre Krankenschwester-Tochter«. Thea Wolf auf dem Weg zur jüdischen Krankenschwester, in: Jüdische Pflegegeschichte. Aus als PDF abrufbar unter: https://www.juedische-pflegegeschichte.de/category/featured/ (abgerufen am 08.08.2020).
14 B. Becker-Jákli: Das Jüdische: Köln. Geschichte u. Gegenwart, Köln 2012, S. 316.
15 E. M. Ulmer: Die Geschichte des Vereins für jüdische Krankenpflegerinnen zu Frankfurt/Main 1893–1940, in: Jüdische Pflegegeschichte. Biographien u. Institutionen in Frankfurt/Main, 2009, s.: www.juedische-pflegegeschichte.de/.../verein-fuer-krankenpflegerinnen/ (abgerufen am 20.04.2016).
16 Bönisch (wie Anm. 13).
17 Jüdische Pflegegeschichte: Dr. Gustav Feldmann (1872–1947) – promoter of Jewish nurcing in Germany: https://pubmed.ncbi.nlm.nih.gov/11194337/ (abgerufen am 08.08.2020).
18 Vgl. Bönisch (wie Anm. 13).
19 Vgl. Grete Weidenbaum (née Blumenthal) (wie Anm. 12), S. 3.

Dass sie diesen Beruf nur kurze Zeit ausübte, kann durchaus mehrere Gründe gehabt haben.

In der jüdischen Tradition spielt Pflege eine herausragende Rolle, mehrere jüdische Ärzte setzten sich vor der Jahrhundertwende für die Aufwertung der Krankenhauspflege ein, zu nennen ist unter anderem der Mediziner Paul Jacobson[20] und vor allem der damalige Oberarzt an der Berliner Charité, Martin Mendelsohn.[21] Dieser scheiterte zwar mit seinem Wunsch, die wissenschaftliche Krankenpflege als »Fach an der Universität zu verankern«, seine Vorstellungen über Verbesserungen in diesem Bereich fanden jedoch große Beachtung und auch Zustimmung. Mendelsohn und die Kollegenschaft befürworteten allerdings ausschließlich die weitere Stärkung der Position des Arztes im Krankenhaus. Um diesen Anspruch zu untermauern, setzte sich Mendelsohn kritisch mit den von Florence Nightingale[22] in den »Notes on Nurses« im Jahre 1859 aufgestellten Kriterien für eine gute Krankenpflege auseinander. Die Engländerin Florence Nightingale hingegen hatte sich gegen den Willen ihrer wohlsituierten Eltern für den Beruf der damals wenig angesehenen Krankenschwester entschieden. Einen Teil ihrer Ausbildung absolvierte sie ab 1844 bei Theodor Fliedner[23] in Kaiserswerth. Während des Krimkrieges arbeitete sie als Krankenschwester von 1853 bis 1856 in Frontnähe. Der dabei festgestellte unzureichende Ausbildungsstand des Sanitätswesens sowie der schlechte Stand der Krankenpflege zu Hause in England brachte sie dazu, sich grundsätzlich mit Fragen der Krankenhauspflege zu beschäftigen.[24]

Verständnis für die aufgestellten Forderungen von Florence Nightingale nach mehr Kompetenzen für Krankenschwestern mochten deutsche Ärzte hingegen nicht aufbringen. Sie sprachen sich frühzeitig für eine »Abgrenzung zwischen ärztlichen und pflegerischen Kompetenzen zu Ungunsten der Krankenpflege«[25] aus, und diese Vorstellungen bestimmten den Gesetzesentwurf, der im Jahre 1907 schließlich in Kraft trat.[26] In den jahrelangen Beratungen vor der Verabschiedung des Gesetzes über die Ausbildung des Schwesternberufes verstand der ärztliche Stand es vorzüglich, die Leistungsanforderungen dieses Examens immer weiter herunterzuschrauben. Dadurch war sichergestellt, dass die Krankenpflege im Deutschen Reich nie die Möglichkeit haben würde, »sich nach dem

---

20 Vgl. Schweikardt (wie Anm. 7), S. 193.
21 Vgl. ebd, S. 192ff.
22 Vgl. Florence Nightingale: www.biography.com/.../florence-nightingale-94235... (abgerufen am 01.05.2016).
23 Häusler (wie Anm. 8).
24 Vgl. Fl. Hervé, I. Nödinger: Lexikon der Rebellinnen. Von A bis Z. Dortmund 1996, S. 188.
25 Schweikart (wie Anm. 7), S. 206.
26 Vgl. Schweikart (wie Anm. 7), S. 279ff.

Vorbild der angloamerikanischen Krankenpflege zu professionalisieren«.[27] Da auch noch die »Weiterentwicklung des Berufsstandes« in den Händen der Ärzte lag,[28] war eine Höherqualifizierung der Ausbildung in absehbarer Zeit nicht vorstellbar, und dadurch war dieser Beruf für die an Weiterbildung interessierte Grete Blumenthal auf Dauer unattraktiv.

Für selbstbewusste Frauen, die einen größeren Anteil an Verantwortung zu tragen bereit waren, gab es während der Weimarer Republik jedoch anscheinend noch einen weiteren Grund, dieser Berufsgruppe nicht angehören zu wollen.

Die Vorstellungen über das Idealbild der Krankenschwester waren bei den katholischen[29] und evangelischen[30] Pflegeverbänden weitgehend identisch, und auch die jüdischen hegten ein durchaus konservatives Frauenbild. Entsprechend streng waren die Ansprüche an die künftigen Schwestern, zum Beispiel sollten sie ehelos bleiben, um sich mit Hingabe ihrem Beruf widmen zu können. Auch von den jüdischen Schwestern wurde erwartet, dass sie »genauso selbstlos und gehorsam waren wie ihre christlichen Kolleginnen«.[31]

Selbständigkeit und eigenverantwortliches Handeln waren demnach bei Krankenschwestern damals eher nicht erwünscht. Während des Ersten Weltkriegs und in der Zeit danach wurde von vielen jungen Frauen verlangt, sich in den wirtschaftlich und sozial schwierigen Zeiten alleine durchzusetzen. Der in dieser Zeit auftretende Typ »Neue Frau« war durchaus bereit und in der Lage, auferlegte Pflichten selbständig zu erledigen,[32] diese Frauen suchten sich in der Regel anspruchsvolle Berufsfelder aus, in denen ihre Kompetenz gefragt war.

Die 1896 in Breslau geborene Arzttochter Lilly Ehrenfried[33] schloss nach der Krankenschwesterausbildung ein Medizinstudium an, und diesem Weg folgte auch Grete Blumenthal. Unterstützung fand sie unter anderem bei einem Onkel, dem Mediziner Emil Kronenberg.[34] Dieser hatte sich am 28. Oktober 1885 an der

---

27 Ebd., S. 288.
28 Ebd.
29 Vgl. ebd., S. 61 ff.
30 Vgl. ebd., S. 64 ff.
31 Bönisch (wie Anm. 13).
32 S. Quack: Zuflucht Amerika. Zur Sozialgeschichte der Emigration deutsch-jüdischer Frauen in die USA 1933–1945 (Forschungsinstitut der Friedrich-Ebert-Stiftung, Reihe Politik- u. Gesellschaftsgeschichte, Bd. 40, D. Dowe u. M. Schneider), Bonn 1995, S. 185.
33 Vgl. R. Schwoch: Berliner jüdische Kassenärzte und ihr Schicksal im Nationalsozialismus. Ein Gedenkbuch, Berlin 2009, S. 195: Lilly Ehrenfried absolvierte parallel zu ihrem Studium, das sie nicht nach Bonn führte, »eine Ausbildung zur Gymnastiklehrerin und ein Studium an der Deutschen Hochschule für Leibesübungen in Berlin«.
34 UA Bonn: Immatrikulationsverzeichnis 1885. Emil Kronenberg (wie Anm. 3): Der »Arzt, Kulturpolitiker und Schriftsteller« Emil Kronenberg war ein außergewöhnlich vielseitiger Mensch. Im kulturellen Bereich setzte er in Solingen Maßstäbe. Schon im Jahre 1910 regte er die Gründung einer ersten Solinger Volkshochschule an, die tatsächlich zwei Jahre später eröffnet werden konnte, außerdem trat er »als Vorsitzender der Solinger Lesegesellschaft

Bonner Medizinischen Fakultät immatrikuliert und war dort am 9. August 1889 promoviert worden[35]. Als Erstsemester schrieb sich Grete Blumenthal im Jahre 1928 ebenfalls in Bonn ein, zuvor hatte sie als Externe am Bremer Realgymnasium die Reifeprüfung erworben;[36] zu diesem Zeitpunkt war sie 22 Jahre alt. Während der Vorlesungszeit wohnte Grete Blumenthal in Bonn in der Kaiserstraße 51, aber die Wochenenden verbrachte sie anscheinend bei ihrem Solinger Onkel und der Tante, zu denen sie ein besonders gutes Verhältnis hatte.[37]

Nach einem Abstecher nach München wechselte Grete Blumenthal an die Universität Frankfurt, an der sie ihr Studium im Jahre 1935 mit der Promotion abschloss. In ihrer Dissertation beschäftigte sie sich mit dem Thema: »Stärkung des Wasserhaushaltes bei Lebererkrankungen«.[38] Fast zehn Jahre lang hatte sie sich nach dem vorzeitigen Schulabbruch weitergebildet und schließlich den Doktortitel erworben. Das deutsche Staatsexamen wurde der Jüdin dennoch verweigert und das Doktordiplom erst ausgehändigt, als sie sich schriftlich verpflichtete, nicht im Deutschen Reich praktizieren zu wollen.[39] Als Nichtarierin war es ihr zu diesem Zeitpunkt allerdings nicht mehr möglich, die für die Berufsausübung unbedingt notwendige ›Praktische Zeit‹ an einem herkömmlichen Krankenhaus zu absolvieren. Es war daher von großem Vorteil, eine Medizinalpraktikantinnenstelle beim Israelitischen Krankenhaus der jüdischen Gemeinde in Frankfurt/Main zu erhalten, dabei handelte es sich um »die modernste Klinik in ganz Frankfurt«.[40]

Irma Blumenthal, eine ältere Schwester von Grete, hatte bereits frühzeitig die Gefahr für in Deutschland lebende Juden erkannt und war daher nach Belgien, dem »Land mit der liberalsten Verfassung Europas«,[41] ausgewandert; zu ihr zogen im Jahre 1936 Grete Blumenthal und deren inzwischen verwitwete Mutter. Nicht nur in beruflicher Hinsicht zerstörte die nationalsozialistische Gesetzge-

---

Mitte der Zwanziger Jahre für die Entstehung der Stadtbüchereien ein.« Nach ersten Erfahrungen als praktischer Landarzt hatte er sich von 1892 bis 1894 als Assistenzarzt bei Professor Dr. Heymann in Berlin weitergebildet. Danach ließ er sich als Hals-Nasen-Ohrenarzt in Solingen nieder. Drei Jahre später rief er mit anderen Kollegen den Verein westdeutscher Hals-, Nasen- Ohrenärzte ins Leben, dem er von 1912 bis 1914 vorstand. Im Jahre 1899 setzte er sich mit Kollegen für die Gründung der Heilanstalt Bethesda ein. Im Ersten Weltkrieg versah er erst als Stabsarzt, später als Oberstabsarzt Dienst in Frankreich.

35 UA Bonn: Emil Kronenberg: Album Doctorale Regiae Facultatis medicae Bonnensis 1835–1893, er erhielt die Note ›perbene‹.
36 UA Bonn: Immatrikulationsverzeichnis SH 1928.
37 Vgl. Grete Weidenbaum (née Blumenthal) (wie Anm. 2), S. 3.
38 Grete Weidenbaum: Stärkung des Wasserhaushaltes bei Lebererkrankungen, Frankfurt am Main, Med. Diss. v. 1935.
39 Vgl. Grete Weidenbaum (née Blumenthal) (wie Anm. 2), S. 3.
40 E. Karpf: Frankfurter Juden in der Weimarer Republik. Beitrag zu Frankfurt 1933–1945: www.ffmhist.de/ffm33-45/portal01/mitte.php?transfer=t_jm... (abgerufen am 20.04.2016).
41 S.-C. Bettinger: »Das gefügige Belgien.« Das Königreich im Zweiten Weltkrieg, in: Tribüne 183 (2007), S. 137–144, S. 137.

bung die Pläne der jungen Ärztin, auch privat litt sie unter den diskriminierenden antijüdischen Maßnahmen. Da sie ihrem damaligen nichtjüdischen Verlobten nicht zumuten wollte, ihretwegen die Heimat verlassen zu müssen, löste sie diese Verbindung von sich aus auf und ging ohne ihn ins Ausland.[42]

Nach den traumatischen Erfahrungen, die Belgien mit der Besatzung der Deutschen im Ersten Weltkrieg gemacht hatte, legte die belgische Regierung intern bereits im Jahre 1935 fest, wie bei einer möglichen erneuten Besetzung durch feindliche Truppen vorgegangen werden sollte. Eine Zusammenarbeit mit den Besatzern war nur vorgesehen in den Fällen, die »nicht mit der Treuepflicht gegenüber dem Vaterland« kollidierten.[43]

Gleich nach der nationalsozialistischen Machtergreifung im Deutschen Reich suchten jüdische und nichtjüdische Anhänger des linken Parteienspektrums Zuflucht in Belgien. Da jedoch der Zuzug nicht abebbte, erfolgte vier Jahre später ein Aufnahmestopp, der nach den im Deutschen Reich verübten Übergriffen und Verhaftungen rund um die Reichspogromnacht teilweise wieder gelockert wurde. Da den ins Land geflohenen Fremden die Berufstätigkeit untersagt war, waren die Deutschen weitgehend auf die »Unterstützung der sehr rührigen ›Hilfskomitees‹ angewiesen«.[44]

Nach der deutschen Besetzung Belgiens am 10. Mai 1940 erfolgte die Kapitulation achtzehn Tage später. Unmittelbar danach kam es zu einer ersten Verhaftungswelle von Menschen mit deutscher Staatsbürgerschaft; die zu Beginn des Zweiten Weltkriegs angeordnete Registrierung der nach Belgien geflohenen Deutschen erwies sich dabei für die neuen Machthaber als sehr ›hilfreich‹.[45]

Zielbewusstes Vorgehen der Besatzungsmacht, gepaart mit Bereitschaft einheimischer Kollaborateure, die Anordnungen der Deutschen schnellstmöglich umzusetzen, engte den Spielraum der in Belgien wohnenden und dorthin geflohenen Juden immer mehr ein. Durch die seit dem 5. Juni 1942 auferlegte Verpflichtung, den Judenstern zu tragen, entfiel weitgehend die Rückzugsmöglichkeit in die Anonymität.

Besonders in der Provinz Antwerpen, dem Ziel vieler armer osteuropäischer orthodoxer Juden nach dem Ersten Weltkrieg, zeigte die deutschfreundliche Kommunalpolitik vorauseilenden Gehorsam. Sie leistete nicht nur Mithilfe bei der Durchführung der gegen die Juden gerichteten beiden großen Razzien Ende Oktober 1942, einheimische Sicherheitskräfte spürten sogar bei einer eigenständig durchgeführten Suchaktion untergetauchte Juden auf. Die 1.243 dabei Verhafteten wurden den Besatzern übergeben, die daraufhin für die Verschi-

---

42 S. dazu auch den Beitrag zu Marta Fraenkel.
43 Bettinger (wie Anm. 41), S. 138.
44 Ebd.
45 Vgl. ebd.

ckung der Inhaftierten von Mechelen nach Auschwitz sorgten. Von Mechelen aus gingen während der deutschen Besatzungszeit insgesamt 28 Deportationszüge nach Polen; von 1942 bis 1944 wurden 25.267 jüdische Kinder, Frauen und Männer nach Auschwitz transportiert, »von denen nur 1.221 das Inferno überlebten«.[46]

Andererseits versteckten couragierte belgische Familien ca. 30.000 Juden und halfen so, diese Menschen vor dem Tod zu retten; dazu hatte auch die Exilregierung aus London über Radio Belgique im Dezember 1942 aufgerufen. »Die Exilregierung, die Dank eines Zugriffs auf einen Teil der Goldreserven der Nationalbank und der Uran- und Metallverkäufe aus Belgisch-Kongo verfügte«, stellte ca. 14 Mio. belgische Francs, die über Mittelsmänner nach Belgien geschmuggelt worden waren, für die Bezahlung der Unterkunft jüdischer Kinder und Jugendliche in Privatunterkünften und Internaten zur Verfügung. Das »Comité de defense des Juifs«, dem von 1942 bis 1944 »Juden, Katholiken, Protestanten und Freidenker« angehörten, verfügte über 48 Mio. gespendete belgische Francs.[47]

Nach der Besetzung Belgiens durch deutsche Truppen tauchte Familie Blumenthal unter, Freunde von Irma Blumenthal werden dabei Hilfe geleistet und auch weitere Unterstützung gewährt haben. Die Möglichkeit, entdeckt zu werden und diese Menschen in Gefahr zu bringen, war jedoch groß. Nach dem Tod der Mutter im Jahre 1941 verließ Grete Blumenthal daher Belgien. Der von den Deutschen noch nicht besetzte Süden Frankreichs war das ›Sehnsuchtsziel‹ vieler Flüchtlinge, die hofften, von dort aus in ein Exilland gelangen zu können.[48]

Die über 1.000 Kilometer lange Strecke von Antwerpen bis Aix-en-Provence wird Grete Blumenthal kaum alleine und ohne Hilfe zurückgelegt haben. Es ist nicht bekannt, wie viel Zeit sie für die Fahrt benötigte und wie lange sie sich im Süden Frankreichs aufhielt. Sie scheint dort nicht als unliebsame Ausländerin aufgefallen und, wie viele andere Flüchtlinge, im Lager Les-Milles, nahe Aix-en-Provence, interniert worden zu sein. Ende Oktober 1942 besetzten die Deutschen auch den Süden Frankreichs. Zweitausend der in Les-Milles festgehaltenen Juden transportierte man ab 1942 von dort nach Auschwitz.[49]

Viele der heimatlos gewordenen Flüchtlinge versuchten vergeblich, illegal die Schweizer Grenze zu überqueren, so wie Henriette Klein-Herz mit ihren Töch-

---

46 Ebd.
47 Ebd., S. 142.
48 Vgl. Grete Weidenbaum (née Blumenthal) (wie Anm. 2), S. 3., s. dazu: L. Fitko: Mein Weg über die Pyrenäen, Erinnerungen 1940/41, 5. Auflage München 2015. M. Loring: Flucht aus Frankreich 1940. Die Vertreibung deutscher Sozialdemokraten aus dem Exil, Frankfurt/Main 1996.
49 Vgl. Les Milles. Gedenkorte Europa 1939–1945: www.gedenkorte-europa.eu/content/list/355/ (abgerufen am 29.04.2016).

tern.[50] Gerne wüsste man, wie Grete Blumenthal es schaffte, von Südfrankreich aus anscheinend ohne größere Zwischenfälle bis an die Schweizer Grenze zu gelangen und diese, trotz strenger Überwachung, unbemerkt zu übertreten. Nicht selten übergaben schweizerische Behörden nach ersten Überprüfungen der Personalien ihnen nicht genehme Personen an deutsche Behörden, andere kamen vorübergehend in Gefängnisse und wurden dort Verhören unterzogen.[51]

Die Flüchtlinge, denen nach einer eingehenden Überprüfung eine vorübergehende Aufenthaltsgenehmigung in der Schweiz gewährt wurde, kamen nach der Erstaufnahme in den Sammellagern für drei Wochen in Quarantäne und danach in militärisch geführte Auffanglager, die in den meisten Fällen Arbeitslager waren. Aus Personalmangel setzten die schweizerischen Behörden häufig Vorgesetzte ein, die für diese Aufgabe nicht nur gänzlich ungeeignet waren, sondern auch keinerlei Bereitschaft zeigten, auf die Gefühle der meist traumatisierten Flüchtlinge Rücksicht zu nehmen. Viele dieser Lagerleiter waren Bürokraten, die in den »Flüchtlingen den eigentlichen Störfaktor im Lager« sahen, ihr Vorwurf lautete, »die Flüchtlinge« würden sich »wie die Kinder« benehmen »und hinderten das Lagerpersonal durch eine Menge nebensächlicher Anliegen an der Erfüllung ihrer Hauptaufgaben«.[52] Kein Verständnis zeigte man zum Beispiel seitens vieler Behörden für den Hunger der zumeist unterernährten Internierten, die seit Jahren keine regelmäßige Kost erhalten hatten; sie wurden in den Unterlagen vielfach als »gefräßig« bezeichnet.[53]

Einzelne schweizerische Vorgesetzte orientierten sich am Verhalten nationalsozialistischer Lagerleiter, gaben Befehle mit vorgehaltener Pistole oder führten bei ihren Kontrollgängen Reitpeitschen mit sich. Es wurden Appelle abgehalten und Flüchtlingsfrauen und deren Kinder wie Rekruten behandelt, die stramm stehen mussten. Den Winter 1942 mussten 4.500 Flüchtlinge in kaum beheizbaren Fabrikhallen verbringen.[54] Zeitweise waren einzelne Lager derart in Misskredit geraten, dass sich die schweizerische Regierung ernsthafte Sorgen um den internationalen Ruf des Landes machte.[55]

Auch in diesem Land wurden die geflohenen Juden mit antisemitischem Gedankengut übelster Art konfrontiert, noch schlimmer war jedoch die Gefühlskälte, mit der Aufnahmegesuche alleine zurückgelassener Waisen, deren in Frankreich lebende Eltern deportiert worden waren, abgelehnt wurden. Mit der

50 S. dazu den Beitrag zu Henriette Klein-Herz.
51 Vgl. Unabhängige Expertenkommission Schweiz – Zweiter Weltkrieg (Hg.): Die Schweiz u. die Flüchtlinge zur Zeit des Nationalsozialismus, Zürich 2001. Veröffentlichungen der Unabhängigen Expertenkommission – Schweiz – Zweiter Weltkrieg, Bd. 17, S. 161.
52 Unabhängige Expertenkommission Schweiz (wie Anm. 53), S. 166.
53 Vgl. ebd., S. 164.
54 Vgl. ebd., S. 163.
55 Vgl. ebd., S. 166.

Entscheidung, diese Kinder nicht aufzunehmen, unterschrieben schweizerische Verantwortliche damit deren Todesurteil.[56] Trotzdem gelangten ca. 1.500 jüdische Mädchen und Jungen illegal in die Schweiz und mussten dort betreut werden. Bei dem großen Arbeitskräftemangel im Land wurde diese Aufgabe als zusätzliche Belastung angesehen.

Nach Aufenthalten in mehreren Internierungslagern konnte Grete Blumenthal schließlich schweizerische Behörden davon überzeugen, diesen Kindern, die zumeist Furchtbares erlebt hatten, eine Betreuung durch jüdische Frauen und Männer zukommen zu lassen, die mit der Mentalität der Kinder vertraut waren. Ihr Angebot, sich als Ärztin um die verwaisten Kinder zu kümmern, wurde letztlich angenommen; bis zum Kriegsende widmete sie sich dieser Aufgabe.[57]

Ihr Onkel Emil Kronenberg, der im Ersten Weltkrieg als Stabs- bzw. als Oberstabsarzt in Frankreich gedient hatte, war nicht bereit gewesen, seine Heimat zu verlassen. Nach 1933 war dem bis dahin anerkannten »Mitglied in städtischen Kommissionen« nicht mehr gestattet, sein Wissen einzubringen. 1935 wurde er von der von ihm mitgegründeten Heilanstalt Bethesda als Jude vertrieben; auswandern wollte er dennoch nicht. Unter entwürdigenden Bedingungen harrte er weiterhin in Solingen aus. Im Herbst 1944 erhielt er »die Aufforderung, sich mit zehn Kilo Reisegepäck und Mundvorrat bei der Gestapo zu melden«. Von Solingen führte die Verschleppung über Wuppertal-Ronsdorf nach Theresienstadt.[58]

Direkt nach Kriegsende suchte Grete Blumenthal zuerst ihre Schwester in Belgien auf, dann den in Chile wohnenden Bruder. Die Überlegungen, sich dort endgültig niederzulassen, verwarf sie jedoch.[59] Ein Umzug zu ihrem Ende Juni 1945 nach Solingen zurückgekehrten 81-jährigen und inzwischen verwitweten Onkel Emil Kronenberg[60] kam für sie ebenso wenig in Frage.

Ob Grete Blumenthal mit ihrer Entscheidung zur Immigration nach Israel ahnte, welche Vielzahl von Problemen dort auf sie zukommen würde? Käthe Manasse-Loewy[61], die im Jahre 1930 an der Bonner Juristischen Fakultät »cum laude« promoviert worden war, hatte nach der Ankunft in Palästina ausgesprochen schwere Zeiten erlebt, die Schwierigkeiten verstärkten sich sogar nach

---

56 Vgl. ebd., S. 260.
57 Vgl. Grete Weidenbaum (née Blumenthal) (wie Anm. 2), S. 4.
58 Emil Kronenberg (wie Anm. 3).
59 Vgl. Grete Weidenbaum (née Blumenthal) (wie Anm. 2), S. 4.
60 Vgl. Emil Kronenberg (wie Anm. 3).
61 Die Dissertation v. K. Manasse v. 1930 mit dem Titel »Die Vermutung«, betreut v. Zivilrechtler Fritz Schultz u. v. Strafrechtler Max Grünhut, wurde 1931 in den ›Bonner rechtswissenschaftlichen Abhandlungen‹ aufgenommen: M. Röwekamp: Juristinnen. Lexikon zu Leben und Werk, Deutscher Juristinnenbund (Hg.), Baden-Baden 2005, S. 236–238, S. 236.

der Ausrufung des Staates Israel durch den ausbrechenden Krieg. Der noch junge Staat nahm nicht nur 240.000 Shoa-Überlebende auf, zusätzlich kamen noch asiatische und afrikanische Immigranten mit einem gänzlich anderen kulturellen Hintergrund ins Land. Und jeder neu Dazugekommene brachte seinen eigenen Traum über das zukünftige Leben im Nahen Osten mit sich.[62]

1935 hatte Grete Blumenthal ihr Doktorexamen bestanden und danach, so weit bekannt, nicht als Ärztin arbeiten dürfen und können. Als ihr nach der Immigration in Israel Ende 1950 die Leitung eines medizinischen Labors der Armee in Jaffa angeboten wurde, hat die 44-jährige Ärztin sofort zugegriffen. Zu einem späteren Zeitpunkt war sie verantwortlich für ein eigenes privates medizinisches Labor mitten in Tel Aviv.[63]

Dort baute sich die Emigrantin, die nach nur kurzer Ehe mit einem israelischen Hotelier bald verwitwet war, ein neues Leben auf. Abendländische Kultur, quasi als Reminiszenz an vergangene Zeiten vor 1933, spielte dabei eine große Rolle.[64] Im Alter zog sie ein Heim, in dem ausschließlich »Jeckes«, also aus dem Deutschen Reich emigrierte Menschen, lebten. Die gemeinsame Sprache, die Erinnerung an das Leben in der Heimat vor der nationalsozialistischen Machtübernahme, mag für sie dabei wichtig gewesen sein.[65]

Nicht nur deutsche Einrichtungen bemühen sich seit Jahren, biographische Daten über ermordete oder in die Emigration getriebene jüdische Flüchtlinge zu sammeln und zu sichern. Auch von israelischer Seite werden seit einiger Zeit Informationen zu Einwandererbiographien zusammengetragen und veröffentlicht. In der Reihe »Jüdische Ärzte aus Deutschland und ihr Anteil am Aufbau des israelitischen Gesundheitswesens« werden die Namen von mindestens elf verdienten Medizinerinnen genannt, eine davon ist Grete Weidenbaum, geborene Blumenthal.[66]

Als 94-Jährige verstarb sie in einem Jerusalemer Krankenhaus.[67]

Eigene Publikationen

»Stärkung des Wasserhaushaltes bei Lebererkrankungen.« Frankfurt/Main, Med. Diss. von 1935.

---

62 Vgl. H. Embacher: Vom DP-Lager ins »gelobte Land« – ein schwieriger Neubeginn in Israel u. in den USA, S. 1–5, S. 2.
63 Vgl. Grete Weidenbaum (née Blumenthal), (wie Anm. 2), S. 4.
64 Vgl. ebd., S. 6.
65 Vgl. ebd., S. 6.
66 aerzte.erez-israel.de/ (abgerufen am 01.05.2016).
67 Grete Weidenbaum, geb. Blumenthal, s. aerzte.erez-israel.de/ (abgerufen am 01.05.2016) (wie Anm. 1).

Dr. med. TRUDE JOAN SCHIFF, geb. LÖWENSTEIN

28.05.1907 Köln – 2001 New York/USA
Chirurgin

V: Adolf Löwenstein (1867 Vendersheim – 1943 London), Kaufmann. **M:** Johanna L., geb. Mayer (08.08.1879 – 1951 Israel).
G: Martha Heimann, geb. L. (um 1906).[1]
E: Hans (John) Schiff (07.11.1907 Köln – September 1976 New York/USA), Kaufmann u. Fotograf.[2]

Mit der dringenden Bitte, »kindly renew my appointment«, bat im Jahre 1972 die damals 65-jährige Emigrantin Trude J. Schiff die Leitung einer New Yorker Klinik um Verlängerung ihres Arbeitsverhältnisses.[3] Mehr als 30 Jahre nach der Immigration in die Vereinigten Staaten war es der aus Köln stammenden Ärztin letztlich nicht gelungen, in ihrer neuen Heimat erfolgreich beruflich Fuß zu fassen. Dabei hatte Trude J. Schiff ihre Berufschancen noch vor der Flucht aus Deutschland – wegen der für eine Frau außergewöhnlich guten Befähigung – ausgesprochen positiv eingeschätzt.[4]

Trude Löwenstein, besuchte von 1913 bis 1919 das Kölner Städtische Lyzeum III und erhielt dann, nach sechsjährigem Besuch der Kölner Augusta Schule, am 8. März 1926 das Zeugnis der Reife; als sehr guter Schülerin war ihr die mündliche Prüfung erlassen worden.[5]

Trude Löwenstein immatrikulierte sich am 27. Juni 1926 als Erstsemester an der Medizinischen Fakultät der Universität Bonn.[6] Während der zwei dort verbrachten Semester besuchte sie unter anderem Veranstaltungen beim Anato-

---

1 Trude (Joan) Schiff (Löwenstein): www.geni.com/people/Trude-Schiff/6000000040833828033 (abgerufen am 21.08.2016).
2 Hans Schiff: digital.cjh.org/dtl_publish/4/947717.html (abgerufen am 23.08.2014).
3 Guide to the Papers of John (Hans) and Trude Schiff, AR 25082/MF 1083. Processed by L. Graham and D. Ritchey, Leo Baeck Insizute, 2010, Series II: Trude Schiff, 1913–2001, Box 10, Folder 23: Curriculum Vitae 22.10.1972 (abgerufen am 23.08.2014).
4 Vgl. Guide to the Papers of John (Hans) and Trude Schiff, AR 25082/MF 1083. Box 1, Folder 6: Brief v. 17.05.1936 an einen in den USA lebenden Onkel (abgerufen am 23.08.2014).
5 NS-Dokumentationszentrum Köln: Trude Schiff-Löwenstein: Akte Trude Schiff-Löwenstein. Da sich die Ärztin in den USA Trude Schiff nannte, wurde diese Namensgebung in dieser Arbeit benutzt.
6 UA Bonn: Immatrikulationsverzeichnis SH 1926.

mieprofessor Johannes Sobotta.[7] Bereits kurz nach der Machtübernahme der Nationalsozialisten zeigte sich, dass Sobotta dem Dritten Reich gegenüber ausgesprochen »skeptisch oder ablehnend gegenüberstand«. Als Institutsdirektor wurde er im August 1933 von der Universitätsleitung sogar »nachdrücklich aufgefordert«, sämtliche zur Überprüfung der Dozenten verschickten »entsprechenden Fragen« zu beantworten, auch die zur »Rassezugehörigkeit«.[8]

Nach der in Bonn verbrachten Zeit wechselte Trude Löwenstein erst nach Wien, dann nach Innsbruck und beendete schließlich ihr Studium in Köln im Jahre 1931 mit dem Staatsexamen mit Prädikat und der Promotion im selben Jahr; das Thema ihrer Dissertation lautet: »Die Qualitätsdiagnose der Lungentuberkulose mit Kongorot«.[9] Die Approbationsurkunde vom 11. Juli 1932, ausgestellt vom Minister für Volksgesundheit, erhielt sie nach Zahlung der dafür fälligen 10 Reichsmark.[10] Als Medizinalpraktikantin ging sie anschließend zur medizinischen Universitätsklinik Köln-Lindenberg, von 1932 bis 1933 war sie als Assistenzärztin an der Frankfurter Universitäts-Poliklinik tätig.[11]

Nach ihrer Entlassung in Frankfurt »for racial reasons«[12] erhielt sie zum 19. Juni 1933 eine Stelle als Volontärassistentin im Kölner ›Asyl für Kranke und Altersschwache‹, ›Asyl‹ genannt.[13] Zum 1. April 1935 erfolgte dort die Ernennung zur ersten Assistentin der Chirurgischen Abteilung, mit Benachrichtigung der Landesstelle Rheinland der Kassenärztlichen Vereinigung wurde ihr die Facharztanerkennung im Bereich Chirurgie am 25. Juni 1937 erteilt. Dies ist insofern bemerkenswert, weil nach der neuen Prüfungsordnung für Ärzte und Zahnärzte vom 5. Februar 1935 grundsätzlich der »Ariernachweis« für die Zulassung zur Facharztprüfung hätte vorgelegt werden müssen.[14]

Bereits unter den ersten deutschen Ärztinnen, die noch im Ausland ihr Studium abgeschlossen hatten, gab es Chirurginnen, beispielsweise Agnes Hacker.[15] »Mit ihren Fähigkeiten erbrachte« sie zu einem frühen Zeitpunkt »den Beweis, dass weibliche Ärzte auch im operativen Bereich den männlichen Kol-

---

7 NS-Dokumentationszentrum Köln (wie Anm. 5).

8 R. Forsbach: Die Medizinische Fakultät der Universität Bonn im »Dritten Reich« (1933–1945), in: Portal Rheinische Geschichte: www.rheinische-geschichte.lvr.de/…%20Jahrhundert/Seiten/MedizinischeFakultaet.asp… (abgerufen am 23.07.2016) u. R. Forsbach: Die Medizinische Fakultät der Universität Bonn im »Dritten Reich«, Bonn 2006, S. 76ff.

9 NS-Dokumentationszentrum Köln (wie Anm. 5).

10 Vgl. ebd.

11 Vgl. ebd.

12 Guide to the Papers (wie Anm. 3), Box 10, Folder 23: Curriculum Vitae.

13 S. dazu die Beiträge zu Bertha Heinemann, Alice Neuberger-Ochs, Erna Rüppel.

14 A. von Villeiz: Die Vertreibung jüdischer Ärzte Hamburgs aus dem Berufsleben 1933–1945, in: häb 3/04, S. 110–114, S. 112.

15 Vgl. Agnes Hacker, in: Ärztinnen im Kaiserreich https://geschichte.charite.de/aeik/biografie.php?ID=AEIK00144 (abgerufen am 17.08.2016), sie studierte nicht in Bonn.

legen ebenbürtig waren«.[16] Zu den Anfang des Ersten Weltkriegs vertraglich vom Heer verpflichteten Ärztinnen gehörten ebenfalls Chirurginnen. Nach der unvorhergesehenen Entlassung dieser Medizinerinnen aus dem Heeresdienst schon im Mai 1915[17] mochte die militärische Leitung auf die Dienste der Chirurginnen allerdings keinesfalls verzichten. Die im Jahr 1904 an der Universität Bonn promovierte Katharina Freytag[18] wurde beispielsweise zur leitenden Chirurgin im Kriegslazarett Charleroi ernannt und später in den Reservelazaretten Neuwied und Linz eingesetzt.[19]

Bis zum Jahre 1918 entschieden sich nur wenige deutsche Ärztinnen für dieses Fachgebiet[20], und auch in der Zeit danach blieb die »Spezialisierung auf das ›männliche‹ Fach Chirurgie … über Generationen hinweg bemerkenswert konstant«[21] – und das auf denkbar niedrigem Niveau. Im Jahre 1932 gab es 21,7 % deutsche Fachärztinnen, drei Jahre später nur noch 19,4 %. Nur 2 % davon hatten die chirurgische Ausbildung durchlaufen, fünf Jahre später war die Zahl sogar auf 1,4 % gesunken.[22] Die Bereitschaft der Krankenhäuser und Kliniken, Chirurginnen einzustellen, war gering. So fand etwa die im Jahre 1900 geborene Else Kienle[23] in ihrem Fachgebiet keine Anstellung,[24] die nur sieben Jahre jüngere Trude Löwenstein schätzte Anfang der 1930er Jahre ihre beruflichen Möglichkeiten als Chirurgin offensichtlich besser ein.

Die sich seit Beginn ihrer Tätigkeit im Ärztekollegium des ›Asyls‹ entwickelnde Stimmung wird Trude Löwenstein vermutlich bisweilen bizarr vorgekommen sein. Durch die von den Nationalsozialisten verordneten Auflagen litt

---

16 K. Hoesch: Eine Ärztin der zweiten Generation: Agnes Hacker: Chirurgin, Pädagogin, Politikerin, in: Brinkschulte, (s. Beitrag H. Maas, wie Anm. 35), S. 58–64, S. 58.

17 Chr. Eckelmann und K. Hoesch: Ärztinnen – Emanzipation durch den Krieg? In: Bleker und Schmiedebach, (s. Beitrag zu G. Crampe, wie Anm. 3), S. 145–170, S. 159.

18 Vgl. Katharina Freytag, in: Ärztinnen im Kaiserreich: https://geschichte.charite.de/aeik/bio grafie.php?ID=AEIK00362 (abgerufen am 05.09.2016), sie gehörte nicht der jüdischen Religion an.

19 Vgl. J. Buchin: Kurzbiographien der Ärztinnen aus dem Kaiserreich, in: Bleker und Schleiermacher, (s. Beitrag H. Maas, wie Anm. 21), S. 233–305, S. 248f.

20 Vgl. Buchin (wie Anm. 19), führt 12 Chirurginnen auf: A. Genewein, S. 251. A. Hacker, S. 254. H. Heusler-Edenhuizen, S. 172. J. Hellmann, S. 257. E. Jungermann, S. 263. E. Kienle, S. 265. E. König, S. 268. E. Krieser, S. 270. Ch. Mahler, S. 275. G. Marquardt, S. 276. H. Schreiner, S. 291. E. Winikurow, S. 302.

21 B. Vogt: Erste Ergebnisse der Berliner Dokumentation: Deutsche Ärztinnen im Kaiserreich, in: Brinkschulte, (s. Beitrag H. Maas, wie Anm. 35), S. 158–168, 164f.

22 Vgl. Hoesch, (wie Anm. 16), S. 153.

23 Vgl. Else Kienle, in: Ärztinnen im Kaiserreich: https://geschichte.charite.de/aeik/biografie. php?ID=AEIK00809 (abgerufen am 05.09.2016), keine Bonner Studentin, gehörte nicht der jüdischen Religion an, sie emigrierte, um einer Verhaftung wegen § 218 zu entgehen.

24 Vgl. B. Heermann: Else Kienle (1900–1970) Eine Ärztin im Mittelpunkt der Abtreibungsdebatte von 1931, in: Brinkschulte (s. Beitrag H. Maas, wie Anm. 35), S. 44–55, S. 114–122, S. 115f.

der Klinikbetrieb seit 1933 stark unter Einschränkungen,[25] die ersten Kollegen waren schon auf der Suche nach Emigrationsmöglichkeiten, um das Deutsche Reich so schnell wie möglich verlassen zu können, nur der Klinikleiter glaubte ungeachtet dessen weiterhin an den Fortbestand des ›Asyls‹[26] und vergab einen Auftrag zum Umbau seines Dienstbereiches.

Benjamin Auerbach galt als »besonders befähigter, wissenschaftlich tüchtiger Arzt«, der anscheinend auch noch bis ca. Anfang 1935 bei den Kölner Behörden »hohes Ansehen« genoss.[27] Diese Anerkennung von städtischer Seite führte bei Auerbach zu einer offensichtlichen Fehleinschätzung. Um nichtjüdische Kranke angemessen behandeln und unterbringen zu können, plante der langjährige Krankenhausleiter noch im Jahre 1934 den Ausbau einer aufwändig gestalteten Privatstation, die formschön, angelehnt an den Bauhausstil, erstellt werden sollte. Dass die Behörden »nur noch im absoluten Notfall nichtjüdische Patienten« an das ›Asyl‹ verwiesen, wollte Auerbach augenscheinlich nicht wahrhaben.[28]

Mit der Ausarbeitung seiner Pläne beauftragte der 79-Jährige die ihm persönlich bekannte jüdische Innenarchitektin Bertha Sander.[29] Im »Archives of Art and Design« des Londoner Victoria und Albert Museums, »dem größte(n) Kunstgewerbemuseum der Welt«, befindet sich der Nachlass der nach England emigrierten Innenarchitektin Bertha Sander, darunter die Entwürfe für die Umgestaltung des ›Asyl‹.[30] Im Jahre 1935 schließlich legte der inzwischen 80-jährige Benjamin Auerbach die Klinikleitung nieder,[31] doch schon vorher wird er den Auftrag zur Einrichtung der Privatstation zurückgezogen haben.

Trude Löwenstein heiratete am 21. September 1938 den kaufmännischen Angestellten Hans Schiff, danach zog sie mit ihrem Ehemann ins sogenannte

---

25 Vgl. B. Becker-Jákli: Das jüdische Krankenhaus in Köln. Die Geschichte des Israelitischen Asyls für Kranke und Altersschwache 1869–1945 (Schriften des NS-Dokumentationszentrums, Bd. 11), Köln 2004, S. 317.

26 Vgl. Becker-Jákli (wie Anm. 25), S. 318: »Am 1. Juni 1942 wurde das Asyl schließlich gewaltsam aufgelöst«.

27 Becker-Jákl, Das jüdische Köln, Geschichte und Gegenwart. Ein Stadtführer, Köln 2012, S. 316.

28 U. Rogalski: Ein ganzes Leben in einer Hutschachtel. Geschichten aus dem Leben der jüdischen Innenarchitektin Bertha Sander 1901–1990. Biografische Reihe ›Nahaufnahmen‹, 2. Auflage, Hamburg 2014, S. 98.

29 Vgl. Rogalski (wie Anm. 28), S. 98.

30 Ebd. 28, S. 98 ff: dazu gehören eine technische Zeichnung für das Nachttischmodell, zwei »ergonomisch geformt(e) Handschmeichler«, die von den britischen Experten als »furniture fixtures« bezeichnet werden; möglicherweise sollte der ebenfalls zum Nachlass zählende »puristisch gestaltet(e)« Garderobenhaken als Muster für die Ausstattung der neu zu schaffenden Krankenzimmer dienen.

31 Vgl. Becker-Jákli (wie Anm. 25), S. 316.

›Asyl‹.[32] Ihren Vater konnte sie dort als Patienten im Hause unterbringen und der Mutter und dem Dienstmädchen in dem ihr zugewiesenen Zimmer eine Bleibe ermöglichen.[33] Der Zulauf an Patientinnen und Patienten aus Köln und der Region war inzwischen immens, denn »durch den schrittweisen Ausschluss der jüdischen Bevölkerung aus dem öffentlichen Gesundheitswesen war es letztlich das einzige Haus im gesamten Umland, das noch jüdische Patienten aufnahm«.[34] Die Repressalien gegenüber dieser Einrichtung hatten sich nach 1933 systematisch verstärkt, während des Pogroms im November 1938 allerdings waren die dort lebenden Menschen und die in ihrer Verzweiflung dorthin fliehenden jüdischen Einwohner Kölns einigermaßen sicher.[35]

Schon vor der Eheschließung hatten sich die Verlobten zur Emigration in die Vereinigten Staaten entschlossen, nach den Ereignissen rund um die Reichspogromnacht betrieben sie die Vorbereitungen zur Ausreise mit großem Nachdruck.[36] So eignete sich Trude Schiff beispielsweise noch in Köln Kenntnisse im Bereich der Massagetechnik und Fußpflege an, um nach Ankunft in den USA die Übergangszeit bis zu einer festen Anstellung überbrücken zu können.[37]

Das für die Einreise in die USA unerlässliche amerikanische ›Non Quota Immigrant Visa‹ regelte »die Einreise für bestimmte erwünschte oder benötigte Berufsgruppen ... über die festgelegte Einwanderungsquote«.[38] Nach Erhalt des ›Affidavit of Support‹ konnte Trude Schiff sich in dem für sie zuständigen amerikanischen Konsulat in Stuttgart in die Warteliste eintragen. Für die Ausstellung des meist nur in Kurzform genannten Affidavits galten jedoch strenge Regeln. Die Bürgschaft wurde erst nach Vorlage einer »beeidigte(n) Erklärung des Garantiegebers, ... für den Einwanderer im Falle der Bedürftigkeit aufzukommen«, erteilt; der Aussteller hatte dazu vorher seine Vermögensverhältnisse offenzulegen.[39]

Trude Schiff entschuldigte sich im Brief vom Juli 1938 bei ihrem in Amerika lebenden Onkel für die Unannehmlichkeiten, die sie ihm mit ihrer Bitte um Ausstellung des Affidavits bereitete. Zugleich wies sie auf die immer problematischere Lage der ausreisewilligen deutschen Juden hin, denn »ohne ein Verwandtenaffidavit ... kommen wir ... nicht mehr zu euch herein.« Um eventuelle Befürchtungen des Onkels nach weitergehender Hilfe von vornherein

---

32 NS-Dokumentationszentrum Köln (wie Anm. 5) u. s. dazu den Beitrag zu Bertha Heinemann.

33 Vgl. Becker-Jákli (wie Anm. 25), S. 301.

34 Ebd., S. 317.

35 Vgl. ebd., S. 317f.

36 NS-Dokumentationszentrum Köln (wie Anm. 5), s. Briefe v. 17.05.1938 u. 21.06.1938.

37 NS-Dokumentationszentrum Köln (wie Anm. 5), s. Brief vom 17.05.1938.

38 O. Doetzer: »Aus Menschen werden Briefe«: die Korrespondenz einer jüdischen Familie zwischen Verfolgung und Emigration 1933 und 1947, 2002 Köln, S. 77.

39 Doetzer (wie Anm. 38), S. 77.

zu entgegnen, stellte sie eindeutig fest, dass die von ihm gewährleistete offizielle Bürgschaft mit keinerlei finanziellen Belastungen verbunden sein würde. Dezent erinnerte sie abschließend ihren Verwandten an seine eigene Emigration und appellierte sogleich an dessen Solidarität, denn nun »müssen wir heute die Hilfe derjenigen, die den Weg vor uns gingen, erbitten«.[40]

Am 14. Dezember 1938 richtete Trude Schiff bereits von Köln-Ehrenfeld aus ein Gesuch an das ›State Medical Board of New York, Albany‹: »I hereby file for participation in the board examination«.[41] Erst am 21. März 1940 jedoch konnte sie, nach geglückter Flucht mit Zwischenstation in London, das erneute Gesuch zur Teilnahme an der Prüfung zum amerikanischen Staatsexamen auf den Weg bringen. Die Vorbedingungen erfüllte sie scheinbar mühelos, sowohl die schriftlichen Vorprüfungsfragen zu den Fachgebieten Pathologie, Anatomie, Bakteriologie, Diagnose, Physiologie, Chirurgie, Chemie und Hygiene als auch den Nachweis der bestandenen Sprachprüfung. Die Genehmigung, zur Prüfung zum amerikanischen Staatsexamen zugelassen zu werden, folgte wenig später. Im Dezember 1940 teilte schließlich das ›Secretary of the State Board of Medical Examiners‹ mit, dass Trude Joan Schiff, wie sie sich dort nannte, »has passed the subjects of the licening examination«. Im Februar 1941 erhielt sie endlich das dringend benötigte ›Certificate‹, das es ihr ermöglichte, in ihrer neuen Heimat New York als Ärztin tätig zu sein.[42]

Gerade im Umfeld von New York hatten sich allerdings bis Ende 1934 bereits mehr als 100 deutschstämmige Ärztinnen und Ärzte niedergelassen, »danach kamen jährlich 150–200 dazu, was ab Ende 1936 zu erheblichen Zulassungseinschränkungen führte«.[43] Eine Tätigkeit als selbständige Ärztin kam daher gar nicht in Frage. Die 1933 noch vergebenen »schlecht oder gar nicht bezahlten Praktikumsplätze« mit meist freier Logis in Krankenhäusern standen später gar nicht mehr zur Verfügung, von Stellen für Festangestellte ganz zu schweigen.[44]

Der Ehemann von Trude Schiff hatte in Köln neben seiner Tätigkeit in der väterlichen Firma, »which produced advertisements«, schon früh Zugang zur

---

40 Guide to the Papers of John (Hans) and Trude Schiff: Box 1, Folder 5.

41 Guide to the Papers of John (Hans) and Trude Schiff: Box 10, Folder 20: Brief v. 14. 12. 1938.

42 Guide to the Papers of John (Hans) and Trude Schiff (wie Anm. 41): Examination in English for Foreigners: Mai 1940, Medical Examination: 19. 12. 1940.

43 R. Jacob: Harry-Henoch Bettauer (1902–1986), Assistenzarzt, in: Jacob und Federspiel, (s. Beitrag M. Seefeld, wie Anm. 25), S. 74–79, S. 77.

44 S. Quack: Zuflucht Amerika. Zur Sozialgeschichte deutsch-jüdischer Frauen in die USA 1933–1945. Forschungsinstitut der Friedrich-Ebert-Stiftung. Reihe Politik- u. Gesellschaftsgeschichte, Bd. 40, hg. v. D. Dove u. M. Schneider, Bonn 1995, S. 182. u. Jacob (wie Anm. 43), S. 77.

Kölner Kunstszene gefunden.[45] Bei dem Photographen August Sander,[46] den er bereits seit den 1920er Jahren kannte, nahm er seit 1933 Unterricht und übernahm bald für verschiedene jüdische Organisationen Aufträge, die ihm Anerkennung in Fachkreisen einbrachte;[47] so fotografierte er unter anderem Eindrücke aus israelitischen Kinderheimen, Hospitälern, Aufführungen des Kulturbundes und der Theater der jüdischen Kulturszene.[48]

Nach der Ankunft in den Vereinigten Staaten im März 1940 war er nun jedoch »obliged to make his avocation a profession«.[49]

Aus diesem Grund kam für den freischaffenden Künstler John D. Schiff, so sein amerikanischer Name, als Wohnsitz nur die Kulturmetropole New York in Frage, und dort war er auch beruflich bis zu seinem Tode tätig.[50] Nach einer kurzen Anstellung in einer »photofinishing plant« entschied er sich, obwohl finanziell nicht weiter abgesichert, zur Selbständigkeit. Der in Köln gepflegte Kontakt zum ebenfalls nach New York emigrierten Kunsthändler Karl Nierendorf[51] sollte sich als Glücksfall erweisen. Durch diesen ergaben sich die für Schiff so wichtigen Beziehungen zu New Yorker Museen und Galerien und vor allem zu berühmten Persönlichkeiten, die bereit waren, sich von ihm fotografieren zu lassen, wie etwa Albert Einstein,[52] Frank Sinatra[53] und Andy Warhol.[54] Im November 1983 wurden im Rahmen einer Retrospektive umfangreiche Arbeiten von John D. Schiff in den Räumlichkeiten der Bibliothek der Dickinson Universität gezeigt.[55]

Da ihr Ehemann an den Ort New York gebunden war, musste sich Trude J. Schiff dort um eine Stelle bemühen. Vorübergehend fand sie Aufnahme im Mount Sinai-Hospital, wo sie sich speziell einem Thema der Krebsforschung widmete.[56] Gerade dieses Krankenhaus und weitere jüdische Einrichtungen wurden zu »Anlaufstellen« für immigrierte jüdische Ärztinnen und Ärzte, denn

---

45 V. Raynor: »Art, A Festival of Photography in Madison and Sparkill«, in: The New York Times, publ. November 13, 1983: www.nytimes.com/.../art-a-festival-of-photography-in-madison-a (abgerufen am 21.08.2016).

46 August Sander – Portal Rheinische Geschichte-LVR: www.rheinische-geschichte.lvr.de/persoenlichkeiten/S/Seiten/AugustSander.aspx (abgerufen am 05.09.2016).

47 Vgl. Raynor (wie Anm. 45).

48 Vgl. Guide to the Papers of John (Hans) and Trude Schiff: Box 3, Folder 46, 47, 49, 54.

49 Raynor (wie Anm. 45).

50 Vgl. Hans Schiff. findingaids.cjh.org/?pID=947717 (abgerufen am 02.04.2015).

51 Galerie Nierendorf auf artnet: www.artnet.de/galerien/galerie-nierendorf/ (abgerufen am 21.08.2016).

52 Vgl. Guide to the Papers of John (Hans) u. Trude Schiff, Box 5, Folder 53.

53 Vgl. Guide to the Papers (wie Anm. 5), Box 5, Folder 41.

54 Vgl. ebd., Box 5, Folder 52.

55 Vgl. Raynor (wie Anm. 45).

56 Vgl. Guide to the Papers (wie Anm. 5), Box 10, Folder 20: 05.05.1948 (Datum schwer zu entziffern).

der Antisemitismus sorgte dafür, dass der jüdischen immigrierten Mediziner-schaft mit »Vorbehalt« begegnet wurde.[57] Ausgerechnet diese Krankenhäuser wurden jedoch nach einiger Zeit geschlossen, so dass sie erneut auf Arbeitssuche gehen musste. Viele noch später eingewanderte Ärztinnen fanden trotz der »Licence für den Staat New York« keine adäquate Stelle. »Käthe Frankenthal[58], die ehemalige Bezirksstadträtin von Neukölln, hielt sich, um nur ein Beispiel zu nennen, zeitweise als Eiscremeverkäuferin über Wasser«.[59]

Trude J. Schiff hatte vor ihrer Ankunft in den USA nicht geahnt, welch große Vorbehalte die amerikanische Gesellschaft gegen Akademikerinnen und hier besonders gegen Ärztinnen hegte.[60] »Bis zum Kriegseintritt der USA stellten zahlreiche amerikanische Krankenhäuser grundsätzlich keine Ärztinnen ein«.[61] Das Bild, das man sich dort von einer Chirurgin machte, verstieß darüber hinaus gegen sämtliche Konventionen und widersprach im besonderen Maße der »gesellschaftliche(n) Rollenzuweisung«,[62] dazu kamen Ressentiments unter-schiedlichster Art. Eine Emigrantin formulierte die ihr entgegengebrachte ab-lehnende Haltung folgendermaßen: »it was not only towards the refugee physician … but towards the woman«.[63] Trude J. Schiffs erste Festanstellung als Mitglied einer gynäkologischen und geburtshilflichen Krankenhausabteilung erhielt sie erst, als sie schon zwanzig Jahre in den USA weilte, im Jahre 1960 im Alter von 53 Jahren.[64]

Dass emigrierte Fachleute durchaus Chancen auf dem Arbeitsmarkt hatten, zeigte sich hingegen bei dem Chirurgen Alfred Roseno, unter dessen Leitung die damals noch ledige Trude Löwenstein ab 1933 im Asyl gearbeitet hatte. Der 1896 geborene Facharzt musste keine nennenswerten Schwierigkeiten überwinden, um unmittelbar nach seiner Immigration 1937 in den USA eine feste adäquate Stelle zu finden.[65]

Für Trude J. Schiff hingegen sah es im beruflichen Bereich lange Jahre wenig erfolgversprechend aus. Umso wichtiger wird es für sie gewesen sein, schnell Anschluss an eine jüdische Gemeinschaft zu finden, die ihr erneut eine Heimat

---

57 R. Jacob: Schicksale jüdischer Ärzte in Schöneberg und Umgebung. Zwölf exemplarische Biographien – eine Einführung, in: Jacob und Federspiel, (s. Beitrag M. Seefeld, wie Anm. 25), S. 47–51, S. 49.

58 H. Freidenreich: »Käte Frankenthal.« Jewish Women: A Comprehensive Historical Ency-clopedia. 1 March 2009. Jewish Women's Archive. (Viewed on January 2, 2019) <https:// jwa.org/encyclopedia/article/frankenthal-kate>.

59 Vgl. Jacob (wie Anm. 43), S. 49f.

60 Vgl. Quack (wie Anm. 44), S. 182.

61 Jacob (wie Anm. 43), S. 49f.

62 Vogt (wie Anm. 21), S. 165.

63 Quack (wie Anm. 44), S. 182.

64 Vgl. Guide to the Papers (wie Anm. 3), Folder 23: Curriculum Vitae 22.10.1972 (abgerufen am 23.08.2014).

65 Vgl. Becker-Jákli (wie Anm. 25), S. 401.

geben konnte. Noch vor ihrer Abfahrt aus Köln hatte sie ihren ehemaligen Religionslehrer, Isidor Caro,[66] um Unterstützung gebeten. Der Rabbiner bescheinigte ihr daraufhin in einem Brief die aktive Teilnahme am Synagogenleben in ihrer Heimatstadt Köln.[67]

Die Zugehörigkeit zu ihrer Gemeinde in den USA spielte bis zu ihrem Tode eine wichtige Rolle.[68]

Vornehmlich seit den 1980er Jahren setzte in Köln die Erinnerung an das vor 1933 rege jüdische Leben in dieser Stadt ein. Einzelne Persönlichkeiten sowie Mitarbeiterinnen und Mitarbeiter der 1986 am Appellhof eingerichteten Gedenkstätte bemühten sich um die Aufarbeitung der Schicksale jüdischer Menschen, die früher in Köln gelebt hatten. Durch behutsam geknüpfte und von Köln aus über Jahre gepflegte Kontakte entstand im Falle von Trude J. Schiff ein Vertrauensverhältnis, das diese schließlich veranlasste, ihren gesamten Nachlass inklusive etlicher Fotos der Kölner Gedenkstätte zu übergeben. Die Aufnahmen, die ihr Ehemann von den Ärzten und Pflegeschwestern während des Krankenhausalltages im ›Asyl‹ gemacht hatte, sind für die Nachwelt ein einmaliges Fotodokument.[69] Hans Schiff hatte dabei auch Zugang zum Operationssaal, auf einer der Aufnahmen ist seine Frau zu erkennen, die während eines chirurgischen Eingriffs assistiert.[70]

Schon früh hatten vorgesetzte Kollegen im ›Asyl‹ die außergewöhnlichen Fähigkeiten dieser Chirurgin erkannt, ihre »Unerschrockenheit, Kaltblütigkeit und beachtliche technische Gewandtheit. Die für eine Frau seltenen Erfordernisse, die die Ausübung der Chirurgie verlangt,«[71] sorgten schließlich dafür, dass ihr bereits frühzeitig Verantwortung für den Operationsbereich übertragen wurde.[72]

Die »ungewöhnliche manuelle Geschicklichkeit … und Geistesgegenwart«[73] der Chirurgin Trude J. Schiff waren nach der Immigration in den Vereinigten Staaten allerdings leider nicht mehr gefragt.[74]

---

66 Vgl. Dr. Isidor Caro (06.10.1876–28.08.1943) s. Becker-Jákli (wie Anm. 25), S. 327f.

67 NS-Dokumentationszentrum Köln (wie Anm. 5): Brief v. 18.06.1939. Dr. Isidor Caro, Rabbiner seit 1908 in Köln, und seine Frau schlugen Angebote zur Emigration aus u. wurden gemeinsam mit Gemeindemitgliedern im Juni 1942 nach Theresienstadt deportiert, wo Dr. Caro ein Jahr später verstarb, s. Becker-Jákli (wie Anm. 25), S. 230ff.

68 Vgl. Guide to the Papers (wie Anm. 3): Box 10, Folder 23: offensichtlich gehörte sie zur Gemeinde Hebrew Tabernacle.

69 Vgl. Hans Schiff: www.nrhz.de/flyer/beitrag.php?id=19347 (abgerufen am 26.11.2014).

70 Vgl. Becker-Jákli (wie Anm. 25), S. 318.

71 Guide to the Papers (wie Anm. 3): Box 10, Folder 27: Stellungnahme v. 31.08.1936 v. Dr. Roseno.

72 Vgl. Trude Schiff: Ärztinnen im Kaiserreich https://geschichte.charite.de/aeik/biografie.php?ID=AEIK01100 (abgerufen am 14.02.2018), sie »war zeitweilig kommissarische Leiterin der chirurgischen Abteilung (1938)«.

73 Guide to the Papers (wie Anm. 73).

Eigene Publikationen

Aus der Med. Univ.-Klinik Augustahospital, Köln: Die Qualitätsdiagnose der Lungentuberkulose mit Kongorot; Köln; Med. Diss. 1931, auch erschienen in: Zeitschrift für die gesamte Experimentelle Medizin; 1930; Bd. 73; 5. u. 6. Heft (Sonderdruck).

Versuche über Phagolytose in menschlichem Sputum, hauptsächlich in tunberkulösem Auswurf; in: Zeitschrift für die gesamte Experimentelle Medizin; Bd. 82; 1. u. 2. Heft, 1932.

Mitteilung über »weitere Erfahrung zur Behandlung der Trigeminusneuralgie mit Radiummemanation«; in: Klinische Wochenschrift; 12.01.1933; Nr. 6.

---

74 Vgl. Guide to the Papers (wie Anm. 3): Box 10, Folder 27: Stellungsnahme v. 01.07.1939 v. Dr. Pierus.

Dr. med. dent. LUISE VON DER WALDE, geb. STERN

02.07.1907 Essen – 1967 Buenos Aires/Argentinien[1]
Zahnärztin und Orthodontin

V: Albert Stern (05.11.1874 Steele – 20.03.1947 Buenos Aires/Argentinien), Klempner-meister. Sohn des Klempners Meier Stern (06.06.1841 Steele – 26.02.1910 Essen) und dessen Ehefrau Julia St., geborene Hirschland (05.03.1841 Essen – 07.11.1920 Essen).[2]
M: Fanny St., geb. Friede (27.09.1881 Bocholt – 04/1973 New York/USA).[3]
G: Lotta St. (09.05.1910 Essen – 07.02.1992 Buenos Aires/Argentinien), Lehrerin.[4]
O: Richard Friede (07.09.1883 Bocholt – 04.08.1944 New York/USA), Textilfabrikant u. Hühnerfarmer.[5] Hedwig Fr. (07.09.1886 Bocholt). Wilhelm Fr. (24.06.1889 Bocholt – bis nach 04.05.1940 Südamerika). Margaretha Fr. (17.01.1891 Bocholt). Ernst Fr. (21.09.1896 Bocholt).[6]
E: Erich von der Walde (13.05.1907 Buer-Resse – 1965 Buenos Aires/Argentinien), Dr. med., Arzt.[7]
V: Arthur von der Walde (26.01.1882 Euskirchen – 1943) Handlungsgehilfe, Kaufmann.[8]
M: Lina v. d. W., geb. Simon (11.08.1881 Dieblich bis nach 1952).[9]
G: Kurt v. d. W. (20.09.1908 Buer-Resse). Ruth v. d. W. (31.12.1910 Buer-Resse). Heinz v. d. W. (04. (?)11.1912 Dortmund). Robert v. d. W. (21.01.1914 Herne).[10]
K: Franco Heinz v. d. W. (14.11.1936 Mailand/Italien – 1992 Buenos Aires/Argentinien).[11] Thomas v. d. W. (geb. 1940), Arzt.[12]

---

1 Luise von der Walde (1907–1967) – Genealogy-Geni: https://www.geni.com/people/…Walde/ 6000000018274054353 (abgerufen am 17.04.2017).
2 Jüdische Grabsteinepigraphik-Steinheim-Institut: www.steinheim-institut.de/cgi-bin/epi-dat?function=Inf&sel=e35&lang=de u. EDV & Epigraphik Epidat-Datenbank: Jüdische Grabsteinepigraphik v. M. Romanello, v. Febr. 18, 2016: forschungslizenzen.de/steinheim-institut-epidat-datenbank/ (abgerufen am 19.04.2017), s. dazu auch den Beitrag zu Ilse Marcus/Markham.
3 Hirschland family, also Hirshland, The Kesters: www.thekesters.net/Genealogy/Hirsch-land.html (abgerufen am 17.04.2017).
4 Lotte Stern (1910–1992) – genealogy-Geni: https://www.geni.com/people/Lotte-Stern/ 6000000018273920825 (abgerufen am 17.04.2017).
5 www.geni.com/people/Emma-Friede/6000000004560443057 (abgerufen am 01.08.2017).
6 Stadtarchiv Bocholt, Auskunft v. 27.07.2017.
7 Luise von der Walde (1907–1967) – Genealogy-Geni: (wie Anm. 1).
8 Stadtarchiv Essen, Auskunft v. 27.04.2017.
9 Ebd.
10 Stadtarchiv Essen, Auskunft v. 05.05.2017.
11 Stadtarchiv Essen, Auskunft v. 21.04.2017.

Der dringende Wunsch, Daten zum Schicksal von Holocaustopfern und Shoa-
Überlebenden zu sichern, hat vor allem in den letzten zwanzig Jahren zu kon-
tinentübergreifendem Austausch geführt. Dank des Internets sind die entsprechenden Recherchemöglichkeiten inzwischen erheblich verbessert worden. Für
Nachforschungen im nordrhein-westfälischen Bereich stellen darüber hinaus
die von der Steinheim-Gesellschaft zur Verfügung gestellten Inventarisierungen
der historischen jüdischen Friedhöfe eine wichtige Hilfe dar.[13]

In dem Mitte der 1990er Jahre erschienenen ersten Beitrag zu Luise von der
Walde, geb. Stern und ihrer Familie standen damals nur spärliche Informationen
zur Verfügung.[14]

Durch den seit 2006 offen zugänglichen und kontinuierlich erweiterten Da-
tenbestand und der bereits erfolgten Auswertungen der Grabsteinepigraphik
konnten einige weitere Vorfahren von Luise sowie zusätzliche Informationen zu
ihrem Leben ausfindig gemacht werden.

Nur zwei der hier vorgestellten Akademikerinnen waren Töchter von Hand-
werkermeistern, die Duisburger Bäcker- und Konditorentochter Henriette Löwenberg[15] und die aus Essen stammende Luise Stern, genannt Liesel, Tochter
eines Klempnermeisters.

Über einen langen Zeitraum stand der jüdischen Bevölkerung nur eine eingeschränkte Berufsauswahl zur Verfügung, wie beispielsweise die der »Trödler
und Krämer, Schlachter und Viehhändler, die manchmal auch Geld verliehen
oder Grundstücksgeschäfte betrieben, sowie Hausierer«. Die mit Einführung der
Judenemanzipation eingetretene Öffnung für andere Berufszweige und die
damit teilweise auch von jüdischer Seite erhoffte Änderung der jüdischen Be-
rufsstruktur trat jedoch letztlich nicht ein.[16]

Der Bonner Historiker Wilhelm Levison legte am Beispiel seiner eigenen
Familie dar,[17] wie stark die Verankerung im Bereich des Handels und des
kaufmännischen Gewerbes letztlich ausgeprägt war.[18] Seit jeher waren jüdische
Geschäftsleute am ehesten bereit, in Eigenverantwortung auch risikobehaftete

---

12 H.-P. Höpfner: Die vertriebenen Hochschullehrer der Universität Bonn 1933–1945, in:
    Bonner Geschichtsblätter 43/44 (1993/1994), S. 447–487, S. 464.
13 Jüdische Grabsteinepigraphik-Steinheim-Institut (wie Anm. 2).
14 Vgl. E. Herchenröder: Luise von der Walde, geb. Stern, in: Kuhn u. a, (s. Vorwort, wie
    Anm. 2), S. 215.
15 S. dazu den Beitrag zu Henriette Löwenberg.
16 Y. Rieker und M. Zimmermann: Von der rechtlichen Gleichstellung bis zum Genozid.
    Emanzipation und sozialer Aufstieg, in: Zimmermann, (s. Beitrag A. Haubrich-Gottschalk,
    wie Anm. 8), S. 141–256, S. 141 u. 149.
17 Vgl. W. Levison: Die Siegburger Familie Levison und verwandte Familien, in: Jüdische
    Lebenswelten im Rheinland. Kommentierte Quellen von der Neuzeit bis zur Gegenwart,
    bearb. v. E. Pracht-Jörns, Köln, Weimar, 2011.
18 Vgl. Levison (wie Anm 17), s. das Kapitel: Die Familie Levison in Siegburg und ihre Berufe,
    zweite Hälfte des 19. Jahrhunderts, Bonn 1952, S. 190–194, S. 191 f.

Chancen zügig zu ergreifen und daher häufig in der Lage, umgehend auf Krisen zu reagieren. Nach dem »Aufschwung der kapitalistischen Ökonomie und mit ihr der Zirkulations- und Distributionssphäre« kam es besonders auf ökonomische Kenntnisse an, über die »gerade (die) im Handel erfahrene(n) jüdische Bevölkerungsgruppe« verfügte.[19]

Nach Einführung der Judenemanzipation setzte im Handelsbereich ein länger anhaltender Prozess der »Differenzierung innerhalb dieses Sektors« ein, dies lässt sich gut am Beispiel von Liesel Sterns Familie väterlicherseits zeigen. Deren Urgroßvater Salomon Herz Hirschland, wohnhaft seit 1811 in Essen, arbeitete beispielsweise »sowohl als Metzger und Händler, als auch als Religionslehrer, Kantor, Vorbeter, Kassierer und Aufwärter der Synagogengemeinde.« Sein Sohn Simon betrieb wiederum seit 1841 am Ort zunächst ein »Handels- und Bankgeschäft«. Den Vertrieb von »Textilien, Uhren und Schmuck« gab er jedoch bald auf und kümmerte sich ab 1850 nur noch um den Ausbau der später renommierten Privatbank Hirschland, die dort damals zu »kaum einem günstigeren Ort und zu einem günstigeren Zeitpunkt hätte entstehen können«.[20]

Handwerkliche Berufe hingegen stellten nur in eingeschränktem Maße attraktive Alternativen dar. Jüdische Familienverbände boten den Mitarbeitern allerdings ein Betriebsklima ohne die sonst häufig üblichen antisemitischen »Repressionen und Diskriminierung« sowie die Garantie der Sabbatruhe.[21]

Die ursprünglich aus Steele stammende Familie Stern war 1887 nach Essen gezogen, wo Albert Stern im Jahre 1906 als 32-Jähriger das Installationsgeschäft seines Vaters in der Postallee 18 übernahm.[22]

Im Februar dieses Jahres hatte er die Bocholterin Fanny Friede geheiratet, die als 16-Jährige in Leipzig eine Arbeitsstelle angenommen hatte.[23]

Tochter Liesel kam im Jahr darauf zur Welt, wurde im Jahre 1913 eingeschult, besuchte nach Ende der vierten Klasse zunächst ein Lyceum und kam später an die Studienanstalt der Essener Viktoriaschule, an der sie im Jahre 1926 mit 18 Jahren die Reifeprüfung bestand.[24] Für das Sommersemester 1926 immatrikulierte sich die Abiturientin an der Zahnmedizinischen Fakultät der Rheinischen Friedrich-Wilhelms-Universität in Bonn. Knapp hundert Jahre zuvor hatte sich dort bereits der erste von insgesamt vier Essener Verwandten im Fach Humanmedizin eingeschrieben.[25]

---

19 Rieker und Zimmermann (wie Anm. 16), S. 149.
20 H. Jaeger: Hirschland, Simon, in: Neue Deutsche Biographie 9 (1972), S. 229.
21 Levison (wie Anm. 17), S. 191 f.
22 Stadtarchiv Essen, Auskunft v. 21. 04. 2017.
23 Stadtarchiv Bocholt, Auskunft v. 01. 08. 2017.
24 Höpfner (wie Anm. 12), S. 464.
25 Jüdische Studierende in Bonn 1818–1918-Universität Bonn: https://www.uni-bonn.de/…/
universitaetsverwaltung/…/universitaetsgeschichte/juedisc…: Immatrikulationen: Moses

Im Winterhalbjahr 1926/27 ging Liesel Stern nach München, kehrte zum Sommerhalbjahr 1927 nach Bonn zurück und wechselte anschließend für zwei Semester nach Berlin um dann die letzten drei Semester wieder in Bonn zu verbringen. Sie beendete dort ihr Studium im Dezember 1929 mit dem zahnärztlichen Staatsexamen. Direkt anschließend trat sie im Januar 1930 die Stelle einer Volontärassistentin in der Orthodontischen Abteilung der Städtischen Schulzahnklinik der Stadt Bonn an, während dieser Zeit fertigte sie ihre Dissertation zum Thema »Die Durchbruchzeiten der Zähne nach systematischer Vigantolprophylaxe« an. Am 27. Februar 1931 wurde sie bei Alfred Kantorowicz mit der Note »sehr gut« promoviert und anschließend als dessen Assistentin eingestellt.[26]

Auch andere Bonner Dozenten jüdischer Herkunft unterstützten frühzeitig begabte Studentinnen, die sich promovieren lassen wollte.

Der Historiker Wilhelm Levison[27] stand zum Beispiel seit Beginn seiner Dozentenzeit ab dem Sommersemester 1904 »dem Frauenstudium aufgeschlossen und ohne Vorurteile gegenüber«, als Doktorvater begleitete er neben 33 Hochschülern auch 11 Hochschülerinnen zur Promotion.«[28].

Der Geograph Alfred Philippson[29] betreute insgesamt drei Studentinnen bis zur Promotion, darunter seine Assistentin Margarete Kirchberger.[30] Der Bonner Mathematiker Ernst Toeplitz[31] war Doktorvater für eine Promovendin[32] und bei dem mit einer Jüdin verheirateten und jung verstorbenen Anglisten Karl Dietrich Bülbring[33] wurden drei Frauen promoviert.[34]

Hirschland: 28.10.1833, Salomo Hirschland: 22.04.1882, Fritz Hirschland: 25.04.1899 u. Arthur Hirschland: 25.11.1914 (abgerufen am 18.04.2017).

26 Herchenröder (wie Anm. 14), S. 215.

27 Vgl. R. Schieffer: Der Mediävist Wilhelm Levison (1876–1947), in: Düwell u.a., (s. Beitrag C. Sprinz, wie Anm. 53), S. 166–175.

28 M. Becher und Y. Hen (Hg.): Wilhelm Levison (1876–1947). Ein jüdisches Forscherleben zwischen wissenschaftlicher Anerkennung und politischem Exil, Siegburg 2010, S. 262, darunter Hedwig Wieruszowski, s. dazu: H. Fremerey-Dohna, R. Schöne: Jüdisches Geistesleben in Bonn. Eine Biobibliographie, Bonn 1985 (Veröffentlichung des Bonner Stadtarchivs, Bd. 37), S. 272f.

29 Vgl. A. Mehmel: Alfred Philippson – Bürger auf Widerruf, in: R. Boschki, R. Buchholtz (Hg): Das Judentum kann nicht definiert werden. Beiträge zur jüdischen Geschichte u. Kultur, Berlin 2014, S. 173–201. UA Bonn, s. Promotionsalbum der Philosophischen Fakultät: Fr. Rübens (7.11.1918) u. E. Rexroth (15.10.1920).

30 UA Bonn, s. Promotionsalbum der Philosophischen Fakultät: Margarete Kirchberger (13.09. 1917), s. den Beitrag zu Elisabeth Herrmanns. Zwei Jahre nach der Promotion heirateten Margarete Kirchberger und Alfred Philippson.

31 Vgl. J. J. O'Connor and E. F. Robertson: E. Toeplitz: Otto Toeplitz-MacTutot History or Mathematics-University of St. Andrews: www-history.mcs.st-andrews.ac.uk/Biographies/Toeplitz.html (abgerufen am 15.07.2017).

32 UA Bonn, s. Promotionsalbum der Philosophischen Fakultät: M. Schluckebier, deren Promotion er noch am 28.11.1935 durchführen konnte.

33 S. dazu den Beitrag zu Edith Bülbring.

Ab dem Jahr 1932 waren besonders im zahnmedizinischen Bereich jüdische Dozenten und Assistentinnen nationalsozialistischer Hetze ausgeliefert und verloren 1933 schließlich ihre Ämter.[35] Liesel Stern wurde 1933 nicht nur aus dem Universitätsdienst entlassen, sondern auch aus dem seit 1931 bestehenden städtischen Angestelltenverhältnis.[36]

Als Schulzahnärztin hatte sie möglicherweise mit Ordensschwestern, die in der Kinder- und Jugendarbeit tätig waren, Bekanntschaft schließen können. Das anscheinend dabei entstandene freundschaftliche Miteinander hielt auch in Zeiten der Gefahr. Nach ihrer Vertreibung aus allen Ämtern boten Franziskanerinnen der jüdischen Ärztin zunächst Unterschlupf in einem ihrer Pensionate,[37] es könnte sich dabei um das in Beuel beheimatete Mädchenheim gehandelt haben.

Obwohl Liesel erwiesenermaßen weder der an der Bonner Universität aktiven Sozialistischen Arbeitsgemeinschaft (SAG)[38] noch einer anderen politischen Gruppierung angehörte, wurde sie dennoch im Jahre 1934 »wegen sogenannter politischer Tätigkeit von der Polizei gesucht«. Um die Zahnmedizinerin vor der drohenden Verhaftung zu schützen, sollen ihr wiederum Franziskanerinnen, vermutlich durch Kontakte zu Schweizer Verbindungsstellen, die Flucht in das Nachbarland ermöglicht haben.[39]

Damit gingen die Klosterfrauen selbst ein hohes Risiko ein. Wäre diese Aktion von den Nationalsozialisten aufgedeckt worden, so hätte dies schwerwiegende Nachteile für den Orden gehabt. Das mit dem nationalsozialistischen Regime geschlossene Konkordat von 1933 hatte der katholischen Kirche und ihren Institutionen nicht den erhofften Schutzraum gebracht.[40] Seit 1934 gingen die Machthaber zunächst verstärkt gegen katholische Bekenntnisschulen vor und beschuldigten wenig später gezielt Frauenorden, Devisenvergehen begangen zu haben.[41] Liesel Stern wurde höchstwahrscheinlich nur insgeheim von einzelnen Nonnen unterstützt. Um den Nationalsozialisten keinen Anlass zum Vorgehen

---

34 UA Bonn, s. Promotionsalbum der Philosophischen Fakultät: A. Kerl (02.05.1913), G. Lazarus (12.03.1915) u. A. Jacobson (21.12.1917).

35 S. dazu den Beitrag zu Gertrud Harth.

36 Vgl. Höpfner (wie Anm. 12), S. 464. Zur Entlassung s. R. Forsbach: Die Medizinische Fakultät der Universität Bonn im »Dritten Reich«, München 2000, S. 334 A 9.

37 Vgl. Herchenröder (wie Anm. 14), S. 215.

38 S. dazu den Beitrag zu Hilde Lachmann-Mosse.

39 Vgl. Herchenröder (wie Anm. 14), S. 215.

40 Vgl. A. Mertens: Widerstand gegen das NS-Regime? Katholische Kirche im Rheinland 1933–1945: www.rheinische-geschichte.lvr.de/.../KatholischeKircheundKatholikenimRheinland-19... (abgerufen am 15.07.2017).

41 Vgl. NS-Dokumentationszentrum Köln-Religion oder »Gottgläubigkeit?«: https://museenkoeln.de/ns-dokumentationszentrum/default.aspx?s=388 (abgerufen am 15.07.2017).

gegen ihre Orden zu geben, werden Obere sich ab 1933 strikt an die Vorschriften gehalten haben.

In Lugano ergab sich für die Medizinalassistentin bis zum Ablauf ihrer befristeten Arbeitserlaubnis die Möglichkeit, als Helferin in einer zahnärztlichen Praxis mitzuwirken. Noch vor Verlassen der Schweiz heiratete sie den ebenfalls aus dem Deutschen Reich geflohenen Kollegen Dr. med. Erich von der Walde aus Essen.[42]

Die väterliche Familie Erich von der Waldes kam aus Euskirchen. Dort führten dessen Großeltern, Jacob von der Walde und Rosalie, geborene Franken, in der Neustraße Nr. 29 eine Buchhandlung, in der vermutlich ein Teil der Bücher, wie es zu der Zeit üblich war, ausgeliehen werden konnte. Diese Leihbuchhandlungen erfreuten sich damals großer Beliebtheit und wurden regelmäßig frequentiert.[43] Dass allerdings eine große Familie mit insgesamt neun Kindern vom alleinigen Ertrag eines solchen Geschäftes ernährt werden konnte, ist nicht recht vorstellbar.[44]

Arthur von der Walde und seine Frau Lina, geborene Simon, hatten im Jahre 1906 geheiratet.[45] Sohn Erich kam ein Jahr später in Buer-Resse zur Welt. Im gleichen Jahr zog die Familie nach Herne, denn dort war Erichs Vater zuerst als Handlungsgehilfe in einem Möbelhaus angestellt,[46] im Jahre 1914 aber in die Essener Firmenfiliale versetzt worden.[47]

Möglicherweise kannten sich die gleichaltrigen Liesel Stern und Erich von der Walde seit Schülerzeiten und hielten auch während des Studiums den Kontakt aufrecht, das Wintersemester 1928/29 sowie das Sommersemester 1929 verbrachten beide beispielsweise in Bonn.[48] Erich von der Walde beendete sein Studium höchstwahrscheinlich im Laufe des Jahres 1933 in Berlin.[49] Wie viele andere, gerade von der Universität kommenden jungen jüdischen Ärzte, sah er nach der nationalsozialistischen Machtübernahme für sich keine Zukunft mehr im Deutschen Reich. Er ging stattdessen im Jahr 1934 nach Italien, die endgültige Abmeldung aus Deutschland erfolgte jedoch erst am 22. März 1938.[50]

Liesel von der Walde verließ Ende 1935 Lugano und zog zu ihrem Ehemann nach Mailand. In der Annahme, dort nun endgültig bleiben zu können, baute

---

42 Vgl. Hoepfner (wie Anm. 12), S. 464.
43 Dank an D. Pertz vom Stadtarchiv Rheinbach für diesen Hinweis v. 25.04.2017.
44 Stadtarchiv Euskirchen, Auskunft v. 24.04.2017.
45 Stadtarchiv Essen, Auskunft v. 27.04.2017.
46 Stadtarchiv Herne, Auskunft v. 27.04.2017.
47 Stadtarchiv Essen, Auskunft v. 21.04.2017. Der Vater trennte sich offensichtlich im Jahre 1828 von der Familie: Auskunft des Stadtarchivs Essen v. 27.04.2017.
48 UA Bonn: Personalverzeichnisse der Semester WS 1928/29 u. SS 1929.
49 Jüdische Studierende an der Friedrich-Wilhelms-Universität zu Berlin 1933 bis 1938 (wie Anm. 25) u. Stadtarchiv Essen, Auskunft v. 21.04.2017.
50 Ebenda.

sich das Medizinerehepaar in der Hauptstadt der Lombardei eine Existenz auf. Spätestens zu dieser Zeit stellte es sich für Liesel von der Walde als Vorteil heraus, schon während ihrer Zeit in der Luganer Zahnarztpraxis die italienische Sprache im Berufsalltag erlernt zu haben; so wird die Prüfung zum italienischen medizinischen Staatsexamen für sie keine allzu große Herausforderung gewesen sein.

Gemessen an der hasserfüllten Stimmung im Deutschen Reich genossen jüdische Flüchtlinge in Italien bis ungefähr Mitte der 1930er Jahre eine weitgehend tolerante Atmosphäre.

Der zuweilen noch heute vorgebrachten Behauptung, in Italien hätte es keinen Antisemitismus gegeben und Maßnahmen gegen einheimische und ausländische Juden seien den Italienern von Hitler und seinem Regime aufgezwungen worden, muss jedoch widersprochen werden; anders jedoch als im Deutschen Reich »fand der Judenhass keine Rezeptoren in der liberalen Führungsschicht des Landes«.[51]

Im Rahmen der Eroberungskriege und dem daraus resultierenden Glauben an die Vorherrschaft vor anderen Völkern machte sich allmählich auch in den Reihen der immer stärker werdenden italienischen faschistischen Bewegung antisemitisches Gedankengut und zunehmend Gewalt gegen Juden breit. Die im Jahre 1938 veranlasste Zählung der in Italien lebenden einheimischen und ausländischen Juden war für die Betroffenen ein weiteres beunruhigendes Signal.[52]

Am 14. November 1936 war der älteste Sohn von Liesel und Erich von der Walde in Mailand auf die Welt gekommen.[53] Die Eltern gaben dem Jungen den italienischen Vornamen Franco, womöglich hofften sie zu dem Zeitpunkt noch auf eine Normalisierung der innenpolitischen Verhältnisse, die den dauerhaften Verbleib in Italien möglich gemacht hätte.[54]

Die Stimmung gegenüber einheimischen und ausländischen Juden verschlechterte sich jedoch spürbar in Italien. Und schon zwei Jahre später konnte diese Bevölkerungsgruppe »seit der Einführung der faschistischen Rassegesetze im Herbst 1938« dort nicht mehr in Sicherheit leben. Die Flüchtlinge, die noch auf Einreisegenehmigung außerhalb Europas hofften, waren nun auf das Wohlwollen der für die Verlängerung der Aufenthaltsgenehmigungen zustän-

---

51 Th. Schlemmer und H. Wollner: Der italienische Faschismus und die Juden 1922 bis 1945, in: VfZ Bd. 53, 2005, H. 2, S. 164–201.

52 Vgl. Schlemmer u. Wollner (wie Anm. 51), S. 169, 171.

53 Stadtarchiv Essen, Auskunft v. 21.04.2017.

54 Mit dem zweiten deutschen Vornamen Heinz sollte unter Umständen die enge Verbundenheit zu dem im Jahre 1912 geborenen Onkel Heinz von der Walde, einem jüngeren Bruder Erichs, ausgedrückt werden. Weder über den am 04.11.1912 in Dortmund geborenen Bruder Heinz noch über die anderen Geschwister liegen Informationen vor: Kurt (20.09.1908), Ruth (31.12.1910), beide geboren in Buer-Resse, Robert (21.01.1914 Herne), Auskunft vom Stadtarchiv Essen v. 05.05.2017.

digen Quästuren angewiesen, verlassen konnte man sich darauf jedoch nicht. Im Juli 1939 übergaben italienische Ordnungshüter kurzfristig die ersten deutschen Juden an deutsche Grenzbehörden, diese Aktionen wurden ab April 1940 erneut aufgenommen und dauerhaft weitergeführt.[55]

Die brutalen Übergriffe während und nach der Reichspogromnacht 1938 brachte eine Vielzahl der noch in Deutschland lebenden Juden dazu, sich nun verstärkt um eine Einreise in ein Land zu bemühen, das noch jüdische Flüchtlinge aufnahm; dies galt auch für Menschen, die sich aus den von Deutschen besetzten Gebieten hatten retten können. Auf der Wunschliste ganz oben standen die USA und Palästina, »erst an letzter Stelle ... Südamerika«.[56] Nach Absagen aus anderen Ländern hofften viele hilfesuchende Jüdinnen und Juden, nun in einem der südamerikanischen Länder unterkommen zu können. Um diesen Flüchtlingsstrom einzudämmen, hatte beispielsweise Argentinien die Einreisebedingungen Mitte der 1930er Jahre drastisch verschärft. Nach Ausbruch des Spanischen Bürgerkrieges im Juli 1936 stieg zudem die Furcht, Flüchtlinge aus Spanien könnten unter Umständen kommunistisches Gedankengut ins Land bringen.[57]

Trotz der verschlechterten Einreisekonditionen hatten sich letztlich 45.000 jüdische Flüchtlinge nach Argentinien retten können,[58] dazu gehörte Liesel von der Walde und ihre Familie, die dort nach einer mehrwöchigen Reise im Jahre 1939 eintraf.[59] Die Familie kam damit einerseits, was die »Mentalität der Leute, den Lebensrhythmus und die Normen- und Wertvorstellungen«[60] angeht, ans andere Ende der Welt. Andererseits müssen Liesel und Erich von der Walde womöglich geglaubt haben, die faschistische bzw. nationalsozialistische Realität habe sie hier, tausende von Kilometern entfernt, wieder eingeholt; dazu unten mehr.

Nach den USA beherbergte Argentinien »die zweitstärkste jüdische Bevölkerung in ganz Amerika«. Dort lebten zu dem Zeitpunkt 270.000 Juden, das heißt 2,18 % der Gesamtbevölkerung, die meisten von ihnen wohnten allerdings in der Metropole, nämlich 131.000. Bei einer Einwohnerzahl von Buenos Aires von 2,25 Millionen waren das immerhin 6 %. In der großen Kolonie hatten sich viele jüdische Organisationen angesiedelt. Von den drei publizierten jüdischen Tageszeitungen erschien sogar eine in deutscher Sprache. Ein »Hilfsverein

55 K. Voigt: Vergebliche Flucht. Ein Danziger Kaufmann in Italien, in: Benz: Das Exil, (s. Beitrag E. Falk, Anm. 35), S. 200–216, S. 200f.

56 Th. O. H. Kaiser: Auf den Spuren einer fast vergessenen Minderheit: Deutsche Juden in Argentinien, in: Deutsches Pfarrerblatt 8 (2009), S. 1–10, hier S. 2.

57 Vgl. Kaiser (wie Anm. 56), S. 2.

58 Vgl. ebd.

59 Vgl. Herchenröder (wie Anm. 14), S. 215.

60 Kaiser (wie Anm. 56), S. 4.

deutschsprachiger Juden« bot Unterstützung an, wobei der Status für die in Argentinien lebenden Ausländer bemerkenswert war, ihnen wurden »grundsätzlich die gleichen bürgerlichen Rechte wie den Inländern« eingeräumt, dazu gehörte auch das Armenrecht.[61]

Seit Mitte des 19. Jahrhunderts hielten sich in Argentinien viele deutsche Einwanderer auf.[62] Die in der deutschen Kolonie sehr stark vertretene Gruppe nationalsozialistischer Landsleute machte den häufig traumatisierten Flüchtlingen in der neuen Heimat das Leben schwer und erinnerte sie fortwährend an die Erniedrigungen, Beleidigungen und das Leid, das ihnen und ihren Familien in den letzten Jahren in Italien, im Deutschen Reich und in den von den Deutschen besetzten Gebieten zugefügt worden war.[63]

Nach 1945 gewährte Argentinien zudem einer immer größer werdenden Zahl bekannter Naziverbrecher Schutz vor gerichtlichen Nachstellungen. Es ist inzwischen erwiesen, dass Diktator Peron und seine Frau Evita »nach Kriegsende 300 nachweislich von der Todesstrafe bedrohte Naziverbrecher« in das Land schleusen ließen, meist wurde dabei die sogenannte »Rattenlinie(n)« benutzt.[64] Für die überlebenden Opfer des nationalsozialistischen Unrechtsregimes war diese vom Ehepaar Perron getragene Rettungsaktion zu Gunsten der Täter eine schwer zu ertragende Provokation. Die jüdischen Flüchtlinge waren überdies in ein Land gekommen, das nach dem Putsch von 1930 und dem sechs Jahre später erfolgten Zusammenschluss der rechten politischen Gruppierungen autoritär regiert wurde.[65]

Direkt nach ihrer Ankunft in Südamerika 1939 setzte Liesel von der Walde alles daran, nun auch die Einreiseerlaubnis für ihre Eltern zu erhalten. Im Mai 1940 war bereits ein Bruder der Mutter, Wilhelm Friede, in Argentinien eingetroffen.[66] Im Jahr darauf kamen schließlich auch Fanny und Albert Stern nach Buenos Aires und konnten bei dieser Gelegenheit das erste Mal beide Enkelkinder, den inzwischen fünfjährigen Franco Heinz und den einjährigen Thomas, in die Arme schließen.[67]

Bis mindestens Mai 1939 hatten Liesel von der Waldes Eltern ihr Haus in der Essener Postallee 18 noch bewohnen können. Am 17. März 1939 war die jüngere Tochter Lotta[68] vorübergehend ins Elternhaus zurückgekehrt und hatte sich dort

---

61　Philo-Atlas. Handbuch für die jüdische Auswanderung. Reprint der Ausgabe v. 1938 mit einem Vorwort v. S. Urban-Fahr, Bodenheim/Mainz 2003, S. 12.
62　Vgl. Kaiser (wie Anm. 56), S. 1f.
63　Vgl. ebd., S. S. 4.
64　Ebd., S. 6.
65　Vgl. ebd., S. 1.
66　Stadtarchiv Bocholt, Auskunft v. 01.08.2017.
67　Vgl. Höpfner (wie Anm. 12), S. 464.
68　Lotte Stern (1910–1992) – genealogy-Geni: https://www.geni.com/people/Lotte-Stern/6000000018273920825 (abgerufen am 17.04.2017).

auf die Ausreise in die USA vorbereitet, die sie am 15. Mai 1939 antrat – auf der Essener Meldekarte wird die damals 29-Jährige als Lehrerin im Ruhestand bezeichnet.[69] Sie war ab 1934 stellvertretende Schulleiterin der neu eröffneten Stuttgarter jüdischen Gemeindeschule gewesen, zum Lehrerkollegium gehörte unter anderem Edith Goldschmidt, eine weitere Studentin der Bonner Universität, die allerdings Ende der 1970er Jahre als fast 70-Jährige an dieser Universität im Fach Romanistik promoviert werden sollte.[70]

Nach dem Krieg kehrte Lotta Stern zeitweilig erneut nach Stuttgart zurück, sie soll beispielsweise den Antrag auf Wiedergutmachung von der baden-württembergischen Landeshauptstadt aus gestellt haben.[71] Ihr ständiger Wohnsitz war hingegen New York, dort lebte auch ihre Mutter.[72]

Onkel Richard Friede emigrierte gemeinsam mit seiner Familie im Jahr 1939 über London ebenfalls in die USA, wo sich der Textilfabrikant im Umfeld von New York als Hühnerzüchter betätigte.[73] Der jüngste Bruder der Mutter, Ernst Friede, meldete sich am 23. Dezember 1938 nach Südafrika ab.[74]

Nicht geklärt ist das Schicksal von Max Friede und seiner Familie, die am 1. März nach Amsterdam auswanderte, sowie das ihrer Tanten Hedwig und Margarethe.[75]

Auch der Mutter von Erich von der Waldes glückte die Emigration, der Zufluchtsort ist bis jetzt allerdings unbekannt, sie hatte sich am 2. Juni 1939 mit unbekanntem Ziel aus Essen abgemeldet. Nach dem Krieg beantragte die 71-jährige Lina von der Walde im Jahre 1952 die Wiedereinbürgerung,[76] ob sie tatsächlich remigrierte, in welchem Ort sie sich niederließ und wann sie verstarb, ist bis jetzt nicht bekannt.

Liesel von der Waldes Großonkel, Dr. med. (Salomon) Fritz Hirschland, immatrikuliert an der Bonner Medizinischen Fakultät am 22. April 1882,[77] war am Essener Kruppschen Krankenhaus als Hals-, Nasen- und Ohrenarzt angestellt, zugleich Vertrauensarzt der lokalen Eisenbahndirektion. Die Emigration nach

---

69 Stadtarchiv Essen, Auskunft v. 27.04.2017. Es ist weder bekannt, wo Lotta studiert u. ihre Examina abgelegt hatte, noch welche Fächer sie unterrichtete. Vermutlich konnte sie nach Ablegen des ersten Staatsexamens die Referendarzeit noch vor Inkrafttreten der antijüdischen Gesetzgebung an einer staatlichen Schule ablegen.

70 Vgl. V. Rothe: Edith Goldschmidt, geb. Hirsch (1907–1996), in: Kuhn u. a., (s. Vorwort, wie Anm. 2), S. 214, S. 214.

71 Stadtarchiv Essen, Auskunft v. 21.04.2017.

72 Von dort aus stellte die inzwischen verwitwete Mutter im Jahre 1955 den Wiedergutmachungsantrag.

73 Vgl. G. Niers: Neuanfang auf dem Lande: Die Hühnerzüchter von New Jersey, in: Benz: Das Exil, (s. Beitrag E. Falk, wie Anm. 35), S. 49–58.

74 Stadtarchiv Bocholt, Auskunft vom 27.07.2017.

75 Stadtarchiv Bocholt, Auskunft vom 01.08.2017.

76 Stadtarchiv Essen, Auskunft vom 27.04.2017.

77 Jüdische Studierende A–Z unterteilt (wie Anm. 25).

Den Haag erwies sich nicht als Rettung, nach seiner Deportation in das Lager Westerbork verstarb er dort im Jahre 1943.[78]

Der argentinische Staat war in den 1930er Jahren vor allem interessiert an ungelernten Arbeitskräften, die bereit waren, im Landesinneren unter extremen und ungewohnten Klimabedingungen in der Landwirtschaft zu arbeiten.[79] Akademiker hatten hingegen große Schwierigkeiten, Arbeit in ihrem Berufsfeld zu finden, auch Umschulungen verbesserten ihre Chancen nur selten.[80] Erich von der Walde gelang es dennoch, die Zulassung zum argentinischen Staatsexamen zu erhalten, und sich nach erfolgreichem Bestehen der Prüfungen, »in Buenos Aires, dem Paris Südamerikas«, niederzulassen.[81]

Wegen sprachlicher Hürden konnte bisher nichts über den zahnmedizinischen Ausbildungsstand im Argentinien der 1940er Jahre in Erfahrung gebracht werden, genauso wenig über erste argentinische Zahnmedizinerinnen.[82]

Luise von der Walde hat insgesamt lediglich zehn Jahre lang in ihrem Beruf arbeiten können, davon vier Jahre lang sowohl als Assistentin in der der Bonner Zahnklinik als auch Städtische Schulzahnärztin, in der Schweizer Emigrationsjahren konnte sie hingegen nur Arbeit als Helferin bei Kollegen finden. Erst nach ihrer Übersiedlung nach Italien war es ihr wieder möglich, ihren Kenntnissen und ihrer Ausbildung entsprechend, als Zahnärztin zu arbeiten, das allerdings nur vier Jahre lang. Damit war ihre Berufstätigkeit bis zu ihrem Tod im Jahr 1967 offensichtlich beendet.

---

78 J. Walk (Hg.): Kurzbiographien zur Geschichte der Juden: 1918–1945, hg. v. Leo Baeck Institute, Jerusalem, München, New York 1988, S. 158. S. dazu auch: Salomon Fritz Hirschland-Familienbuch Euregion: familienbuch-euregio.eu/genius/?person=181581 (abgerufen am 17.07.2017).

79 Kaiser (wie Anm. 56), S. 4.

80 Vgl. ebd., S. 3.

81 Ebd., S. 4.

82 Cecilia Grieson: C. Barry: Cecilia Grierson: Argentina's First Female Doctor, in: Irish Migration Studies in Latin America 6, 2008-11-03, pp. 213–218. Dr. Elvira Rawson de Dellepiane (1867-1954)-Find a Grave Memorial: https://www.findagrave.com/cgi-bin/fg.cgi?page=gr&GRid... (abgerufen am 15.07.2017). Julieta Lanteri (1873-1932) – Health Science Library-University of Chapel Hill: hsl.lib.unc.edu/specialcollections/bios/lanteri (abgerufen am 15.07.2017) u. E. Karnofsky u. B. Potthast: 40 außergewöhnliche Frauen aus Lateinamerika. Dieses E-book basiert auf der 1. Auflage der Printausgabe, Berlin 2012, o. Seitengabe: Über die Leistungen der ersten argentinischen Allgemeinpraktikerinnen und Fachärztinnen, die sich zumeist auch »für die Gleichstellung der Frauen in allen gesellschaftlichen Bereichen« einsetzten, liegen hingegen zahlreiche Berichte vor.

Eigene Publikation

Die Durchbruchzeiten der Zähne nach systematischer Vigantolprophylaxe, Bonn, Med. Diss. 1931.

Dr. med. Dorothea Muller, geb. Kantorowicz

26.03.1909 Bonn – 1986 USA[1]
Technische Laborangestellte

V: Alfred Kantorowicz (18.06.1880 Posen – 1962), Dr. med. dent., Universitätsprofessor.
M: Anna-Maria K., geb. Steinlein (31.08.1883 Schweighausen).
G: Anna Margaretha K. (08.03.1913 München). Erich K. (29.11.1916 Hagenau).[2] Georg-Friedrich 1921 – 16.11.2010 Großbritannien), Dr. med. dent, Kieferorthopäde, Dozent.[3]
E: Hermann Joseph Muller (21.12.1890 New York/USA – 05.04.1967 Indianapolis/Indiana/USA), Genetiker, Universitätsprofessor.[4]

Dorothea oder Thea, wie sie genannt wurde, wuchs in einem Bonner Professorenhaus auf. Ihr Vater, Alfred Kantorowicz, war im Jahre 1923, »trotz eines Einspruchs der Fakultät« in Bonn zum ordentlichen Professor für Zahnmedizin ernannt worden. Nach seiner Berufung hatte er es relativ schnell geschafft, die Bonner Zahnklinik zu einem weltweit anerkannten Modell, namentlich für die Jugendzahnpflege, aufzubauen.[5]

Alfred Kantorowicz war nicht nur Wissenschaftler, sondern auch ein Vollblutpolitiker. Der Beginn des Ersten Weltkrieges, der Kriegsverlauf bis zur Kapitulation und die anschließenden revolutionären Wirren werden im Hause Kantorowicz ausführlich diskutiert worden sein. Wenn Thea als Kind dem Inhalt der Gespräche auch noch nicht in vollem Umfang folgen konnte, so wird ihr gewiss das politische Engagement des Vaters nicht entgangen sein, beispielsweise der Wahlkampf 1919, bei dem der Vater als Kandidat der SPD einen Sitz im Bonner Stadtrat errang.[6]

---

1 H. Scheideler: Thea Kantorowicz (1909–1986), Kuhn u.a., (s. Vorwort, wie Anm. 2), S. 215–217, S. 216.
2 Stadtarchiv Bonn: Alte Meldekarte Bonn zu Familie Kantorowicz.
3 George Frederick Kantorowicz: Article: British Dental Journal www.nature.com › Journal home › Archive › Obituary (abgefragt am 20.11.2017).
4 Hermann Joseph Muller: https://www.mdc-berlin.de/.../20080527-_berlin_me.. (abgerufen am 13.07.2014).
5 Vgl. R. Forsbach: Die Medizinische Fakultät der Universität Bonn im »Dritten Reich,« München 2000, S. 337 u. Dr. Elisabeth Schenk, Bonn: Die Bedeutung der Schulzahnklinik für die Schulzahnpflege, in: Der sozialistische Arzt, IV. Jg. Nr. 3/4, Dez. 1928, S. 25–30.
6 Vgl. Forsbach (wie Anm. 5), S. 338.

Professor Alfred Kantorowicz war ein unkonventioneller Mann, der bereit war, für seine Überzeugungen ungewöhnliche Wege zu beschreiten. Durch seine Einwilligung kam es 1923 dazu, »dass sich das Direktorenzimmer der Zahnklinik am Römerplatz zu einer ›Zentrale stärksten Widerstandes‹ gegen den rheinischen Separatismus entwickelte«.[7] Er agierte nicht wie der sprichwörtlich weltfremde Professor, sondern durchaus pragmatisch. Als Arzt und Zahnarzt, aber auch als Politiker war ihm die Gesundheit der Bevölkerung in unterschiedlichsten Bereichen wichtig. Dafür sprechen zum Beispiel sowohl die von ihm in Bonn eingesetzte fahrbare Schulzahnklinik als auch die »Verteilung von Kondomen an die in Bonn tätigen Prostituierten«.[8]

Ein Mann wie er, der mitten im Leben stand, scheute keine Diskussionen mit kritischen Studenten sowie mit den herangewachsenen Kindern im eigenen Hause. Als toleranter Vater akzeptierte er auch die eigenständige politische Meinung seiner ältesten Tochter.

Thea Kantorowicz schloss sich, kaum dass sie nach Ablegung der Reifeprüfung an der Bonner Städtischen Studienanstalt ihr Medizinstudium im Wintersemester 1928/29[9] begonnen hatte, der »Sozialistischen Arbeitsgemeinschaft an der Bonner Universität« (SAG) an. Als diese Gruppierung ein Jahr später eine Unterkunft für ihre »allwöchentlichen wissenschaftlichen Abende«[10] suchte, bot der Vater einen Raum im Elternhaus an. Es handelte sich bei der SAG um eine Gruppe von ca. 30 Mitgliedern, die offiziell »paritätisch« mit sozialistischen und kommunistischen Studentinnen und Studenten besetzt war, in Wahrheit aber eher von der äußersten Linken gesteuert wurde.[11] Das zeigte sich deutlich, als Kantorowicz nach einer Reise in die Sowjetunion seine Eindrücke in dieser Runde wiedergab. Kritik an den dortigen Verhältnissen war nicht erwünscht, dieser Meinung waren anscheinend sowohl der im Hause wohnende kommunistische Schwiegersohn, der Ehemann der Tochter Anna Margareta, als auch Tochter Thea. Die Teilnahme der Professorentochter am sogenannten ›Hungermarsch‹ der KPD Anfang Februar 1933 kommentierte die Presse sogleich in gehässiger Form und sorgte damit für allgemeine Aufmerksamkeit.[12]

Mit dem Machtübergang an die Nationalsozialisten verschlimmerten sich die Lebensverhältnisse der Familie Kantorowicz dramatisch. Am 2. März 1933 wurde Tochter Thea aufgrund der kurz zuvor erlassenen Notverordnung in

---

7 Ebd.
8 Ebd.
9 UA Bonn: Immatrikulationsalbum WH 1928/29.
10 Forsbach (wie Anm. 5), S. 343 A 42.
11 Vgl. ebd., S. 402.
12 Vgl. ebd.

»politische Schutzhaft«, und zwar in Einzelhaft, genommen;[13] auch ihr Vater wurde wenig später verhaftet.

Im Sommersemester 1933 hatte sich Thea Kantorowicz eigentlich auf das medizinische Staatsexamen für den kommenden Winter vorbereiten wollen; daran war jetzt nicht mehr zu denken. Nach der Verhaftung der Tochter hatte Anna-Maria Kantorowicz übereilt, um Schlimmeres zu verhüten, deren Exmatrikulation beantragt,[14] die Versuche der Familie, diesen Schritt rückgängig zu machen, blieben jedoch vergeblich.[15] Thea Kantorowiczs kommunistische Aktivitäten machten nach Aussagen des Rektors die Rücknahme der Exmatrikulation als auch die erneute Immatrikulation unmöglich. Daran änderten auch die durchweg positiven Stellungnahmen einzelner Kollegen, um die der Vater kurz vor seiner eigenen Verhaftung noch gebeten hatte, nichts.[16]

Mehr als drei Monate lang saßen Vater und Tochter zwar im selben Gefängnis in der Bonner Wilhelmstraße, miteinander sprechen war ihnen allerdings erst dreißig Tage nach ihrer Einlieferung gestattet. Ende Juni wurden schließlich regelmäßige Treffen erlaubt, um der Studentin die Möglichkeit zur Examensvorbereitung zu geben; ob das Studium überhaupt zu Ende geführt werden konnte, schien zu diesem Zeitpunkt jedoch eher fraglich zu sein.[17]

Am 20. Juli 1933 durfte Thea Kantorowicz das Gefängnis verlassen,[18] der Vater hingegen wurde erst in das Konzentrationslager Börgermoor[19] und später in das Lager für Intellektuelle und Prominente nach Lichtenstein verlegt. Die Bonner Fakultätsmitglieder ließen es vor der Verhaftung ihres Kollegen Kantorowicz an Solidarität, Anständigkeit und Menschlichkeit fehlen. Auch nach seiner Inhaftierung machten sie keinerlei Anstalten, ihm zur Seite zu stehen.[20]

Seine Verhaftung hatte jedoch Freunde sowohl im Inland als auch im Ausland alarmiert; vor allem auf Intervention des Prinzen Carl von Schweden wurde der international anerkannte Zahnmediziner, dessen Berufung an die Universität Istanbul bereits zum 1. Oktober 1933 vorlag, am 5. November 1933 schließlich

---

13 Scheideler (wie Anm. 1), S. 216.
14 R. Forsbach: Die Medizinische Fakultät in der NS-Zeit, in: Becker: Zwischen Diktatur, (s. Beitrag Gr. Willner, wie Anm. 79), S. 123–140, S. 134: zu der Zeit hielt sich Kantorowicz, der einer Verhaftung zuvorkommen wollte, offensichtlich noch versteckt.
15 Vgl. Forsbach (wie Anm. 5), S. 403.
16 Vgl. ebd., S. 402.
17 Vgl ebd., S. 403.
18 Vgl. Scheideler (wie Anm. 1), S. 216.
19 E. Suhr: Die Emslager. Die politische u. wirtschaftliche Bedeutung der emsländischen Konzentrations- und Strafgefangenenlager 1933–1945, Oldenburg, Diss. Phil. Fakultät, 1984.
20 Forsbach (wie Anm. 14), S. 134.

entlassen. Im Winter 1933 verließ Alfred Kantorowicz gemeinsam mit seiner Familie, darunter Tochter Thea, die Heimat in Richtung Türkei.[21]

Durch das ›Gesetz zur Wiederherstellung des Berufsbeamtentums‹ wurden ab März 1933 etliche tausend jüdische Wissenschaftler von einem Tag auf den anderen aus ihrem Dienst vertrieben, ihre Kenntnisse und Fähigkeiten waren nun im Deutschen Reich nicht mehr gefragt, in ihrer Heimat waren sie nicht mehr erwünscht.

Um diesen Ärzten, Geistes- und Naturwissenschaftlern eine neue Perspektive und Unterstützung zu geben, gründete der von der Frankfurter Universität entlassene Pathologe Philipp Schwartz[22] in seinem schweizerischen Exil die »Notgemeinschaft deutscher Wissenschaftler im Ausland«. Über den Genfer Pädagogik-Professor Albert Malche,[23] »der für die türkische Regierung ein Gutachten zur Hochschulinstitution erstellt hatte«, kam es zur Verbindung mit dem türkischen Erziehungsminister und damit zum Regierungschef.[24] Das Anliegen Mustafa Kemal Atatürks[25] war es seit langem, das Niveau der türkischen »wissenschaftlichen Einrichtung auf europäischen Standard zu heben« und dazu »benötigte er ausländische Wissenschaftler«, die nun in großer Zahl zur Verfügung standen.[26]

Im ›Handbuch für jüdische Auswanderung‹ wurde Mitte der 1930er Jahre ausreisewilligen Deutschen jedoch wenig Hoffnung auf Arbeitsmöglichkeiten in der Türkei gemacht, es war daher »kein naheliegendes Zufluchtsland« für Menschen, die Deutschland so schnell wie möglich verlassen wollten.[27] »Für die meisten Exilsuchenden lag es aufgrund von Sprache, Religion und politischem System in weiter Ferne«.[28] Und dennoch fanden hier in großer Zahl verfolgte deutschsprachige jüdische Intellektuelle eine Zuflucht.

Viele der Flüchtlinge erinnerten sich später mit Dankbarkeit an die türkische Gastfreundschaft. Die große Sympathie, die ihnen in der Türkei entgegenge-

---

21 Vgl. Forsbach (wie Anm. 5), S. 345f. Emigration in der Türkei: s. dazu den Beitrag zu Erna Eckstein-Schlossmann.

22 S. dazu Philipp Schwartz Initiative-Universität Bonn: https://www.uni-bonn.de/internationales/internationale.../philipp-schwartz-initiative (abgerufen am 20.11.2017).

23 J. Barrelet, MD: Malche, Albert, in: Historisches Lexikon der Schweiz: URL: http://www.hls-dhs-dss.ch/textes/d/D6492.php (abgerufen am 20.11.2017).

24 S. Yerleri: Orte des Exils 01: MÜNIH ve ISTANBUL, Ausstellungsbroschüre, Jüdisches Museum München, 2008, S. 1–32, S. 16.

25 F. K. Kienitz: Atatürk, Kemal, in: Biographisches Lexikon zur Geschichte Südosteuropas, Bd. 1, hg. v. M. Benrath, F. v. Schroeder, München 1974, S. 108–110. Atatürk starb im Jahre 1934, seine Bemühungen, das türkische Universitätswesen durch die Hilfe deutscher Exilanten aufzubauen, findet in diesem Beitrag keine Beachtung mehr.

26 K. Velten: Die Emigration deutscher Wissenschaftler in die Türkei 1933–1945. Voraussetzungen-Bedingungen-Wirkungen, Hamburg 2000 (Magisterarbeit) S. 103.

27 Yerleri (wie Anm. 24), S. 12.

28 Ebd.

bracht wurde, wird beispielsweise aus den Erinnerungen Erna Eckstein-Schlossmanns deutlich.[29]

Mit durchaus ›spitzer Feder‹ kommentiert sie jedoch die Beweggründe, die Atatürk letztlich bewogen haben, die Emigranten ins Land zu lassen:

> »Atatürk hatte in seiner Weisheit erkannt, dass er durch die Emigration der jüdischen Professoren aus Deutschland für seine zwei Universitäten Istanbul und Ankara Professoren von Weltruf verhältnismäßig billig bekommen konnte und mit Energie setzte er die Berufung durch.«[30]

Die Einladung, das Universitätswesen in der Türkei aufzubauen, hatten zum Jahreswechsel 1933/34 bereits über 50 bekannte deutsche Mediziner dankbar angenommen.[31] Wenn man den Erinnerungen von Erna Eckstein-Schlossmann glauben darf, hielten die meisten der in die Türkei emigrierten deutschsprachigen Wissenschaftler und deren Familien engen Kontakt untereinander, teilweise durchaus verbunden mit einer gewissen sozialen Kontrolle.[32] Ob Thea Kantorowicz sich in dieser deutschen Auslandskolonie wohl gefühlt hat, darf bezweifelt werden. Für ihr politisches Engagement wird in diesem Kreis sicher kaum jemand Verständnis aufgebracht haben. Zeitweise stand ihr als Gesprächspartner ein ehemaliges Mitglied der Bonner SAG, der Kommilitone Heinz Anstock,[33] der vorübergehend im Hause Kantorowicz Aufnahme gefunden hatte, zur Seite.[34]

Die »mehr als 600 von den Nationalsozialisten als Juden Verfolgten«,[35] die nun in der Türkei Arbeit fanden, waren fast ausschließlich Ordinarien oder ordentliche Professoren mit hohem Ansehen. Die einzige Dozentin, die nach 1933 in der Türkei Aufnahme gefunden hatte, war die im Jahre 1931 in Freiburg habilitierte Dermatologin Berta Ottenstein,[36] sie gehörte zu den 48 Frauen, die

---

29 Vgl. E. Eckstein-Schlossmann: »Eigentlich bin ich nirgendwo zu Hause«, hg. v. L. P. Johannsen, Jüdische Memoiren, Bd. 17, Berlin 2012, S. 14. Der von Eren Önsöz gedrehte Dokumentarfilm »Haymatloz«, der im Jahre 2016 auf großes Interesse stieß, zeigt die Lebenswege einiger weniger deutscher Wissenschaftler, denen in der Türkei nach 1933 Arbeitsmöglichkeiten an Universitäten u. Instituten geboten wurde, s. Dokumentarfilm »Haymatloz«: www.deutschlandradiokultur.de/dokumentarfilm-haymatloz-wie-deutsche-in-den-30ern-... (abgerufen am 18.02.2017).

30 Eckstein-Schlossmann (wie Anm. 29), S. 80.

31 Vgl. ebd., S. 66. M. Ebert: Zwischen Anerkennung und Ächtung. Medizinerinnen der Ludwig-Maximilians-Universität in der ersten Hälfte des 20. Jahrhunderts, Neustadt a. d. Aisch 2003, S. 189.

32 Eckstein-Schlossmann (wie Anm. 29), S. 80: Die Familien Kantorowicz u. Eckstein trafen sich regelmäßig.

33 S. dazu den Beitrag zu Hilde Lachmann-Mosse.

34 H. Anstock: Erinnerungen, Eigenverlag 2007 (o. Ortsangabe u. ISBN-Nummer), S. 135.

35 Yerleri (wie Anm. 24), S. 17.

36 Vgl. A. B. Vogt: »Berta Ottenstein.« Jewish Women: A Comprehensive Historical Encyclopedia. 1 March 2009. Jewish Women's Archive. (Viewed on January 2, 2019) <https://jwa.org/

sich bis zum Jahre 1933 in Deutschland hatten habilitieren können.[37] Berta Ottenstein wurde 1935 an die Universität Istanbul berufen und zwar als Klinikdirektorin, tatsächlich jedoch leistete sie dort Grundsatzarbeit, die überhaupt erst »eine fundierte laborchemische Wissenschaft« möglich machte.[38]

Ärztinnen und Ärzte ohne wissenschaftliche Reputation hatten es hingegen schwer, in der Türkei überhaupt eine Arbeitsgenehmigung zu erhalten.[39] Daher ging Thea Kantorowicz nach Studienabschluss in der Türkei nach England, wo sie zunächst in einem Labor tätig war.[40] Dort hielt sich bereits der ältere Bruder des Vaters, Hermann Ulrich Kantorowicz, auf. Der ehemalige Dekan der Rechts- und Staatswissenschaftlichen Fakultät der Christian-Albrechts-Universität zu Kiel war 1934 erst nach New York emigriert und hatte kurze Zeit später als Jurist zuerst in London und später in Cambridge und Oxford Aufgaben übernommen.[41]

Während der 1930er und 1940er Jahre legten mehrere hundert aus deutschsprachigen Ländern emigrierte Ärztinnen und Ärzte die in den angelsächsischen Ländern obligaten »medical qualifications« nicht in England, sondern wegen des einfacheren Verfahrens in Schottland ab[42], und dorthin ging auch Thea Kantorowicz.[43] Es war ein Glücksfall für sie, anschließend in einem wissenschaftlichen Labor des renommierten »Institute of Animal Genetics« der Universität Edinburgh[44] als technische Angestellte Aufnahme zu finden.[45]

encyclopedia/article/ottenstein-berta>. Berta Ottenstein 1891–1956, Biochemikerin u. Dermatologin, Habilitation 1931 als erste Frau in Deutschland in diesem Fach, s. J. Buchin: Kurzbiographien der Ärztinnen aus dem Kaiserreich, in: Bleker u. Schleiermacher, (s. Beitrag H. Maas, wie Anm. 21), S. 233–305, 281.

37 Vgl. A. Vogt: Schwestern und Freundinnen: zur Kommunikations- und Beziehungskultur unter Berliner Privatdozentinnen, in: E. Labouvie: Schwestern und Freundinnen. Zur Kulturgeschichte weiblicher Kommunikation, Köln 2009, S. 143–176, 149. Die Ärztin Erna Eckstein-Schlossmann erhielt in der Türkei keine Arbeitserlaubnis, s. den Beitrag zu Erna Eckstein-Schlossmann.

38 Vogt (wie Anm. 36): »This new academic career in post-Atatürk-Istanbul sounded much better than it really was«. Buchin (wie Anm. 36), S. 281.

39 Vgl. Yerleri (wie Anm. 24), S. 24, S. 17 u. S. 22. Ebert (wie Anm. 31), S. 189: nach ihrer fristlosen Entlassung aus dem Schwabinger Krankenhaus bekam Bella Müller nur durch ›Beziehungen‹ eine Stelle als Ärztin in einem Istanbuler Krankenhaus.

40 Ein Beleg dazu liegt derzeit nicht vor.

41 Hermann Ulrich Kantorowicz Kieler Gelehrtenverzeichnis www.gelehrtenverzeichnis.de/person/900cae7f-e325-433f-7914-4d4c60099d39?lang... (abgerufen am 20.11.2017).

42 K. Collins: European Refugee Physicians in Scotland, 1933–1945, in: Social History of Medecine Vol. 22, NO. 3 pp. 513–530, S. 513.

43 Scheideler (wie Anm. 1), S. 216. S. dazu den Beitrag zu Hertha Beck.

44 Vgl. Institute of Animal Genetics/University of Edinburgh: www.nahste.ac.uk/cgi-bin/view_isad.pl?id... (01.06.2015).

45 Vgl. Scheideler (wie Anm. 1), S. 216.

Dort lernte sie im Jahre 1937 ihren zukünftigen Mann kennen, den deutschstämmigen Amerikaner Herrmann J. Muller.[46] Mit ihm verband Thea Kantorowicz nicht nur das Interesse an der gemeinsamen Arbeit, sondern auch die gleiche politische Einstellung. Bereits im Jahre 1922 hatte sich Muller zu einer ersten Vortragsreihe in der Sowjetunion aufgehalten. Im September 1933 war er erneut dorthin aufgebrochen, hatte wissenschaftlich in Moskau und Leningrad gearbeitet und war sogar zum »corresponding member of the Academy of Science of the USSR« ernannt worden.[47] Fachliche Differenzen sorgten allerdings im Jahre 1937 für den Abbruch des Forschungsaufenthaltes im sowjetischen Machtbereich. Beide künftige Ehepartner hatten zudem Erfahrungen mit nationalsozialistischer Willkür erlebt. Bei der Erstürmung des Kaiser-Wilhelm-Instituts in Berlin-Buch durch SA-Truppen im März 1933 war auch Muller verhaftet worden, für seine Entlassung soll sich damals Gustav Krupp von Bohlen und Halbach eingesetzt haben.[48]

1939 fand die Hochzeit statt. Ein Jahr nach Beginn des Zweiten Weltkriegs verließ Thea Muller Europa, um sich mit ihrem Ehemann in dessen Heimat endgültig niederzulassen. Mit damals 50 Jahren wird Hermann Muller kaum noch als Soldat eingezogen worden sein. Seine Sympathie für den Kommunismus hatte sich bereits Anfang der 1930er Jahre in den USA negativ auf sein Berufsleben ausgewirkt,[49] zehn Jahre später verhinderte möglicherweise unter anderem sein Einsatz für die Internationale Brigade im Spanischen Bürgerkrieg eine frühe Festanstellung. Erst fünf Jahre nach Rückkehr in die Vereinigten Staaten fand Muller eine seinen Fähigkeiten angemessene feste Arbeitsstelle.[50] In der Zwischenzeit wird Thea Muller vermutlich ebenfalls zum Unterhalt der Familie beigetragen haben, welcher Art ist nicht bekannt.

Nach Kriegsende lehrte Hermann Muller zunächst als Fakultätsmitglied am Amherst College in Massachusetts, danach als Professor an der Indiana Universität in Bloomington.[51] Als inzwischen etablierter Dozent setzte er sich nachdrücklich und erfolgreich für zwei Emigrantinnen ein, mit denen er am Berliner Kaiser-Wilhelm-Institut zusammen gearbeitet hatte, Charlotte Auerbach[52] und Marguerite Vogt.[53] Ob er seine Ehefrau ebenfalls bei der Arbeitssuche unterstützte, ist nicht bekannt.

---

46 Hermann Joseph Muller (wie Anm. 3).
47 Hermann Joseph Muller, www.dnaftb.org/27/bio.html (abgerufen am 14.07.2014), S. 2.
48 Vgl. Hermann Joseph Muller (wie Anm. 47), S. 2.
49 Vgl. ebd., S. 1.
50 Vgl. Hermann J. Muller (wie Anm. 47), S. 2.
51 Hermann Joseph Muller (wie Anm. 44), S. 2.
52 Vgl. R. Rürup unter Mitwirkung von M. Schüring: Schicksale u. Karrieren. Gedenkbuch für die von den Nationalsozialisten aus der Kaiser-Wilhelm-Gesellschaft vertriebenen Forscherinnen und Forscher. Geschichte der Kaiser-Wilhelm-Gesellschaft im Nationalsozia

Im Jahre 1946 erhielt der Biologe und Genetiker Hermann J. Muller den Nobelpreis.[54]

Thea Muller, die im August 1945 Tochter Helen Juliette zur Welt gebracht hatte,[55] war nun eine »faculty wife«, von der man zu der Zeit in den USA, vor allem von Professorenfrauen, große »Bescheidenheit« erwartete, auch bei bester eigener Qualifikation war eine Karriere der Ehefrau unter diesen Vorzeichen unerwünscht. Thea Muller hätte wegen der bis in die 1960er Jahre intern angewandte »Nepotismus«-Regel[56] weder am Amherst College in Massachusetts noch an der Indiana Universität in Bloomington zur gleichen Zeit wie ihr Ehemann eine Stelle erhalten können. Die Leidtragenden dieser Maßnahmen waren in der Regel die gut ausgebildeten Ehefrauen, die letztlich zu Gunsten ihrer Ehemänner auf eine eigene Karriere verzichteten.[57]

Es liegt derzeit kein Beleg dafür vor, dass Thea Muller das amerikanische Staatsexamen erworben hatte und anschließend als Ärztin tätig gewesen war. Möglicherweise konnte sie ihre medizinischen Kenntnisse als Ehrenamtliche im sozialen Bereich einbringen. Thea Muller setzte sich jedoch nachweislich erfolgreich für die Einrichtung eines Geburtsplanungszentrums ein, »speziell ihrer Initiative war es zu verdanken, dass das Zentrum mit Klinik und integrierter Bibliothek eröffnet werden konnte«.[58]

Die gemeinsame Tochter von Thea und Hermann Muller, Helen Juliette Muller, inzwischen emeritiert, lehrte als Professorin für Marketing and Public Health unter anderem an der University of New Mexico, USA.[59]

Thea Kantorowicz' Bruder Georg, der während des Krieges in Syrien inhaftiert und sich später in Palästina, Nordafrika und Italien als Soldat auf aben-

---

lismus, hg. von R. Rürup u. W. Schieder im Auftrage des Präsidenten der Max-Planck-Gesellschaft, Bd. 14, Göttingen 2008, S. 168.

53 Vgl. PDF: Marguerite Vogt-Max Delbrück Center for Molecular Medecine: https://www.mdc-berlin.de/attachments/117570 (abgerufen am 17.02.2017).

54 Vgl. Hermann J. Muller: Biographical: https://www.nobelprize.org/nobel_prizes/.../muller-bio.html (abgerufen am 18.02.2017).

55 Vgl. J. Schwartz: In Pursuit of the Genes. From Darwin to DNA, Cambridge, Mass. u. London 2008, S. 273.

56 J. Rauch: »Werde nie eine Frau, wenn du groß bist.« Maria Goeppert Mayer (1906–1972). Nobelpreis für Physik, in: Chr. Kerner: »Nicht nur Madame Curie...«. Frauen, die den Nobelpreis bekamen, Weinheim 1990, S. 165–181, S. 168.

57 Vgl. S. Paulsen: »Der Schleier über dem Geheimnis der Natur scheint emporzuschweben«. Gerty Theresa Cori (1896–1957), Nobelpreis für Medizin, in: Kerner, (wie Anm. 56), S. 135–155, S. 144: Eine beliebte Variante war, die mit einem Kollegen verheiratete Wissenschaftlerin zwar zu beschäftigen, jedoch nicht als Fakultätsmitglied, sondern auf einer schlecht bezahlten Stelle innerhalb des Universitätsbereiches; gerne wurde den Ehefrauen auch angeboten, »sich ohne Bezahlung der Forschung zu widmen«.

58 Scheideler (wie Anm. 1), S. 216.

59 Vgl. Zu Helen Juliette Muller siehe: https://www.leopoldina.org/fileadmin/redaktion/.../CV_Muller_Hermann_Joseph_D.p... – (abgerufen am 22.11.2017).

teuerliche und durchaus pfiffige Art und Weise durchgeschlagen hatte, studierte nach Kriegsende in Glasgow Zahnmedizin und lehrte später als Dozent am Royal Dental Hospital in London. Das Fachbuch, an dem er als maßgeblicher Autor beteiligt war, wurde innerhalb von 30 Jahren fünf Mal neu aufgelegt. George Frederick Kantorowicz starb im Alter von 89 Jahren.[60]

Thea Muller starb 1986. Ihr Weg zeigt geradezu exemplarisch, wie tiefgreifend die nationalsozialistische Herrschaft das Schicksal auch derjenigen überschattete, denen die Flucht aus dem Deutschen Reich gelang. Und er zeigt Hindernisse, die Frauen auf ihrem beruflichen Weg in der Wissenschaft bis weit in die zweite Hälfte des 20. Jahrhunderts zu überwinden hatten.

Eigene Publikation

Der Titel der in der Türkei angefertigten Dissertation konnte nicht ausfindig gemacht werden.

---

60 George Frederick Kantorowicz: Article (wie Anm. 3).

Dr. med. ELISABETH MARIANNE HERRMANNS

06.09.1910 Bonn – 26.01.1947 Deggendorf (Suizid)[1]
Allgemeinpraktikerin

V: Ernst Herrmanns (13.10.1874 – 09.03.1943 Theresienstadt), Dr. jur., Rechtsanwalt[2].
M: Toni H., geb. Sonnenberg (05.03.1878 Wetzlar – bis nach 1947 Brüssel).
G: Alfred Otto H. (13.04.1904 Bonn – 13.10.1986 Bonn), Jurist u. Angestellter.[3]

Drei in Bonn lebende ehemalige Studentinnen dieser Universität waren im Jahre 1942 ins Konzentrationslager Theresienstadt verschleppt worden. Neben Elisabeth Herrmanns waren dies die Studienrätin für Mathematik, Physik und Chemie, Dora Philippson,[4] sowie deren Stiefmutter, die Geographin Margarete Philippson, geborene Kirchberger;[5] letztere war verheiratet mit dem Geographen Alfred Philippson.[6] In diesem Beitrag soll ebenfalls an Familie Philippson erinnert werden.

Elisabeth Herrmanns legte am 21. Februar 1929 an der Bonner Städtischen Studienanstalt die Reifeprüfung ab und ging anschließend zum Medizinstudium zur Universität München, wechselte später nach Berlin, ehe sie am 1. August 1931 an ihrer Heimatuniversität das Physikum ablegte.[7] Bis dahin war das Studum in üblichen Bahnen verlaufen. Mit dem Entschluss, den klinischen Teil des Studiums in Italien fortzusetzen, ging Elisabeth Herrmanns dann allerdings sprichwörtlich neue Wege.

---

1 K. Gutzmer: Elisabeth Herrmanns (1910–1947), in: Kuhn u. a, (s. Vorwort, wie Anm. 2), S. 76 u. 218. http://www.hagalil.com/2011/07/deggendorf-5/ (abgerufen am 2.02.2018).
2 K. Luig: ... weil er nicht arischer Abstammung ist. Jüdische Juristen in Köln während der NS-Zeit, Köln 2004, S. 210f.
3 Bonner Stadtarchiv, Auskunft v. 21.03.2017. K. H. S. Schulte: Bonner Juden und ihre Nachkommen bis 1930. Eine familien- und sozialgeschichtliche Dokumentation (Veröffentlichungen des Stadtarchivs Bonn, begründet von E. Ennen, fortgeführt von D. Höroldt, Bd. 16), Bonn 1976, S. 263 ff.
4 Vgl. A. Mehmel: Dora Philippson (1896–1980), Lehrerin; in: http://www.rheinische-geschichte.lvr.de/persoenlichkeiten/P/Seiten/DoraPhilippson.aspx (abgerufen am 10.07.2015).
5 Vgl. B. Brandenburg u. A. Mehmel: Margarete Kirchberger, verh. Philippson (1882–1953), in: Kuhn u.a., (s. Vorwort, wie Anm. 2), S. 156–159.
6 https://www.ecosia.org/search?q=Alfred+Philippson+Portal+Rheinische+Geschichte&-addon=firefox&addonversion=4.0.2 (abgerufen am 03.02.2018).
7 Vgl. Gutzmer (wie Anm. 1), S. 218.

Möglicherweise sollte ein ausländischer Studienabschluss, ergänzt durch medizinische Berufserfahrung außerhalb des Deutschen Reiches, langfristig gute Chancen auf dem heimischen Arbeitsmarkt ermöglichen. Die Studentin wird sich vor der Umsetzung ihres Vorhabens beim ›Ärztlichen und Zahnärztlichen Prüfungsausschuss Bonn‹ nach den nach der Rückkehr erforderlichen Maßnahmen zur Umwidmung des im Ausland erworbenen Staatsexamens erkundigt haben.

Am 12. November 1935 schloss sie ihr Studium an der Medizinischen Fakultät der Universität Pisa mit der Promotion ab.[8] Danach nahm sie in ihrer italienischen Wahlheimat eine Stelle an, vermutlich als Röntgenassistentin.[9] Über die Zeit in Italien liegen derzeit keine weiteren Informationen vor.

Nach der Machtübernahme der Nationalsozialisten suchten vielfach deutsche Jüdinnen und Juden Schutz in Italien, wo zu der Zeit noch die »Tradition großzügiger Asylpolitik« galt.[10] So meldete sich beispielsweise die damals 35-jährige Bertha Stern[11], eine der drei in Nürnberg praktizierenden jüdischen Kinderärztinnen,[12] bereits am 14. August 1933 nach Italien ab. Sie bestand im darauffolgenden Jahr in Bari das italienische Staatsexamen und arbeitete anschließend dort als Ärztin, bis auch in Italien antijüdische Maßnahmen in Kraft traten. Ihr gelang die Flucht in die Vereinigten Staaten, wo sie im Jahre 1941 die »Licence« erhielt und damit das insgesamt dritte Staatsexamen erwarb.[13]

Elisabeth Herrmanns hingegen fuhr heim zu ihren Eltern nach Bonn, der genaue Zeitpunkt ihrer Rückkehr ist nicht bekannt. Spätestens seit Bekanntwerden des Erlasses vom 7. September 1938, mit dem die faschistische Regierung Italiens ausländischen Juden den Aufenthalt im Lande verbot, wird die Ärztin Italien verlassen haben.[14]

Ihre Eltern, Toni und Ernst Herrmanns, waren am 20. März 1902 von Köln nach Bonn in die Meckenheimer Straße 64 gezogen.[15] Der damalige Gerichtsassessor Ernst Herrmanns ließ sich noch im gleichen Jahr als Rechtsanwalt am neuen Wohnort nieder. Im Laufe der Jahre erwarb sich der spätere Senior der Bonner Anwaltschaft großes Ansehen im Kollegenkreise. Über seine beruflichen

---

8 Der Titel der Medizinischen Dissertation konnte nicht in Erfahrung gebracht werden.
9 Vgl. Gutzmer (wie Anm. 1), S. 76.
10 Th. Schlemmer und H. Woller: Der italienische Faschismus und die Juden 1922 bis 1945, in: VfZ Bd. 52, 2005, H. 2, S. 164–201, S. 180. Siehe dazu auch den Beitrag zu Luise von der Walde.
11 Vgl. E. Seidler: Jüdische Kinderärzte 1933–1945. Entrechtet – Geflohen – Ermordet (erweiterte Neuauflage), Basel, Freiburg 2007, S. 353. Sie hatte nicht in Bonn studiert.
12 Vgl. Seidler (wie Anm. 11): Maja Feilchenfeld u. Eugenie Steckelmacher emigrierten 1933 nach Palästina, S. 448 f., s. Beitrag zu Hermine Maas.
13 Seidler (wie Anm. 11), S. 353.
14 Vgl. Schlemmer und Woller (wie Anm. 10), S. 180.
15 Stadtarchiv Bonn, Auskunft v. 28.01.2014: Altkartei Familie Herrmanns.

Interessen hinaus engagierte er sich im heimatlichen ›Fortschrittsverein‹ und dem ›Bonner Bürgerverein‹.[16]

Den schon vor dem Ersten Weltkrieg im Deutschen Reich verstärkt auftretenden Antisemitismus mochte Herrmanns nicht einfach hinnehmen und trat daher dem im Jahre 1893 gegründeten ›Centralverein deutscher Staatsbürger jüdischen Glaubens‹ (CV) bei.[17] Vordringlichste Aufgabe des Vereins war die »Bekämpfung des Antisemitismus«, dabei ging die »Rechtsschutzabteilung« des CV in konkreten Fällen »mit juristischen Mitteln« gegen Verleumdungen vor, ansonsten versuchte man durch »rationale Aufklärungsarbeit« zu überzeugen.[18] Die Funktionäre in den mehr als 500 Ortsgruppen waren zumeist geachtete Gemeindemitglieder, so wie der Vorsitzende der Ortsgruppe Bonn, Dr. Ernst Herrmanns.[19]

Nach dem Erlass des Gesetzes vom 7. April 1933 »Über die Zulassung zur Rechtsanwaltschaft« galt der vor dem Jahre 1914 niedergelassene Jurist Herrmanns als sogenannter Altanwalt und konnte daher fürs erste seinem Beruf nachgehen. Nach der Verfügung vom 27. September 1938, die die jüdischen Juristen nun gänzlich vom Beruf des Rechtsanwaltes ausschloss, wurde der damals 64-jährige Jurist Herrmanns zu einem der 176 reichsweit tätigen »jüdischen Konsulenten« für die Stadt Bonn ernannt; diese Aufgabe nahm er ein knappes Jahr wahr.[20]

Elisabeth Herrmanns gehörte vor 1933 zu den wenigen Frauen ihrer Generation, die im Ausland studieren, dort das Studium abschließen und anschließend im Land ihrer Wahl ihren Beruf ausüben konnten. Mindestens vier Jahre verbrachte sie im Süden und lernte dort eine ihr vermutlich bis dahin völlig fremde Lebensweise kennen und schätzen. Sie lebte von 1929 bis spätestens 1938, abgesehen von den in Bonn verbrachten Semestern, getrennt von ihren Eltern. Nach dem erzwungenen Weggang aus Italien kehrte sie in ihr Elternhaus zurück. Auch bei gutem Verhältnis zu Mutter und Vater war es für sie bestimmt nicht einfach, nun wieder die Rolle der im Hause lebenden Tochter einzunehmen.

Erst für das Jahr 1941 liegen weitere Unterlagen zu Elisabeth Herrmanns vor. Bis zu diesem Zeitpunkt waren die schon vorher eingeleiteten Maßnahmen zur Ausgrenzung der Juden und deren Kennzeichnung nahezu abgeschlossen. Ab September 1939 durfte die jüdische Bevölkerung nach 20.00 Uhr das Haus nicht mehr verlassen, ein Jahr später standen ihr keine Telefonanschlüsse mehr zur

---

16 Vgl. Luig (wie Anm. 2), S. 210.
17 Vgl. Schulte (wie Anm. 3), S. 623.
18 Jüdisches Leben in Deutschland. Selbstzeugnisse zur Sozialgeschichte 1818–1945, hg. u. eingeleitet v. M. Richarz. Veröffentlichungen des Leo Baeck Instituts, Stuttgart 1982, S. 37.
19 Vgl. Schulte (wie Anm. 3), S. 623.
20 Luig (wie Anm. 2), S. 210, s. dazu den Beitrag zu Herta Heilborn.

Verfügung, bald war es dieser Personengruppe auch nicht mehr möglich, öffentliche Telefonanlagen zu benutzen. Radios hatten abgegeben werden müssen und behördlich angeordneter Schutz bei Bombenangriffen war für sie nicht vorgesehen.[21]

Um den Jahreswechsel 1940/41 lebten in Bonn noch 343 jüdische Menschen, diese wurden ein halbes Jahr später in das ehemalige ›Kloster zur Ewigen Anbetung‹ nach Bonn-Endenich zwangsverlegt. Am 1. Juli 1941 mussten auch Elisabeth Herrmanns Eltern, die fast 40 Jahre in der Bonner Weststadt gelebt hatte, die ihnen vertraute Umgebung verlassen und sich gemeinsam mit der Tochter dort einfinden.[22]

Die ins Sammellager ausquartierten Menschen waren verpflichtet, die Umzugskosten selbst zu tragen und wenn jemand dazu nicht in der Lage war, hatte die Gemeinschaft dafür aufzukommen. Wegen der ihnen nicht mehr zustehenden Lebensmittelkarten waren die Inhaftierten auf Zulieferungen angewiesen, mehrfach sollen verdorbene Lebensmittel ausgegeben worden sein. Die teilweise vorgenommene Rationierung des Wassers wurde von den Betroffenen »als bewusste Schikane der Gestapo« empfunden. Die »dort internierten Menschen lebten zum größten Teil ein ganzes Jahr in äußerster Enge«.[23]

Im Herbst 1941 war Dr. Josef M. Kill mit der Inspektion des Sammellagers beauftragt worden. »Der zu katholischen Widerstandskreisen zählende Bonner Arzt«[24] scheute sich dabei nicht, in seinem Bericht in deutlicher Form auf die Übelstände im Lager hinzuweisen. Erschüttert hatte ihn besonders »der trostlose Anblick der zwischen ihren mitgebrachten Möbeln und Möbelchen herumirrenden, namentlich älteren und verzweifelten Leute«. In seinem Bericht bemängelt er zudem die fehlende medizinische Versorgung der großen Gruppe vor allem älterer Gefangener.«[25]

Mit Elisabeth Herrmanns war dort allerdings Anfang Juli 1941 eine Ärztin eingeliefert worden, auf Blatt 6 der Hausliste steht auch ihr Name, allerdings ohne Doktortitel.[26]

---

21 Vgl. M. van Rey: Die Vernichtung der Juden in Bonn, in: E. Eichhorn, E. J. Thiele (Hg.): Vorlesungen zum Gedenken an Felix Hausdorff, Berlin 1994, S. 227–250, S. 235 ff.

22 Vgl. Luig (wie Anm. 2), S. 210.

23 van Rey (wie Anm. 21), S. 237 f.

24 R. Forsbach: Die Medizinische Fakultät im »Dritten Reich«, München 2006, S. 320.

25 van Rey (wie Anm. 21), S. 238.

26 http://www.statistik-des-holocaust.de/Kapellen6a.jpgs (abgerufen am 03.02.2018). Am 21.12.1938 hatte Elisabeth Herrmanns gezwungenermaßen den Antrag auf »Ausstellung einer Kennkarte« gestellt, die Empfangsbestätigung unterzeichnete sie am 03.02.1939 mit »Dr. Elisabeth-Marianne Sara Herrmanns«: Stadtarchiv Bonn, Auskunft v. 06.09.2018.

Nach dem allgemeinen Approbationsentzug vom 30. September 1938 war es ihr untersagt, medizinische Hilfe zu leisten.[27]

Die endgültige Vertreibung aus Bonn erfolgte zwölf Monate später. Elisabeth Herrmanns und ihre Eltern gehörten dem Transport Nr. 294–VII/1 nach Theresienstadt an. Auf der schon erwähnten Hausliste ist zwar das Datum der Abreise korrekt vermerkt, unter der Rubrik ›verzogen‹ steht jedoch, wie damals üblich, »unbekannt wohin«.[28] Die Inhaftierten wurden mit Lastkraftwagen von Bonn abtransportiert und dann in Güterwagons nach Böhmen verschickt.[29]

In das Lager Theresienstadt wurden viele Deutsche eingeliefert, die zum Teil noch in der Kaiserzeit, während des Ersten Weltkrieges und später in der Weimarer Republik als überzeugte deutsche Bürger jüdischen Glaubens ihren Anteil am Gemeinwesen geleistet hatten. Tief verwurzelt mit der deutschen Kultur hatten manche von ihnen zu diesem Zeitpunkt letztlich immer noch Vertrauen in den deutschen Rechtsstaat und konnten oder wollten nicht erkennen, zu welchem Zweck die Deportationen durchgeführt wurden.[30]

Einen unverstellten Blick auf die Realität hatte hingegen der sehr zurückgezogen lebende Bonner Mathematiker und Universitätsprofessor Felix Hausdorff.[31] Zu Beginn der NS-Zeit »behelligt(en)« ihn die Nationalsozialisten nicht weiter und verhinderten auch nicht die »Neuauflage seiner Mengenlehre« im Jahre 1935.[32] Nach Verabschiedung der Nürnberger Gesetze wurde er jedoch, gemeinsam mit den anderen noch in Amt und Würden stehenden jüdischen Bonner Professoren Franz Feist,[33] Josef Juncker,[34] Wilhelm Levison[35] und Otto Toeplitz[36] zwangsemeritiert.[37]

27 Vgl. A. von Villiez: Die Vertreibung der jüdischen Ärzte Hamburgs aus dem Berufsleben 1933–1945, in: häb 3/04, S. 110–113, S. 112.

28 http://www.statistik-des-holocaust.de/Kapellen6a.jpgs (wie Anm. 27).

29 Vgl. Gutzmer (wie Anm. 1), S. 218.

30 Vgl. PDF 6 Theresienstadt: archiv.ub.uni-heidelberg.de/volltextserver/7789/15/6_Theresienstadt.pdf, S. 28 (abgerufen am 09.07.2015).

31 W. Purkert: Ein dionysischer Mathematiker: Felix Hausdorff-Paul Mongré, in: Becker: Zwischen Diktatur, (s. Beitrag Gr. Willner, wie Anm. 79), S. 285–306.

32 H.-P. Höpfner: Die vertriebenen Hochschullehrer der Universität Bonn 1933–1945, in: Bonner Geschichtsblätter, hg. v. Bonner Heimat- u. Geschichtsverein u. dem Stadtarchiv Bonn, Bd. 43/44, Bonn 1993/94 (1996), S. 447–487, S. 482.

33 Vgl. J. Walk: Kurzbiographien zur Geschichte der Juden: 1918–1945 (hg. v. Leo Baeck Institute, Jerusalem, München, New York), 1988, S. 88.

34 Vgl. M. Schmöckel: Zur Erinnerung an Josef Juncker (9.9.1889 – 18.10.1938), in: BRJ 02/ 2014, S. 199–204.

35 Vgl. R. Schieffer: Der Mediävist Wilhelm Levison (1876–1947), in: Düwell u.a., (s. Beitrag C. Sprinz, wie Anm. 54), S. 166–175.

36 Vgl. Otto Toeplitz (01.08.1881 Breslau – 15.02.1949 Jerusalem/Palästina): Toeplitz biography: www-history.mcs.st-andrews.ac.uk/Biographies/Toeplitz.html (abgerufen am 30.05. 2017). Der Mathematiker O. Toeplitz wurde von einem Kollegen, dem Geologen Hans Cloos, der über die bevorstehende Verhaftung von Toeplitz informiert worden war, »am Vorabend

Bis Mitte 1941 ließ man Felix Hausdorff noch einigermaßen in Ruhe, Mitte
September 1942 erreichte jedoch auch ihn die Aufforderung, sich mit seiner Frau
und der bei ihnen lebenden Schwägerin im ehemaligen Kloster Endenich ein-
zufinden. In seinem vor dem Selbstmord verfassten Abschiedsbrief an den
Rechtsanwalt Hans Wollstein äußerte Hausdorff darin seine Befürchtung, die
gegen die Bonner Juden gerichteten Maßnahmen könnten letztlich weiterrei-
chende Auswirkungen haben als nur die Zusammenlegung in das hiesige
Sammellager; er schloss mit dem inzwischen vielfach zitierten Spruch:

> »auch Endenich
> ist noch vielleicht das Ende nich(t)«.[38]

Im September 1942 waren in Theresienstadt auf einer Fläche von 700 mal
500 Metern ca. 56.000 Personen inhaftiert. Auf den eigentlichen Wohnraum
bezogen hieß das unter schlimmsten Umständen, dass sich 20 bis 40 Frauen mit
ihren Kindern einen einzigen Raum teilen mussten. Da medizinische Einrichtungen fehlten, verbreiteten sich Krankheiten wie Lungenentzündung, Durchfall
und auch Typhus sehr schnell. Medizinische Hilfe war daher dringend notwendig, formale Fragen bezüglich der Gültigkeit der Staatsexamina spielten von
nun an keine Rolle mehr. Die ca. 700 ebenfalls gefangenen Ärzte und Ärztinnen
versuchten, das Leid der Inhaftierten zu lindern, so gut es ging[39]. Ihnen konnte
Elisabeth Herrmanns, die »Heldin von Theresienstadt genannt worden sein
soll«,[40] vielleicht helfen, dem eigenen Vater allerdings nicht; er verstarb dort im
Alter von 69 Jahren.[41]

Nach dem Abtransport der ersten Häftlingsgruppe in die Vernichtungslager
am 9. Januar 1942 wird allen dort praktizierenden Ärztinnen und Ärzten die
hoffnungslose Situation, in der die Lagerinsassen – und auch sie selbst – sich
befanden, überdeutlich klar geworden sein.[42] Vielleicht um mit der permanent
spürbaren alltäglichen Lebensgefahr und den damit verbundenen Ängsten fertig

---

heimlich im Auto nach Aachen gebracht … und bei einem befreundeten Mathematiker
versteckt«, s. E. Wohl: So einfach liegen die Dinge nicht. Erinnerungen. Von Deutschland
nach Israel, hg. v. A. Mehmel, Bonn 2004, S. 70. Hans Cloos (08. 11. 1885 Magdeburg – 26. 09.
1951 Bonn), Geologe; in: E. Hennig: Cloos, Hans, in: Neue Deutsche Biographie 3 (1957),
S. 294.

37 Vgl. van Rey (wie Anm. 21), S. 232: A. Philippson war bereits im Jahre 1929 regulär emeritiert worden und Max Grünhut war »kurz nach der sogenannten »Machtergreifung« 1933
der Lehrstuhl entzogen worden«.

38 Felix Hausdorff: www3.uni-bonn.de › Die Universität › Tradition › Geschichte (abgerufen am
10.07.2015).

39 Vgl. PDF 6 Theresienstadt (wie Anm. 30), S. 32. Theresienstadt: Seidler (wie Anm. 12),
S. 463 A 17.

40 Gutzmer (wie Anm. 1), S. 218.

41 Vgl. Luig (wie Anm. 2), S. 210.

42 Vgl. PDF 6 Theresienstadt (wie Anm. 30), S. 26 u. S. 33.

zu werden, konzentrierte sich eine Gruppe der Lagerärztinnen und Lagerärzte bei den regelmäßig stattfindenden abendlichen Treffen ausschließlich auf den wissenschaftlichen Austausch; zu den Teilnehmern gehörte auch Dr. med. Alfred Wolff-Eisner. Wenige Jahre nach Kriegsende notierte er in seinen Erinnerungen:

> »Es wurde in Theresienstadt ziemlich viel ärztlich gearbeitet, und es bestand sogar ein reges wissenschaftliches ›Vereinsleben‹ – in den Sitzungen wurde Vieles und Interessantes mitgeteilt, aber nichts davon protokolliert, gesammelt oder in irgendeiner Weise veröffentlicht. Da fast alle diese wissenschaftlichen Ärzte spontan gestorben oder ins Gas gekommen sind, so sind alle diese wichtigen Arbeiten für die Menschheit als verloren zu betrachten. (…) Wenn ich nur daran denke, was für wertvolle hämatologische Feststellungen Prof. H. Hirschfeld an diesem Material (!) gemacht hat…«[43]

Diese streng auf Wissenschaftlichkeit orientierte Ausrichtung der Treffen hat sicher nur einen Teil der dorthin verschickten Ärzteschaft angesprochen; es ist höchst fraglich, ob Elisabeth Herrmanns je daran teilnahm.

Die »groteske Scheinwelt von Theresienstadt«[44] sollte die reale Wirklichkeit verschleiern. Und die Bereitwilligkeit, die Wahrheit nicht erkennen zu wollen, war auch unzweifelhaft vorhanden. Nach dem Besuch der Delegation des Internationalen Roten Kreuzes in »Theresienbad« im Jahre 1942 bedankte sich anschließend deren Sprecher bei seinem »deutschen Gesprächspartner … für den netten Ausflug« nach Theresienstadt und legte zum Andenken »sogar Photos bei, welche die Delegation während des Besuches im Lager … aufgenommen hatte«.[45] Eine sorgfältige Inspektion des Lagers hätte die Missstände aufdecken und damit das Leben der Gefangenen retten können. Die vor diesem Besuch vom letzten Kommandanten des Lagers veranlassten »Verschönerungsaktionen« hatten tatsächlich ihr Ziel erreicht, dabei waren die für diese Aktion zuständigen Inhaftierten gezwungen worden, aktiv am eigenen Untergang mitzuwirken.[46]

Dora Philippson gehörte dem ersten Jahrgang der Bonner Städtischen Studienanstalt an, der im Jahre 1916 zur Reifeprüfung führte.[47] Unter den

---

43 Alfred Wolff-Eisner (25.08.1877 – 29.03.1948): R. Schwoch (Hg.): Berliner jüdische Kassenärzte und ihr Schicksal im Nationalsozialismus. Ein Gedenkbuch; Berlin 2009; S. 908. Nach ihm wurde u. a. der »damals weit verbreitete Tuberkeltest Calmette-Wolff-Eisner benannt«.

44 Alfred Philippson: Wie ich zum Geographen wurde. Aufgezeichnet im Konzentrationslager Theresienstadt zwischen 1942 u. 1945, hg. v. H. Böhm u. A. Mehmel, Academica Bonnensia. Veröffentlichungen des Archivs der Rheinischen Friedrich-Wilhelms-Universität zu Bonn, Bd. 11, Bonn 2000, S. XXII.

45 S. Friedländer: Die Jahre der Vernichtung. Das Dritte Reich und die Juden 1939–1945, München 2006, S. 382 u. 612.

46 PDF 6 Theresienstadt (wie Anm. 30), S. 32.

47 Vgl. Mehmel (wie Anm. 4), S. 4.

29.181 Lehrerinnen, die im Jahre 1911 an öffentlichen Schulen unterrichteten, gehörten nur 131 Frauen dem jüdischen Glauben an, demnach noch nicht einmal ein halbes Prozent. Obwohl Frauen jüdischen Glaubens nur ausgesprochen geringe Chancen hatten, im höheren staatlichen Schuldienst aufgenommen zu werden, entschied sich Dora Philippson dennoch für diesen Ausbildungsweg. Im Jahre 1933 waren von 1.824 preußischen Studienrätinnen nur 65 jüdischen Glaubens, das waren 3,6 %.[48]

Sie immatrikulierte sich im Sommersemester 1916 an der Bonner Philosophischen Fakultät in den Fächern Mathematik und Naturwissenschaften[49] und belegte darüber hinaus Vorlesungen anderer Studienrichtungen, die für ihre vielseitigen Interessen sprachen.[50] Im Sommerhalbjahr 1918 wechselte sie für zwei Semester nach Göttingen und bereitete sich anschließend wiederum in Bonn auf den Studienabschluss im November 1920 vor, die staatliche Prüfung »für das Lehramt an Höheren Schulen« bestand sie »mit Auszeichnung«. Im Jahre 1931 wurde sie zur Studienrätin befördert.

Dora Philippson litt Zeit ihres Lebens unter einer anfälligen Gesundheit, die ihr während der Studienzeit und auch später immer wieder Zwangspausen abverlangte. Die labile Gesundheit hielt sie jedoch während ihrer Berliner Zeit nicht davon ab, sich in der Politik zu engagieren. Die Entscheidung der SPD, im Dezember 1914 für die Kriegskredite zu stimmen, führte sie zur oppositionellen USPD, die sie allerdings wieder verließ, nachdem es zu einem erneuten Zusammenschluss der zuvor zerstrittenen Parteiflügel gekommen war.[51]

Nach ihrer Entlassung aus dem Schuldienst im Jahre 1933 zog sie zu einer Freundin nach Kassel. Nachdem jedoch feststand, dass in absehbarer Zeit kein Visum für die USA zu erhalten war, kehrte sie nach ca. 20-jähriger Abwesenheit zu ihrem Vater und der Stiefmutter ins Elternhaus zurück.[52]

Familie Philippson blieb zwar erspart, schon im Juli 1941 ins Sammellager Endenich einziehen zu müssen, sie war jedoch gezwungen, das inzwischen enteignete Haus zu verlassen und in ein sogenanntes ›Judenhaus‹ in der Gluckstraße

---

48 Vgl. Cl. Huerkamp: Jüdische Akademikerinnen in Deutschland 1900–1938, in: Geschichte und Gesellschaft (1993), S. 311–331, S. 311.

49 UA Bonn: Immatrikulationsverzeichnis, s. 4. Mai 1916. A. Hoffmann-Ocon: Pionierinnen-Mitstreiterinnen-Ausgegrenzte: Jüdische Lehrerinnen u. Studentinnen in Deutschland, in: Maurer: Der Weg, (s. Beitrag A. Strauss, wie Anm. 6), S. 211–235, S. 225.

50 UA Bonn: Immatrikulationsverzeichnis, s. 4. Mai 1916. Auskunft des UA Bonn v. 04.07.2018: »für die meisten der öffentlichen u. privaten (Universitäts-)Veranstaltungen findet sich der Eintrag, dass der Besuch für Dora Philippson als Professorentochter gratis sei. Leider findet sich kein Hinweis auf den rechtlichen Hintergrund dieser Regelung«.

51 Mehmel (wie Anm. 4), S. 2. J. Dülffer: Deutschland als Kaiserreich (1871–1918), in: Rassow, (s. Beitrag H. Jung-Danielewicz, wie Anm. 9), S. 469–568, S. 562. M. Vogt: Die Weimarer Republik (1918–1933), in: Rassow, (s. Beitrag H. Jung-Danielewicz, wie Anm. 9), S. 568–646, S. 569.

52 Vgl. Mehmel (wie Anmerkung 4), S. 2f.

zu ziehen. Zum 14. Juni 1942 mussten auch die Philippsons sich zum Abtransport nach Theresienstadt im ehemaligen Kloster ›Zur ewigen Anbetung‹ einfinden.[53]

Nach Machtantritt der Nationalsozialisten fühlte sich eine Reihe Bonner Dozenten für den damals fast 70-jährigen ehemaligen Kollegen Philippson und dessen Familie verantwortlich, so beispielsweise der Bonner Ägyptologe Hans Bonnet.[54] »Selbst in den Stunden … (des) Abtransportes nach Theresienstadt« standen der Ordinarius Bonnet und dessen Frau den Philippsons zur Seite.[55] Vor allem Leo Waibel,[56] der Lehrstuhlnachfolger Philippsons, sowie Carl Troll, der Waibel als Ordinarius nachgefolgt war, setzten sich anschließend unermüdlich für den Bonner Emeritus Philippson ein.

Sie wandten sich schließlich an den Geographen Sven Hedin, der Alfred Philippson aus Studienzeiten her kannte und über beste Kontakte zur nationalsozialistischen Führung verfügte. Hedin erreichte schließlich, dass die Familie nicht in den Osten deportiert wurde und setzte darüber hinaus Hafterleichterungen durch.[57] Von sich aus wurde er jedoch nie aktiv, um jüdischen Verfolgten zu helfen und reagierte auch nur auf Hilferufe, wenn namhafte Persönlichkeiten ihn dazu drängten.[58]

Nach Ankunft im Konzentrationslager Theresienstadt »wurde Dora Philippson zur Nummer III/1–553«, als Häftling hatte sie sich zunächst um die neu ankommenden Gefangenen zu kümmern. Den verunsicherten Neuankömmlingen stand sie zur Seite und sorgte anscheinend für eine zügige Eingliederung in den Lageralltag. Ihre zunächst geplante Deportation in eines der Vernichtungslager wurde mit Hinweis auf deren unentbehrlichen Arbeitseinsatz abgewendet. Dora Philippson selbst soll zudem unmissverständlich darauf hinge-

---

53 Vgl. ebd.

54 Vgl. Die Philippsons in Bonn. Deutsch-jüdische Schicksalslinien 1862–1980. Dokumentation einer Ausstellung in der Universitätsbibliothek Bonn 1989, bearb. von K. Gutzmer (Veröffentlichungen des Stadtarchivs Bonn, begründet von E. Ennen, fortgeführt von D. Höroldt, Bd. 49), Bonn 1991, S. 73.

55 Die Philippsons in Bonn (wie Anm. 54), S. 73. Er kümmerte sich ebenso um seinen Bonner jüdischen Freund, den Mathematiker Felix Hausdorff, und seinen Leipziger Fachkollegen Georg Steindorff u. dessen Ehefrau, s. Th. Schneider: Ägyptologen im Dritten Reich. Biographische Notizen anhand der sogenannten »Steindorff-Liste«; in: Journal of Egyptian History, 4/2, 105–215, S. 153.

56 Vgl. Die Philippsons in Bonn (wie Anm. 54), S. 66, S. 191: Weil Leo Waibel nicht bereit war, sich von seiner jüdischen Frau scheiden zu lassen, ging er nach seiner Zwangsemeritierung 1937 zwei Jahre später in die USA, dort hatte er unter erheblichen finanziellen Problemen zu leiden.

57 Vgl. Mehmel (wie Anm. 4), S. 3.

58 Vgl. A. Mehmel: »Ich richte nun an Sie die große Bitte, eine zweckdienliche Eingabe in dieser Sache zu machen …«. Zwei Briefe von 1942 an Sven Hedin von H.-J. Schoeps, in: ZRGG 52, 1, 2000, S. 38–46, S. 45.

wiesen haben, dass sie wegen der Unterstützung ihres gebrechlichen Vaters in Theresienstadt unabkömmlich sei.[59]

Der nun den Philippsons zugestandene, allerdings jederzeit widerrufbare Prominentenstatus A beinhaltete eine wohnliche Verbesserung, die vermutlich lebensrettend wirkte. Ab dem 1. Oktober 1942 genoss die Familie das Privileg, zu Dritt ein kleines Zimmer bewohnen zu dürfen, der 78-jährige Alfred Philippson merkte dazu lakonisch an: »Von zwei Matratzen in Betten«.[60] Die herausgehobene Position stellte sich gegen Ende des Krieges jedoch als Gefahr heraus, die geplante Erschießung von Alfred, Margarete und Dora Philippson wurde nur durch den zügigen Vormarsch der Roten Armee verhindert; zuvor hatte die SS das Lager an das Rote Kreuz übergeben.[61]

Die Nachricht vom Überleben der Philippsons war in Bonn relativ schnell in Umlauf. Von hier aus startete im Juli 1945 ein Bus, der die Familie an den Rhein zurückbrachte.[62] Noch am Abend der Ankunft suchten, quasi als ›Vorhut‹ der offiziellen Begrüßungsdelegation der Universitätsleitung, die Bonner Dozenten Hans Cloos[63] und Carl Troll[64] die Heimgekehrten auf.[65] Mit großer Freude begrüßten die beiden Dozenten den inzwischen 81 Jahre alten Emeritus Alfred Philippson und ebenso Tochter Dora und die Ehefrau, Geographin Dr. phil. Margarete Philippson, geborene Kirchberger.[66]

Margarete Kirchberger hatte vor ihrer Verehelichung während der Kriegsjahre als Assistentin ihres späteren Ehemannes am Geographischen Institut gearbeitet.[67] Vor Ausbruch des Ersten Weltkrieges wurden Assistentenstellen an deutschen Universitäten fast ausschließlich mit Männern besetzt. Mit Kriegsbeginn waren durch die massenweise Einberufung der Studenten personelle Engpässe im universitären Bereich entstanden, so war auch die Assistentenstelle

---

59 Mehmel (wie Anm. 4), S. 3.
60 Die Lebenserinnerungen Alfred Philippsons-ein Theresienstädter Dokument, in: Philippson (wie Anm. 44), S. XXVII–XLI, S. XXVII.
61 Vgl. A. Mehmel: Alfred Philippson-Bürger auf Widerruf, in: R. Boschki, R. Buchholz (Hg.): Das Judentum kann nicht definiert werden. Beiträge zur jüdischen Geschichte und Kultur, Berlin 2014, S. 173–201, S. 191: Bei der am 20. Januar 1942 tagenden Wannseekonferenz hatte man sich darauf geeinigt, das Lager Theresienstadt lediglich als ein Übergangslager einzurichten, von dem aus die dort untergebrachten älteren, teilweise prominenten Juden in die Vernichtungslager zu schicken.
62 Aufnahme fanden Philippsons bei seinem ehemaligen Assistenten Hermann Knuth u. dessen Ehefrau, s. Gutzmer (wie Anm. 55), S. 72.
63 Vgl. Hennig (wie Anm. 37), S. 294.
64 Vgl. W. Lauer: Carl Troll-Naturforscher u. Geograph, in: Erdkunde, Bd. 30, Heft 1 (März 1976), S. 1–9, S. 3.
65 Vgl. Die Philippsons in Bonn (wie Anm. 54), S. 72.
66 Vgl. Brandenburg u. Mehmel (wie Anm. 5).
67 Vgl. ebd., S. 157.

im geographischen Seminar vakant.[68] Die Geographiestudentin Margarete Kirchberger, die bereits »seit dem 1. Oktober 1914 als wissenschaftliche Hilfskraft am Seminar beschäftigt wurde«, traute sich damals durchaus zu, die Assistentenstelle zu übernehmen, die Unterstützung von Alfred Philippson war ihr dabei sicher. Erfolgreich setzte er sich in Schreiben an das Berliner Kultusministerium für die Einstellung seiner Mitarbeiterin ein.[69]

Von Margarete Kirchberger liegen zwei wissenschaftliche Veröffentlichungen vor, in ihrer im Jahre 1917 veröffentlichten Dissertation[70] hatte sie sich grundsätzlich mit dem Problem bestimmter Oberflächenformen befasst, der von ihr dabei erstmals geprägte Terminus »Fußfläche« wurde später in den Sprachgebrauch der wissenschaftlichen Geographie übernommen.[71]

Am 26. Dezember 1919 gingen der Rabbinersohn[72] Alfred Philippson und Margarete Kirchberger die Ehe ein, zuvor trat die Braut aus der evangelischen Landeskirche aus und kehrte zum Judentum zurück.[73]

Ob die Geographin mit der Heirat freiwillig auf eine weitere wissenschaftliche Karriere verzichtete, oder nur die damals vorherrschenden Konventionen akzeptierte, ist unbekannt. Nach 1919 arbeitete sie ausschließlich ihrem Ehemann zu, wobei ihr eigener wissenschaftlicher Anteil nicht deutlich wird; das bei den Exkursionen aufgenommene hervorragende umfangreiche Photomaterial stammt allerdings von ihr; Margarete Philippson war eine kompetente Wissenschaftlerin.[74]

Sie starb am 10. April 1953, nur dreizehn Tage nach dem Tode ihres Ehemannes. Im Gegensatz zum »kerngesunden« Alfred Philippson, der über eine relativ »ungewöhnliche Zähigkeit bis ins hohe Alter« verfügte und nach seiner Rückkehr nach Bonn sogar noch Vorlesungen hielt,[75] galt Margarete schon vor

---

68 Vgl. W. Lauer: Alfred Philippson, in: Die Philippsons in Bonn (wie Anm. 54), S. 117–132, S. 124.

69 Vgl. Brandenburg und Mehmel (wie Anm. 5), S. 157.

70 M. Kirchberger: Der Nordwestabfall des Rheinischen Schiefergebirges zwischen der Reichsgrenze und dem Rurtalgraben, Bonn, Philos. Diss. v. 1917 u. M. Kirchberger: Vorläufige Ergebnisse einiger Exkursionen ins Bergische u. im westlichen Sauerland, in Zs der Gesellschaft für Erdkunde zu Berlin, 1917, Nr. 4.

71 Brandenburg u. Mehmel (wie Anm. 5), S. 158.

72 Vgl. W. P. Eckert: Ludwig Philippson-Rabbiner-Politiker-Publizist, in: Die Philippsons in Bonn (wie Anm. 54). Der Schwiegervater Margarete Kirchbergers, Ludwig, Philippson (28.12.1811 – 29.12.1899), war Rabbiner gewesen, S. 79–101.

73 UA Bonn: Margarete Philippson, geb. Kirchberger: s. 7.1. Geographisches Institut, 4.2.1. Margarete Philippson, geb. Kirchberger (129–133, hier: 129: www.archive.nrw.de/ LAV_NRW/jsp/findbuch.jsp?archivNr=452&tektId... (abgerufen am 12.05.2017): Um ihre Berufschancen als künftige Lehrerin zu verbessern, hatte sich die 15-jährige Schülerin am 6. Mai 1897 in Koblenz taufen und konfirmieren lassen.

74 Vgl. Brandenburg u. Mehmel (wie Anm. 5), S. 158.

75 Lauer (wie Anm. 64), S. 128 u. S. 130.

dem Abtransport nach Theresienstadt als kränklich.[76] Nach den dort erlittenen Strapazen wird sie möglicherweise nach 1945 bei der Ausarbeitung der Vorlesungsmanuskripte nicht mehr in dem Maße wie vor der Deportation hatte helfen können.[77]

Nach ihrer Rückkehr nach Bonn stand Dora Philippson ihrem Vater bei der Korrespondenz mit der Stadt Bonn und den Alliierten zur Seite. Es ging vor allem darum, die der Familie vor der Deportation entzogenen Rechte wiederzubeschaffen sowie den enteigneten Besitz rückerstattet zu bekommen. Nach Kriegsende unternahm die deutsche Bürokratie von sich aus kaum Anstrengungen, bürokratisches Unrecht zurückzunehmen. Die Betroffenen mussten beispielsweise selbst bei den Standesämtern die Tilgung der zwangsweise auferlegten zweiten Vornamen ›Sara‹ und ›Israel‹ beantragen. Erschwerend kam hinzu, dass die Alliierten den überlebenden Juden nicht den Status der anderen Verfolgten des Dritten Reiches zubilligten, sondern diese anfangs genauso wie ihre Verfolger behandelten;[78] diese Einstellung sorgte für große Verbitterung und Unverständnis bei den jüdischen Überlebenden.[79]

Es war für Dora Philippson nicht einfach, die durch Kriegsereignisse und Verfolgung verloren gegangenen persönlichen Dokumente neu zu beschaffen und damit die Wiedereingliederung in den Beruf zu erreichen. Als von ihr in diesem Zusammenhang verlangt wurde, den Antrag zur Entnazifizierung auszufüllen, verwahrte sich Dora Philippson, eine selbstbewusste Frau mit ausgeprägtem politischen Bewusstsein,[80] bei der Behörde gegen diese ungeheuerliche Anmaßung:

> »Ich möchte aber mit allem Nachdruck gegen die Anforderung und Form dieser ›Entnazisierung‹ (sic) durch deutsche Dienststellen protestieren; eine solche Entlastung ist ein bitterer Hohn auf die Verfolgung und Leiden, die im Namen des deutschen Volkes über mich wie allen meinen Glaubensbrüdern und -schwestern verfügt worden sind.«[81]

Nach Erhalt des in Theresienstadt verliehenen ›Prominentenstatus‹ hätte Dora Philippson im Lager nicht länger arbeiten müssen, dennoch hatte sie sich während der gesamten Haftzeit um Kranke und Hinfällige gekümmert. Diese Fürsorge unter erschwerten Bedingungen hatte ihre ohnehin labile Gesundheit nachhaltig beeinträchtigt. Zurückgekehrt in Bonn musste sie monatelang im Krankenhaus behandelt werden. Da sie letztlich dauerhaft arbeitsunfähig war,

---

76 Vgl. Philippson (wie Anm. 44), S. XIX.
77 Vgl Brandenburg u. Mehmel (wie Anm. 5), S. 158. Nach der Emeritierung ihres Ehemannes verfasste sie bis zur Deportation die Vorlesungsmanuskripte.
78 Vgl. Mehmel (wie Anm. 4), S. 4.
79 Philippson (wie Anm. 44), S. XLIIIf.
80 Vgl. Mehmel (wie Anm. 4), S. 2.
81 Vgl. ebd., S. 5.

konnte sie die ihr zugewiesene Stelle als Studienrätin an der Clara-Schumann-Schule nicht antreten.[82]

Als Mitglied einer jüdischen wohlsituierten Gelehrtenfamilie, die seit dem Jahre 1863 in Bonn ansässig war[83], setzte sie sich für einen Neuanfang jüdischen Lebens in Bonn ein, nicht nur beim »Wiederaufbau der Synagogengemeinde«, sondern auch durch die Gründung des Jüdischen Frauenvereins; hierbei unterstützte sie großzügig Hilfebedürftige.[84]

Dora Philippson beteiligte sich außerdem an der Gründung der ›Bonner Gesellschaft für Christlich-Jüdische Zusammenarbeit‹, deren langjähriges Vorstandsmitglied sie war.[85] Diese Einrichtung sollte ein Forum werden für Gespräche zwischen Juden und Christen und helfen, Toleranz und Verständnis füreinander zu entwickeln.

Elisabeth Herrmanns hatte, genauso wie ihre Kolleginnen und Kollegen, in Theresienstadt bis zur Erschöpfung gearbeitet. Wegen Missachtung jeglicher Hygienevorschriften und fehlender Medikamente waren dort Erkrankungen und Seuchen entstanden, die die Ärzteschaft mit den zur Verfügung stehenden Hilfsmitteln größtenteils weder heilen noch lindern konnte.[86] Das nationalsozialistische Regime hatte in den 1940er Jahren in der Mitte Europas medizinische Missstände und Verwahrlosung zugelassen, die man zuvor in zivilisierten Gegenden nicht für möglich gehalten hätte.

Anfang Mai 1945 hatten nur noch ca. 32.000 Häftlinge in Theresienstadt gelebt, »davon annähernd 3.000 mit Typhus infiziert«,[87] von denen noch etliche nach der Befreiung starben.

Die Lagerinsassen reagierten sehr unterschiedlich auf die Freilassung. »Wer noch genug Kraft hatte, konnte das Eintreffen der so lange erhofften, aber nicht mehr für möglich gehaltenen Befreiung kaum fassen, war von tiefer Dankbarkeit erfüllt und zeigte seine Begeisterung«, andere hingegen »konnten ihrer Freude nach dem Geschehenen keinen Ausdruck mehr verleihen«.[88]

Elisabeth Herrmanns fühlte sich nach der Aufhebung der Quarantäne und nach der Rückführung nach Deutschland für ihre Patientinnen und Patienten im Lager Deggendorf verantwortlich und betreute diese weiterhin. In dem im amerikanischen Sektor gelegenen niederbayrischen Lager waren im Oktober 1945 ca. 1000 ehemalige »Displaced Persons«, »darunter 700 (davon 330 älter als

---

82 Vgl. ebd., S. 4.
83 Vgl. Eckert (wie Anm. 73), S. 94.
84 Mehmel (wie Anm. 4), S. 5.
85 Vgl. ebd., S. 5.
86 Vgl. ebd., S. 4.
87 PDF 6 Theresienstadt (wie Anm. 31), S. 73.
88 A. Königseder und J. Wetzel: Lebensmut im Wartesaal. Die jüdischen DPs (Displaced Persons) im Nachkriegsdeutschland, Frankfurt/Main 1994, S. 15f.

60 Jahre), die in Theresienstadt befreit wurden und über Prag nach Dachau kamen«.[89]

Auch ihre Kollegin Johanna Maas kümmerte sich noch eine Zeitlang um Überlebende aus Theresienstadt. Nachdem diese jedoch festgestellt hatte, dass nun andere bereit standen, die professionelle Betreuung der Kranken zu übernehmen, verabschiedete sich Johanna Maas von ihren Patienten und Patientinnen und wagte einen Neuanfang in den USA.[90]

Elisabeth hingegen fehlte drei Jahre nach Kriegsende der Lebensmut, den sie nun für den Wiederanfang gebraucht hätte. Nachdem sie ihre Mutter zum Bruder nach Belgien gebracht hatte, verübte sie, zurückgekehrt nach Deggendorf, am 26. Januar 1947 Suizid.[91]

Ihr Bruder, der sich im Sommersemester 1922 an der Bonner Universität in den Fächern Jura und Staatswissenschaften immatrikuliert und große Teile seines Studiums dort absolviert hatte, wurde nach seinem Tode im Jahre 1986 in seiner Heimatstadt Bonn beerdigt.[92]

Eigene Publikation

Der Titel der in Pisa erworbenen Promotion konnte nicht ausfindig gemacht werden.

---

89 Königseder und Wetzel (wie Anm. 89), S. 7 u. S. 250f.
90 S. dazu den Beitrag zu Johanna Maas.
91 S. dazu die Beiträge zu Lilly Meyer-Wedell u. Antonie Spiegelberg.
92 Bonner Stadtarchiv, Auskunft v. 21.03.2017.

Dr. med. dent. Eva Glees, geb. Loeb

02.10.1909 Berlin – 09.10.2006 Oxford/Großbritannien
Zahnärztin und Kieferorthopädin

V: Walther Loeb (07.05.1872 Elberfeld – 03.02.1916 Berlin), Dr. chem., Universitätsprofessor.[1] **M:** Agnes L., geb. Frank (31.10.1876 Köln – 1951).[2]
G: Ilse v. d. Dunk, geb. L. (25.08.1901 Bonn).[3] Gertrud (11.08.1903 Bonn – deportiert Juni 1942 Ghetto Minsk, verschollen in Auschwitz), Schauspielerin.[4] Dora (01.04.1905 Bonn – deportiert 1941, ermordet 1944 in Riga), Musikerin.[5]
E: Paul Glees (23.02.1909 Köln – 1999 Göttingen), Dr. med., Universitätsprofessor.[6]
K: Dr. med. Cora Elisabeth Creutzfeldt-Gl. (1937 Amsterdam),[7] verh. mit Dr. med. Werner Creutzfeld.[8] Dr. med. Helga Marianne Gl. (1939 Amsterdam). Dr. med. John Gl. (geb. in Oxford). Dr. phil Anthony Gl. (geb. 1948 Oxford), Politologe.[9]

Im Februar 1990 ging beim Dekan der Bonner Medizinischen Fakultät ein Schreiben der nach England emigrierten ehemaligen Bonner Studentin Eva Glees, geborene Loeb, ein. Darin bat sie, ihr das Goldene Doktordiplom zu

---

1 W. Fisch u. a. (Hg.): Exodus von Wissenschaftlern aus Berlin: Fragestellung–Ergebnisse–Desiderate. Entwicklung vor u. nach 1933. Akademie der Wissenschaften zu Berlin, Berlin/ New York 1994, S. 306, A 21.
2 Eva Glees, geb. Loeb, s.: Utrecht 1943–1944, Das Tagebuch der Agnes Löb, geb. Frank, kommentiert v. Eva Glees, geb. Löb, im Gespräch mit A. Kuhn, bearbeitet u. mit einem Nachwort versehen v. M. Hinterberger, in: Bonner Geschichtsblätter Bd. 55–56, Bonn 2006, S. 207–231, S. 210 u. S. 231, S. 231. Die hier gebrauchte Schreibweise des Nachnamens weicht von der sonst üblichen ab, s. S. 229 (d. V.).
3 Utrecht 1943–1944 (wie Anm. 2), S. 207 u. S. 214.
4 Ebd., S. 223 u. S. 229.
5 Ebd., S. 229.
6 R. Forsbach: Die Medizinische Fakultät der Universität Bonn im »Dritte Reich«, Bonn 2006, S. 77 A 23. G. Gopinath: Paul Glees: An Orbituary: www.iisc.erinet.in/currsci/nov25/articles32.htm (abgerufen am 05.11.2016.
7 F. Lenger: Sombart, Werner in PDF: NDB-Artikel deutsche Biographie https://www.deutsche-biographie.de/downloadPDF?url=sfz117607.pdf: Tochter Cora ist mit einem Sohn des Erfinders der Creutzfeldt-Jakob-Krankheit, eines Enkels von Werner Sombart, verheiratet. Hans Gerhard Creutzfeldt-Christian-Albrechts-Universität zu Kiel: www.uni-kiel.de › Presse › Unizeit › Nr. 32 (abgerufen am 05.11.2016).
8 Gopinath (wie Anm. 6).
9 https://www.buckingham.ac.uk/directory/professor-anthony-glees/ (abgerufen am 17.02.2015).

verleihen,[10] an der im selben Jahr stattfindenden Feier zum 50-jährigen Jubiläum nahm sie auch teil.[11]

In den folgenden Jahren suchte Eva Glees noch mehrmals ihre alte Alma mater in Bonn auf, so kam sie unter anderem anlässlich der im Jahre 1996 eröffneten Ausstellung »100 Jahre Frauenstudium in Bonn«[12] in die Stadt ihrer Kindheit, Jugend- und Studentinnenzeit. Bei diesem Besuch traf sie sich mehrmals mit dem Mitarbeiterstab, der sowohl für das Ausstellungskonzept als auch für den gleichnamigen Katalog verantwortlich war.

Eva Glees betonte bei diesen Gesprächen, während ihrer Studienzeit persönlich keinen antisemitischen Angriffen ausgesetzt gewesen zu sein; am 1. April 1933 wäre ihr jedoch für einen Tag der Zugang zur Zahnklinik untersagt worden. Mit Befremdung habe sie allerdings das Erscheinen guter Studienfreunde in Naziuniform registriert. Diese wiederum hätten sich ihre plötzliche Zurückhaltung nicht erklären können und, auf deren Nähe zum Nationalsozialismus hin angesprochen, argumentiert, »sie wären doch gute Freunde und die Politik habe nichts damit zu tun«.[13]

Eva Glees' Vater, Walther Loeb,[14] war im Jahre 1898 als Privatdozent für Elektrochemie an die Bonner Universität gekommen. Wegen des an diesem Fachbereich vorherrschenden antisemitischen Klimas entschloss er sich jedoch im Jahre 1906, Bonn zu verlassen und eine Stelle als Privatdozent an der Berliner Universität anzunehmen. Kurze Zeit später erfolgte dort die Ernennung zum Leiter der chemischen Abteilung am Rudolf-Virchow-Krankenhaus.[15]

Nach dem plötzlichen Tod des erst 44-jährigen Walter Loeb kehrte dessen Witwe Agnes mit den vier noch minderjährigen Töchtern Anfang Februar 1916 nach Bonn zurück.[16] Die damals siebenjährige Eva, die gleich nach dem Umzug zu Ostern in Bonn eingeschult wurde, fand in der Lessingstraße Nr. 22 eine neue Heimat; sie und ihre Mutter, »Frau Prof. Walther Loeb«, lebten dort bis zum Jahre 1927.[17] Rund sechzig Jahre nach dem Auszug aus dieser Wohnung wird die ehemalige Bonner Studentin ihren in England niedergeschriebenen Erinne-

---

10 Vgl. R. Forsbach: »Des Tragens Eines Deutschen Akademischen Grades Unwürdig«, der Entzug von Doktorgraden während des Nationalsozialismus u. die Rehabilitation der Opfer am Beispiel der Universität Bonn, in: Rheinische Vierteljahresblätter, Jg. 67, 2003 Bonn, M. Groten, Th. Klein, M. Nikolay-Panter (Hg.), S. 284–299, S. 284.

11 Vgl. E. Herchenroeder: Eva Loeb, verh. Glees, in: Kuhn u. a., (s. Vorwort, wie Anm. 2), S. 224–225, S. 224.

12 Die Ausstellung »100 Jahre Frauenstudium in Bonn« wurde 1996 in den Räumlichkeiten der Universität gezeigt, s. Kuhn u. a., (s. Vorwort, wie Anm. 2), S. 9.

13 Herchenroeder (wie Anm. 11), S. 225.

14 Vgl. Fisch (wie Anm. 1), S. 306, A 21.

15 Vgl. ebd., S. 306.

16 Vgl. Herchenroeder (wie Anm. 11), S. 224.

17 Stadtarchiv Bonn: s. Adressbücher der Jahre 1916–1927.

rungen den Titel: »From Lessingstraße to Oxford Road: Not a Straight or Easy Way« geben.[18]

Während ihrer Schulzeit hielt sich Eva häufig bei ihrer Schulfreundin Thea Kantorowicz[19] auf. Dabei lernte sie auch deren Vater, Alfred Kantorowicz[20], den Ordinarius der Bonner Zahnmedizin, kennen. Dieser verstand es anscheinend, bei der Freundin seiner Tochter nachhaltiges Interesse am Fach Zahnheilkunde zu wecken. Nach Ablegung der Reife Ostern 1930 an der Bonner Städtischen Studienanstalt immatrikulierte sich Eva Loeb denn auch anschließend an der Zahnmedizinischen Fakultät Bonn, an der sie ihr gesamtes Studium absolvierte. Im Sommersemester 1931 bestand Eva Loeb das zahnärztliche Physikum und im November 1933 das Staatsexamen mit der Note ›sehr gut‹.[21] Bis dahin war das Studium ohne nennenswerte Probleme verlaufen. Es sollte sich jedoch als sehr schwierig herausstellen, für die angestrebte Promotion an der Medizinischen Fakultät einen Doktorvater zu finden, der Ende 1933 noch bereit war, eine Studentin jüdischen Glaubens als Promovendin aufzunehmen.

Professor Dr. Erich Hoffmann[22] sah als einziger Dozent der Fakultät keinen Anlass, einer mit sehr guten Prüfungsergebnissen ausgestatteten Absolventin diesen Wunsch abzuschlagen. Bevor Erich Hoffmann Eva Loeb jedoch formell als seine Doktorandin aufnehmen wollte, sollte sich diese zuvor persönlich in Berlin danach erkundigen, ob von ihr als Jüdin zu diesem Zeitpunkt die Promotion noch ordnungsgemäß durchgeführt werden könnte. Dies wurde ihr in der Hauptstadt zugesichert, allerdings mit der Empfehlung, das Promotionsverfahren zügig durchzuführen.[23]

---

18 P. Weindling: The Impact of German Medical Scientists on British Medicine. A Case Study Oxford 1933–1945, in: M. G. Ash, A. Söllner (Hg.): Forced Migration and Scientific Change. Emigré German-speaking Scientists and Scholars after 1933, Washington/Cambridge 1996, S. 86–116, S. 96.

19 Eva Glees – eine jüdische Studentin an der Universität Bonn (Memento vom 7. August 2007 im Internet Archive), abgerufen am 29.10.2016), s. ebenfalls den Beitrag zu Thea Kantorowicz.

20 Forsbach (wie Anm. 6), s. dazu das Kapitel: Professoren und die NSDAP, W. Bruchhausen: Wissenschaftlicher Fortschritt und Untergangsängste: Medizinische Fakultät und Universitätskliniken 1870–1933, in: Becker und Rosin, (s. Beitrag A. Strauss, wie Anm. 22), S. 40–79, S. 62. H.-G. Hofer: Gleichschaltung und Verlust, Erneuerung und Expansion. Die Medizinische Fakultät der Universität Bonn 1933–1979, in: Becker und Rosin, (s. Beitrag A. Strauss, wie Anm. 22), S. 77–122, S. 80.

21 Vgl. Herchenroeder (wie Anm. 11), S. 224.

22 Vgl. R. Forsbach: Erich Hoffmann (1868–1959), Dermatologe, in: Portal Rheinische Geschichte-LVR (11.04.2014): www.rheinische-geschichte.lvr.de/persoenlichkeiten/H/Seiten/ErichHoffmann.aspx (abgerufen am 29.10.2016). H.-P. Höpfner: Die vertriebenen Hochschullehrer der Universität Bonn 1933–1945. Sonderdruck aus: Bonner Geschichtsblätter, Bonner Heimat- u. Geschichtsverein u. d. Stadtarchiv Bonn (Hg.), Bd. 43/44, Bonn 1993/94 (1996), S. 466.

23 Vgl. Herchenroeder (wie Anm. 11), S. 225.

Gemeinsam mit dem Zoologen Fritz Schaudinn[24] war es dem Dermatologen Erich Hoffmann im Jahre 1905 in Berlin gelungen, den Syphiliserreger zu entdecken.[25] Das wissenschaftliche Ansehen Erich Hoffmanns stand daher außer Frage, er zählte zu den herausragenden Wissenschaftlern der Bonner Medizinischen Fakultät. Seit dem Beginn seiner Tätigkeit in Bonn im Jahre 1910 war es ihm dort nach längerem Bemühen gelungen, die Dermatologie als eigenständiges Fach einrichten zu können; acht Jahre später wurde Erich Hoffmann zum ersten Ordinarius der Bonner Hautklinik ernannt.[26]

Sein kurzfristiges ›Liebäugeln‹ mit der Idee des Nationalsozialismus, wohl auch gespeist durch die ihm eigene Sehnsucht nach einer starken Führerpersönlichkeit, veranlasste ihn, im Februar 1933 einen Unterstützungsbrief für Adolf Hitler mit zu unterzeichnen. Dieser wenig später im Bonner ›Generalanzeiger‹ veröffentlichte Appell wurde von insgesamt vierzehn Bonner Dozenten mitgetragen, sechs davon gehörten der Medizinischen Fakultät an.[27] Hoffmanns Zustimmung für Hitler und dessen Gefolgsleute ließ jedoch schnell nach und wandelte sich in Gegnerschaft. Mit dafür ausschlaggebend war vermutlich die in einem bestimmten Fall in ihn als Mediziner gesetzte Erwartung, einem Nationalsozialisten ein Gefälligkeitsgutachten auszustellen. Seine daraus resultierende Befürchtung, mit dem Aufkommen des »Nationalsozialismus« könnte der »Weg für wissenschaftliche Inkompetenz geebnet« werden, ließ ihn zum Gegner des neuen Regimes werden; nach diesem Vorfall sparte er nicht mit offener Kritik.[28] Anlässlich des am 1. April 1933 auch an der Bonner Universität gegen Juden durchgeführten Boykotttages hielt Hoffmann beispielsweise mit seiner lautstarken Empörung über diese Aktion nicht zurück. Damit setzte er sich deutlich ab von Kollegen der Medizinischen Fakultät, von denen bereits vor 1933 mehr als ein Drittel der NSDAP angehörten.[29]

---

24 Vgl. H. G. Schlegel: Schaudinn, Fritz, in: Neue Deutsche Biographie (NDB), 2005, als PDF abrufbar unter: https://www.deutsche-biographie.de/sfz111086.html (abgerufen am 07.11. 2016).

25 Dies war ein erster entscheidender Schritt zur Bekämpfung dieser Krankheit, die noch während des Ersten Weltkrieges und in der Zeit danach, nicht nur bei den Deutschen, sondern auch bei den anderen kriegführenden Nationen, erhebliche Opfer kosten sollte. Erst durch weitere Entdeckungen, in die teilweise erneut Erich Hoffmann eingebunden war, gelang es, »die Krankheit nicht nur früh und sicher zu erkennen, sondern auch frühzeitig zu heilen und ihre Übertragung auf andere und die Nachkommenschaft wirksam vorzubeugen«, s. E. Hoffmann: Wie kann die Menschheit von der Geissel der Syphilis befreit werden, Berlin 1927, S. 9.

26 Vgl. Forsbach (wie Anm. 22). Bruchhausen (wie Anm. 22), S. 68f.

27 Vgl. Forsbach (wie Anm. 6): Die Professoren u. die NSDAP. Die anderen Mediziner waren: W. Blumenberg, F. Pietrusky, R. Strempel, H. Selter, P. Römer.

28 Forsbach (wie Anm. 22).

29 Vgl. Forsbach (wie Anm. 20) Die Professoren u. die NSDAP.

Für ihn war es daher folgerichtig, ein Jahr später einer jüdischen Studentin zu ihrem Recht zu verhelfen.

Inzwischen hatten jedoch Mitarbeiter der Dermatologischen Klinik regime-kritische Äußerungen ihres Chefs, wie beispielsweise die Einschätzung, »weiße Weste und Braunhemd vertragen sich nicht«,[30] zusammengetragen. Konfrontiert mit diesen sogenannten ›Beweisstücken‹, reagierte Hoffmann denkbar unge-schickt und hielt letztendlich dem starken Druck regimetreuer Kollegen der Medizinischen Fakultät nicht stand. Erich Hoffmann ging schließlich von sich aus zum 15. Februar 1934 in den freiwilligen Ruhestand und ließ sich zum August 1934 vorzeitig emeritieren,[31] im Rigorosum prüfte er als Doktorvater zuvor noch die Zahnmedizinerin Eva Loeb.

Eva Loeb wurde zwar am 28. Februar 1934 promoviert, statt des Doktor-diploms wurde ihr allerdings nur eine vom Dekan unterzeichnete Bescheinigung der mit ›gut‹ bestandenen Prüfung überreicht. Ohne ausgehändigtes Doktor-diplom war es ihr allerdings untersagt, diesen Titel zu tragen. Das zahnärztliche Staatsexamen bestand sie mit der Note »sehr gut«, das dafür ausgestellte Er-satzdokument kam jedoch in keiner Weise der Approbation gleich, also war sie nicht befugt, als Zahnärztin zu arbeiten.[32] Als Emeritus war es Erich Hoffmann nicht mehr möglich, gegen das unrechtmäßige Verfahren, dem seine Promo-vendin Eva Loeb ausgesetzt war, vorzugehen.

Eva Loeb war bereits als Studentin mit dem Kommilitonen Paul Glees[33], der ebenfalls Medizin studierte, verlobt. Die Verbindung eines nichtjüdischen Stu-denten mit einer jungen Frau jüdischer Herkunft missfiel dem Zahnmediziner Prof. Wilhelm Balters[34] außerordentlich. Sogar während des Examens von Eva Loeb sprach er dieses Thema an. Er legte dabei der jungen Frau nachdrücklich nahe, sich doch von ihrem nichtjüdischen Verlobten zu trennen: »Lassen Sie ihn gehen und dem Führer und dem Reich dienen. Sie können auch als Kranken-schwester in Afrika glücklich leben«.[35] Weder ließ Eva Loeb ihren Verlobten gehen, noch war Paul Glees bereit, diese Verbindung aufzulösen.

So versuchte man seitens der Universität, sich den seit Januar 1936 ernannten planmäßigen Assistenten am Anatomischen Institut auf andere Weise gefügig zu machen. NS-Dozentenführer Schmidt forderte Paul Glees im Frühjahr 1936 ul-timativ auf, nun endlich bis Ende des Sommersemesters der NSDAP beizutreten,

---

30 Höpfner (wie Anm. 22), S. 466.
31 Vgl. Höpfner (wie Anm. 22), S. 466.
32 Herchenröder (wie Anm. 11), S. 54.
33 Vgl. Forsbach (wie Anm. 6), S. 77, A. 23. G. Gopinath (wie Anm. 6).
34 Vgl. Forsbach (wie Anm. 6), s. den Absatz: Schüler Kantorowiczs u. NSDAP-Mitglied-Wil-helm Balters, S. 299.
35 Forsbach (wie Anm. 6), S. 405.

andernfalls würde er die Folgen seiner Unbotmäßigkeit zu spüren bekommen.[36] Paul Glees kam dieser Forderung jedoch nicht nach.

Im Anschluss an die Examina konnte Eva Loeb vorübergehend als Krankenschwester in einer Koblenzer Privatklinik und in der Praxis des Bonner Arztes Dr. Arthur Samuel[37] als Sprechstundenhilfe arbeiten. Da sie für sich jedoch im Deutschen Reich keinerlei Möglichkeit der Berufsausübung als Zahnmedizinerin sah, ging sie schließlich im Dezember 1935 in die Niederlande;[38] Paul Glees folgte seiner Verlobten am 30. Juni 1936. Da die Trauung dort nicht durchgeführt werden konnte, heirateten beide am 3. Juli 1936 in England und ließen sich nach ihrer Rückkehr in Amsterdam nieder. Dort wurden auch die Töchter Cora Elisabeth und Helga Marianne geboren. Kurz vor Ausbruch des Krieges emigrierte die Familie »after much hesitation« nach England,[39] in Oxford kamen die Söhne John und Anthony zur Welt.[40]

Im Gegensatz zu Philipp Stöhr,[41] der anscheinend die Emigration seines Assistenten Paul Glees insgeheim unterstützte,[42] wollten Kollegen der Medizinischen Fakultät sowohl dessen einseitige Aufkündigung des Arbeitsverhältnisses als auch dessen Absetzung ins Ausland nicht hinnehmen. Vermutlich auf Antrag der Bonner Universitätsverwaltung wurde Glees am 18. Juli 1942 der Doktortitel entzogen, begleitend erfolgte am selben Tage die »Veröffentlichung im Deutschen Reichsanzeiger und Preußischen Staatsanzeiger«.[43]

Ende der 1990er Jahre fand man in den Räumlichkeiten der Bonner Universität das Buch, in dem die Namen der Personen verzeichnet waren, denen der Doktortitel an der Medizinischen Fakultät aberkannt worden war. Der eher zufällige Fund dieser Listen veranlasste den Senat, sich grundsätzlich mit dieser Angelegenheit zu befassen. Aufgrund eines dabei gefassten Beschlusses erklärte der Senat am 10. November 1998 diese in der NS-Zeit praktizierten Verfahren für nichtig.

---

36 Vgl. Forsbach (wie Anm. 6), S. 83.
37 Vgl. A. Samuel: Mein Leben in Deutschland vor u. nach dem 30. Januar 1933, in: Bonner Geschichtsblätter 49/50, 1999/2000 (2001), S. 399–470.
38 Vgl. Utrecht 1943–1944 (wie Anm. 2), S. 230.
39 Weindling (wie Anm. 18), S. 86 ff.
40 Vgl. Utrecht 1943–1944 (wie Anm. 2), S. 230.
41 Vgl. Forsbach (wie Anm. 6), s. Kapitel: Gefürchteter Gutachter u. parteiloser Helfer-Philip Stöhr, S. 79–85, S. 79, A. 37.
42 Vgl. Forsbach (wie Anm. 6), S. 404.
43 Universität Leipzig: Erläuterung zum Verfahren der Aberkennungen der Akademischen Grade im Nationalsozialismus: https://www.archiv.uni-leipzig.de/.../aberkennungen.../nachtraegliche-aberkennungen... (abgerufen am 09.02.2017).

In einer Feierstunde der Universität verlas man die Namen der Personen, denen aus politischen Gründen im Zeitraum von 1933 bis 1945 der Doktortitel aberkannt worden war,[44] darunter war auch der Name von Paul Glees.

Mit großer Wahrscheinlichkeit hatte Stöhr, der Förderer von Paul Glees am Bonner Anatomischen Institut, seinem Zögling Empfehlungsschreiben mit auf den Weg in die Emigration gegeben, die ihm auch im Ausland die Fortsetzung seiner medizinischen Ausbildung ermöglichten. Direkt nach seiner Ankunft in den Niederlanden erhielt Paul Glees am Amsterdamer Anatomisch-Embryologischen Institut als Volontärassistent für drei Jahre eine Anstellung, und 1938 ergab sich für ihn die Möglichkeit zu einem zweimonatigen Forschungsaufenthalt an dem Zoologischen Institut Neapel.[45]

Philipp Stöhr, dessen Verhalten während der Nationalsozialistischen Zeit nach 1945 durchaus umstritten war,[46] hatte auch Eva Glees geholfen. Ihr ehemaliger Histologieprofessor setzte sich als Dekan dafür ein, dass ihr zwei Jahre nach der Promotion doch noch das Doktordiplom zugeschickt wurde.[47] Dies war eine Geste, die Eva Glees noch im Jahre 1996 bei ihrem Besuch in Bonn würdigend hervorhob.[48]

Nach der Ankunft in England hatte Paul Glees am Strangeway Laboratory in Cambridge eine Anstellung erhalten. Durch Vermittlung der dort ebenfalls forschenden Pharmakologin Edith Bülbring aus Bonn[49] wurde man anscheinend an entsprechender Stelle auf den jungen deutschen Wissenschaftler mit dem Fachgebiet Experimentelle Physiologie aufmerksam. Durch diese Art ›Bonner Netzwerk‹ erhielt Glees die Möglichkeit, sich weiterhin seinem Spezialgebiet widmen zu können.[50]

Während sich Paul Glees seit seiner Flucht aus dem Deutschen Reich nahezu ununterbrochen seinem Fachgebiet widmen konnte, war Eva Glees weder während des Aufenthaltes in den Niederlanden noch in den ersten Jahren nach ihrer Ankunft in England die Ausübung ihres Berufes möglich, teilweise sicher auch bedingt durch die Familienphase mit den noch kleinen Kindern. Nach Erhalt des englischen Zahnmedizinischen Staatsexamens scheint sie zwar die ärztliche Approbation in England recht schnell erhalten zu haben, die Geneh-

---

44 Vgl. S. Happ: Politisch und nicht politisch motivierte Aberkennung von akademischen Graden. Eine Auswertung der Rundschreiben deutscher Universitäten in der NS-Zeit, in: Happ/Nonn, (s. Beitrag I. Marcus, wie Anm. 72), S. 283–296, S. 284f.

45 Vgl. Forsbach (wie Anm. 6), S. 77, A 23.

46 Vgl. ebd., S. 403.

47 Vgl. ebd., S. 405; die von der Universität Bonn bestätigte Approbation erhielt sie hingegen erst im Jahre 1955.

48 Gesprächsnotiz der Verfasserin.

49 S. Beitrag zu Edith Bülbring.

50 Vgl. Weindling (wie Anm. 18), S. 86f.

migung zur Niederlassung erfolgte jedoch erst im Jahre 1948, demnach verzögerte sich ihr Berufseinstieg um 14 Jahre.[51]

Eva Glees war an der für ihren hohen wissenschaftlichen Standard bekannten Bonner Zahnmedizinischen Fakultät ausgebildet worden.[52] Sehr schnell stellte sie jedoch nach ihren ersten Berufserfahrungen in England große Unterschiede im Ausbildungsstand beider Länder fest, denn »die Zahnheilkunde in England war zu der Zeit noch wesentlich weniger akademisch ausgerichtet als in Deutschland«[53] und wies zudem einen »shockingly low standard«[54] auf.

Statt als neue Kollegin freundlich unterstützt zu werden, wurde sie konfrontiert (with) »professional coldness to a female colleague«.[55] Diese Nichtachtung von Akademikerinnen, besonders im medizinischen Bereich, fing bereits kurz nach Ende des Ersten Weltkrieges an; gezielt wurden damals Stellen für Medizinstudentinnen gestrichen.[56] All die Erfolge, die Studentinnen insgesamt in England nach 1870 an den sogenannten civic universities in sechs Städten erreicht hatten, »erlitt(en) in den zwanziger Jahren herbe Rückschläge«.[57]

Eva Glees hatte in den langen Jahren ihrer Berufstätigkeit, zusätzlich zur eigenen Praxis, unterschiedliche Aufgaben wahrgenommen, viele davon im sozialen Bereich. So betreute sie zahnärztlich unter anderem fünfzig in einem »National Home« untergebrachte Kinder, war Schulzahnärztin in einem Psychiatrischen Krankenhaus und behandelte Insassen in einem »High Security«-Gefängnis.[58]

Zwischen 1933 und 1945 kamen insgesamt 116 Medizinerinnen und 285 Mediziner, die sich auf das relativ neue Fachgebiet Kieferorthopädie spezialisiert hatten, nach England. Seit 1948 bis ins hohe Alter führte Frau Dr. Glees eine eigene Praxis, die ihr Auskommen sicherte, das trifft auch auf die meisten Fachkolleginnen aus Deutschland zu.[59]

Drei Kinder von Eva und Paul Glees waren in die Fußstapfen ihrer Eltern getreten und hatten ebenfalls Medizin studiert,[60] Sohn Anthony erhielt später in England eine Professur für Politologie.[61]

---

51 Vgl. ebd., S. 96.
52 Vgl. Forsbach (wie Anm. 6), S. 335.
53 Weindling, Frauen aus medizinischen Berufen, in: Lindner/Niehuss, (s. Beitrag L. Meyer-Wedell, wie Anm. 101), S. 125.
54 Weindling (wie Anm. 18), S. 96.
55 Ebd.
56 Vgl. Weindling (wie Anm. 53), S. 120.
57 J. Jacobi: »They made old Cambridge wonder«. Englische Frauencolleges zwischen Tradition u. Aufbruch, in: Maurer: Der Weg, (s. Beitrag A. Strauss, wie Anm. 6), S. 91–107, S. 101f.
58 Vgl. Herchenroeder, (wie Anm. 11), S. 73.
59 Vgl. Weindling (Anm. 53), S. 125.
60 Vgl. Weindling (wie Anm. 18), S. 113.

Paul Glees, »a live wire in both teaching and research«,[62] zu dessen englischen Studenten unter anderem der kürzlich verstorbene Oliver Sacks gehörte,[63] ging, anders als seine ebenfalls nach England emigrierte Kollegin Edith Bülbring, später nach Deutschland zurück. Da ihm bis dahin in seiner neuen Heimat keine Professur angeboten worden war, entschied sich der damals 52-jährige Fachmann für Neuroanatomie und Embryologie, im Jahre 1961 das in Göttingen neu eingerichtete Ordinariat für Physiologie anzunehmen.[64]

Die Kieferorthopädin Eva Glees, für lange Zeit die einzige Zahnchirurgin im Oxforder Stadtteil Woodstock,[65] hatte sich nicht nur beruflich etabliert, sondern auch privat gut eingelebt. Sie mochte ihre neue Heimat, in der sie inzwischen über 20 Jahre lebte, nicht mehr verlassen. In das Land der ›Täter‹ zurückzukehren, konnte sie sich zu diesem Zeitpunkt nicht vorstellen.

Jahrzehntelang war es Eva Glees nicht möglich gewesen, über das während der nationalsozialistischen Zeit erlittene Unrecht zu sprechen – »in deutscher Sprache zu sprechen«.[66] Die sechs Jahre ältere Schwester Gertrud war im Jahre 1942 deportiert worden und später in Auschwitz verschollen,[67] ihre nächst ältere Schwester Dora wurde im Jahre 1941 verschleppt und drei Jahre später in Riga ermordet.[68] Enge Angehörige aus der mütterlichen Familie waren ebenfalls durch Deutsche oder deren Verbündete ermordet worden.[69] Ihre Mutter, Agnes Loeb, hatte nur mit Hilfe einer niederländischen Familie überleben können.[70]

Vermutlich kam Eva im Jahre 1990, anlässlich der Feier zu ihrem 50-jährigen Doktordiplom, nach 56 jähriger Abwesenheit das erste Mal zurück nach Bonn. Später nahm sie regelmäßig teil an den von der Bonner Stadtverwaltung ver-

---

61 Vgl. Prof. Anthony Glees-University of Buckingham (wie Anm. 9). Der in den englischen Medien häufig präsente, streitlustige und ausgesprochen meinungsfreudige Wissenschaftler äußerte sich in verschiedenen Beiträgen des Deutschlandfunks beispielsweise zur Brexitentscheidung: »Es ist eine Revolution«: www.deutschlandfunk.de/britische-reaktionen-auf-brexit-es-ist-eine-revolution.694.de.h... (abgerufen am 05.11.2016) u. auch zur Flüchtlingsfrage Deutschland u. die Flüchtlinge: www.deutschlandfunk.de/deutschland-und-die-fluechtlinge-wie-ein-hippie-staat-von... (abgerufen am 05.11.2016).

62 Weindling, (wie Anm. 18), The Impact of German Medical Scientists on British Medicine, S. 112.

63 Vgl. Oliver Sacks: www.faz.net › Feuilleton › Bücher › Autoren (abgerufen am 13.01.2015); s. Oliver Sacks: Onkel Wolfram. Erinnerungen, Hamburg 2003.

64 Vgl. Gopinath (wie Anm. 6).

65 Vgl. Meet the STEP Panel-Rad Pro: s. John Glees: www.radpro.eu/companies/Gulmay/STEP%20Panel.html (abgerufen am 05.11.2016).

66 Utrecht 1943–1944, (wie Anm. 2), S. 231.

67 Vgl. Utrecht 1943–1944, (wie Anm. 2), S. 223 u. S. 229.

68 Vgl. ebd., S. 223 u. S. 229.

69 Vgl. ebd., S. 216.

70 S. dazu Beitrag zu Sophia Breyer-Herzberg.

anstalteten »Begegnungswochen ehemaliger verfolgter Bonner Bürger« und »suchte« dabei vor allem »das Gespräch mit der jüngeren Generation«.[71]

Eigene Publikation

Über das erstmalige Auftreten der Spirochaeten auf der Tonsille des Menschen. Bonn, Med. Diss. v. 1934.

---

71 Nachwort von M. Hinterberger in: Utrecht 1943–1944, (wie Anm. 2), S. 231.

Dr. med. et MD Sc. Henriette Wayne, geb. Löwenberg

11.11.1909 Duisburg – 01.12.1996 New York/USA[1]
Allgemeinpraktikerin und Naturwissenschaftlerin

V: Siegmund Löwenberg (06.02.1882 Ettinghausen/Gießen – deportiert 22.04.1942 Izbica), Bäcker/Konditor.
M: Augusta L., geb. Bär (27.09.1883 – verschollen in Izbica, gemeinsam mit ihrem Ehemann 08.05.1945 für tot erklärt).[2]
E: Mr. Wayne.[3]

Am 16. Februar 1937 legte Henriette Löwenberg, genannt Henny, an der Bonner Universität das ärztliche Staatsexamen ab, drei Tage später folgte das Rigorosum – das Doktordiplom mit Prädikat[4] wurde der ›Nichtarierin‹ allerdings nicht ausgehändigt.[5] Probleme hatten sich bereits angedeutet, als im Wintersemester 1936/37 die Namen jüdischer Studierender, darunter auch der von Henny Löwenberg, im Personalverzeichnis der Universität in einer Extraliste kenntlich gemacht worden waren; zum Examen wurde sie allerdings noch zugelassen.[6]

Die Entscheidung der Universitätsleitung, der Promovendin das Doktordiplom zu verweigern, war auch für die Eltern, die Caféhausbesitzer Siegmund und Augusta Löwenberg, eine bittere Enttäuschung. Tochter Henny hatte an der Studienanstalt Essen Ostern 1931 die Reifeprüfung bestanden und als offensichtlich erstes Familienmitglied das medizinische Staatsexamen erworben, das sich nun jedoch für sie als Jüdin als wertlos erwies. Um den Beruf überhaupt ausüben zu können, blieb nur die Emigration und dazu brauchte sie den Nachweis über das erfolgreich abgeschlossene Studium. Die Medizinalassistentin Henny Löwenberg richtete daher, inzwischen Erstsemester an der Universität Lausanne, das Gesuch an den Dekan der Bonner Medizinischen Fakultät,

---

1 Henriette Wayne-Historical records and family trees: https://www.myheritage.com/names/henriette_wayne (abgerufen am 19.04.2016).
2 G. von Roden in Zusammenarbeit mit R. Vogedes: Geschichte der Duisburger Juden (Duisburger Forschungen. Schriftenreihe für Geschichte und Heimatkunde Duisburgs, Stadtarchiv Duisburg in Verbindung mit der Mercator-Gesellschaft (Hg.)), Duisburg 1986, Teil 2, S. 1207.
3 Henriette Wayne-Historical records and family trees (wie Anm. 1).
4 UA Bonn: Promotionsalbum der Medizinischen Fakultät der Universität Bonn: 15.11.1937.
5 UA Bonn: Rektorat A 21, Promotionsunterlagen Henny Löwenberg.
6 UA Bonn: Personalverzeichnis WS 1936/37; S. 80.

ihr das bis dahin verweigerte Doktordiplom auszustellen, verbunden mit der Zusicherung, auf die Niederlassung im Deutschen Reich zu verzichten.[7]

Henny Löwenbergs Anfrage an die Bonner Universität setzte einen Schriftwechsel von insgesamt neun Schreiben im Zeitraum vom 14. Juni bis zum 3. November 1937 in Gang. Beteiligt daran waren von Universitätsseite der Dekan, der Rektor, der Universitätsrat und die Nationalsozialistische Studentenführung sowie das Polizeipräsidium und die Geheime Staatspolizei Duisburgs, die Bonner Kriminalpolizei und die Berliner Dienststelle des »Herrn Reichs- und Preußischen Minister des Inneren«.[8] Es ging dabei um die konkrete Frage, ob der Antragstellerin kommunistischer oder marxistischer Widerstand gegen die nationalsozialistische Bewegung nachgewiesen werden konnte. Da diesbezügliche Hinweise fehlten, schickte der Dekan Henny Löwenbergs Gesuch samt befürwortendem Schreiben nach Berlin, daraufhin wurde dem Antrag am 3. November 1937 stattgegeben.[9]

Erst danach erfolgte mit Datum vom 15. November 1937 der Eintrag ins Bonner Promotionsalbum der Medizinischen Fakultät.[10]

Zum Sommersemester 1931 war Henny Löwenberg nach Bonn gekommen und hatte in den ersten beiden Jahren des ausschließlich in Bonn verbrachten Studiums zuerst in der Kapuzinergasse und dann in der Endenicher Allee gewohnt.[11] Zum Beginn des Wintersemesters 1933/34 mietete sie sich bei der ebenfalls jüdischen Familie Weidenbaum[12] in der Wenzelgasse 36 ein. Für das gute Verhältnis zu ihren Vermietern spricht ihr verhältnismäßig langer Aufenthalt in diesem Hause bis zum Frühling 1937. Zu diesem Zeitpunkt verließ sie die Stadt Bonn, ohne sich jedoch zuvor behördlich abgemeldet zu haben, auch die Vermieter informierten die Stadtverwaltung offensichtlich nicht über deren

---

7 UA Bonn: Rektorat A 21 (wie Anm. 5).

8 Ebd.

9 Ebd.

10 UA Bonn: Promotionsalbum der Medizinischen Fakultät 1937: s. Henny Löwenstein (!): es handelte sich hierbei offensichtlich um einen Schreibfehler, denn keine Medizinstudentin dieses Namens studierte zu diesem Zeitpunkt an der Universität Bonn, s. d.: »Laut Erlaß vom 03.10.1937 ... Aufkündigung des Doktordiploms für Nichtarier. Der Rektor 13.11.1937, Nr. 7605«.

11 UA Bonn: s. die Personalverzeichnisse der entsprechenden Semester.

12 Die gebürtigen Beueler Leo (geb. 03.02.1888) u. Julia W., geb. Müller, (geb. 07.06.1896) waren mit ihrem Sohn Fritz Werner 1927 in die Wenzelgasse gezogen u. eröffneten dort ein Geschäft für Herren- u. Knabenbekleidung (Stadtarchiv Bonn: Bonner Adressbuch 1934), 1939 zogen sie in die Quantiusstraße Nr. 4, im Jahre 1942 wurden sie deportiert. Im Bonner Gedenkbuch werden Leo, Julia u. offensichtlich eine seit dem Jahr 1934 in der Familie lebende Schwester von Leo, Julie Weidenbaum, für tot erklärt bzw. als verschollen in Auschwitz genannt. Dem Sohn Fritz Werner war zuvor die Emigration geglückt, im Jahr 1939 hatte sich dieser nach London abgemeldet, Auskunft v. Stadtarchiv Bonn v. 50.10.2016. Dank an Y. Leiverkus.

Wegzug. Auf Nachfrage gaben Weidenbaums am 30. November 1938 an, sie wüssten nicht, wohin die Untermieterin verzogen sei.[13]

Danach setzte von behördlicher Seite die Suche nach dem Verbleib der ›Jüdin‹ Löwenberg ein. Im Juli des Jahres 1937 war eine Anordnung der Geheimen Staatspolizei erfolgt, nach der eine »Judenkartei« über diejenigen Personen anzulegen war, die »seit dem 01. Januar 1933 in den einzelnen Orten gewohnt haben bzw. noch wohnen«.[14] Knapp ein Jahr später wurde folgende Aktennotiz der Bonner Meldekarte Henny Löwenbergs hinzugefügt: »Lt. Feststellung des I. Pol. Rev. vom 08.09.39 ist die Löwenberg im Sept. 38 zu Studienzwecken nach Lausanne/Schweiz verzogen. Not. 12.09.39«.[15] Nach Aussage der Universität Lausanne hatte sich die ehemalige Bonner Studentin dort allerdings schon zum Sommersemester 1937 immatrikuliert.[16]

Nur sehr wenige jüdische Ärztinnen fanden nach 1933 dauerhaft Zuflucht in der Schweiz, dazu gehörte unter anderem Paula Philippson,[17] eine Nichte des Bonner Dozenten Alfred Philippson.[18] Für die Mehrzahl der jüdischen Medizinerinnen, wie beispielsweise Gertrud Harth[19] und Luise von der Walde[20], blieb die Schweiz hingegen lediglich eine Zwischenstation auf der Suche nach einem sicheren Zufluchtsland, so auch für Henny Löwenberg. Um den Lebensunterhalt, die Unterkunft und das Studium finanzieren zu können, war sie auf eine Verdienstmöglichkeit angewiesen. Man kann sich unschwer ihre Sorgen vorstellen, als sie die neutrale Schweiz wegen nicht erteilter Arbeitserlaubnis verlassen musste.[21] Um dem nach der Machtübernahme an die Nationalsozialisten einsetzenden Flüchtlingsstrom aus dem Deutschen Reich in die Schweiz Einhalt zu gebieten, hatte die schweizerische Regierung einen Kanon von Abwehrmaßnahmen verabschiedet, der zudem streng eingehalten wurde, umso bemer-

---

13 Stadtarchiv Bonn, Auskunft v. 08.09.2015: Meldekarte Henriette Löwenberg (Bonn, Abgänge 1919–1943).

14 M. van Rey: Die Vernichtung der Juden in Bonn. Vorlesung zum Gedenken an Felix Hausdorff, (s. Beitrag E. Herrmanns, wie Anm. 21), S. 227–250, 232. Laut Auskunft v. Stadtarchiv Bonn v. 06.09.2018 liegt v. E. Herrmanns der »Antrag auf Ausstellung einer Kennkarte«, ausgestellt am 21.12.1938, vor.

15 Stadtarchiv Bonn, Auskunft vom 8.09.2015: Meldekarte Henriette Löwenberg (Bonn, Abgänge 1919–1943).

16 UA Bonn: Rektorat A 21 (wie Anm. 5).

17 Vgl. A. Mehmel: Paula Philippson, in: Philippson, in: Neue Deutsche Biographie 20 (2001), S. 395–397.

18 Mehmel: Alfred Philippson-Bürger auf Widerruf, in: Boschki, Buchholz, (s. Beitrag E. Herrmanns, wie Anm. 61), S. 173–201. A. Mehmel: Alfred Philippson (1864–1953), Geograph, in: Alfred Philippson-Portal Rheinische Geschichte-LVR: www.rheinische-geschichte.lvr.de/persoenlichkeiten/P/Seiten/AlfredPhilippson.aspx (abgerufen am 15.07.2017).

19 S. dazu den Beitrag zu Gertrud Harth.

20 S. dazu den Beitrag zu Luise v. d. Walde.

21 S. dazu den Beitrag zu Hilde Lachmann-Mosse.

kenswerter waren Initiativen auf privater Ebene zur Rettung jüdischer Flüchtlinge.[22]

Auch in Belgien fand Henny Löwenberg keine Bleibe auf Dauer. Die Einreise nach Frankreich sollte sich letztlich als Falle entpuppen, denn dort wurde sie im Jahre 1940 inhaftiert und wenig später vom 25. Mai bis zum 14. September 1940 im berüchtigten Lager Gurs[23] gefangen gehalten.

Über die menschenunwürdigen Zustände in Gurs und die Begleitumstände im Vorfeld berichtete die Kunsthistorikerin Luise Straus-Ernst[24], die am 19. Oktober 1917 an der Philosophischen Fakultät der Bonner Universität promoviert worden war,[25] in ihren Erinnerungen.[26] Die zahlreichen in Frankreich lebenden jüdischen Emigrantinnen, die nach dem Einmarsch deutscher Truppen in den Süden geflohen waren, hatten durch Plakatinformationen von ihrem Abtransport in das Konzentrationslager Gurs erfahren. »Auf Lastwagen, stehend wie Vieh« waren die Inhaftierten in das Lager gebracht worden. »Die Baracken waren unbeschreiblich schmutzig, die hygienischen Einrichtungen in einem Zustand, den niemand in unserem Zeitalter für möglich halten würde«,[27] so Luise Straus-Ernst.

Nach dem am 22. Juni 1940 zwischen dem Deutschen Reich und Frankreich unterzeichneten Waffenstillstand kam es der Vichy-Regierung vor allem darauf an, die deutschen jüdischen Emigranten möglichst schnell abzuschieben. Nach Auflösung der französischen Lager ließ man die Häftlinge zwar vorerst frei, diese durften jedoch die neuen Wohnorte nicht ohne polizeiliche Erlaubnis verlassen;[28] die Behörden waren daher genau über den Verbleib der Freigelassenen unterrichtet.

Die wenigen Daten zu Henny Löwenbergs Leben, besonders während dieser Zeit, lassen viele Fragen offen. Warum blieb sie nach ihrer Freilassung am 14. Juli 1940 aus dem Lager Gurs nicht in der Nähe der Küste, von der die lebensrettenden Emigrantenschiffe ablegten, sondern fuhr in das ca. 450 Kilometer nordwestlich gelegene Limoges?[29] In dieser Region hielten sich zwischenzeitlich

---

22 W. Benz (Hg.): Überleben im Dritten Reich. Juden im Untergrund und ihre Helfer, München 2006, (s. Beitrag E. Rüppel, wie Anm. 44), Vorwort, S. 20.

23 Vgl. Roden (wie Anm. 2), S. 1206f. Lager Gurs; s. E. Seidler: Jüdische Kinderärzte 1933–1945. Entrechtet – Geflohen – Ermordet, erweiterte Neuauflage, Basel, Freiburg 2007, S. 462 A 5.

24 Vgl. J. Pech: Luise Straus: Portal-Rheinische Geschichte LVR, s.: www.rheinische-geschichte.lvr.de/persoenlichkeiten/S/Seiten/LuiseStraus.aspx (abgerufen am 25.09.2016).

25 UA Bonn: Promotionsalbum der Philosophischen Fakultät 1917: 19.10.1917.

26 L. Straus-Ernst: Nomendengut (Irgendsowas. Materialien zur Kunst des 20. Jahrhundert, Hannover 2000, 2. überarbeitete Auflage 2000, o. O., S. 200f.

27 Straus-Enst (wie Anm. 26), S. 200f.

28 Roden (wie Anm. 2), S. 1207.

29 Vgl. ebd.

»ungefähr 25.000 jüdische Flüchtlinge aus anderen Teilen Frankreichs auf«.[30] Erhoffte sie sich dort womöglich Unterstützung durch Freunde, die sich dort aufhielten?

Das seit dem Waffenstillstand von den deutschen Truppen besetzte Gebiet verlief »nördlich der Linie Genf-Tours sowie der französischen Atlantikküste bis zur spanischen Grenze«.[31] In dem noch nicht von den Deutschen annektierten Teil Frankreichs bewegten sich ab Sommer 1940 permanent Flüchtlingsströme, getrieben von der Sorge, von den deutschen Truppen eingekreist zu werden, ehe die rettenden Visa eintrafen. Es waren jedoch vor allem die eng mit den Deutschen kooperierenden französische Behörden, die den Aktionskreis der Flüchtenden durch Ausweisungen aus bestimmten Departements immer mehr einengten[32] und bald die ersten jüdischen Ausländer in der freien Zone verhafteten und an die Deutschen auslieferten.[33]

Nicht nur aus den Schilderungen von Luise Straus-Ernst, sondern auch aus vielen weiteren Berichten wissen wir von dem verzweifelten Überlebenskampf der jüdischen Emigranten, die zu der Zeit in den meisten Fällen kaum noch über finanzielle Mittel verfügten. Angesichts der großen Anzahl der auf Unterstützung angewiesenen Emigranten war es für die französischen jüdischen Hilfsorganisationen, wie zum Beispiel das Comité d'assistance aux réfugiés (CAR), eine große Herausforderung, diesen Menschen zu helfen.[34]

Wie lange es dauerte, bis Henny Löwenberg endlich das langersehnte Einreisevisum für die USA erhielt, und wo sie sich bis dahin vor den französischen Behörden versteckt hielt, ist nicht bekannt. Die für Deutsche festgelegte Einwanderungsquote in die USA war in den 1930er und 1940er Jahren relativ hoch, dennoch gelangten in diesem Zeitraum nur 100.987 deutsche Flüchtlinge in die USA, während »die Maximalausnutzung der Quote bei 211.897 gelegen hätte«. Präsident Roosevelt hatte zwar im Jahre 1934 die direkte Weisung an die Konsulate gegeben, »die Zulassung zur amerikanischen Immigration im Rahmen der Bestimmungen möglichst großzügig zu handhaben«, mischte sich ansonsten aus innenpolitischen Gründen nicht in die Einwanderungspolitik ein. Daher

30 E. Papanek: Pädagogische und therapeutische Arbeit mit Kindern mit Verfolgungs-, Flucht- und Exilerfahrung während der NS-Zeit, hg. von I. Hansen-Schaberg u.a., S. 253.

31 Vgl. Chr. Studt unter Mitarbeit von D. von Itzenplitz und H. Schuppener: Das Dritte Reich in Daten, München, 2002, S. 133.

32 Vgl. Straus-Enst (wie Anm. 26), S. 207.

33 L. Apel: Keine Zuflucht. Verfolgungserfahrungen emigrierter Hamburger Juden, in: B. Meyer (Hg.): Die Verfolgung und Ermordung der Hamburger Juden 1933–1945. Geschichte, Zeugnisse, Erinnerung, Göttingen 2006, S. 99–114, S. 107, s. dazu auch den Beitrag zu H. Klein-Herz.

34 Vgl. A.-P. Kahn: »Ich war ein politisches Kind.« Ein Journalist in Paris, in: Benz: Exil, (s. Beitrag E. Falk, wie Anm. 35), S. 178–188, S. 183.

konnte die Weisung des Präsidenten viel zu häufig durch antisemitisch eingestellte amerikanische Konsulatsmitarbeiter torpediert werden.[35]

Seit 1933 waren verschiedene Emigrantengruppen in die USA gekommen. Die
ersten Ankömmlinge verfügten in der Regel über gute Kontakte in die USA und
waren finanziell relativ unabhängig. Wenig später nahm die Gruppe der
Flüchtlinge zu, die auf Unterstützung der bereits dort lebenden Verwandtschaft
zunehmend angewiesen war.[36] Ab Beginn des Zweiten Weltkrieges ging es Hel-
fern hauptsächlich darum, trotz restriktiver Handhabe der Visa-Richtlinien
durch die US-Behörden, möglichst viele Menschen in die sicheren Vereinigten
Staaten zu bringen. Dazu griffen Hilfsorganisation häufig auf das sogenannte
»anonyme« Affidavit[37] zurück, mit denen Personen, die besonders gefährdet
waren, die Einreise ermöglicht werden konnte.

Ziel des Ende Juni 1940 in den USA privat gegründeten Emergency Rescue
Committee (ERC) war es, Frauen und Männern auf der Flucht vor den Nationalsozialisten zu helfen. Man wollte dabei unter anderem »Menschen, die man
für besonders wertvoll für die Vereinigten Staaten hielt«, zur Einreise verhelfen,
unabhängig davon, welcher Religion sie angehörten.[38]

Um sich vor Ort ein Bild über die Gefahr der sich in Südfrankreich aufhal-
tenden Flüchtlinge zu machen, denen »nach Artikel 19 der deutsch-französi-
schen Waffenstillstandsvereinbarung« die Auslieferung an die Gestapo drohte,
schickte das Komitee den Journalisten Varian Fry nach Marseille. Da die Rettung
der meisten der dort versammelten Flüchtlinge aussichtslos schien, blieb Fry
kurzentschlossen eigenmächtig in Marseille und gründete die Hilfsorganisation
»The American Relief Center«. Unter dem Deckmantel dieser Einrichtung
schaffte er es, von August 1940 bis September 1941 unter Zuhilfenahme auch
illegaler Methoden, »some 2.000 persons« die Einreise in die Vereinigten Staaten
zu ermöglichen.[39] Es ist durchaus vorstellbar, dass Henny Löwenberg das ihr im
Jahr 1941 ausgestellte Visum[40] Varian Fry zu verdanken hatte, Beweise dafür
liegen allerdings nicht vor. Während seiner Marseiller Aktivitäten, die sowohl bei

35 G. Susemihl: »… and it became my home«. Die Assimilation der deutsch-jüdischen Hitlerflüchtlinge in New York und Toronto. (Studien zur Geschichte, Politik und Gesellschaft
   Nordamerikas, Bd. 21, hg. von U. Lehmkuhl u. a.), Münster 2004, S. 66 ff.
36 Vgl. S. Quack: Zuflucht Amerika. Zur Sozialgeschichte der Emigration deutsch-jüdischer
   Frauen in die USA 1933 1945. Reihe: Politik- und Gesellschaftsgeschichte, Bd. 40, Bonn 1995,
   S. 129.
37 Quack (wie Anm. 36), S. 129.
38 Varian Fry-United States Holocaust Memorial Museum: https://www.ushmm.org/wlc/en/
   article.php?ModuleId. (abgerufen am 08.07.2017). Dazu zählte z. B. der Maler Max Ernst,
   seine geschiedene Frau, Luise Straus-Ernst, die aufgrund ihres jüdischen Glaubens verfolgt
   wurde, hingegen nicht, s. dazu A 28, S. 206.
39 Varian Fry-United States Holocaust Memorial Museum (wie Anm. 38).
40 Vgl. Roden (wie Anm. 2), S. 1207.

den amerikanischen als auch bei den französischen Dienststellen vor Ort für erheblichen Ärger sorgten, stand Fry unter permanenter Beobachtung, wurde verschiedentlich verhört und schließlich im September 1941 in die Heimat abgeschoben.[41]

Im Jahr 1940 hatten 21.520 deutsche Flüchtlinge in die USA einreisen können, ein Jahr später waren es nur 4.628 gewesen;[42] ohne die Bemühungen Varian Frys wäre die Zahl der Geretteten noch wesentlich geringer gewesen.

Die Ankunft in den Vereinigten Staaten war für Emigrantinnen und Emigranten ein einschneidendes Erlebnis. Überglücklich, den Verfolgungen der Nationalsozialisten entkommen zu sein, mussten sie nun den Neuanfang in der Fremde bewältigen.

Eine Reihe von jüdischen Hilfsorganisationen hatte es sich zur Aufgabe gemacht, den Neuankömmlingen Starthilfe zu geben. Am 24. November 1936 wurde beispielsweise in New York die überkonfessionell arbeitende Gruppe ›Selfhelp‹ von politischen Flüchtlingen ins Leben gerufen,[43] diese kannten aus eigenem Erleben den Großteil der Fragen, die Neuankömmlinge bewegten und die Sorgen und Nöte, die diese belasteten.

Um in Erfahrung zu bringen, wie die Flüchtlinge möglichst schnell eigenverantwortlich ins amerikanische Leben eingegliedert werden konnten, kam es im Auftrag der amerikanischen Regierung gleich nach der Ankunft zu Befragungen durch studierte Sozialarbeiterinnen. Diese Frauen vertraten ein relativ neues Berufsfeld, das sich in den Vereinigten Staaten gerade erst etabliert hatte. Diese Mitarbeiterinnen standen daher selbst unter Erfolgsdruck.[44]

Für die Flüchtlinge galt im Allgemeinen: »It all depends on whom you met after your arrival.«[45] Zeigte beispielsweise die amerikanische Behördenvertreterin bei der ersten Begegnung Verständnis für die Ängste und Sorgen der Emigrantin und bewilligte umgehend den dringend benötigten Sprachkurs, war es leichter, den Eingliederungsprozess zu bewältigen. Ältere Emigrantinnen hatten mitunter Schwierigkeiten, das Bild der typisch deutsch-jüdischen Fürsorgerin im strengen Kostüm und hochgeschlossener Bluse, wie es beispielsweise Bertha Pappenheim verkörperte,[46] in Einklang zu bringen mit den durchweg jungen, dazu noch geschminkten amerikanischen Fachkolleginnen.[47]

---

41 Varian Fry-United States Holocaust Memorial Museum (wie Anm. 38): »1994 wurde ihm von Yad Vashem der Titel ›Gerechter der Nationen‹ verliehen«.

42 Susemihl (wie Anm. 35), S. 355.

43 Vgl. Quack (wie Anm. 36), S. 140f.

44 Vgl. ebd., S. 131.

45 S. Quack: Between Sorrow and Strength. Women Refugees of the Nazi Period, edited by S. Quack. German Historical Institute Washington, D. C. 1995, S. 1.

46 Vgl. Jutta Dick: Pappenheim, Bertha, Sozialarbeiterin, Frauenrechtlerin (27.02.1859 Wien – 8.05.1936 Isenburg), in: Dick und Sassenberg, (s. Beitrag J. Maas, wie Anm. 28), S. 305–307.

47 Vgl. Quack (wie Anm. 36), S. 131.

Diese Vorbehalte empfand die bei der Einreise noch relativ junge Henriette Löwenberg, wie sie sich in der neuen Heimat nun nannte, vermutlich nicht.

In den 1930er und 1940er Jahren gab es in der amerikanischen Gesellschaft erhebliche Vorbehalte gegenüber Medizinerinnen,[48] Pflegerinnen waren jedoch hochwillkommen. Die Bemühungen der Sozialarbeiterinnen, den neu ankommenden Ärztinnen den dauerhaften Wechsel zum Pflegeberuf schmackhaft zu machen, stießen allerdings auf wenig Gegenliebe.[49] Höchstens vorübergehend, um Geld für die Vorbereitung auf das amerikanische Staatsexamen zu erwirtschaften, folgten manche der Frauen diesem Vorschlag, die Zeit des Überganges konnte dabei mitunter recht lang dauern.

Die im Jahre 1940 eingewanderte Helene Cohn-Heidingsfeld[50] brauchte sieben Jahre, ehe sie, »against all odds«, die lang ersehnte Lizenz endlich in Händen hielt. Danach fand sie jedoch keine Anstellung als Krankenhausärztin, sondern nahm im ›New York Infirmary for Women‹ schlecht bezahlte Beschäftigungsverhältnisse weit unter ihrem Ausbildungsstand an. Im Alter von 55 Jahren bot man ihr dort schließlich eine Stelle »als Anästhesistin, später als Leiterin der Notfallamubulanz« an, mit 82 Jahren ging sie schließlich in Pension. Für die verwitwete Helene Cohn-Heidingsfeld war es sicherlich nicht einfach gewesen, sich neben Berufstätigkeit und Weiterbildung auch noch um ihre Tochter zu kümmern, ohne dabei auf familiäre Unterstützung zurückgreifen zu können.[51]

Auch Henriette Löwenberg wird mindestens bis zum Kriegsende mit Fragen des täglichen Überlebens konfrontiert worden sein. Es ist kaum vorstellbar, dass ihr als feindlicher Ausländerin während der Kriegszeit die Zulassung zur Prüfung zum amerikanischen Doktorexamen gewährt wurde, demnach mussten mindestens vier lange Jahre überbrückt werden.

Es ist nicht bekannt, wann die deutsche Ärztin die Prüfungen zum amerikanischen Staatsexamen bestand. Nach dem Erwerb des ›Medical Doctor‹, hatte sie den Vorteil, sich während ihrer ›post-doc‹ Ausbildung gleich in das amerikanische Medizinalwesen einarbeiten zu können. Viele Kolleginnen mit zum Teil langen im Deutschen Reich erworbenen Berufserfahrungen mussten sich hingegen erst auf das für sie neue System umstellen.

Vermutlich mit Hilfe von Stipendien erwarb Henriette Löwenberg in den USA ein mit Promotion abgeschlossenes naturwissenschaftliches Studium, ein sogenanntes ›Research Doctorate‹.[52] Sie erfüllte sich damit den langgehegten

---

48 S. dazu den Beitrag zu Trude Schiff.
49 Vgl. Quack (wie Anm. 36), S. 183.
50 H. Cohn-Heidingsfeld, geb. Heidingsfeld: Seidler (wie Anm. 23), S. 304f.
51 Seidler (wie Anm. 23), S. 304f.
52 H. Loewenberg Wayne, M. D, Sc. D with Erich K. Krüger, M. D.: Clinical and Electroencephalographic Effects of Prefrontal Lobotamy Zopectomy in chronic psychoses, in: AMA Arch Neur Psych. 1952; 67 (5); 661–671. Die akademische Stufenleiter-Wiley Online Library:

Wunsch, auch diesen Studiengang, begonnen im Sommersemester 1937 an der Naturwissenschaftlichen Fakultät der Universität Lausanne,[53] zum Abschluss zu bringen. Drei in den Jahren 1952, 1953 und 1954 in wissenschaftlichen Reihen veröffentlichte Fachaufsätze zeigen, dass Henriette Löwenberg zumindest in dieser Zeit naturwissenschaftlich tätig gewesen war; siehe dazu die Publikationsliste am Schluss dieses Beitrages.

Alleinstehende Emigrantinnen vermissten häufig die emotionale Geborgenheit und die Vertrautheit einer Familie, andererseits konnten ledige Frauen flexibel auf Arbeitsangebote reagieren, ohne Rücksicht auf Familienangehörige nehmen zu müssen.[54]

Leo Baer,[55] ein Bruder von Henriette Löwenbergs Mutter, hatte sich nach seiner Flucht in die Staaten, so wie seine Nichte, in New York niedergelassen, wo rund die Hälfte der jüdischen Refugees,[56] lebten. Es ist nicht bekannt, seit wann Leo Baer in New York wohnte und ob er sich Anfang der 1940er Jahre bereits eine berufliche Existenz aufbauen und seine Nichte beispielsweise bei sich aufnehmen konnte. Auch wenn womöglich von früher her zwischen Onkel und Nichte ein herzliches Verhältnis bestanden haben sollte, so bedeutete das nicht, dass der Emigrant Leo Baer nun in der Lage war, Henriette Löwenberg die menschliche und finanzielle Zuwendung zu geben, die sie zu diesem Zeitpunkt vielleicht dringend gebraucht hätte.

Die Sorge um ihre Familie wird Henriette Löwenberg bis zum Kriegsende ständig begleitet haben, vermutlich auch verbunden mit Erinnerungen an ihre Kindheit in Duisburg.

Siegmund und Augusta Löwenberg waren ein Jahr vor der Geburt ihrer Tochter im Jahre 1908 von Köln nach Duisburg verzogen. Die gemeinsam erfolgreich betriebene Konditorei mit angeschlossenem Innenstadtcafé sorgte anscheinend für zufriedene Kundschaft und entsprechend gute Einnahmen. Die Familie war bereits nach kurzer Zeit bestens am neuen Wohnort integriert und hatte daher vor, dauerhaft in Duisburg zu bleiben. Als die damals 69-jährige verwitwete Großmutter väterlicherseits, Sara Löwenberg,[57] bei einem Familienbesuch in Duisburg im Jahre 1912 überraschend verstarb, wurde sie in der »durch Siegmund Löwenberg erworbenen Erbbegräbnisstelle« beerdigt.[58]

USNE: Structure of the U. S. Education System: Research Dochtorate Degrees: http://www.ed.gov/international/usnei/edlite-index.html (abgerufen am 07.07.2017).

53 UA Bonn: Rektorat A 21 (wie Anm. 5).

54 Vgl. Quack (wie Anm. 36), S. 181.

55 Leo Baer (1894–1967) – Genealogy-Geni: www.geni.com/people/Leo-Baer/600000003006 5690665 (abgerufen am 11.07.2017).

56 Vgl. Quack (wie Anm. 36), S. 122.

57 Duisburg, Sternbuschweg (Feld 22) 41 inscriptions – Steinheim-Institut www.steinheim-institut.de:50580/cgi-bin/epidat?function=Ins&sel=du2... (abgerufen 10.07.2017).

58 Duisburg, Sternbuschweg (Feld 22) (wie Anm. 57).

Das ursprünglich gute Verhältnis der in Duisburg lebenden jüdischen und nichtjüdischen Gesellschaft verschlechterte sich vor allem durch den Zuzug osteuropäischer Juden seit Ende des Ersten Weltkrieges deutlich. Vielleicht erlebte auch die Schülerin Henriette während ihrer Schulzeit die zunehmend feindlicher werdende Haltung gegenüber der jüdischen Bevölkerung. Kurz nach ihrem Studienanfang im Sommersemester 1931 »kam es … dort zu antijüdischen Exzessen, auch die Belästigungen von jüdischen Kindern in den Schulen und auf den Straßen nahmen jetzt zu«.[59] Übergriffe auf jüdische Geschäftsleute mehrten sich seit Februar 1933, und während der ca. zwei Tage andauernden planmäßigen Überfälle der SA- und SS-Angehörigen im Rahmen des Novemberpogroms 1938 wurde das Café und die Bäckerei von Henriettes Eltern zerstört.

Nachdem der Vater seinen Beruf nicht mehr ausüben durfte, musste die Familie die seit mehr als 30 Jahren bewohnte Bleibe in der Friedrich-Wilhelmstraße 97 verlassen und gemeinsam mit der bei ihnen lebenden Tante Sophie, der Schwester des Vaters, in das ›Judenhaus‹ Düsseldorfer Straße 111 umziehen.[60]

Henriette Löwenberg hätte, auch bei intensivem Bemühen, den Eltern keine Einreise in die USA ermöglichen können. Als Neuankömmling des Jahres 1941 war sie selbst auf Hilfe angewiesen und nach dem Kriegseintritt der USA im Dezember galt sie zudem als feindliche Ausländerin, der, seitens der Behörden, vermutlich eher mit Misstrauen begegnet wurde. Zu diesem Zeitpunkt waren allerdings die deutschen Grenzen für die noch im Reich lebende ausreisewillige Bevölkerung schon längst verschlossen, nach dem 23. Oktober 1941 »durften deutsche Staatsangehörige jüdischer Rasse nicht mehr auswandern«.[61] Sechs Monate später deportierten die Nationalsozialisten die noch relativ jungen Eltern und die Tante in das im Distrikt Lublin gelegene Izbica,[62] »ein Ghetto ohne Mauern«, das auch als »Warteraum« für die letzte Reise in die Vernichtungslager Belzec oder Sobibor bezeichnet wird.[63]

Henriette wird vermutlich erst nach dem Krieg erfahren haben, dass ihre engen Verwandten von den Nationalsozialisten umgebracht worden waren.[64] Auch der am 12. Juli 1879 in Ettingshausen geborene Bruder des Vaters, Her-

---

59 Aus der Geschichte der jüdischen Gemeinden im deutschen Sprachraum: Duisburg (Nordrhein-Westfalen): www.jüdische-gemeinden.de/index.php/gemeinden/…/169-duisburg-nordrhein-westfal… (abgerufen am 08.07.2017).
60 Vgl. Roden (wie Anm. 2), S. 1207.
61 Studt (wie Anm. 31), S. 169.
62 Vgl. Roden (wie Anm. 2), S. 1207, s. A 2 u. A 3.
63 S. Friedländer: Die Jahre der Vernichtung. Das 3. Reich u. die Juden 1939–1945, München 2006, S. 382f. u. S. 507.
64 Vgl. Roden (wie Anm. 2), S. 1207.

mann Löwenberg, war Opfer des Holocaust geworden.[65] Von den insgesamt sieben Geschwistern der Mutter hatten zwei Brüder als Soldaten im Ersten Weltkrieg ihr Leben gelassen, das Schicksal dreier Geschwister ist bis heute nicht geklärt. Die in Süßen, im Kreis Göppingen, verheiratete Schwester Eugenie gehörte dem »ersten Deportationszug mit rund 1.000 jüdischen Bürgern« an, der am 1. Dezember 1941 den Stuttgarter Nordbahnhof verließ.[66]

Spätestens Anfang der 1950er Jahre hatte Henriette Löwenberg in New York eine Familie gegründet, wann genau sie mit Mr. Wayne die Ehe einging, ist nicht bekannt. Auch in beruflicher Hinsicht hatte sie sich bereits in dieser Zeit etabliert.

Mehr als die Hälfte ihres Lebens verbrachte sie in ihrer neuen Heimat.

Über die Zeit ab 1953 bis zu ihrem Tod im Jahre 1996 sind keine weiteren Informationen über Henriette Löwenberg, verheiratete Wayne bekannt, auch nicht, wie lange sie letztlich als Ärztin tätig gewesen war.

Als 87-Jährige starb sie in New York.[67]

Eigene Publikationen

Die Schwerhörigkeit im Kindesalter, ihre Verfahren und ihre soziale Bedeutung. Bonn, Med. Diss. v. 1937.

Henriette Loewenberg Wayne, M. D., Sc. D with Erich K. Krüger, M. D.: Clinical and Electroencephalographic Effects of Prefrontal Lobotamy Zopectomy in chronic psychoses, in: AMA Arch Neur Psych. 1952; 67 (5); 661–671.

Henriette Loewenberg Wayne, M. D., Sc. D and Jane Boylef: Electroencephalographic Observations on Patients undergoing Cortison and Acth Therapy, in: J Clin Endocrinol Metab (1953) 13 (9): 1070–1081, Publ.: 01.09.1953. Copyright @ 1953 The endocrine Society.

Henriette Loewenberg Wayne, M. D., Sc. D: Convulsive Seizures Complicating Cortisone and Acth Therapy: Clinical and Electroencephalographic Observations, in: The Journal of Clinical Encrinology and Metabolism, Volume 14, Issue 9,1, Sept. 1954, 1039–1045.

---

65 Previous 50 entries-german Jews 1933 One-Step Search results: stevemorse.org/germanjews/ germanjews.php?=&offset=5301 (abgerufen am 10.07.2027) u. Die Synagoge in Reiskirchen (Kreis Gießen) – Alemannia Judaica: www.alemannia-judaica.de/reiskirchen_synagoge.htm (abgerufen am 10.07.2027).

66 Eugenie Metzger, geb. Baer, geb. 03.12.1881 in Rodalben: Buch der Erinnerung. Die ins Baltikum deportierten deutschen, österreichischen u. tschechoslowakischen Juden, hg. v. W. Schiffer u. D. Schulle, München 2003, Bd. 1, S. 22.

67 Henriette Wayne-Historical records and familiy trees (wie Anm. 1).

Dr. med. HILDE LACHMANN-MOSSE

28.01.1912 Berlin – 15.01.1982 New York/USA
Allgemeinpraktikerin, Psychotherapeutin und Dozentin

V: Hans Lachmann-Mosse (09.08.1885 Berlin – 18.04.1944 Oakland/USA), Rechtsanwalt, Verleger.[1]
M: Felicia L.-M., geb. M. (20.05.1882 – 13.02.1972 New York/USA).
G: Rudolf M. (1913 Berlin – 03.05.1958 Arlington/Virginia/USA),[2] Dr. oec. George M. (20.09.1918 Berlin – 22.01.1999 Madison/Wisconsin/USA), Dr. phil., Universitätsprofessor, Historiker.[3]

Im Jahr 1996 erschien, begleitend zur gleichnamigen Ausstellung, der Band »100 Jahre Frauenstudium. Frauen an der Rheinischen Friedrich-Wilhelms-Universität Bonn«.[4] In Vorbereitung des Beitrages über Hilde Lachmann-Mosse konnte Simone Mergen einen damals 82-jährigen Weggefährten der Medizinstudentin über deren politische Einstellung sowie deren Einfluss innerhalb der links orientierten Studentenschaft befragen. Das Gespräch vermittelte wichtige Erkenntnisse über Hilde Lachmann-Mosses politische Entwicklung während ihres Aufenthaltes an der Universität Bonn. Mitte der 1990er Jahre gab es jedoch kaum Literatur zu Hilde Lachmann-Mosse,[5] von der Möglichkeit der Internetrecherche ganz zu schweigen.

Mehr als zwanzig Jahre später haben sich die Recherchemöglichkeiten erheblich verbessert. Im Internet ist nun ein von nahen Verwandten gezeichnetes

---

1 S. Mergen: Hilde Lachmann-Mosse, in: Kuhn u.a., (s. Vorwort, wie Anm. 2), S. 225–226, S. 225. W. Tetzlaff: 2000 Kurzbiographien bedeutender deutscher Juden des 20. Jahrhunderts, Lindhorst, 1982, S. 191.
2 Rudolf Lachmann-Mosse: www.geni.com/.../Rudolf-Mosse...Mosse/600000001 (abgerufen am 10.09.2015).
3 George Lachmann-Mosse: www.geni.com/.../George...Mosse/60000000198832 (abgerufen am 10.09.2015).
4 Vgl. Kuhn u.a. (wie Anm. 1).
5 Vgl. S. Quack: Zuflucht Amerika. Zur Sozialgeschichte der Emigration deutsch-jüdischer Frauen in die USA 1933 1945. Reihe: Politik- und Gesellschaftsgeschichte, Bd. 40, Bonn 1995. Das Buch erschien quasi zeitgleich wie der Katalog. A. Grossmann: New Women in Exile: German Women Doctors and the Emigration, in: Between Sorrow and Strength. Women Refugees of the Nazi Period, ed. S. Quack, Cambridge University Press 1995, S. 215–238, S. 238, Geburts- u. Todesdatum fehlen.

Porträt Hilde Lachmann-Mosses mit bisher unbekannten Details frei zugänglich. Diese Laudatio in Erinnerung an Hilde Lachmann-Mosse wurde 41 Jahre nach ihrem Tod im Rahmen einer Feierstunde im ›Northside Center for Child Developement‹ in Harlem gehalten.[6]

Hilde Lachmann-Mosse wuchs auf in »one of the wealthiest and most prominent Jewish families of Imperial Germany«, als Teenager stand ihr ein Chauffeur mit eigenem Wagen samt Leibwächter zur Verfügung.[7] Knapp zehn Jahre später war sie wegen ihrer politischen Meinung gezwungen, das Deutsche Reich überstürzt zu verlassen, um einer möglichen Verhaftung zu entgehen.

Unmittelbar nachdem der Reichstag am 24. März 1933 das »sogenannte ›Ermächtigungsgesetz‹«[8] verabschiedet hatte, verließen politisch aktive Sozialdemokraten und Kommunisten fluchtartig das Land, darunter viele jüdischen Glaubens. So sollen zum Beispiel »vom 30.03. bis 02.04. schätzungsweise dreitausend Juden über Basel in die Schweiz gefahren sein.«[9] Eine dieser Flüchtlinge, Dr. med. Lilly Ehrenfried,[10] schilderte später unprätentiös, aber einprägsam die Umstände dieser Fahrt vom 1. April 1933:

> »Der Zug war voll, voll lauter ängstlicher Gesichter. Die Luft war förmlich geladen mit Angst. Niemand sprach ein Wort, von Unterhaltungen war keine Rede. Zweimal im Laufe der Nacht patrouillierten SS in Uniform durch den Zug und ließen sich die Pässe zeigen.«[11]

Auch die Bonner Medizinstudentin Hilde Lachmann-Mosse, »die Enkelin des Gründers des Berliner Tagblattes, Rudolf Mosse«, floh in diesem Zeitraum nach Basel.[12] Gemeinsam mit anderen Mitgliedern der Sozialistischen Arbeitsgemeinschaft (SAG)[13] waren sie und ihre politischen Weggenossen nach der verordneten Auflösung der SAG ins Visier der Bonner Nationalsozialisten geraten, beteiligt daran waren sowohl die städtische Exekutive als auch die universitäre Leitungsebene.

Welch akuter Gefahr diese Gruppe tatsächlich ausgesetzt war, zeigt das Beispiel des Bonner SAG-Mitgliedes Heinz Anstock.

---

6 http://www.rodagroup.com/hilde.html (abgerufen am 30.01.2018). Ohne Verfassername u. ohne Datum.

7 http://www.rodagroup.com/hilde.html (wie Anm. 6).

8 Chr. Studt: Das Dritte Reich in Daten, unter Mitarbeit von D. Itzenplitz und H. Schuppener, München 2002, S. 15.

9 Mergen (wie Anm. 1), S. 225.

10 Lilly Ehrenfried (20.08.1896 Breslau- nach 1945 Paris): s. R. Schwoch: Berliner jüdische Kassenärzte u. ihr Schicksal im Nationalsozialismus. Ein Gedenkbuch, Berlin 2009, S. 195, sie hatte nicht in Bonn studiert.

11 Schwoch (wie Anm. 10), S. 195.

12 Quack (wie Anm. 5), S. 186 A 22.

13 Vgl. R. Forsbach: Die Medizinische Fakultät der Universität Bonn im »Dritten Reich«, München 2000, S. 598.

Der im Jahre 1913 geborene angehende Romanist und Germanist hatte seit dem Sommersemester 1931 bis zum Sommersemester 1933 in Bonn studiert und zuvor die Universitäten München, Heidelberg und Paris aufgesucht. Aufgrund seiner SAG-Mitgliedschaft inhaftierte man den Examenskandidaten vom 28. Februar bis Mai 1933 in einem Bonner Gefängnis. Durch die zeitgleich von der Universität erfolgte Relegation waren damit seine bis dahin erbrachten »Prüfungsleistungen, einschließlich der eingereichten Arbeit, kassiert«.[14] Nachdem es Anstock nach seiner Freilassung nicht gelungen war, seine Studien an der Universität Köln fortzusetzen, ging er im Oktober 1933 ebenfalls nach Basel und immatrikulierte sich dort zum Wintersemester an der Philosophischen Fakultät.[15]

Ursprünglich wollte Hilde Lachmann-Mosse nach ihrer Flucht erst einmal abwarten, wie sich das neue Regime auf Dauer gegenüber der studentischen Opposition verhalten würde. Berichte über willkürliche Verhaftungen und Misshandlungen politischer Freunde brachten sie jedoch dazu, eine Rückkehr zu einem späteren Zeitpunkt letztlich auszuschließen. Von einer aus der Schweiz Ende April beantragten Semesterbeurlaubung nahm sie daher wenige Tage später in einem Brief an das Bonner Studentensekretariat Abstand und bat stattdessen um die Exmatrikulation;[16] sie ersuchte darum, ihrem Bevollmächtigten, Hellmut Jaesrich,[17] die entsprechenden Unterlagen auszuhändigen.

Ob sie sich schon an der Freiburger Universität als Erstsemester politisch engagiert hatte, ist nicht erwiesen. In Bonn war sie, zunächst als Anhängerin der gemäßigten Linie innerhalb der SAG,[18] wenig später Mitglied der KPD geworden und zählte damit zum »inneren kommunistischen Kern (KoStufra)«.[19]

Bei der Übergabe der Akten in Basel kam es zu einem Treffen mit weiteren der SAG zugehörigen Bonner Emigranten.[20] Dazu gehörte dann vermutlich auch Joseph Schölmerich, der sich zeitgleich mit Hilde Lachmann-Mosse zum Sommersemester 1932 an der Bonner Medizinischen Fakultät immatrikuliert hatte.

---

14 U. Maas: Verfolgung und Auswanderung deutschsprachiger Sprachforscher 1933–1945: Anstock, Heinz-3: Anstock, Heinz (13.03.1909 Wuppertal-Elberfeld – 21.08.1980 Sinzig) https://esf.uni-osnabrueck.de/index.php/module-styles/a/118-anstock-heinz (abgerufen am 21.11.2016). Anstock gehörte nicht der jüdischen Religion an.

15 Vgl. B. Hurch: Spitzer, Leo, in: Neue Deutsche Biographie 24 (2010), S. 722–724.

16 Vgl. E. Kraus: Die Familie Mosse. Deutsch-jüdisches Bürgertum im neunzehnten und zwanzigsten Jahrhundert, München 1999, S. 559.

17 UA Bonn: Promotionsalbum der Philosophischen Fakultät »C« v. 29.07.1933 – 23.07.1952: H. Jaesrich (17.09.1908) aus Berlin, Studium: Berlin, Paris, Heidelberg, Bonn. Thema der Dissertation: Die französische Literatur im Spiegel des France Jules Michelets, Referent: Prof. Curtius, Note: sehr gut. Prüfung 25.07.1934. Fächer: Romanistische u. Englische Philologie, Italienisch. Datum der Promotion: 30.03.1939.

18 S. dazu den Beitrag zu Thea Kantorowicz.

19 Mergen (wie Anm. 1), S. 225.

20 Vgl. Mergen (wie Anm. 1), S. 226.

Dieser hatte als SAG-Mitglied seit seinem Studienbeginn in Bonn Verbindungen zu weiteren linksorientierten Studentengruppen aufrechterhalten und »ab Januar 1933 Kontakt zu illegalen Widerstandsgruppen«[21] geknüpft.

Auch an anderen Universitäten waren sozialistische Studentengruppen gebildet worden, deren Mitglieder sich Anfang der 1930er Jahre durch die Gegnerschaft zur nationalsozialistischen Bewegung immer weiter radikalisierten. Die im Jahre 1905 geborene Würzburger Studentin Martha Ella Lebermann gehörte ab 1931 beispielsweise dem ›Kommunistischen Kampfbund gegen den Faschismus‹ an.[22]

Hilde Lachmann-Mosse konnte zwar ihr Studium, das insgesamt noch fünf Jahre dauern sollte, an der Universität Basel fortsetzen,[23] besaß allerdings keine Aufenthaltsgenehmigung für die Schweiz. Bei jedem Semesterbeginn musste sie daher befürchten, in die Heimat abgeschoben zu werden. Es gab demnach »constantly troubles from one semester to the next«.[24] Die Sorge, ausgeliefert zu werden, hat sie während dieser Zeit nie losgelassen.

Tagebucheintragungen lassen erahnen, welche Ängste Hilde Lachmann-Mosse, die scheinbar nur sporadisch Kontakt zu ihrer Familie aufnehmen konnte, während dieser Zeit ausgestanden haben muss.[25] Den Eltern und beiden Brüdern war bereits am 28. Dezember 1933 die deutsche »Staatsbürgerschaft aberkannt worden, »der Tochter war jedoch der deutsche Pass ... geblieben«.[26]

Nach der Promotion im Jahre 1938[27] konnte Hilde Lachmann-Mosse kaum mit der Erteilung der dauerhaften Aufenthaltsgenehmigung ihres bisherigen Gastlandes rechnen. In den in der Schweiz verbrachten fünf Jahren hatte sie besorgt das Erstarken der faschistischen Bewegung in Italien und Spanien registriert. Die Unfähigkeit der demokratisch gewählten europäischen Regierungen, auf die von Hitler forcierten Expansionspläne zu reagieren, steigerte ihre Ängste. Da Hilde Lachmann-Mosse langfristig befürchtete, die Nationalsozialisten würden früher oder später die Macht in ganz Europa übernehmen, kam für sie als Exilland nur ein anderer Kontinent in Frage. Trotz der wirtschaftlich

---

21 Forsbach (wie Anm. 13), S. 599. u. http://www.workuta.de/Joseph_Scholmer/index.html (abgerufen 27.01.2018). Er nannte sich später Scholmer.
22 Vgl. E. Seidler: Jüdische Kinderärzte 1933–1945. Entrechtet – Geflohen – Ermordet. Erweiterte Neuauflage, Basel, Freiburg 2007, S. 373. Der später in England praktizierenden Ärztin war der am 18.11.1933 an der Universität Würzburg verliehene Doktorwürde am 22.09.1938 aberkannt worden, s.: Die geraubte Würde: Die Aberkennung des Doktorgrades an der Universität Würzburg 1933–1945, Würzburg 2011, S. 178.
23 Vgl. Mergen (wie Anm. 1), S. 226.
24 Kraus (wie Anm. 16), S. 559.
25 Vgl. G. L. Mosse: Aus großem Hause. Erinnerungen eines deutsch-jüdischen Historikers, München 2003, S. 559.
26 Mosse (wie Anm. 25), S. 150.
27 Vgl. Mergen (wie Anm. 1), S. 226.

schwierigen Lage in den USA mit ca. 24,9 %[28] Arbeitslosigkeit im Jahre 1933 und entsprechend geringen Chancen für Emigranten entschied sie sich dennoch, die Einreise in die USA zu beantragen.

Als erstes Mitglied der Familie gelang es ihr, am 13. November 1938 dorthin auszuwandern, ausgestattet nur mit einigen Empfehlungsschreiben.[29] Hilfsorganisationen hat sie anscheinend nicht um Unterstützung gebeten. Eine Anfrage der Enkelin des Berliner Zeitungsmagnaten Rudolf Mosse wäre wohl kaum positiv beschieden worden. Nach dem im Jahre 1939 bestandenen amerikanischen medizinischen Staatsexamen, absolvierte sie ein Praktikum in Schenectady im Staate New York und trat anschließend Stellen als Krankenhausärztin in der Stadt New York und deren Umgebung an.[30]

Etliche emigrierte deutsch-jüdische Ärztinnen spezialisierten sich in den USA auf »verwandte Gebiete, in denen sie sich sozial engagieren konnten.«[31]

In Not geratenen Menschen zu helfen, war für Hilde Lachmann-Mosse schon früher eine Selbstverständlichkeit gewesen. Von klein auf war sie in ihrer Familie dazu angehalten worden, den ererbten Reichtum als Verpflichtung aufzufassen und Schwache zu unterstützen. Als Heranwachsende hatte sie ihre Mutter, die in den 1930er Jahren eine Armenküche am Nollendorfplatz in Berlin unterhielt, regelmäßig dorthin begleitet.[32] Als Schülerin arbeitete sie mit Gleichgesinnten in einer Kindertagesstätte in einem Berliner Arbeiterviertel; ihr Anliegen dabei war, aktiv »materielle und emotionale Nothilfe« zu leisten.[33]

Erst als amerikanischer Staatsbürgerin gelang es ihr, nach Kriegsende mit denjenigen fachlichen Aufgaben betraut zu werden, die sie nachhaltig interessierten. Schon während der Studienzeit hatte sie den Wunsch geäußert, sich später auf das Fach Psychoanalyse zu spezialisieren.[34] In den USA konnte sie sich zumindest ähnlichen Fachgebieten widmen, so lehrte sie später Psychiatrie am New York Medical College. Außerdem betätigte sie sich im Bereich der »Geriatrik, der Kinder- und Jugendpsychiatrie und hier vor allem mit der Entstehung kindlicher Neurosen«.[35]

Dabei ging es ihr vor allem darum, Gewalt verherrlichende Literatur aus den Kinderzimmern zu verbannen. Ihrer Meinung waren ungebildete Jugendliche, die unreflektiert Schriften konsumierten, in denen Terror und Willkür vor-

---

28 Vgl. Quack (wie Anm. 5), S. 115.
29 Vgl. Kraus (wie Anm. 16), S. 559.
30 Vgl. Hilde L. Mosse: mathcircle.berkeley.edu/BMC6/.../HildeMosse.html (abgerufen am 10.03.2013); S. 2.
31 Quack (wie Anm. 5), S. 185f.
32 Vgl. Mosse (wie Anm. 25), S. 133.
33 Vgl. ebd., S. 58 u. S. 82.
34 Vgl. ebd., S. 50.
35 Ebd., S. 560.

herrschen, anfällig für blinde Gefolgschaft und unberechenbar in ihren Reaktionen.[36]

Als »einzige Frau in der Riege der erfolgreichen und anerkannten Akademiker, Hochschullehrer und Wissenschaftler der Familie Mosse«,[37] so Elisabeth Kraus, leistete sie damit ebenfalls einen herausragenden Beitrag.

So dankbar sie war, in den USA eine neue Heimat gefunden zu haben, so sensibel reagierte sie dennoch auf bestimmte Missstände in der amerikanischen Gesellschaft. Sie war damit nicht die einzige jüdische Emigrantin, die sich als Ärztin um »andere unterprivilegierte und benachteiligte Menschen in den USA« kümmerte »und eine starke Affinität zu den Problemen der schwarzen Bevölkerung« zeigte.[38] Im Jahre 1946 gründete sie beispielsweise »zusammen mit Frederic Wertham im New Yorker Schwarzen-Stadtteil Harlem die Lafargue-Klinik,[39] das erste freie psychiatrische Krankenhaus an der Ostküste der USA.«[40] Der im Jahre 1895 geborene Psychiater Frederic Wertham stammte aus München.[41]

Schon als Heranwachsende sorgte Hilde Lachmann-Mosse mit der Abkehr »von der liberalen Familientradition« zu Hause für Entsetzen, ihre Hinwendung zu den Sozialdemokraten kommentierte der Vater mit der überspitzt gestellten Frage, »wie es ihr gefiele, ihre Zahnbürste mit anderen teilen zu müssen«.[42] Hilde brachte in die jeweiligen Emigrationsländer Schweiz und auch in die USA »das ganze Arsenal der sozialen und politischen Ideen und Ideale mit«,[43] das ihr bis dahin eminent wichtig gewesen war. Sie wird sich allerdings gehütet haben, ihren ohnehin fragilen Aufenthaltsstatus in der Schweiz durch politische Aktivitäten zu gefährden, in den USA hielt sie sich ebenfalls mit politischen Äußerungen zurück. Der Familie war allerdings bekannt, dass sie sich auch weiterhin dem äußersten linken politischen Spektrum verpflichtet fühlte, »die längste Zeit ihres Lebens war und blieb sie eine Bewunderin Trotzkis.«[44]

Ihre politische Meinung ergab sich unter anderem auch aus ihrer Zugehörigkeit zum Judentum. Sie glaubte fest daran, nur im Sozialismus würden Juden auf Dauer eine Sonderrolle erspart bleiben. Ihrem Bruder George, der als Historiker an der Universität Wisconsin lehrte, war ihre politische Heimat hingegen

---

36 Vgl. Hilde L. Mosse: mathcircle.berkeley.edu/BMC6/...(wie Anm. 30), S. 3.
37 Kraus (wie Anm. 16), S.559, z. B.: Erwin Panofsky, George Mosse, Konrad Bloch, Max Mosse, s. S. 563.
38 Quack (wie Anm. 5), S. 153.
39 Kraus (wie Anm. 16), S. 560.
40 Quack (wie Anm. 5), S. 186.
41 https://www.ecosia.org/search?addon=firefox&addonversion=4.0.2&p=1&q=Frederic+ Wertham (abgerufen am 30.01.2018).
42 Mosse (wie Anm. 25), S. 66.
43 Ebd., S. 129.
44 Ebd., S. 144.

fremd.[45] Diese Meinungsunterschiede minderten jedoch nicht die gegenseitige Wertschätzung, die die Geschwister füreinander aufbrachten.

Hilde Lachmann-Mosse wird um von Nationalsozialisten ermordete politische Weggefährten und Freunde getrauert haben, aber Opfer in der engeren Familie musste sie nicht beklagen; die Verwandte Martha Mosse, eine Juristin, hatte beispielsweise die Lagerhaft in Theresienstadt überlebt.[46]

Die »sich als Jüdin bezeichnende und verstehende«[47] Hilde Lachmann-Mosse war als Fulbright-Professorin im Semester 1964/65 erstmals für längere Zeit nach Deutschland zurückgekehrt und hielt an der Universität Marburg Vorlesungen.[48] Nach Bonn ist sie, soweit bekannt, nicht wieder gekommen.

Angeregt durch das Vorbild der Großmutter Lachmann, die »als erste Frau in Deutschland« in Berlin am Jüdischen Krankenhaus 35 Jahre lang ehrenamtlich als Anästhesistin tätig gewesen war,[49] hatte auch Hilde Lachmann-Mosse, nach einem einsemestrigen Studienaufenthalt an einer Wirtschaftsakademie in England, den Weg zur Medizin gefunden. Schon Markus Mosse, »der Urgroßvater mütterlicherseits«, war als Landarzt »in der damals preußischen Provinz Posen« tätig gewesen.[50]

Nur kurz war es ihr allerdings vergönnt, an deutschen Medizinischen Fakultäten, nämlich Freiburg und Bonn, studieren zu können. Nach dem erzwungenen Wechsel ins Ausland schaffte sie es dennoch, ihr Studium unter widrigen Umständen abzuschließen und sich in einem weiteren Emigrationsland neue medizinische Wissensgebiete zu erschließen und hierbei außergewöhnliche Leistungen zu erbringen. Geleitet wurde sie dabei anscheinend durch ihre Erfahrungen im Exil. Ihre »ausgeprägte Fähigkeit zum Mitleid« und ihre »ausgesprochene Fürsorglichkeit« zeichneten die engagierte Ärztin aus.[51]

Bei ihrer Beerdigung im Jahre 1982 verabschiedete sich ihr Bruder, der Historiker George L. Mosse, mit folgenden Worten von seiner Schwester:

> The diaries she kept as a young woman in Germany and Switzerland are a record of a struggle with loneliness and dispair without any guidance from anyone. It is because she had experienced exile and loneliness, self doubt, insecurity and lack of luck and affection that she directed her life to making her profession not a profession but instead a way to serve people and especially those people who were not only deprived, but lonely and unhappy and without guidance or love as she had been during much of her

---

45 Vgl. ebd., S. 144.
46 Vgl. Martha Mosse: Chr. v. Oertzen: Strategie Verständigung. Zur transnationalen Vernetzung von Akademikerinnen 1917–1955, Göttingen 2012, S. 349 u. Kraus (wie Anm. 16), S. 592.
47 Kraus (wie Anm. 16), S. 559.
48 Vgl. ebd., S. 560.
49 Mosse (wie Anm. 25). S. 53.
50 Ebd., S. 36.
51 Ebd., S. 82.

youth. Hilde represented the best of that liberal legacy which put the human above the mass and which was not afraid to fight even in the teeth of conventional opinion or professional wisdom.[52]

Eigene Publikationen (Auszug)

Entstehung des Lungenkollapses durch Blockierung der Luftwege; Basel, Med. Diss. v. 1938.

Sie veröffentlichte in den Jahren 1981 bis 1987 »12 works in 42 publications in 3 languages«[53], darunter: The Complete handbook of childrens's disorders: a critical evaluation of their clinical, educational, and social dimensions (11 editions published between 1981 u. 1982 in English).

The Complete handbook of childrens's disorders: you can prevent or correct learning disorders. (6 editions published between 1982 and 1987 in English).

Die Bedeutung der Massenmedia für die Entstehung kindlicher Neurosen (5 editions published between 1954 u. 1955 in German).

---

52 Hilde L. Mosse: mathcircle.berkeley.edu/BMC6/…/HildeMosse.html (abgerufen am 10.03. 2013); S. 3.

53 Mosse, Hilde L. (WorldCat. Identities): www.worldcat.org/identities/lccn-n81-6011 (abgerufen am 14.06.2017).

Anhang

Abkürzungsverzeichnis

c. l.	cum laude
d. V.	die Verfasserin
Diss.	Dissertation
ev.	evangelisch
FS	Festschrift
G	Geschwister
geb.	geboren
gesch.	geschieden
Jb	Jahrbuch
JFB	Jüdischer Frauenbund
Jg	Jahrgang
H	Heft
Hg.	HerausgeberInnen
hg.	herausgegeben
K	Kind/er
m. c. l.	magna cum laude
Med. Fak.	Medizinische Fakultät
M	Mutter
N. F.	Neue Folge
NS	Nationalsozialismus
PA	Personalakte
Phil. Fak.	Philosophische Fakultät
PV	Personalverzeichnis
r. k.	römisch-katholisch
s. c. l.	summa cum laude
SH	Sommerhalbjahr
Soz. Wiss.	Sozialwissenschaften
V	Vater
v.	von
VfZ	Vierteljahrshefte für Zeitgeschichte
vgl.	vergleiche
u.	und
WH	Winterhalbjahr
z. B.	zum Beispiel

ZRGG   Zeitschrift für Religion u. Geisteswissenschaft
Zs   Zeitschrift

Übersicht über die frequentierten Archive

Universitätsarchive

Bonn, Hamburg, Heidelberg, Gießen, Göttingen, München, Münster, Wien

Staatsarchive

Düsseldorf, Hamburg

Kreisarchiv

Bitburg/Prüm

Stadtarchive

Aachen, Altena/Lenne, Bocholt, Bonn, Detmold, Düsseldorf, Duisburg, Emmerich, Essen, Feldberg/Seenlandschaft, Fürth, Hannover, Herne, Kamen, Karlsruhe, Kassel, Köln, Krefeld, Mülheim, Nürnberg, Trier, Venlo, Wien, Wuppertal

Latvijas Valsts vestures Arhivs Riga

Stadtverwaltungen

Andernach, Speicher

Gedenkstätten

Bonn, Düsseldorf, Köln, Wuppertal

Literaturliste

G. Adirim: Das Medizinische Frauenstudium in Russland, Berlin. Med. Diss. v. 1984.

G. Adrianyi: Neuß, Wilhelm, in: Neue Deutsche Biographie 19 (1999), S. 185–186.

H. Albrecht: Adolph Lewisohn. Kupfermagnat im »Goldenen Zeitalter«. Mäzene für Wissenschaft, hg. von E. Nümann, Hamburg 2013.

M. Alexander: Kleine Geschichte Polens, Stuttgart 2003.

G. Aly und W. Gruner: Die Verfolgung und Ermordung der europäischen Juden durch das nationalsozialistische Deutschland 1933 bis 1945, hg. vom Bundesarchiv, Institut für Zeitgeschichte/Lehrstuhl für Neuere und Neueste Geschichte der Universität Freiburg, Teil 1: Deutsches Reich, München 2008.

An Indiens Tempelstätten. Fotoimpressionen der Indologin Betty Heimann, Linden-Museum Hannover 2003.

R. Andreas-Friedrich: Der Schattenmann. Tagebuchaufzeichnungen von 1938–1945, Neuausgabe Frankfurt/M. 1986.

L. Andreas-Salomé: Lebensrückblick, Frankfurt/M. 1994.

H. Anstock: Erinnerungen, Eigenverlag 2007 (o. Ortsangabe u. o. ISBN-Nummer).

L. Apel: Keine Zuflucht. Verfolgungserfahrungen emigrierter Hamburger Juden, in: B. Meyer (Hg.): Die Verfolgung und Ermordung der Hamburger Juden 1933–1945, S. 99–113.

Die Ärztin und der Maler: Carl Jung-Dörfler und Hedwig Danielewicz. Real-Historisches Drama in drei Akten, nachgezeichnet von P. U. Unschuld, Düsseldorf 1994.

Ärztin 7/1983: Eine außergewöhnliche Kollegin. Abdruck der Originalarbeit von Elsa Winokurow, S. 7–8, (Teil 1).

Ärztin 8/1983: Eine außergewöhnliche Kollegin. Abdruck der Originalarbeit von Elsa Winokurow, S. 8–10, (Teil 2).

Ärztinnen-Patientinnen/Frauen im deutschen und britischen Gesundheitswesen, hg. von U. Lindner und M. Niehuss, Köln 2002.

S. Aschenbrenner: Dr. med. Marta Fraenkel, Generalsekretärin der Gesolei: Organisatorin und Schriftstellerin in der Gesundheitsaufklärung, in: Chr. Meinel und M. Renneberg (Hg.), S. 83–88.

M. G. Ash and A. Söllner, (Ed.), Forced Migration and Scientific Change: Emigré German-Speaking Scientists and Scholars after 1933, Cambridge Mass. 1998 (German Historical Institute).

A. Autenrieth: Ärztinnen und Ärzte am Dr. von Haunerschen Kinderspital, die Opfer nationalsozialistischer Verfolgung wurden. München, Med. Diss. 2012.

M. Barnard: »Ich sehe Dich nie wieder!« Erinnerungen für die Zukunft, Bonn 2009.

F. Battenberg: Das Europäische Zeitalter der Juden. Zur Entwicklung einer Minderheit in der nichtjüdischen Umwelt Europas, Teilband II: Von 1650 bis 1945, Darmstadt 1990.

W. Batschwaroff: Statistischer Bericht aus Bulgarien, in: Deutsche Medizinische Wochenschrift 1939, 65 (23).

M. Becher und Y. Hen (Hg.): Wilhelm Levison (1876–1947). Ein jüdisches Forscherleben zwischen wissenschaftlicher Anerkennung und politischem Exil, Siegburg 2010.

Th. Becker: Rheinische Friedrich-Wilhelms-Universität Bonn. Ansichten – Einblicke – Rückblicke, Erfurt 2004.

Th. Becker (Hg.): Zwischen Diktatur und Neubeginn. Die Universität Bonn im »Dritten Reich« und in der Nachkriegszeit, Göttingen 2008.

Th. P. Becker: Studierende an der Universität Bonn im Ersten Weltkrieg, in: D. Geppert und N. Schlossmacher (Hg.), S. 395–415.

Th. Becker: Reformuniversität Bonn – ein preußisches Projekt am Rhein, in: T. Mayer und D. Schulze-Henling (Hg.), S. 15–26.

Th. Becker und Ph. Rosin (Hg.): Die Natur- und Lebenswissenschaften=Geschichte der Universität Bonn, Bd. 4, Göttingen 2018.

Th. Becker (Hg.): Bonna Perl am grünen Rheine. Studieren in Bonn von 1818 bis zur Gegenwart. (Bonner Schriften zur Universitäts- und Wissenschaftsgeschichte, Bd. 5), Bonn 2013.

B. Becker-Jàkli: Das jüdische Krankenhaus in Köln. Die Geschichte des Israelitischen Asyls für Kranke und Altersschwache, Köln 2004.

B. Becker-Jàkli: Das jüdische Köln. Geschichte und Gegenwart. Ein Stadtführer, Köln 2012.

B. Beckmann-Zöller: Adolf und Anne Reinach – Edith Steins Mentoren im Studium und auf dem Glaubensweg, in: Edith Stein Jahrbuch Bd. 13, hg. im Auftrag des Theresianischen Karmel in Deutschland durch das Internationale Edith Stein Institut Würzburg unter ständiger Mitarbeit der Edith Stein Gesellschaft Deutschland e. V., Würzburg 2007, S. 77–102.

Th. Beddies u. a. (Hg.): Jüdische Ärztinnen und Ärzte im Nationalsozialismus. Entrechtung, Vertreibung, Ermordung. (Europäisch-jüdische Studien. Beiträge 12), Berlin 2014.

E. Behrend-Rosenfeld: Ich stand nicht allein. Leben einer Jüdin in Deutschland 1933–1944, München 1988.

W. Benz (Hg.): Das Tagebuch der H. Nathorff. Berlin-New York. Aufzeichnungen 1933 bis 1945, München 1987.

W. Benz (Hg.): Das Exil der kleinen Leute. Alltagserfahrungen deutscher Juden in der Emigration, Frankfurt/M. 1994.

W. Benz (Hg.): Überleben im Dritten Reich. Juden im Untergrund und ihre Helfer, München 2006.

U. Berger (Hg.): Ärztin in Vergangenheit-Gegenwart-Zukunft 1924–1999, FS des Deutschen Ärztinnenbundes e. V., Greven 1999.

U. Berger: Lilly Meyer-Wedell, Kinderärztin, in: Berger (Hg.), S. 16, S. 16.

Berliner klinische Wochenschrift: Organ für Praktische Ärzte, mit Berücksichtigung der preußischen Medicinal-Verwaltung und Medicinal-Gesetzgebung nach amtlichen Mitteilungen, Bd. 53, Berlin 1916.

S.-C. Bettinger: »Das gefügige Belgien«. Das Königreich im Zweiten Weltkrieg, in: Tribüne 183 (2007), S. 137–144.

W. Bickenbach: Otto von Franqué 1867–1937, in: Bonner Gelehrte, S. 292–299.

Th. Billroth: Über das Lehren und Lernen der Medicinischen Wissenschaft an den Universitäten der Deutschen Nation nebst Allgemeinen Bemerkungen über Universitäten. Eine Culturhistorische Studie, Wien 1876.

The Biographical Dictionary of Women in Science. Lifes from ancient times to the Mid-20th Century, ed. by: M. Ogilvie, J. Harvey and M. Rossiter, N. Y. 2003.

Biographisches Handbuch der deutschsprachigen Emigration nach 1933–1945/ International Biographical Dictionary of Central European Emigrés 1933–1945, hg. v. Institut f. Zeitgeschichte/Research Foundation for Jewish Immigration, in Zusammenarbeit mit W. Röder und H. A. Strauss, Vol. II, München 1983.

Biographisches Handbuch der Rabbiner, Teil II: Die Rabbiner im Deutschen Reich 1871–1945, hg. von M. Brocke und J. Carlebach, bearb. von K. N. Jansen u. a., München 2009.

W. Bleek und H.-J. Lietzmann (Hg.): Klassiker der Politikwissenschaft, München 2005.

J. Bleker und S. Schleiermacher: Ärztinnen aus dem Kaiserreich. Lebensläufe einer Generation, Weinheim 2000.

J. Bleker: Die bis 1918 approbierten Ärztinnen im Überblick, in: Bleker und Schleiermacher, S. 35–52.

J. Bleker: Zur Herkunft der frühen Ärztinnen, in: Bleker und Schleiermacher, S. 53–74.

J. Bleker: Kriegsgewinnlerinnen? Studium und Berufsarbeit deutscher Medizinerinnen im Ersten Weltkrieg, in: Bleker und Schleiermacher, S. 75–88.

J. Bleker: Das Schicksal der »nichtarischen« Ärztinnen der älteren Generation, in: Bleker und Schleiermacher, S. 127–157.

J. Bleker und S. Schleiermacher: Tabellarischer Teil unter Mitarbeit von S. Eckelmann, in: Bleker und Schleiermacher, 175–210.

J. Bleker: Berufsalltag deutscher Ärztinnen; in: Tr. Maurer (Hg.) Der Weg an die Universität, S. 236–251.

J. Bleker: Der Bund Deutscher Ärztinnen 1924–1936, in: U. Berger (Hg.), S. 11–14.

J. Bleker und H.-P. Schmiedebach: Medizin und Krieg. Vom Dilemma der Heilberufe 1865–1985, Frankfurt/M., 1987.

C. Bockmaier, Hochschule für Musik und Theater, München: Musikgeschichte und Musiktherapien. Einige Grundlinien und Zusammenhänge, in: Anuario Musical, Nr. 63, enero-dicembre 2008, S. 181–202.

S. Bogojavlenska: Das Riga der Juden; in: Oberländer und Wohlfahrt (Hg.), S. 157–190.

Bonn und das Rheinland, FS Dietrich Höroldt. (Veröffentlichungen des Stadtarchivs Bonn, Bd. 52), Bonn 1992.

Bonner Gelehrte. Beiträge zur Geschichte der Wissenschaften in Bonn. Medizin, Veröffentlichungen zur 150-Jahrfeier der Rheinischen Friedrich-Wilhelms-Universität, Bonn 1992.

Bonner Geschichtsblätter, (hg. vom Bonner Heimat- und Geschichtsverein und dem Stadtarchiv Bonn, Bd. 43/44), Bonn 1993/94 (1996).

R. Bornemann: Erste weibliche Ärzte. Die Beispiele der »Fräulein Doctores« Emilie Lehmus (1841–1932) und Franziska Tiburtius (1843–1927) – Biographisches und Autobiographisches, in: Brinkschulte (Hg.): Weibliche Ärzte, S. 24–32.

R. Boschki und R. Buchholtz (Hg.): Das Judentum kann nicht definiert werden. Beiträge zur jüdischen Geschichte und Kultur, Berlin 2014.

B. Brandenburg und A. Mehmel: Margarete Kirchberger, verh. Philippson (1882–1953), in: Kuhn u. a., S. 156–159.

B. Breslauer: Die Abwanderung der Juden aus der Provinz Posen. Denkschrift im Auftrage des Verbandes der Deutschen Juden, Berlin 1909, S. 1–19.

E. Brinkschulte (Hg.): Weibliche Ärzte. Die Durchsetzung eines Berufsbildes in Deutschland. (Reihe: Deutsche Vergangenheit Bd. 108), 2. Auflage, Berlin 1996.

E. Brinkschulte: Ausgewählte Biographien der Berliner Dokumentation: Deutsche Ärztinnen im Kaiserreich, in: Brinkschulte (Hg.), S. 169–189.

E. Brinkschulte und A. Brinckmann: Spurensuche 2014 – Ausstellung in Hamburg. Ausgewählte Porträts von Mitgliedern des BDÄ, in: Ärztin 3, Dezember 2014, 61. Jg., S. 12–13.

Brockhaus Conversationslexikon, 13. vollständig umgearbeitete Auflage, Bd. 13, Leipzig 1886.

W. Bruchhausen: Wissenschaftlich-technischer Fortschritt und Untergangsängste: Medizinische Fakultät und Universitätskliniken 1870–1933, in: Becker und Rosin, S. 40–79.

M. Brumlik: Frankfurt – Auch die Rothschilds wohnten im Ghetto, in: Jasper und Schoeps (Hg.), S. 141–156.

E. Brychta u. a. (Hg.): mutig, streitbar, reformerisch: Die Landés. Sechs Biografien 1859–1977, Essen 2004.

E. Brychta: Kinderheilkunde, in: Brychta u. a., S. 124–128.

J. Buchin: Kurzbiographien der Ärztinnen aus dem Kaiserreich, in: Bleker und Schleiermacher, S. 233–305.

H. Buchstein und G. Göhler: Enst Fraenkel (1898–1975), in: Bleek und Litzmann (Hg.), S. 151–164.

K. Bürgel und K. Riener: Wissenschaftsemigration im Nationalsozialismus. Der Kinderarzt A. Eckstein und die Gesundheitsfürsorge in der Türkei (= Quellen und Forschungen aus dem Universitätsarchiv Düsseldorf Bd. 2). Universitätsarchiv, Düsseldorf 2005.

A. Burchardt: »Blaustrumpf-Modestudentin-Anarchistin?« Deutsche und russische Medizinstudentinnen in Berlin 1896–1918, Stuttgart 1997.

A. Burchardt: Die Durchsetzung des medizinischen Frauenstudiums in Deutschland, in: Brinkschulte (Hg.): Weibliche Ärzte, S. 10–22.

A. Burchardt: Männliche Lehrende – Weibliche Studierende: Die Berliner Professoren und die ersten Medizinstudentinnen 1896–1910, in: Meinl und Renneberg (Hg.), S. 280–287.

R. Burmester und A. Niehaus (Hg.): Heinrich Hertz – vom Funkensprung zur Radiowelle, Bonn 2012.

B. Beuys: Heimat und Hölle: jüdisches Leben in Europa durch zwei Jahrtausende. Religion – Geschichte – Kultur, Hamburg 1996.

U. Claesges: Husserl, Edmund, in: Neue Deutsche Biographie 10 (1974), S. 87–89.

S. Cohen: ›Now you can see them, now you don't.‹ The Archives of the Refugee Committee of the British Federation of University Women, in: Refugee Archives: Theory and Practise: A. Hammel, A. Granville with assistance from Sh. Krummel. The Yearbook of the Research Center for German and Austrian Exile Studies, Vol. 9 (2007). Institute of German and Romance Studies, University of London, p. 109–121.

K. Collins: European Refugee Physicians in Scotland, 1933–1945, in: Social History of Medicine Vol. 22, No. 3 pp. S. 513–530.

D. Corbach: Die Jawne in Köln. Zur Erinnerung des ersten jüdischen Gymnasiums im Rheinland und zum Gedächtnis an Erich Klibansky. Ein Gedenkbuch; Köln 1990.

E. Dahlmann: Der Verein für Säuglingsfürsorge im Regierungsbezirk Düsseldorf e. V. Aus dem Institut für Geschichte der Medizin der Heinrich-Heine-Universität Düsseldorf, Düsseldorf, Med. Diss. von 2001.

U. Daub und Th. Lennert: Charlotte Landé (1890–1977), Kinderärztin, in: Brychta u. a., S. 97–123.

K. Decker: Divisions and Diversity. The complexities of medical refuge in Britain 1933–1948. Bulletin of the History of Medicine 77 (2003), S. 850–873.

N. Decker: Kein Aufstieg durch Bildung. Antisemitismus an den russischen Hochschulen in der zweiten Hälfte des 19. Jahrhunderts, in: Scholz und Heidel, S. 84–87.

H. Delf: Heimann, Betty, Indologin (29.03.1888 Wandsbek/Hamburg – 19.05.1961 Sirmione/Gardasee), in: Dick und Sassenberg (Hg.), S. 165.

H. Delf: Stein, Edith. Philosophin und Karmelitin, in: Dick und Sassenberg (Hg.), S. 358–360.

I. Deutschkron: Ich trug den gelben Stern, Köln 1978.

I. Deutschkron: Berliner Juden im Untergrund, Berlin 1980.

J. Dick und M. Sassenberg (Hg.): Jüdische Frauen im 19. und 20. Jahrhundert. Lexikon zu Leben und Werk. (Eine Publikation des Moses Mendelssohn-Zentrums für europäisch-jüdische Geschichte, Potsdam und des Salomon Ludwig Steinheim-Institus für deutsch-jüdische Geschichte, Duisburg), Hamburg 1993.

J. Dick: Pappenheim, Bertha, Sozialarbeiterin, Frauenrechtlerin, in: Dick und Sassenberg (Hg.), S. 305–307.

K. Dieckhöfer: C. Pelmann 1889–1916, in: Bonner Gelehrte, S. 309–314.

M. Doerry: »Mein verwundetes Herz«. Das Leben der Lilli Jahn 1900–1944, München 2004.

S. Doetz und Chr. Kopke: Die antisemitischen Kampagnen und Verfolgungsmaßnahmen gegen die jüdische Ärzteschaft seit 1933, in: Beddies u. a., S. 36–57.

S. Doetz und Chr. Kopke: Entlassungen und Verfolgungen jüdischer Ärztinnen des Berliner städtischen Gesundheitswesens 1933–1945. Biographische Rekonstruktionen, in: Heidel (Hg.): Die Frau im Judentum, S. 253–268.

S. Doetz u. Chr. Kopke: Die Entlassungen der jüdischen Ärztinnen u. Ärzte aus dem kommunalen Gesundheitswesen in Berlin-Schöneberg, in: Jacob und Federspiel (Hg.), S. 25–29.

O. Doetzer: »Aus Menschen werden Briefe«: die Korrespondenz einer jüdischen Familie zwischen Verfolgung und Emigration 1933 u. 1947, 2002 Köln.

R. Domenjoz: C. Binz (1832–1913), in: Bonner Gelehrte, S. 156–162.

G. Duby und M. Perrot: Geschichte der Frauen, Bd. 4, Frankfurt/M. 1996.

J. Dülffer: Deutschland als Kaiserreich (1871–1918), in: Rassow: Deutsche Geschichte, Stuttgart 1987, S. 469–567.

K. Düwell u. a. (Hg.): Vertreibung jüdischer Künstler und Wissenschaftler aus Düsseldorf 1933–1945, Düsseldorf 1998.

»Ebenso neu als kühn«: 120 Jahre Frauenstudium an der Universität Zürich, Verein Feministische Wissenschaft Schweiz (Hg.), mit Beiträgen von Chr. Thürmer-Rohr, Zürich 1988, 1. Auflage.

M. Ebert: Zwischen Anerkennung und Ächtung. Medizinerinnen der Ludwig-Maximilians-Universität in der ersten Hälfte des 20. Jahrhunderts, Neustadt a. d. Aisch 2003.

W. U. Eckart: Geschichte der Medizin, 4. ergänzte u. überarbeitete Ausgabe, Berlin, Heidelberg 2000.

W. U. Eckart: Öffentliche Gesundheitspflege in der Weimarer Republik und in der Frühzeit der Bundesrepublik Deutschland, in: F. W. Schwartz u. a. (Hg.): Public health. Texte zu Stand und Perspektive der Forschung, redaktionelle Mitarbeit: M. Klein-Lange und B. P. Robra, Berlin 1991.

W. U. Eckart: »Zunächst jedoch nur versuchs- und probeweise.« Vor hundert Jahren: Die ersten Medizinstudentinnen beziehen die Universität Heidelberg, in: Heidelberg. Jb zur Geschichte der Stadt, Nr. 4/1999, S. 77–98.

Chr. Eckelmann und K. Hösch: Ärztinnen – Emanzipation durch den Krieg? In: Bleker und Schmiedebach (Hg.), S. 153–170.

W. P. Eckert: Ludwig Philippson. Rabbiner – Politiker – Publizist, in: Die Philippsons in Bonn. Deutsch-jüdische Schicksalslinien 1862–1980, S. 79–101.

E. Eckstein-Schlossmann: »Eigentlich bin ich nirgendwo zu Hause«, hg. von L. P. Johannsen, Jüdische Memoiren, hg. von H. Simon, Bd. 17, Berlin 2012.

M. Edelmann: Das Ghetto kämpft. Deutsche Erstausgabe Berlin 1993.

E. Eichhorn und E. J. Thiele (Hg.): Vorlesungen zum Gedenken an Felix Hausdorff, Berlin 1994.

I. Elbogen und E. Sterling: Die Geschichte der Juden in Deutschland, Frankfurt/M. 1988.

I. Engelmann: Reichenberg und seine jüdischen Bürger: zur Geschichte einer einst deutschen Stadt in Böhmen, Berlin 2012.

H. Erhard und W. Quenstedt: Döderlein, Ludwig, in: Neue Deutsche Biographie 4 (1959), S. 16 f.

Erinnern und Gedenken: Eugenik, Zwangssterilisation und »Euthanasie« in Hephata/ Treysa, Boppard und Sinsheim. (Veröffentlichungen des Diakoniewissenschaftlichen Instituts der Universität Heidelberg, V. Herrmann und H. Schmidt (Hg.), Bd. 40), Heidelberg 2009.

G. Erkens: Juden in Mönchen-Gladbach. Jüdisches Leben in den früheren Gemeinden Mönchen-Gladbach, Rheydt, Odenkirchen, Giesenkirchen-Schlesen, Rheindalen, Wickrat und Wanlo, Mönchen-Gladbach 1989, Bd. 2.

W. Erman: Verzeichnis der Berlinder Universitätsschriften 1810–1885 (nebst einem Anhang enthaltend die außergewöhnlichen und Ehrenpromotionen), Hildesheim, N. Y. 1973.

R. Ernst-Teng: Ernst Schönbrunn, Anna Schönbrunn, geb. Goldschmidt, Hella Schönbrunn, in: Die Opfer der Shoah aus Aachen 1933–1945. Biographien, hg. vom Gedenkbuchprojekt für die Opfer der Shoah aus Aachen e. V., 1. Auflage 01/2013, Aachen 2011, S. 94–96.

Exodus von Wissenschaftlern aus Berlin: Fragestellung-Ergebnisse-Desiderate. Entwicklung vor und nach 1933. Akademie der Wissenschaften zu Berlin, W. Fisch u. a. (Hg.), Berlin/New York 1994.

R. Federspiel: Erna Falk (1890–1991), Praktische Ärztin, in: Jacob und Federspiel, S. 86–87.

R. Federspiel: Albert Falk (1885–1938), Kinderarzt, in: Jacob und Federspiel, S. 52, S. 52.

R. Federspiel: Leben im Bayerischen Viertel, in: Jacob und Federspiel, S. 11–18.

E. Feinendegen: Ürdingen und seine Geschichte, Krefeld-Ürdingen 1955.

H. Fehre: Bonn unter den Städten Deutschlands. Vergleich im Spiegel der Zahlen, in: Höroldt und van Rey, S. 23–43.

D. Fischer-Radizi: Vertrieben aus Hamburg. Die Ärztin Rahel Liebeschütz-Plaut. Hamburgische Wissenschaftliche Stiftung (Wissenschaftler in Hamburg, Bd. 2), hg. von E. Nümann, Göttingen 2019.

L. Fitko: Mein Weg über die Pyrenäen, Erinnerungen 1940/41, München 2015 (5. Auflage).

S. Flecken: Maria Gräfin von Linden (1869–1936), in: Kuhn u. a., S. 117–124.

S. Flecken: Luise Straus-Ernst – Nach den Erinnerungen ihres Sohnes Jimmy Ernst (1893–wahrscheinlich Mai 1944), in: Kuhn u. a., S. 185–189.

M. Flügge: Rettung ohne Retter oder: Ein Zug aus Theresienstadt, München 2004.

U. Fölsing: Nobel-Frauen. Naturwissenschaftlerinnen im Porträt, München 1994.

B. Formanski: Mathilde Carmen Hertz (1891–1975), in: Kuhn u. a., S. 182.

B. Formanski: Rahel Liebeschütz-Plaut, in: Kuhn u. a., S. 195 f.

B. Formanski: Hertha Heilborn (1903–unbekannt), in: Kuhn u. a., S. 211 f.

B. Formanski: Deutsche Historikerinnen und Historiker für Mittelalter und Renaissance in den USA 1933–1970 im Spiegel ausgewählter amerikanischer Literatur, in: Happ und Nonn, S. 263–282.

R. Forsbach: Die Medizinische Fakultät der Universität Bonn im »Dritten Reich«, München 2000.

R. Forsbach: Die Medizinische Fakultät in der NS-Zeit, in: Becker (Hg.): Zwischen Dikatur und Neubeginn, S. 123–140.

R. Forsbach: »Des Tragens Eines Deutschen Akademischen Grades Unwürdig«, der Entzug von Doktorgraden während des Nationalsozialismus und die Rehabilitation der Opfer am Beispiel der Universität Bonn, in: Rheinische Vierteljahresblätter, Jg. 67, 2003 Bonn, M. Groten, Th. Klein, M. Nikolay-Panter (Hg.), S. 284–299.

I. Franken: Frauen in Köln. Der Historischer Stadtführer, Köln 2008.

I. Franken, unter Mitwirkung von S. Morrell und M. Wittka: »Ja, das Studium der Weiber ist schwer!« Studentinnen und Dozentinnen an der Kölner Universität bis 1933, Köln 1995.

H. Freidenreich: Female, Jewish, and Educated: The Lives of Central European University Women, Bloomington 2002.

U. Frevert (Hg.): Bürgerinnen und Bürger. Geschlechtsverhältnisse im 19. Jahrhundert, Göttingen 1988.

U. Frevert: Frauen-Geschichte. Zwischen bürgerlicher Verbesserung und neuer Weiblichkeit. Neue Historische Bibliothek, hg. von H.-U. Wehler, Neue Folge Bd. 284, Frankfurt/M. 1986.

S. Friedländer: Das Dritte Reich und die Juden. Die Jahre der Verfolgung 1933–1939, dritte Auflage München 2007.

S. Friedländer: Das Dritte Reich und die Juden. Die Jahre der Vernichtung. 2. Band: 1939–1945, München 2006.

M. Gailus: Mir aber zerriss es das Herz. Der stille Widerstand der E. Schmitz, Göttingen 2012.

L. Gall: »Die Frau, die entscheidende Kraft des 21. Jahrhunderts – Eine historische Entwicklungslinie.« Vortragsveranstaltung der Historischen Gesellschaft der Deutschen Bank. Vortrag, gehalten am 26.05.2004 in Frankfurt/M., S. 1–8.

E. Gatz: Die Bonner Katholisch-Theologische Fakultät im »Dritten Reich« und in der Nachkriegszeit, in: Becker (Hg.): Zwischen Diktatur und Neubeginn, S. 59–78.

M. A. Gemkow: Ärztinnen und Studentinnen in der Münchner Medizinischen Wochenschrift. Ärztliches Intelligenz-Blatt, 1870–1914, Münster, Med. Diss. von 1991.

A. Genger: Die jüdischen Opfer des Nationalsozialismus aus Köln. Gedenkbuch. Redaktion: NS Dokumentationszentrum der Stadt Köln (Mitteilungen aus dem Stadtarchiv Köln, 77. Heft), Köln, Weimar, Wien 1995. Besprechung in: Düsseldorfer Jahrbuch. Beiträge zur Geschichte des Niederrheins, Bd. 66, 1995, hg. vom Düsseldorfer Geschichtsverein, Düsseldorf 1995, S. 397–399.

D. Geppert und N. Schlossmacher (Hg.): Der Erste Weltkrieg in Bonn – Die Heimatfront 1914–1918. Jb des Bonner Geschichts- und Heimatvereins, Bd. 65/66, Bonn 2016.

D. Geppert: Kriegslegitimation und Selbstrechtfertigung Bonner Professoren im »Krieg der Geister«, in: Geppert und Schlossmacher, S. 371–394.

D. Geppert: Kaiser-Kommers und Bismarckkult. Bonner Studierende im Kaiserreich, 1871–1914, in: Bonna Perl am grünen Rheine: Studieren in Bonn von 1918 bis zur Gegenwart, Th. Becker (Hg.), Bonner Schriften zur Universitäts- und Wissenschaftsgeschichte 5, Göttingen 2013, S. 83–104.

U. Gerhardt: Unerhört. Die Geschichte der deutschen Frauenbewegung, Hamburg 1990.

W. Gerlach: Helmholtz, Helmut von, in: Neue Deutsche Biographie 8 (1969), S. 498–501.

H.-B. Gerl-Falkovitz: Stein, Edith, in: Neue Deutsche Biographie 25 (2013), S. 142–143.

Th. Gerst: 75 Jahre Deutscher Ärztinnenbund: Steter Einsatz für die Belange der Ärztinnen, in: Dtsch Arztebl 1999; 96(36): A-2198 / B-1901 / C-1774.

Chr. Goeschel: Suicides of German Jews in the Third Reich, in: German History Vol. 25 No. 1, 2007. The German History Society, S. 22–45.

B. Goldberg u. a. (Hg.): Matrosenanzug–Davidstern. Bilder jüdischen Lebens in der Provinz, Neumünster 2002.

K. Graffmann-Weschke: Die Bakteriologin Prof. Dr. Lydia Rabinowitsch-Kempner – Ehrenmitglied bei der Gründung des deutschen Ärztinnenbundes 1924, in: Berger (Hg.), S. 17–18.

M. Grandner und E. Saurer (Hg.): Geschlecht, Religion und Engagement. Die jüdische Frauenbewegung im deutschsprachigen Raum im 19. und frühen 20. Jahrhundert, Köln 2005.

N. Green: Die jüdischen Frau. Variation und Transformation, in: Duby und Perrot, S. 237–252.

K. Griese und W. Woelk: Jüdische Ärztinnen und Ärzte in Düsseldorf und in der Emigration, in: Düwell u. a., S. 177–205.

G. B. Gruber: Karl Koester (1843–1904), in: Bonner Gelehrte, S. 133–139.

H. Gundlach (Hg.): Untersuchungen zur Geschichte der Psychologie und der Psychotechnik, München/Wien. Passauer Schriften zur Psychologiegeschichte, hg. vom Institut der Neueren Psychologie der Universität Passau, Bd. 11.

A. Grossmann: New Women in Exile: German Women Doctors and the Emigration, in: Quack, Between Sorrow and Strength, S. 215–238.

K. Gutzmer: Elisabeth Herrmanns; in: Kuhn u. a., S. 76 u. S. 218.

H. Häntzschel und H. Bußmann (Hg.): Bedrohlich gescheit. Ein Jahrhundert Frauen und Wissenschaft in Bayern, München 1997.

H. Hagemann und Cl.-D. Krohn (Hg.): Biographisches Handbuch der deutschsprachigen wirtschaftswissenschaftlichen Emigration nach 1933, München 1999.

C. M. C. Haines: International Women in Science: A Biographical Dictionary to 1950, Santa Barbara/Calif./USA 2001.

P. W. F. M. Hamans: Edith Stein and Companions: on the way to Auschwitz, San Fransisco 2010.

D. Hangebruch: Emigriert – Deportiert. Das Schicksal der Juden in Krefeld zwischen 1933 und 1945, in: Krefelder Juden, mit Beiträgen von E. Stockhausen, K. H. S. Schulte u. a., Krefelder Studien 2, Hg.: Der Oberstadtdirektor, Stadtarchiv, Bonn 1980, S. 137–412.

H. Häntzschel und H. Bußmann (Hg.): Bedrohlich gescheit. Ein Jahrhundert Frauen und Wissenschaft in Bayern, München 1997.

S. Happ und U. Nonn (Hg.): Politisch und nicht politisch motivierte Aberkennung von akademischen Graden. Eine Auswertung der Rundschreiben deutscher Universitäten in der NS-Zeit, in: Vielfalt der Geschichte. Lernen, Lehren und Erforschen vergangener Zeiten, FS für Ingrid Heidrich zum 65. Geburtstag, Berlin 2004, S. 283–296.

S. Happ und U. Nonn: Vielfalt der Geschichte. Lernen, Lehren und Erforschen vergangener Zeiten. FS für Ingrid Heidrich, Berlin 2004.

St. Harecker: Degradierte Doktoren: Die Aberkennung der Doktorenwürde an der Ludwig-Maximilians-Universität München während der Zeit des Nationalsozialismus, München 2007.

J. Hatch Bruch: Unlocking the golden cage. An intimate biographie of Hilde Bruch, M. D. (Cal.), 1996.

H. Hamperl: Hugo Ribbert 1855–1920, in: Bonner Gelehrte, S. 140–147.

S. Harling und E. Stang: »Mit Liebesgaben zu unseren 160ern nach Frankreich«. Bonner Bürger unterwegs zur Westfront, in: Geppert und Schlossmacher, S. 99–116.

Josef Haubrich: Sammler und Stifter. Kunst des 20. Jahrhunderts in Köln, hg. v. P. Fuchs, Köln 1959.

H. Haumann: Geschichte der Ostjuden, München 1990.

H. Haumann (Hg.): Luftmenschen und rebellische Töchter. Zum Wandel ostjüdischer Lebenswelten im 19. Jahrhundert. (Lebenswelten osteuropäischer Juden, Bd. 7), Köln 2003.

Felix Hausdorff zum Gedächtnis: Bd. 1: Aspekte seines Werkes, hg. von E. Brieskorm, Braunschweig 1996.

R. Hauschildt-Thiessen: Adolf Levison (1849–1938). Seine Familie und seine Stiftungen, in: Hamburgische Geschichts- und Heimatblätter, 15. 2004/09, S. 233–241.

S. Hebler: Helene Wieruszowski (1893–1978), in: Kuhn u. a., S. 190–194.

D. J. Hecht: Die Weltkongresse jüdischer Frauen in der Zwischenkriegszeit Wien 1923, Hamburg 1929, in: Grandner und Saurer (Hg.), S. 123–156.

B. Heermann: Else Kienle (1900–1970). Eine Ärztin im Mittelpunkt der Abtreibungsdebatte von 1931, in: Brinkschulte (Hg.): Weibliche Ärzte, S. 114–122.

C.-P. Heidel: Die Sozialhygienikerin Marta Fraenkel 1896–1976. Ein Leben für die wissenschaftliche Gesundheitsaufklärung, in: Ärzteblatt Sachsen 11/2013, S. 463–465.

C.-P. Heidel (Hg.): Die Frau im Judentum – jüdische Frauen in der Medizin. (Schriftenreihe Medizin und Judentum, Bd. 12), Frankfurt/M. 2014.

C.-P. Heidel und M. Lienert: Jüdische Ärztinnen in Dresden, in: Heidel (Hg.): Die Frau im Judentum – jüdische Frauen in der Medizin, S. 217–237.

E. Hennig: Cloos, Hans, in: Neue Deutsche Biographie 3 (1957), S. 294.

K. Heinsohn und St. Springorum (Hg.): Deutsch-jüdische Geschichte als Geschlechtergeschichte. (Studien zum 19. und 20. Jahrhundert/Hamburger Beiträge zur Geschichte der Juden, Bd. 28), Göttingen 2006.

E. Heischkel-Artelt: E. Pflüger (1829–1910), in: Bonner Gelehrte, S. 92–99.

A. Henning und J. Petersdorf (Hg.): Wissenschaftsgeschichte in Osteuropa, Bd. 7, Wiesbaden 1998.

F. W. Henning: Landwirtschaft und ländliche Gesellschaft in Deutschland, Bd. 2: 1750–1976, Paderborn 1978.

E. Herchenröder: Luise von der Walde, geb. Stern, in: Kuhn u. a., S. 215.

E. Herchenroeder: Eva Loeb, verh. Glees, in: Kuhn u. a., S. 224–225.

E. Herchenroeder: Gertrud Harth (1904–1962), in: Kuhn u. a., S. 212.

A. Hermann: Hertz, Heinrich, in: Neue Deutsche Biographie 8 (1969), S. 713–714.

J. Herrmann: Die deutsche Frau in akademischen Berufen, Leipzig/Berlin 1915.

R. Heuberger und H. Krohn: Hinaus aus dem Ghetto … Juden in Frankfurt am Main 1800–1950, Frankfurt/M. 1988.

H. Heusler-Edenhuizen: Die erste Frauenärztin. Lebenserinnerungen: Im Kampf um den ärztlichen Beruf der Frau, eingeleitet von R. Nave-Herz, hg. von H. Prahm, Opladen 1997.

Fl. Hervè und I. Nödinger: Lexikon der Rebellinnen: von A bis Z, Dortmund 1996.

J. J. Heydecker: Das Warschauer Ghetto. Foto-Dokumentation eines deutschen Soldaten aus dem Jahre 1941, München 1999.

M. Hildermeier: Die jüdische Frage im Zarenreich. Zum Problem der unterbliebenen Emanziption, in: Jahrbücher für Geschichte Osteueropas, G. Stökl (Hg.), Neue Folge/Bd. 32/1984 (Bd. 50 der ganzen Reihe), Wiesbaden 1984, S. 322–357.

M. Hinterberger: Margarete Bieber – Eine Archäologin in zwei Welten (1879–1978), in: Kuhn u. a. S. 92–102 u. S. 140–145.

A. Hinz-Wessels: Verfolgt als Arzt und Patient: Das Schicksal des ehemaligen Direktors der Landesheilanstalt Uchtspringe, Dr. Heinrich Bernhard (1893–1945), in: Beddies u. a.: Jüdische Ärztinnen, S. 92–102.

L. Hirsch: Vom Schtetl in den Hörsaal: Juden Frauen und Kulturtransfer (minima judaica, hg. von S. Brocke, Salomon Ludwig Steinheim-Institut für deutsch-jüdische Geschichte, Bd. 9), Berlin 2010.

J. Hirschberg: Geschichte der Augenheilkunde, Hildesheim, New York 1977 (Nachdruck der Ausgabe Berlin 1918).

Historisches Ärztelexikon für Schlesien. Biographisch-bibliographisches Lexikon schlesischer Ärzte und Wundärzte, bearb. von M. Sachs unter Mitarbeit von G. Rudolph und A. Kutschelis, Bd. 3 (H-K), Frankfurt/M. 2002.

E. Hösch: Geschichte der Balkanländer. Von der Frühzeit bis zur Gegenwart, München 1995, 3. Auflage.

K. Hoesch: Die Kliniken weiblicher Ärzte in Berlin 1877–1933, in: Brinkschulte (Hg.): Weibliche Ärzte, S. 44–55.

K. Hoesch: Eine Ärztin der zweiten Generation: Agnes Hacker: Chirurgin, Pädagogin, Politikerin, in: Brinkschulte (Hg.): Weibliche Ärzte, S. 58–64.

H. Hörtz: Hermann von Helmholtz und die Bonner Universität, Teil 1: Helmholtz als Professor der Anatomie und Physiologie in Bonn (1855–1858), Berlin-Brandenburgische Akademie der Wissenschaften, wissenschaftlich-historische Manuskripte 1, Berlin 1984.

H.-G. Hofer: Gleichschaltung und Verlust, Erneuerung und Expansion: Die Medizinische Fakultät der Universität Bonn 1933–1973, in: Becker und Rosin, Bonn 2018, S. 77–122.

A. Hoffmann: Schule und Akkulturation. Geschlechterdifferenzierte Erziehung von Knaben und Mädchen der Hamburger jüdisch-liberalen Oberschicht 1848–1942 (Schriftenreihe Jüdische Bildungsgeschichte in Deutschland, Bd. 3), Münster u. a. 2001.

D. Hoffmann: Planck, Max, in: Neue Deutsche Biographie 20 (2001), S. 497–500.

E. Hoffmann: Wie kann die Menschheit von der Geissel der Syphilis befreit werden, Berlin 1927.

Tr. Hoffmann: Der erste deutsche ZONTA-Club. Auf den Spuren außergewöhnlicher Frauen, 2. Auflage 2006.

A. Hoffmann-Ocon: Pionierinnen–Mitstreiterinnen–Ausgegrenzte: Jüdische Lehrerinnen und Studentinnen in Deutschland, in: Maurer: Der Weg an die Universität, S. 211–235.

H.-P. Höpfner: Die vertriebenen Hochschullehrer der Universität Bonn 1933–1945, in: Bonner Geschichtsblätter 43/44 (1993/1994), S. 447–487.

A. Hollander, M. D.: Emil Meirowsky, M. D. (1876–1960), in: Arch Dermatol 1960, 82 (4): 644, 212/644.

A. Hopp: Jüdisches Bürgertum in Frankfurt am Main im 19. Jahrhundert, Stuttgart 1997.

D. Höroldt und M. van Rey (Hg.): Bonn in der Kaiserzeit 1871–1914. FS zum 100-jährigen Jubiläum des Bonner Heimat-Geschichtsvereins, Bonn 1986.

D. Höroldt: Die Rheinische Friedrich-Wilhelms-Universität Bonn und die Landwirtschaftliche Akademie Poppelsdorf, in: Höroldt und van Rey, S. 281–308.

M. Hübenstorf (Hg.): Medizingeschichte und Gesellschaftskritik, FS für G. Baader (Abhandlungen zur Geschichte der Medizin und der Naturwissenschaften, Bd. 81), Husum 1997.

C. Huerkamp: Jüdische Akademikerinnen in Deutschland 1900–1938, in: Geschichte und Gesellschaft, 19. Jg. H 3: Rassenpolitik und Geschlechterpolitik im Nationalsozialismus, (Juli-Sept. 1993), S. 311–331.

Chr. Humrich: Bruch, Hilde. Ärztin, Psychoanalytikerin, in: Dick und Sassenberg, S. 82–84.

150 Jahre Rheinische Friedrich-Wilhelms-Universität zu Bonn, Verzeichnis der Professoren und Dozenten 1818–1968, O. Wenig (Hg.), Bonn 1968.

B. Hurch: Spitzer, Leo, in: Neue Deutsche Biographie 24 (2010), S. 722–724.

P. E. Hyman: Muster der Modernisierung. Jüdische Frauen in Deutschland und Russland, in: Heinsohn und Springorum, S. 25–65.

International Biographical Dictionary of Central European Emigrés 1933–1945, Vol. II; Part 1: A–K; München 1983.

R. Jacob und R. Federspiel (Hg.), Jüdische Ärzte in Schöneberg. Topographie einer Vertreibung (Reihe: Frag doch! Geschichte konkret, Bd. 2), Berlin 2012.

R. Jacob: Joseph Lachmann (1882–1961) Hals-Nasen-Ohrenarzt, in: Jacob und Federspiel, S. 80–85.

R. Jacob: Ärzte zwischen Demütigung, Emigrationswunsch und Patientenbindung, in: Jacob und Federspiel, S. 30–38.

R. Jacob: Ärzte in der Schöneberger Nachbarschaft, in: Jacob und Federspiel, S. 105–112.

R. Jacob: Schicksale jüdischer Ärzte in Schöneberg und Umgebung. Zwölf exemplarische Biographien – eine Einführung, in: Jacob und Federspiel, S. 47–51.

R. Jacob: Harry-Henoch Bettauer (1902–1986), Assistenzarzt, in: Jacob und Federspiel, S. 74–79.

J. Jacobi: »They made old Cambridge wonder«. Englische Frauencolleges zwischen Tradition und Aufbruch, in: Maurer: Der Weg an die Universität, S. 91–107.

H. Jacobs u. a. (Hg): Stolpersteine/Stumbling stones. Erinnerungen an Menschen aus Düsseldorf, Erkrath, Langenfeld, Mettmann, Monheim und Ratingen, Düsseldorf 2012.

S. Jaeger: Vom erklärbaren, doch ungeklärten Abbruch einer Karriere – Die Tierpsychologin und Sinnesphysiologin Mathilde Hertz (1891–1975), in: Untersuchungen zur Geschichte der Psychologie und der Psychotechnik, hg. vom Institut der Geschichte der Neueren Psychologie der Universität Passau, Bd. 11, München 1996, S. 229–262.

S. Jaeger: Die kurze Karriere einer Tierpsychologin: Mathilde Hertz (1891–1975), Vortrag gehalten auf der 5. Fachtagung der Geschichte der Psychologie, Passau, am 8. September 1995, S. 1–19.

L. Jaenicke und F. W. Lichtenthal: Ein Kaiser-Wilhelm-Institut für Köln! Emil Fischer, Konrad Adenauer u. die Meirowsky-Stiftung, in: Angewandte Chemie 2003, 115, Nr. 7, S. 746–750.

I. Jahn: Goldschmidt, Richard, in: Neue Deutsche Biographie 6 (1964), S. 611–612.

Chr. Jahr (Hg.): Die Berliner Universität in der NS-Zeit, Bd. 1: Strukturen und Personen, hg. im Auftrag der Senatskommission »Die Berliner Universität und die NS-Zeit. Erinnerung, Verfolgung, Verantwortung, Gedenken«, unter Mitarbeit von R. Schaarschmidt, 1. Auflage, Berlin 2005.

H. Jansen u. a.: Historischer Atlas Köln. 2000 Jahre Stadtgeschichte in Karten und Bildern, Köln 2003.

W. Janssen: Kleine Rheinische Geschichte, Düsseldorf 1997.

W. Jasper und H. J. Schoeps (Hg.): Deutsch-jüdische Passagen. Europäische Stadtlandschaften von Berlin bis Prag, Hamburg 1996.

W. Jasper: Hamburgisch-Sephardische Tradition und liberale Reform, in: Jasper und Schoeps (Hg.), S. 167–180.

W. Jasper: Köln – Hauptstadt des Zionismus, in: Jasper und Schoeps, (Hg.), S. 193–210.

J. A. Johnson: Women in the Chemical Industry in the First Half of the 20th Century, in: Tobies a. A. B. Vogt (Ed.), S. 119–141.

The Journal of the American Medical Association: JAMA, Chicago Sept. 23, 1974, Vol 229, No 13: Obituaries: Baruch, Herta Heilborn, p. 1815.

Jüdisches Geistesleben in Bonn 1706–1945. Eine Biobibliographie, bearb. von H. Fremerey-Dohna und R. Schoene (Veröffentlichung des Stadtarchivs Bonn, Bd. 37), Bonn 1985, S. 72–76.

Jüdische Lebenswelten. Katalog, A. Nachama und G. Siebernich (Hg.), Berlin 1991.

Jüdische Lebenswelten im Rheinland. Kommentierte Quellen von der Neuzeit bis zur Gegenwart, bearbeitet von E. Pracht-Jörns, Köln, Weimar 2011.

Jüdisches Leben in Deutschland, Bd. 3: Selbstzeugnisse zur Sozialgeschichte 1819–1945. (Veröffentlichungen des Leo Baeck Instituts), hg. und eingeleitet von M. Richarz, Stuttgart, 1982.

Die jüdischen Opfer des Nationalsozialismus aus Köln. Gedenkbuch; Redaktion: NS-Dokumentationszentrums der Stadt Köln; Köln 1995.

R. Jütte: Medizin und Judentum. Medizinische Grundzüge, in: Beddies u. a., S. 6–15.

A. Kacyne: »Polyn. Eine untergegangene Welt,« M. Web (Hg.), Ausstellungskatalog, Berlin 2000.

E. Kahle: Kilian, Hermann Friedrich, in: Neue Deutsche Biographie 11 (1977), S. 605 f.

A.-P. Kahn: »Ich war ein politisches Kind.« Ein Journalist in Paris, in: Benz (Hg.): Das Exil der kleinen Leute, S. 178–189,

I. Kästner: Mangel an produktiver Leistungsfähigkeit? – Die ersten Promovendinnen an der Leipziger Medizinischen Fakultät, in: Hübenstorf (Hg.), S. 156–173.

I. Kästner: Die ersten Leipziger Promovendinnen in der Medizin, in: Nagelschmidt (Hg.), S. 137–158.

I. Kästner: Meilensteine deutsch-russischer Medizingeschichte, in: gyn (10), 2005, S. 127–130.

I. Kästner: Die Bedeutung deutschsprachiger Länder für die Ausbildung der ersten russischen Ärztinnen, in: Henning und Petersdorf, S. 73–85.

I. Kästner: Aufstieg durch Bildung? Das Schicksal der Jüdinnen unter den ersten russischen Ärztinnen, in: Heidel und Scholz, S. 76–83.

G. Kaiser: Studentinnen in Würzburg, München und Erlangen, in: Häntzschel und Bußmann, S. 57–69.

Th. O. H. Kaiser: Auf den Spuren einer fast verschwundenen Minderheit: Deutsche Juden in Argentinien, in: Dtsch. Pfarrerblatt-Heft 8/2009, S. 1–10.

N. Kampe: Studenten und »Judenfrage« im Kaiserreich. Die Entstehung einer akademischen Trägerschicht des Antisemitismus. (Kritische Studien zur Geschichtswissenschaft, Bd. 76), Göttingen 1988.

M. Kaplan: Freizeit – Arbeit. Geschlechterräume im deutsch-jüdischen Bürgertum 1870–1914, in: Frevert: Bürgerinnen und Bürger, S. 157–173.

B. Kasper und St. Schubert: Nach Frauen benannt. 127 Straßen in Frankfurt am Main. Frauenreferat Frankfurt am Main (Hg.), Frankfurt/M. 2013.

B. Kaufhold: Jüdisches Leben in Mülheim an der Ruhr, hg. vom Salomon Ludwig Steinheim-Institut, Essen 2004.

A. K. Kaufmann: Ein Leben für die Strabologie. Giessen, Med. Diss. von 1993.

H. Keller: Haubrich, Josef (Pseudonym Dr. Ludwig Josef). Sammler und Mäzen. 15.06. 1889 Köln – 05.09.1961 Münstereifel, in: Deutsche Biographie 8 (1969), S. 73 f.

Chr. Kerner (Hg.): »Nicht nur Madame Curie...«. Frauen, die den Nobelpreis bekamen, Weinheim 1990.

»Kindertagebücher 1891–1918« by Jenny Wieruszowski née Landsberg. Jenny Wieruszowski collection, Leo Baeck institute Archives, New York (me 930).

Kindlers Literatur Lexikon, Bd. 21, München 1974.

H. Klensch: Ulrich Ebbecke 1883–1960, in: Bonner Gelehrte, S. 107–109.

V. Klimpel: Frauen der Medizin, Dresden 2001, S. 59–60.

K. Kluxen: Geschichte Englands, Stuttgart 1968.

H.-R. Koch: 2000 Jahre Bonner Augenheilkunde. Zur Geschichte der Ophtalmologie in Bonn von den Römern bis Römer, 2. erweiterte Auflage, Bonn 2014.

A. Königseder u. J. Wetzel: Lebensmut im Wartesaal. Die jüdischen DPs (Displaced Persons) im Nachkriegsdeutschland, Frankfurt/M. 1994.

P. H.-J. Korte: Die Tätigkeit des Marburger Pathologischen Instituts unter Leonhard Jores und Walter Berblinger 1913–1918, Marburg, Med. Diss. von 2014.

G. Krämer: Geschichte Palästinas. Von der osmanischen Eroberung bis zur Gründung des Staates Israel (Bundeszentrale für politische Bildung, Schriftenreihe, Bd. 1633), Bonn 2015, (6. durchgesehene u. aktualisierte Auflage).

A. Kramp (Ed.): Helpers + Healers. Jewish Women in Medicine 1933–1945. A Mahn- and Gedenkstätte Düsseldorf exhibition, part of the civic project »Health and the City« and in cooperation with the Ärztekammer Nordrhein and the Bundesverband Jüdischer Mediziner in Deutschland, Düsseldorf @ 2015, unpag.

M. Kraul: Von der Höheren Töchterschule zum Gymnasium: Mädchenbildung in Deutschland im 19. Jahrhundert, in: Maurer: Der Weg an die Universität, S. 169–190.

E. Kraus: Die Familie Mosse. Deutsch-jüdisches Bürgertum im neunzehnten und zwanzigsten Jahrhundert, München 1999.

E. Krause: Rachel Liebeschütz-Plaut; in: unihh 25 (1994), Nr. 3, S. 53–54. (C). Universitätsklinikum Hamburg-Eppendorf; Institut für Geschichte u. Ethik der Medizin.

R. A. Kressler-Mba und S. Jaeger: Rediscovering a Missing Link: The Sensory Physiologist and Comparative Psychologist Mathilde Hertz (1891–1975), Frankfurt/M. 2003, S. 1–37.

A. Kreuter: Deutschsprachige Neurologen und Psychiater. Ein biographisch-bibliographisches Lexikon von den Anfängen bis zur Mitte des 20. Jahrhunderts. Mit einem Geleitwort von H. Hippius und P. Hoff, Bd. 2, München 1996.

J. H. Kruse: Düsseldorf – Heines verlorenes Paradies, in: Jasper und Schoeps, S. 121–140.

M. Kühntopf (Hg.): Rabbiner und Rabbinerinnen von den ältesten Zeiten bis in die Gegenwart. Einzelporträts, Namen und Daten, Werke, Zeitschriften, Geschehnisse. Norderstedt 2009.

Fr. Künzel und R. Papst (Hg.): »Ich will dir schnell sagen, daß ich lebe, Liebster«. Helmut Gollwitzer – Eva Bildt. Briefe aus dem Kriege 1940–1945, München 2008.

O. D. Kulka und E. Jäckel (Hg.): Deutsches Judentum unter dem Nationalsozialismus, Bd. 1, Tübingen 1997.

A. Kuhn u. a. (Hg.): 100 Jahre Frauenstudium. Frauen der Rheinischen Friedrich-Wilhelms-Universität Bonn, Dortmund 1996.

E. Labouvie: Schwestern und Freundinnen. Zur Kulturgeschichte weiblicher Kommunikation, Köln 2009.

S. Ladwig-Winters: Ernst Fraenkel. Ein politisches Leben, Frankfurt/M. 2009.

W. Lauer: Alfred Philippson 1864–1953, in: Die Philippsons in Bonn. Deutsch-jüdische Schicksalslinien 1862–1980. Dokumentation einer Ausstellung in der Universitätsbibliothek Bonn 1989, bearb. von K. Gutzmer (Veröffentlichungen des Stadtarchivs Bonn, gegründet von E. Ennen, fortgeführt von D. Höroldt, Bd. 49), Bonn 1991, S. 117–133.

W. Lauer: Carl Troll – Naturforscher und Geograph, in: Erdkunde, Bd. 30, Heft 1 (März 1976), S. 1–9, S. 3.

J. Leibowitz: Gespräche über Gott und die Welt mit Michael Shasbar, Frankfurt/M. 1990.

St. Leibfried und Fl. Tennstedt: Berufsverbote und Sozialpolitik 1933. Die Auswirkungen der nationalsozialistischen Machtergreifung auf die Krankenkassenverwaltung und die Kassenärzte. Analyse/Materialien zu Angriff und Selbsthilfe/Erinnerungen, Bremen 1977.

S. Leibholz-Bonhoeffer: vergangen, erlebt, überwunden. Schicksale der Familie Bonhoeffer, 6. Auflage, Gütersloh 1990.

M. Lemberg: Es begann vor hundert Jahren. Die ersten Frauen an der Universität Marburg und die Studentinnenvereinigungen bis zur »Gleichschaltung« im Jahre 1934 (Schriften der Universitätsbibliothek Marburg, 76), Marburg 1997.

W. Levison: Die Siegburger Familie Levison und verwandte Familien, Bonn 1952.

W. Levison: Die Siegburger Familie Levison und verwandte Familien, Bonn 1952, in: Jüdische Lebenswelten im Rheinland. Kommentierte Quellen von der Neuzeit bis zur Gegenwart, bearb. von E. Pracht-Jörns, Köln, Weimar 2011.

R. Liebeschütz-Plaut: Erfahrungen an der Universität nach 1933, unveröfftl. Manuskript; o. O., o. Jg., <Liverpool 1982>, in: Hamburger Bibliothek für Universitätsgeschichte (HB f UG).

R. Liebeschütz-Plaut: My Memories of the time when Hitler was Dictator of Germany, unveröfftl. Manuskript; o. O. o. Jg., <Liverpool 1984>.

M. Lienert: Jüdische Ärzte in Dresden, in: Ärzteblatt Sachsen 11/2013, S. 492–494, S. 493.

J. Limbach: Erste Juristinnen und Frauenrechtlerinnen: Die Frauenfrage als Rechtsfrage, in: Maurer: Der Weg an die Universität, S. 252–261.

U. Lindner: Gesundheitspolitik in der Nachkriegszeit. Großbritannien und die Bundesrepublik Deutschland im Vergleich. Veröffentlichungen des Deutschen Historischen Instituts London, H. Schulze (Hg.), Bd. 57, München 2004.

U. Lindner und M. Niehuss (Hg.): Ärztinnen-Patientinnen. Frauen im deutschen und britischen Gesundheitswesen des 20. Jahrhunderts, Köln 2002.

M. Löfflender: Kölner Rechtsanwälte im Nationalsozialismus. Beiträge zur Rechtsgeschichte des 20. Jahrhunderts 88, Tübingen 2015.

H.-D. Löwe: Antisemitismus in der ausgehenden Zarenzeit, in: Martin und Schulin, S. 184–209.

I. Lorenz: Juden in Hamburg zur Zeit der Weimarer Republik, 2 Bde. Hamburger Beiträge zur Geschichte der deutschen Juden, Bd. 13, Hamburg 1987.

M. Loring: Flucht aus Frankreich 1940. Die Vertreibung deutscher Sozialdemokraten aus dem Exil, Frankfurt/Main 1996.

K. Luig: »… weil er nicht arischer Abstammung ist.« Jüdische Juristen während der NS-Zeit, Köln 2004.

K. Luig und H. Kawamura: Die Geschichte der Rechtsberatungshilfe in Deutschland. (Justizforschung und Rechtssoziologie 10), 1. Auflage, Berlin 2014.

B. Madea und J. Preuß-Wössner: Emil Ungar (1849–1934) Kinderarzt und Gerichtsmediziner in Bonn, in: Bonner Geschichtsblätter 55/56, Bonn 2006, S. 65–94.

Thomas Mann und Katia Mann – Anna Jacobson: Ein Briefwechsel, hg. von W. Fritzen und F. Marx (Thomas-Mann-Studien, hg. vom Thomas-Mann-Archiv der Eidgenössischen Technischen Hochschule in Zürich, 34. Bd.), Frankfurt/M. 2005.

A. Margolis-Edelmann: Als das Ghetto brannte. Eine Jugend in Warschau. Bibliothek der Erinnerung, hg. von W. Benz, Bd. 6, Berlin 1999.

B. Martin u. E. Schulin (Hg.): Die Juden als Minderheit in der Geschichte, München 1982.

R. Martin: Jb des Vermögens und Einkommens der Millionäre. Rheinprovinz, Berlin 1913.

Tr. Maurer: Frauen auf dem Weg in die akademische Karriere: Kaiserreich und Zarenreich im Vergleich, in: Comparativ: Zeitschrift für Globalgeschichte und vergleichende Gesellschaftsforschung, Bd. 21, Universität Leipzig, (2011) Heft 4, S. 93–116.

Tr. Maurer: Emanzipierte Untertaninnen: Frauenstudium im Russischen Reich, in: Maurer: Der Weg an die Universität, S. 108–146.

Tr. Maurer (Hg.): Der Weg an die Universität. Höhere Frauenstudien vom Mittelalter bis zum 20. Jahrhundert, Göttingen 2010.

Tr. Maurer: Ein Lehrstück über die Dialektik des Fortschritts, in: Jahrbuch für Universitätsgeschichte Bd. 16, 2013, S. 9–50.

T. Mayer und D. Schulze-Henling (Hg.): Über Bonn hinaus. Die ehemalige Bundeshauptstadt und ihre Rolle in der deutschen Geschichte, Baden-Baden 2017.

H. Marx: Köln-Bonner-Eisenbahn AG im Wandel der Zeit, in: Hürther Heimat: Zeitschrift für Geschichte, Kultur, Heimatkunde/Heimat- und Kulturverein e. V. Hürth, Jg. 1992, Nr. 71/72, S. 90–113.

A. Mehmel: Philippson, Alfred, in: Neue Deutsche Biographie 20 (2001), S. 399f.

A. Mehmel: Alfred Philippson – Bürger auf Widerruf, in: Boschki und Buchholz, S. 173–201.

A. Mehmel: Dora Philippson (1896–1980), in: Kuhn u. a., S. 200–204.

A. Mehmel: »Ich richte nun an Sie die große Bitte, eine zweckdienliche Eingabe in dieser Sache zu machen …«. Zwei Briefe von 1942 an Sven Hedin von H.-J. Schoeps, in: ZRGG 52, 1, 2000, S. 38–46.

A. Mehmel: Sven Hedin und die nationalsozialistische Expansionspolitik, in: Geopolitik. Grenzgänge im Zeitgeist, Bd. 1.1 1890 bis 1945, Potsdam 2000, S. 189–238.

Chr. Meinel und M. Renneberg (Hg.): Geschlechterverhältnisse in Medizin, Naturwissenschaften und Technik, Stuttgart, 1996.

B. Meissner (Hg.): Die baltischen Nationen: Estland, Lettland, Litauen, Köln 2000.

M. Meister: Über die Anfänge des Frauenstudiums in Bayern, in: Häntzschel und Bußmann, S. 35–56.

P. Mensching: Über einen verfolgten deutschen Altphilologen: Paul Maas (1880–1964), Berlin 1987.

S. Mergen: Hilde Lachmann-Mosse, in: Kuhn u. a., S. 225–226.

B. Meyer: Für das Ideal sozialer Gerechtigkeit. Der »Verein sozialistischer Ärzte« 1913–1933, S. 1–5, S. 2.

B. Meyer (Hg.): Die Verfolgung und Ermordung der Hamburger Juden 1933–1945. Geschichte, Zeugnisse, Erinnerung, Göttingen 2006.

F. Meyer-Gosau: »Es geht nichts über democracy«. Elisabeth Young in Sydney, in: Benz: Das Exil der kleinen Leute, S. 215–228.

C. Meyer-Stoll: Die Maß- und Gewichtsreformen in Deutschland im 19. Jahrhundert unter besonderer Berücksichtigung der Rolle Carl August Steinheils und der Bayrischen Akademie der Wissenschaften. Bayrische Akademie der Wissenschaften, Philosophisch-Historische Klasse. Abhandlung-Neue Folge, Heft 136, München 2010.

K. Michels: Transplantierte Kunstwissenschaft. Deutschsprachige Kunstgeschichte im amerikanischen Exil (Studien aus dem Warburg-Haus, Bd. 2), Berlin 1999.

P. Moraw: Die Universität Gießen von den Anfängen bis zur Gegenwart (1607-1995), (Gesammelte Beiträge zur deutschen und europäischen Universitätsgeschichte, Strukturen, Entwicklungen, Bd. 31), Leiden/Boston 2008, S. 231-295.

H. Mordeck (Hg.): Aus Archiven und Bibliotheken. FS für Raymund Kottje zum 65. Geburtstag = Freiburger Beiträge zur mittelalterlichen Geschichte. Bd. 3, Frankfurt/M. u. a. 1992.

G. Moser: Ärzte, Gesundheitswesen und Wohlfahrtsstaat: Zur Sozialgeschichte des ärztlichen Berufsstandes im Kaiserreich und in der Weimarer Republik. (Neuere Medizin- und Wissenschaftsgeschichte. Quellen und Studien, hg. von E. U. Eckart, Bd. 21), Freiburg 2011.

G. L. Mosse: Aus großem Hause. Erinnerungen eines deutsch-jüdischen Historikers, Berlin 2003.

V. Mühlstein: Helene Schweitzer-Bresslau. Ein Leben für Lambarene, München 1998, S. 25.

Th. Müller: Hertz, M. (14.01.1891 Bonn-20.11.1975 Cambridge), in: Wolfradt u. a., S. 176-178.

H. K. Müller und K. Hammann: Edwin Theodor Saemisch 1833-1909, in: Bonner Gelehrte, S. 353-364.

Th. Mueller und D. Zur: Escaping Nazi Germany. On forced migration of psychoanalysts, in: Beddies u. a., S. 203-217.

E. Münster-Schröer: Der Weg einer jüdischen Kinderärztin in die USA: Dr. Hilde Bruch – Therapeutin von Magersucht und Bulimie, in: Journal 25. Jahrbuch des Kreises Mettmann (2005/2006), S. 115-119.

I. Nagelschmidt (Hg.): 100 Jahre Frauenstudium an der Alma mater Lipsiensis. Vorträge zur Konferenz am 9. Mai 2006 an der Universität Leipzig (Leipziger Studien zur Frauen- u. Geschlechterforschung, Leipzig), 2007.

S. Nagler-Springmann: Naturwidrige Amazonen. Frauen und Naturwissenschaften, in: Häntzschel und Bußmann, S. 255-259.

D. Neumann: Studentinnen aus dem Russischen Reich in der Schweiz (1867-1914), Die Schweiz und der Osten Europas, Bd. 1, Zürich 1987.

B. Nichtweiß: Peterson, Erik, in: Neue Deutsche Biographie 20 (2001), S. 260-261.

B. Nichtweiß: Erik Peterson. Neue Sicht auf Leben und Werk, Freiburg 1992.

G. Niers: Neuanfang auf dem Lande: Die Hühnerzüchter von New Jersey, in: Benz: Das Exil der kleinen Leute, S. 49-58.

H. H. Nolte: Kleine Geschichte Russlands, Stuttgart 2003.

Th. Nowack: Die ersten vollimmatrikulierten Medizinstudentinnen an der Bonner Universität, in: Meinel und Renneberg, S. 305-313.

E. Oberländer und Kr. Wohlfahrt (Hg.): Riga. Porträt einer Vielvölkerstadt am Rande des Zarenreiches 1857-1914, Paderborn 2004.

P. Offenborn: Dr. Lilly Meyer-Wedell. Kinderärztin und Jugendpolitikerin in der Hamburger jüdischen Gemeinde 1930-1935, Hamburg, 2008.

T. Ohnhäuser: Verfolgung, Suizid und jüdische Ärzte. Annäherung an ein wenig erforschtes Thema, in: Beddies u. a.: Jüdische Ärztinnen, S. 265-289.

E. Papanek: Pädagogische und therapeutische Arbeit. Kinder mit Verfolgungs-, Flucht- und Exilerfahrung während der NS-Zeit, hg. von I. Hansen-Schaberg u. a., Köln, 2015.

S. Paulsen: »Der Schleier über dem Geheimnis der Natur scheint emporzuschweben«. Gerty Theresa Cori (1896–1957), Nobelpreis für Medizin, in: Kerner, S. 135–155.

A. Pech: Hermann Oppenheim (1858–1919) – Leben und Werk eines jüdischen Arztes, Hamburg. Med. Diss. von 2006.

C. Pelmann: Psychische Grenzzustände, Bonn 1905. Zeitschrift für Psychiatrie 1910.

M. Pepchinski: Frauen und moderne Architektur – Drei Dresdnerinnen der Weimarer Zeit. Redemanuskript eines Vortrages, in: Frauen an Hochschulen: förderung, konkurrenz, mobbing; Frauen an Hochschulen: kultur, kunst, können, komposition. Dokumentation zur 10. Tagung der Landeskonferenz der Gleichstellungsbeauftragten an Hochschulen im Freistaat Sachsen, Dresden, 28./29. 09. 1995, S. 121–134.

G. Peters: Wilhelm Ceelen 1883–1964, in: Bonner Gelehrte, S. 149–153.

L. Peters (Hg.): Eine jüdische Kindheit am Niederrhein. Die Erinnerungen des Julius Grunewald (1860–1929), Köln, Weimar, Wien 2009.

I. Petz: Mit Gras überwuchert. An die einstige NS-Vernichtungsstätte Maly Trostinez bei Minsk soll endlich eine Gedenkstätte erinnern. Doch in Weißrussland, wo man noch immer an den Sowjetkult glaubt, ist das ein heikles Unterfangen, in: FAZ, 16. 07. 2013.

D. Peukert: Die Weimarer Republik, Frankfurt/M. 1987.

A. Philippson: Wie ich zum Geographen wurde. Aufgezeichnet im Konzentrationslager Theresienstadt zwischen 1942 und 1945, hg. von H. Böhm und A. Mehmel (Veröffentlichungen des Archivs der Rheinischen Friedrich-Wilhelms-Universität zu Bonn, Bd. 11), Bonn 2000.

Die Philippsons in Bonn. Deutsch-jüdische Schicksalslinien 1862–1980. Dokumentation einer Ausstellung in der Universitätsbibliothek Bonn 1989, bearb. von K. Gutzmer. (Veröffentlichungen des Stadtarchivs Bonn, begründet von E. Ennen, fortgeführt von D. Höroldt, Bd. 49), Bonn 1991.

Philo-Atlas. Handbuch für die jüdische Auswanderung. Reprint der Ausgabe von 1938 mit einem Vorwort von S. Urban-Fahr, Bodenheim/Mainz 2003.

R. G. Plaschka und K. Mack (Hg.): Wegenetz europäischen Geistes II. Universitäten und Studenten. Die Bedeutung studentischer Migration in Mittel- und Osteuropa vom 18. bis zum 20. Jahrhundert, München 1987.

R. Plaut: Einige Ratschläge für die ersten Semester junger Medizinerinnen, in: Die Studentin, Verband der Vereine Studierender Frauen Deutschlands (Hg.), Jg. 1916, Bd. 5, S. 67–69.

S. Potratz: Die Körperarbeit der Dore Jacobs. Schulung von Bewegungsfähigkeit im Alltag und im künstlerischen Kontext, in: Musik-, Tanz- und Kunsttherapie 21 (3), Göttingen 2010, S. 146–155.

E. Proskauer: »Wege und Umwege« – Erinnerungen einer Berliner Rechtsanwältin, Frankfurt/M. 1996.

P. Prym: Nachrufe: Hugo Ribbert, in: UA Bonn: Chronik der Rheinischen Friedrich-Wilhelms-Universität zu Bonn für das Rechnungsjahr 1920 (1. April 1920 bis 31. März 1921), hg. vom zeitigen Rektor F. Tillmann, Jg. 46, N. F. Jg. 35, Bonn 1921, S. 2–6.

W. Purkert: Ein dionysischer Mathematiker: Felix Hausdorff-Paul Mongré, in: Th. Becker (Hg.): Zwischen Diktatur und Neubeginn, S. 185–206.

S. Quack: Between Sorrow and Strength. Women Refugees of the Nazi Period; edited by S. Quack. German Historical Institute; Washington, D. C. 1995.

S. Quack: Zuflucht Amerika. Zur Sozialgeschichte der Emigration deutsch-jüdischer Frauen in die USA 1933–1945. Reihe: Politik- und Gesellschaftsgeschichte, Bd. 40, Bonn 1995.

Die Rabbiner im Deutschen Reich 1871–1945, hg. von M. Brocke und J. Carlebach, München 2009.

J. Rapp: Von Jüdin für Jüdin. Die soziale Arbeit der Leipziger Ortsgruppe des JFB und ihre Mitgliederorganisation bis zum Ende der Weimarer Republik, Berlin, Philos. Diss. 2011.

Rassow: Deutsche Geschichte. Vollständig neu bearb. und illustrierte Ausgabe, hg. von M. Vogt, Stuttgart 1987.

J. Rauch: »Werde nie eine Frau, wenn du groß bist.« Maria Goeppert Mayer (1906–1972). Nobelpreis für Physik, in: Kerner, S. 165–181.

A.-M. Reinhold: Th. Landé (1864–1932), in: Brychta u. a., S. 49–86.

W. Ribbe: Geschichte Berlins, 2. Bd.: Von der Märzrevolution bis zur Gegenwart. Veröffentlichung der Historischen Kommission zu Berlin, München 1987, S. 955.

M. Richarz: Vom Kramladen an die Universität. Jüdische Bürgerfamilien des späten 19. Jahrhunderts, in: Journal für Geschichte (1985), Heft 2, S. 42–49.

Y. Rieker und M. Zimmermann: Von der rechtlichen Gleichstellung bis zum Genozid. Emanzipation und sozialer Aufstieg, in: Zimmermann, S. 141–256.

S. Reichenberger: Das Karlsruher Mädchengymnasien in seinen ersten 25 Jahren 1893–1918, Karlsruhe 1918.

M. Röwekamp: Munk, Marie, in: Juristinnen-Lexikon zu Leben und Werk, Baden-Baden 2005, S. 275–279.

G. Rhode: Geschichte Polens. Ein Überblick, Darmstadt 1980.

M. Rhode: Studentinnen eines geteilten Landes – Polinnen an europäischen Hochschulen: Forscherinnen, Revolutionärinnen, Migrantinnen?, in: Maurer: Der Weg an die Universität, S. 147–168.

J. M. Rohrbach u. a.: Jüdische Augenärzte im Nationalsozialismus – Aktualisierung der Gedenkliste, in: Klinische Monatsblätter Augenheilkunde 2012, 229: 1235–1237.

U. Rogalski: Ein ganzes Leben in einer Hutschachtel. Geschichten aus dem Leben der jüdischen Innenarchitektin Bertha Sander 1901–1990. Biografische Reihe ›Nahaufnahmen‹, 2. Auflage, Hamburg 2014.

W. Rose: Hans Pollnow – Spuren seines Lebens, in: Beddies u. a.: Jüdische Ärztinnen, S. 162–174.

J. Roth: Juden auf Wanderschaft, Berlin 1927.

V. Rothe: Edith Goldschmidt, geb. Hirsch (1907–1996), in: Kuhn u. a. S. 214, 214.

G. Rotthoff: Zur Geschichte der Juden in Krefeld, in: die Heimat, Zs für niederrheinische Kultur und Heimatpflege, Verein für Heimatkunde in Krefeld (Hg.), H. Kaltenmeier (Schriftleitung), Jg. 49, Dezember 1978, S. 152–167.

M. Ruch: Jüdische Frauen aus Offenburg. Zehn Lebensläufe im Zeichen der Shoah, Norderstedt 2016.

U. Rudloff und H. Ludwig: Jewish gynecologists in Germany in the first half of the twentieth century, in: Arch. Gynecol. Obstet (2005) 272, 245–60, 246f.

E. Rumberger: Zu Ehren von Frau Privatdozentin Dr. R. Liebeschütz-Plaut. Redemanuskript vom 20.10.1989. Universitätsklinikum Hamburg-Eppendorf, Institut für Geschichte und Ethik der Medizin, S. 1–4.

R. Rürup (unter Mitwirkung von M. Schüring): Mathilde Carmen Hertz. Kaiser-Wilhelm-Institut für Biologie, Berlin-Dahlem, in: Schicksale und Karrieren. Gedenkbuch für die von den Nationalsozialisten aus der Kaiser-Wilhelm-Gesellschaft vertriebenen Forscherinnen und Forscher, Göttingen 2008, S. 221–224.

M. Rüthers: Frauenleben verändern sich. Frauen–Bildung–Erziehung, in: Haumann: Luftmenschen, S. 233–305.

M. Rüthers und D. Schwara: Regionen im Porträt, in: Haumann: Luftmenschen, S. 11–70.

O. Sacks: Onkel Wolfram. Erinnerungen, Hamburg 2003.

W. Salmen: Orgelsynagogen zwischen 1810 bis 1900, in: Freiburger Rundbrief, Zs für christlich-jüdische Begegnung, Archiv Neue Folge, Jg 5, 1998, S. 265.

Arthur Samuel: Mein Leben in Deutschland vor und nach dem 30. Januar 1933, in: Bonner Geschichtsblätter 49/50, 1999/2000 (2001), S. 399–470.

H. Sassin: Überleben im Untergrund. Die Kinderärztin Dr. Erna Rüppel (1895–1970), in: die Heimat Nr. 26, 2010, S. 4–37.

H. Satzinger: Differenz und Vererbung. Geschlechterordnung in der Genetik und Hormonforschung 1890–1950, Köln 2009.

J. Scapov: Russische Studenten an den westeuropäischen Hochschulen. Zur Bedeutung einer sozialen Erscheinung am Anfang des 20. Jahrhundert; in: Plaschka und Mack (Hg.), S. 395–412.

M. Schäuble und N. Flug: Die Geschichte der Israelis und Palästinenser, überarbeitete und aktualisierte Neuausgabe 2013, 2. Auflage 2014.

H. Scheideler: Thea Kantorowicz (1909–1986), in: Kuhn u. a., S. 215–217.

R. Schieffer: Der Mediävist Wilhelm Levison (1876–1947), in: Düwell u. a., S. 165–176.

W. Schiffer und D. Schulle: Buch der Erinnerung. Die ins Baltikum deportierten deutschen, österreichischen und tschechoslowakischen Juden, München 2003, Bd. 1.

C. Schirren: Die Entwicklung der Mykologie in Hamburg am Beispiel von H. C. Plaut und R. Rieth, Folia Dermotologica 2, Hamburg 2004.

W. Schlau: Der Wandel in der sozialen Struktur der baltischen Staaten, in: Meissner, S. 219–247.

S. Schleiermacher: Berufsnormalität und Weiblichkeit bis zum Ende der Weimarer Republik, in: Bleker und Schleiermacher, S. 87–107.

S. Schleiermacher: Das Schicksal der »nichtarischen« Ärztinnen der älteren Generation, in: Bleker und Schleiermacher, S. 127–158.

Dr. Elisabeth Schenk, Bonn: Die Bedeutung der Schulzahnklinik für die Schulzahnpflge, in: Der sozialistische Arzt, IV. Jg. Nr. 3/4, Dez. 1928, S. 25–30.

Th. Schlemmer und H. Woller: Der Italienische Faschismus und die Juden 1922–1945, in: VfZ Bd. 53, 2005, H. 2, S. 164–201.

J. Schlör: Berlin II – »Traum und Notstadt der Juden«, in: Jasper und Schoeps, S. 63–82.

N. Schlossmacher: Verzogen nach: »unbekannt wohin«. Zur Ermordung von Bonnerinnen und Bonnern bei Minsk im Juli 1942, in: Bonner Geschichtsblätter, Bd. 57/58, Bonn 2008, S. 389–404.

H. Schmehl: »Den Ehrenschild rein gehalten ...« – Die Kurstadt Wiesbaden im Ersten Weltkrieg. Potsdam, unveröffentlichte Diss. der Phil. Fakultät, 2017.

P. Schmidt: Vorgeschichte und Anfänge des Frauenstudiums in Bonn, in: van Rey und N. Schlossmacher, S. 545–569.

M. Schmöckel: Zur Erinnerung an Josef Juncker (9.9.1889–18.10.1938), in: BRJ 02/2014, S. 199–204.

Th. Schneider: Ägyptologen im Dritten Reich. Biographische Notizen anhand der sogenannten »Steindorff-Liste«, in: Journal of Egyptian History, 4/2, 105–215.

A. Scholz und C. P. Heidel: Medizinische Bildung und Judentum, Dresden 1998.

H. Schott: Johann Christian Reil (1759–1813) und die Physiologie des Seelenlebens: Bedeutende Gelehrte der Universität Halle seit ihrer Gründung im Jahr 1694, H.-H. Hartwich und G. Berg (Hg.), Montagsvorträge zur Geschichte der Universität Halle, Opladen 1995, S. 59–74.

U. Schrader: Tora und Textilien, Wuppertal 2007, S. 75.

M. Schüren: 1896: Die ersten Abiturientinnen in Deutschland, in: die Heimat. Krefelder Jb, Jg. 67, 11/1998. Zs für niederrheinische Kultur- und Heimatpflege, hg. vom Verein für Heimatkunde in Krefeld, Schriftleitung: O. Burghardt, R. Feinendegen, S. 66–79.

Kl. H. S. Schulte: Bonner Juden und ihre Nachkommen bis um 1930. Eine familien- und sozialgeschichtliche Dokumentation. (Veröffentlichungen des Stadtarchivs Bonn, begründet von E. Ennen fortgeführt von D. Höroldt, Bd. 16), Bonn 1996.

F. W. Schwartz u.a. (Hg.): Public health. Texte zu Stand und Perspektive der Forschung, redaktionelle Mitarbeit: M. Klein-Lange und B. P. Robra, Berlin 1991.

H. J. Schwarz: Neumann, Rudolf Otto, in: NDB Bd. 19 (1999), S. 136–157.

J. Schwartz: In Pursuit of the Genes. From Darwin to DNA, Cambridge, Mass. und London 2008.

Chr. Schweikart: Die Entwicklung der Krankenpflege zur staatlich anerkannten Tätigkeit im 19. und frühen 20. Jahrhundert. Das Zusammenwirken von Modernisierungsbestrebungen, ärztlicher Dominanz, konfessioneller Selbstbehauptung und Vorgaben der preußischen Regierung, München 2008.

S. Schwenke-Bahlo: Edith Bülbring (1903–1990). Leben und wissenschaftliches Werk einer deutschen Pharmakologin in England, Hannover. Zahnmed. Diss. 1999.

R. Schwoch (Hg.): Berliner jüdische Kassenärzte und ihr Schicksal im Nationalsozialismus. Ein Gedenkbuch, Berlin 2009.

R. Schwoch: Jüdische Kassenärzte rund um die Neue Synagoge (Jüdische Miniaturen. Spektrum jüdischen Lebens, hg. von H. Simon, Bd. 54), Teetz und Berlin 2006.

R. Schwoch: »Praktisch zum Verhungern verurteilt.« Krankenbehandler« zwischen 1938 und 1945, in: Beddies u.a.: Jüdische Ärztinnen, S. 75–91.

R. Schwoch: Wie ein Projekt Gestalt annahm, in: Schwoch (Hg.): Berliner jüdische Kassenärzte und ihr Schicksal im Nationalsozialismus, S. 8–30.

R. Schwoch: Vom jüdischen Deutschen zum »fremdrassigen Element«. Zur Verfolgung jüdischer Ärzte im Nationalsozialismus, in: Jacob und Federspiel, S. 19–24.

R. Schwoch: Jüdische Ärzte als Krankenbehandler in Berlin zwischen 1938 und 1945, Frankfurt/M. 2018.

E. Seidler: Jüdische Kinderärzte 1933–1945. Entrechtet – Geflohen – Ermordet, erweiterte Neuauflage, Basel 2007.

A. Silde: Die Entwicklung der Republik Lettland, in: Meissner, S. 63–74.

Simon Salomon alias Siegbert Salter. Ein Mitbürger aus Speicher. Familie–Leben–Schaffen »Im Lande der Quellen«; hg. vom Arbeitskreis für Heimatgeschichte und -literatur im Eifelverein Ortsgruppe Speicher e. V., Speicher 2003.

A. Slavtcheva-Raiber: Geschichte, Entwicklung und Sprachwerbetätigkeit der deutschen Schulen in Bulgarien im Zeitraum 1900–1939, Mannheim. Soz.Wiss. Diss. von 2006.

N. Sombart: Jugend in Berlin 1933–1943. Ein Bericht, Frankfurt/M. 1986.

O. Sonntag: Villen am Bonner Rheinufer 1819–1914, Bonn 1998, Bd. 3, Bonn. Diss. Philos. Fak. 1994.

W. Spiegelberg: The Oriental Institute oft he University of Chicago: R. Spiegelberg: A life in Egyptology, published in 2015.

N. Stegmann: Die Töchter der geschlagenen Helden. »Frauenfrage«, Feminismus und Frauenbewegung in Polen 1863–1919 (Deutsches Historisches Institut Warschau. Quellen und Studien, Bd. 11), Wiesbaden 2000.

O. Stein: Die deutsch-bulgarischen Beziehungen nach 1878, in: Zs für Balkanologie, Bd. 47, 2011, Heft 2, S. 218–240.

W. Stein: Der große Kulturfahrplan. Die wichtigsten Daten der Weltgeschichte bis heute in thematischer Übersicht, München 1987, erweiterte Auflage.

P. Steinmeier: »Hamburg hatte aber auch seine guten Seiten.« Rudolf Otto Neumann und das Hygienische Institut. (Bd. 3 der Schriftenreihe des Instituts für Hygiene und Umwelt, Hamburg), Hamburg 2005.

J. Steudel: Johannes von Müller 1801–1858, in Bonner Gelehrte, S. 49–62.

G. Stockmayer: Briefe einer Studentin, Edith Glaser (Hg), Königstein 2004.

G. Stökl: Russische Geschichte, Stuttgart 1983.

F. Stratmann: Eine Todesgefährtin Edith Steins: Lisamaria Meirowsky, in: Christ in der Gegenwart: kath. Wochenzeitschrift, Bd. 19, Nr. 36, S. 286–287.

L. Straus-Ernst: Nomadengut. Irgendsowas. Materialien zur Kunst des 20. Jahrhunderts, Hannover 1999.

Chr. Streubel: Radikale Nationalistinnen: Agitation und Programmatik rechter Frauen in der Weimarer Republik, Frankfurt/M. 2006.

I. Strobel: Es ging nur um die Art zu sterben, in: Edelmann, S. 9–26.

R. Stromeier: Lexikon der Naturwissenschaftlerinnen und naturkundlichen Frauen Europas von der Antike bis zum 20. Jahrhundert, Frankfurt/M. 1998.

Chr. Studt: Das Dritte Reich in Daten unter Mitarbeit von D. Itzenplitz und H. Schuppener, München 2002.

G. Susemihl: »… and it became my home…« Die Assimilation und Integration der deutsch-jüdischen Hitlerflüchtlinge in New York und Toronto. Studien zur Geschichte, Politik, Münster 2004.

J. Teitel: Aus meiner Lebensarbeit. Erinnerungen eines jüdischen Richters im alten Russland. (Jüdische Memoiren, H. Simon (Hg.), Bd. 2), Teetz 1999.

W. Tetzlaff: 2000 Kurzbiographien bedeutender deutscher Juden des 20. Jahrhunderts, Lindhorst 1982.

W. Thörner: Max Verworn (1863–1921), in: Bonner Gelehrte, S. 99–106.

R. Tobies (Hg.): »Aller Männerwelt zum Trotz«: Frauen in Mathematik und Naturwissenschaften, Frankfurt/M. und New York 1997.

R. Tobies u. A. B. Vogt: Women in Industrial Research (Wissenschaftskultur um 1900, Bd. 8), Stuttgart 2014.

C. Todorova: Migration bulgarischer Studenten an europäische Hochschulen seit der Befreiung Bulgariens von den Türken bis zum Ersten Weltkrieg, in: Plaschka und Mack, S. 67–82.

C. Tolmien: Die Universität Göttingen im Kaiserreich, in: Göttingen: Von der preußischen Mittelstadt zur südniedersächsischen Großstadt 1866–1989, Bd. 3: Großstadt 1866–1989, R. v. Thadden (Hg.), Göttingen 1999, S. 357–395.

H.-J. Torke (Hg.): Lexikon der Geschichte Russlands von den Anfängen bis zur Oktoberrevolution, München 1997.

D. Trincker: Hess, Carl v., in: Neue Deutsche Biographie 9 (1972).

L. Turnau: Meine Autobiographie, in: Mitteilungsblatt des Deutschen Ärztinnenbundes e. V., Heft 2, 1971, S. 8–12.

Unabhängige Expertenkommission Schweiz – Zweiter Weltkrieg (Hg.). Die Schweiz u. die Flüchtlinge zur Zeit des Nationalsozialismus, Zürich 2001. Veröffentlichungen der Unabhängigen Expertenkommission – Schweiz – Zweiter Weltkrieg, Bd. 17.

Universitätsklinikum Hamburg-Eppendorf, Institut für Geschichte und Ethik der Medizin: Pers. Akte Liebesch., R. (Plaut); STAH Hochschulwesen und Personalakten IV 619, Unterlagen v. 29.09.2009.

Utrecht 1943–1944. Das Tagebuch der Agnes Löb, geb. Frank, kommentiert von Eva Glees, geb. Löb, im Gespräch mit A. Kuhn, bearb. und mit einem Nachwort versehen von M. Hinterberger, in: Bonner Geschichtsblätter, Bd. 55–56, Bonn 2006, S. 207–231.

K. Velten: Die Emigration deutscher Wissenschaftler in die Türkei 1933–1945, Hamburg 1998.

Die Verfolgung und Ermordung der europäischen Juden durch das nationalsozialistische Deutschland 1933–1945, Bd. 1: Deutsches Reich 1933–1945, bearbeitet von W. Gruner, München 2008.

Verzeichnis der Professoren und Dozenten der Rheinischen Friedrich-Wilhelms-Universität zu Bonn 1818–1968, hg. von O. Wenig. 150 Jahre Rheinische Friedrich-Wilhelms-Universität zu Bonn 1818–1968, Bonn 1968.

M. van Rey und N. Schlossmacher (Hg.): Bonn und das Rheinland. Beiträge zur Geschichte und Kultur einer Region. FS zum 65. Geburtstag von Dietrich Höroldt. (Veröffentlichungen des Stadtarchivs Bonn 52), Bonn 1992, S. 545–569.

A. Vogt: Schwestern und Freundinnen: zur Kommunikations- und Beziehungskultur unter Berliner Privatdozentinnen, in: Labouvie: Schwestern und Freundinnen, S. 143–176.

A. Vogt: Von Fleiß und Sachverstand. Studentinnen und Akademikerinnen an der Mathematisch-Naturwissenschaftlichen Fakultät, in: Jahr: Die Berliner Universität, S. 179–191.

A. Vogt: Berlin, in: Jüdische Mathematiker in der deutschsprachigen akademischen Kultur, hg. von B. Bergmann und M. Epple, (Arbeitsgruppe Wissenschaftsgeschichte an der Johann Wolfgang Goethe-Universität Frankfurt/M., Buch zur Wanderausstellung), Frankfurt/M. 2009, S. 36–57.

A. Vogt: Die Privatdozentinnen, in: Von der Ausnahme zur Alltäglichkeit. Frauen an der Universität Unter den Linden, Ausstellungsgruppe an der Humbold-Universität zu Berlin und Zentrum für interdisziplinäre Frauenforschung (Hg.), Berlin 2003, S. 87–97.

B. Vogt: Erste Ergebnisse der Berliner Dokumentation: Deutsche Ärztinnen im Kaiserreich, in: Brinkschulte: Weibliche Ärzte, S. 158–168.

K. Vogt: Für den Kindheitstraum gekämpft. Henriette Hirschfeld-Tiburtius war Deutschlands erste Zahnärztin, in: Bayrisches Zahnärzteblatt, Juli/August 09, S. 74–75.

J. H. Voigt: Betty Heimann (1888–1961) – die erste deutsche Indologin, in: An Indiens Tempelstätten. Fotoimpressionen der Indologin Betty Heimann, Linden-Museum Hannover 2003, S. 15–35.

K. Voigt: Vergebliche Flucht. Ein Danziger Kaufmann in Italien, in: Benz: Das Exil der kleinen Leute, S. 200–215.

Sh. Volkov: Jüdisches Leben und Antisemitismus im 19. und 20. Jahrhundert. Zehn Essays, München 1990.

Sh. Volkov: Die Dynamik der Dissimilation: Deutsche Juden und die osteuropäischen Einwanderer, in: Volkov: Jüdisches Leben, S. 166–180.

Sh. Volkov: Jüdische Assimilation und Eigenart im Kaiserreich, in: Volkov: Jüdisches Leben, S. 131–145.

B. von Brocke und P. Krüger: Hochschulpolitik im Föderalismus. Die Protokolle der Hochschulkonferenzen der deutschen Bundesstaaten und Österreichs 1898 bis 1918, Berlin 1994.

O. von Franqué: Heinrich Fritsch 1844–1915, in: Bonner Gelehrte, S. 290 f.

K. von Frisch: Hertwig, Richard Ritter von, in: Neue Deutsche Biographie 8 (1969), S. 707–708.

Chr. von Oertzen: Strategie Verständigung. Zur transnationalen Vernetzung von Akademikerinnen 1917–1955, Göttingen 2012.

E. Freiherr von Redwitz: Philipp Fritz von Walther 1782–1849, in: Bonner Gelehrte, S. 36–40.

E. Freiherr von Redwitz: August Bier 1861–1949, in: Bonner Gelehrte, S. 196–202.

E. Freiherr von Redwitz: Wilhelm Busch (1826–1881), in: Bonner Gelehrte, S. 181–187.

E. Freiherr von Redwitz: Carl Garré 1857–1928, in: Bonner Gelehrte, S. 203–207.

H. von Rens: Die Verfolgung der Juden in der niederländischen Provinz Limburg während des 2. Weltkrieges, übertragen von I. Schumpetta, in: die Heimat. (Krefelder Jb, Jg. 85, hg. vom Verein für Heimatkunde e. V.), Krefeld 2013, S. 45–49.

M. van Rey: Die Vernichtung der Juden in Bonn, in: Vorlesungen zum Gedenken an Felix Hausdorff. E. Eichhorn und E. J. Thiele (Hg.), (Berliner Studienreihe zur Mathematik, Bd. 5, H. Begehr und R. Gorenflo (Hg.)), FU Berlin, Berlin 1994, S. 227–250.

G. von Roden in Zusammenarbeit mit R. Vogedes: Geschichte der Duisburger Juden. Duisburger Forschungen. Schriftenreihe für Geschichte und Heimatkunde Duisburgs, Stadtarchiv Duisburg in Verbindung mit der Mercator-Gesellschaft (Hg.), Duisburg 1986. Teil 2.

A. von Villeiz: Die Vertreibung der jüdischen Ärzte Hamburgs aus dem Berufsleben 1933–1945, in: häb 3 04, S. 110–114.

A. von Villeiz: Mit aller Kraft verdrängt. Entrechtung und Verfolgung »nichtarischer« Ärzte in Hamburg 1933 bis 1945. (Studien zur jüdischen Geschichte, Bd. 11, hg. von St. Springorum und A. Bräuner), Hamburg 2009.

A. von Villiez: Verfolgte und vergessene Wegbereiter ihres Faches: Jüdische Kinderärzte und Kinderärztinnen 1933–1945 in Hamburg. Jüdische Ärzte 1933–1945: Beratungszentrum Alsterdorf, S. 1–14.

P. Voswinkel: Meyer, Selma, in: Neue Deutsche Biographie (NDB) Bd. 17, Berlin 1994, S. 372 f.

Die Verfolgung und Ermordung der europäischen Juden durch das nationalsozialistische Deutschland 1933-1945, Bd. 1: Deutsches Reich 1933-1945, bearbeitet von W. Gruner, München 2008.

F. Walter: Vom Milieu zum Parteienstaat: Lebenswelten, Leitfiguren und Politik im historischen Wandel, Wiesbaden 2010.

H. Walter: Kornfeld, Gertrud, in: Neue Deutsche Biographie 12 (1979), S. 590f.

J. Walk: Kurzbiographien zur Geschichte der Juden: 1918-1945, hg. vom Leo Baeck Institute, Jerusalem, München, New York 1988.

H. und G. Wedell: Vom Segen des Glaubens. Aufzeichnungen über das Leben und Wirken von G. und H. Wedell, bearb. und ergänzt von R. Rocholl und E. Wedell, hg. durch das Archiv der Ev. Kirche im Rheinland von D. Meyer. (Schriften des Archivs der Ev. Kirche im Rheinland, Nr. 7), Düsseldorf 1995.

A. Wedell: Geschichte der jüdischen Gemeinde Düsseldorf, in: Geschichte der Stadt Düsseldorf in zwölf Abhandlungen. FS zum 600-jährigen Jubiläum, hg. vom Düsseldorfer Geschichtsverein, Düsseldorf 1880 (= Beiträge zur Geschichte des Niederrheins 1888 – Neudruck 1973), S. 149-254.

Nachruf Dr. Abraham Wedell: Beiträge zur Geschichte des Niederrheines Jg. 1892, Heft 6, S. 224, Sign. J3-6.

M. Wedgwood: The peripheral course of the inferior dental nerve, in Journal of Anatomy 1966, S. 639-650, S. 649.

D. Weiland: Geschichte der Frauenemanzipation in Deutschland und Österreich. Biographien-Programme-Organisationen, Düsseldorf 1983.

U. Wendland: Biographisches Handbuch deutschsprachiger Kunsthistoriker im Exil: Leben und Werk unter dem Nationalsozialismus verfolgten und vertriebenen Wissenschaftler, München 1999.

Y. Weiss: Lea Goldberg. Lehrjahre in Deutschland 1930-1933; Göttingen 2010.

P. Weindling: Frauen aus medizinischen Berufen als Flüchtlinge in Großbritannien während der 1930er und 1940er Jahre, in: Lindner und Niehuss, S. 111-127.

P. Weindling: Medical Refugees and the Modernisation of British Medicine, 1930-1960. Social History of Medicine, Vol. 22/3 (2009), S. 489-511.

P. Weindling: The Impact of German Medical Scientists on British Medicine: A Case Study of Oxford 1933-1945, in: M. G. Ash, A. Söllner (Hg.): Forced Migration and Scientific Change. Emigré german-speaking Scientists and Scholars after 1933, Washington/ Cambridge 1996, S. 86-116.

E. Welte: Friedrich Schultze; in: Bonner Gelehrte, S. 228-230.

O. Wenig (Hg.): 150 Jahre Rheinische Friedrich-Wilhelms-Universität zu Bonn 1818-1968, Verzeichnis der Professoren und Dozenten der Rheinischen Friedrich-Wilhelms-Universität zu Bonn 1818-1968, Bonn 1968.

J. Werner: Hakenkreuz und Judenstern. Das Schicksal der Karlsruher Juden im 3. Reich. Veröffentlichungen des Karlsruher Stadtarchivs, Bd. 9, 2. überarbeitet und erweiterte Auflage, Karlsruhe 1990.

P. Wietzorek: 150 Jahre Ricarda-Huch-Gymnasium zu Krefeld 1848-1998, Krefeld 1998.

E. Winokurow: Eine außergewöhnliche Kollegin, in: Ärztin Nr. 7, Jg. 30 (1983), S. 7-8 u. Ärztin Nr. 8, Jg. 30 (1983), S. 8-10.

R. Wittram: Baltische Geschichte. Die Ostseelande, Livland, Estland, Kurland 1180-1918. Grundzüge und Durchblicke. Sonderausgabe, unveränderter Abdruck der ersten

Auflage von 1954. (Geschichte der Völker und Staaten – Der Göttinger Arbeitskreis, Veröffentlichung 83), Darmstadt 1973.

E. Wohl: So einfach liegen die Dinge nicht. Erinnerungen. Von Deutschland nach Israel, hg. von A. Mehmel, Bonn 2004.

Chr. Wolff: Augenblicke verändern uns mehr als die Zeit. Eine Autobiographie, Frankfurt/ M. 1986.

S. L. Wolff: Jüdische oder nichtjüdische Deutsche. Vom öffentlichen Umgang mit Heinrich Hertz und seiner Familie im Nationalsozialismus, in: R. Burmester und A. Niehaus (Hg.): Heinrich Hertz – vom Funkensprung zur Radiowelle, Bonn 2012 (maschinengeschriebenes Manuskript).

U. Wolfradt, E. Brillmann-Mahecha, A. Stock (Hg.): Deutschsprachige Psychologinnen und Psychologen 1933–1945. Ein Personenlexikon, ergänzt um einen Text von E. Stern, Wiesbaden 2015.

Die geraubte Würde: Die Aberkennung des Doktorgrades an der Universität Würzburg 1933–1945, Universität Würzburg (Hg.), Würzburg 2011.

P. Wunderlich: Arthur Schlossmann, in: Neue Deutsche Biographie 23 (2007), S. 108–109.

S. Yerleri: Orte des Exils 01: MÜNIH ve ISTANBUL, Ausstellungsbroschüre, Jüdisches Museum München, 2008, S. 1–34.

M. Zimmermann (Hg.): Geschichte der Juden im Rheinland und in Westfalen. (Schriften zur politischen Landeskunde Nordrhein-Westfalen, Bd. 11, hg. von der Landeszentrale für politische Bildung NRW), Köln 1998.

Th. D. Zotschew: Wachstumsprobleme Bulgariens, in: Wachstumsprobleme in den osteuropäischen Volkswirtschaften. Gesellschaft für Wirtschafts- und Sozialwissenschaften. Verein für Sozialpolitik. Ausschuss zum Studium für Ostfragen, Berlin 1970, S. 267–283.

St. Zweig: Die Welt von gestern. Erinnerungen eines Europäers, Frankfurt/Main 1970 (Erstausgabe 1944).

Tabellen

Tabelle 1: Daten zu den im Text aufgenommenen Medizinstudentinnen

Name	geb.	Geburtsort	Vaterberuf	Niederlassung	verh.	Kinder
Maas	1871	Trier	Kaufmann	Nürnberg	nein	keine
Meyer-Wedell	1880	Düsseldorf	Rabbiner +	Hamburg	ja	2
Kassel	1880	Steinau/ Schlesien	Jurist	Berlin	ja	keine
Jung-Danielewicz	1880	Berlin	Kaufmann	Düsseldorf	ja	keine
Strauss	1881	London	Kaufmann	Köln	ja	keine
Bloch, Dr.*	1882	Zürich	Kaufmann +	?	?	?
Breyer-Herzberg	1882	Altena/Köln	Kaufmann	Köln	ja	1
Levy	1883	Przemysl	Kaufmann +	Hamburg	ja	4
Firstenberg,	1884	Rußland/ Polen	Kaufmann	?	?	?
Maas, Dr.*	1885	Frankfurt/M.	Bankier +	Karlsruhe	nein	keine
Rabinowitsch	1886	Rußland/ Polen	Kaufmann	?	?	?
Hertz	1887	Karlsruhe	Professor +	Bonn	nein	keine
Werth	1887	Baltikum	Kaufmann	?	ja	?
Friedmann-Katzmann	1887	Riga	Weber +	Riga	ja	2
Friesicke	1888	Elberfeld	Kaufmann	Brandenburg	ja	2
Heinemann	1889	Kassel	Kaufmann	Köln	?	?
Crampe	1889	Emmerich	Kaufmann	keine	ja	keine
Falk	1890	Hannover	Kaufmann +	Berlin	ja	2
Haubrich-Gottschalk	1892	Konitz/ Westpr.	Rabbiner	Köln	ja	1
Margolis	1892	Warschau	Kaufmann	Lodz	ja	2

((Fortsetzung))

Name	geb.	Geburtsort	Vaterberuf	Niederlassung	verh.	Kinder
Muschkatblatt	1892	Warschau	Kaufmann +	?	?	?
Krausz	1892	Budapest	Bankbeamter +	?	?	?
Sprinz	1892	Leipzig	Med.Professor	Berlin	ja	2
Liebeschütz-Plaut	1894	Leipzig	Med.Professor	keine	ja	2
Willner	1894	Krefeld	Kaufmann	Berlin	nein	keine
Rüppel	1895	Barmen	Kaufmann	Solingen	ja	keine
Eckstein-Schlossman	1895	Dresden	Med.Professor	keine	ja	3
Epstein	1896	Elberfeld	Kaufmann	keine	ja	?
Neustadt-Ochs	1896	Köln	Mediziner	Köln	ja	2
Fraenkel	1896	Frankfurt/M.	Kaufmann +	keine	ja/gesch.	keine
Beck	1897	Zempelburg/Westpr.	Kaufmann	Berlin	ja	?
Jacob	1898	Speicher/Trier	Kaufmann	Berlin	ja	3
Klein-Hertz	1898	Krefeld-Ürdingen	Kaufmann	Düsseldorf	ja	2
Neustadt-Steinfeld	1898	Mönchen-Gladbach	Kaufmann	keine	ja	keine
Süßkind, M.	1899	Sumatra	Beamter	?	?	?
Schein	1900	Lechenich	Kaufmann	Dinslaken/Essen	ja	2
Marcus	1900	Andernach	Jurist	Berlin	ja	1
Spiegelberg	1902	Frankfurt/M.	Bankier	Aachen	nein	keine
Rainova	1903	Feldberg/Mecklenburg	Kaufmann	keine	ja	?
Baruch-Heilborn	1903	Köln	Kaufmann +	keine	ja	?
Bülbring	1903	Bonn	Dozent +	keine	nein	keine
Meirowsky	1904	Graudenz	Med.Professor	keine	nein	keine
Harth	1904	Bensberg/Köln	Lehrer	keine	nein	keine
Weidenbaum	1906	Hemelingen-Bremen	Kaufmann	keine	ja	keine
v. d. Walde	1907	Essen	Klempner	keine	ja	2
Schiff	1907	Köln	Kaufmann	keine	ja	keine

((Fortsetzung))

Name	geb.	Geburtsort	Vaterberuf	Niederlassung	verh.	Kinder
Muller	1909	Bonn	Med.Professor	keine	ja	1
Glees	1909	Bonn	Dozent +	keine	ja	4
Löwenberg	1909	Duisburg	Bäcker/ Konditor	keine	ja	?
Herrmans	1910	Bonn	Jurist	keine	nein	keine
Lachmann-Mosse	1913	Berlin	Jurist	keine	nein	keine

* sie immatrikulierte sich in Bonn als bereits promovierte Chemikerin
+ Väter, die bei der Immatrikulation als bereits verstorben bezeichnet worden sind

Tabelle 2: Examina, aufgelistet nach Universitäten und Zeitpunkt (soweit bis dahin bekannt)

Name	Physikum	Staatsexamen	Promotion
Maas	Bonn 1902	Heidelberg 1905	Heidelberg 1907
Meyer-Wedell	Bonn 1902	München 1905	München 1905
Kassel	Erlangen 1905	München 1909	Leipzig 1912
Jung-Danielewicz	Freiburg 1903/04	Berlin 1907	Bonn 1908
Strauss		Berlin 1909	Bonn 1914
Breyer-Herzberg	Heidelberg 1907	Bonn 1910	Bonn 1911
Levy	Leipzig 1909	Bonn 1911	Bonn 1912
Hertz	Bonn	Bonn 1913	Bonn 1914
Friedmann-Katzmann*			Bonn 1912
Friesicke	Bonn	Jena 1914	Jena 1915
Heinemann	Marburg 1912	Freiburg 1915	Bonn 1918
Crampe			Bonn 1914
Falk	Heidelberg 1915	München 1915	Berlin 1918
Haubrich-Gottschalk	Bonn 1912	Bonn 1915	Bonn 1915
Sprinz		Bonn 1917	Bonn 1918
Liebeschütz-Plaut	Freiburg	Bonn 1918	Bonn 1918
Willner			Bonn 1924
Rüppel	Bonn 1915	Bonn 1918	Bonn 1919
Eckstein-Schlossman			Düsseldorf 1920
Neuberger-Ochs	Bonn	Köln	Köln 1920
Fraenkel	Frankf./M. 1918	Frankf./M. 1921	Frankf./M. 1922
Beck			Berlin 1932
Jacob			Berlin 1932

((Fortsetzung))

Name	Physikum	Staatsexamen	Promotion
Klein-Hertz	Bonn 1920	Heidelberg 1922	Heidelberg 1923
Neustadt-Steinfeld			Leipzig 1923
Marcus			Berlin 1927
Spiegelberg	Bonn 1924	Bonn	Bonn 1928
Rainova			Bonn 1928
Baruch-Heilborn	Bonn 1931	Bonn 1933 ZA**	Bonn 1934
		Bonn 1937 Med.	Bonn 1938
Bülbring		Bonn 1927	Bonn 1929
Meirowsky		Bonn 1929	München 1933
			Rom
Harth	Bonn	Bonn 1927	Bonn 1930
Weidenbaum			Frankf./M. 1935
v. d. Walde		Bonn 1929	Bonn 1931
Schiff		Köln 1931	Köln 1931
Muller	Bonn		Istanbul
Glees	Bonn 1931	Bonn 1933	Bonn 1934
Löwenberg			Bonn 1937
Herrmans	Bonn 1931	Pisa	Pisa 1935
Lachmann-Mosse			Basel 1938

*   als Ausländerin (Russin) konnte sie im Deutschen Reich nur die Promotion erlangen
** Zahnmedizin

Tabelle 3: In Bonn erzielte Promotionen

Name	Jg.	Datum	Benotung	Aushändigung des Doktordiploms
Jung-Danielewicz	1880	1908	c. l.	regulär
Strauss	1881	1914	c. l.	regulär
Breyer-Herzberg	1882	1911	s. c. l.	regulär
Levy	1883	1912	c. l.	regulär
Hertz	1887	1914	m. c. l.	regulär
Friedmann-Katzmann	1887	1912	m. c. l.	regulär
Heinemann	1887	1918	rite	regulär
Crampe	1889	1914	s. c. l.	regulär
Haubrich-Gottschalk	1892	1915	c. l.	regulär

((Fortsetzung))

Name	Jg.	Datum	Benotung	Aushändigung des Doktordiploms
Sprinz	1892	1918	sehr gut	regulär
Liebeschütz-Plaut	1894	1918	mit Auszeichnung	regulär
Willner 1	1894	1924	c. l.	regulär
Rüppel	1895	1919	c. l.	regulär
Spiegelberg	1902	1928	gut	regulär
Rainova	1903	1928	sehr gut	regulär
Baruch-Heilborn	1903	1934 ZA*	gut	regulär
		1938 Med.	gut	erst im Jahre 1956 ausgestellt
Bülbring	1903	1929	mit Auszeichnung	regulär
Harth	1904	1930 ZA	sehr gut	regulär
v. d. Walde	1907	1931 ZA	sehr gut	regulär
Glees	1909	1934	gut	im Jahre 1936 ausgestellt
Löwenberg	1909	Feb 37	gut	Neun Monate nach Examen ausgestellt.

* Zahnmedizin

Tabelle 4: Wege ins Exil

Meyer-Wedell		1936 GB			
Kassel, M.			1938 ARG		1946 USA
Breyer-Herzberg		1937 NL			
Levy		1936 PAL			
Hertz		1936 GB			
Falk			1939 AUS		
Sprinz			1939 GB		
Liebeschütz-Plaut			1938 GB		
Willner			1938 GB	1943 USA	
Eckstein-Schlossman		1935 TÜR			
Neustadt-Ochs			1938 GB		1971 CAN

((Fortsetzung))

Fraenkel		1935 B	1938 USA		
Beck			1938 GB		
Jacob			1939 PAL		
Klein-Hertz	1933 NL/ FRK				1946 CHI
Neustadt-Steinfeld			1937 USA		
Schein				1940 USA	
Marcus		1936 USA			
Rainova	1933 BUL				
Baruch-Heilborn	1933 GB				1948 USA
Bülbring	1933 GB				
Harth	1933 CH	1936 PAL			
Weidenbaum	1934 B			1941 FRK/ CH	1950 PAL
v. d. Walde	1934 CH	1935 IT	1939 ARG		
Schiff			1939 GB	1940 USA	
Muller	1933 TÜR	1936 GB		1940 USA	
Glees, Eva		1935 NL	1939 GB		
Löwenberg, Henny		1936 CH/B/ FRK		1941 USA	
Lachmann-Mosse, H.	1933 CH		1938 USA		

ARG: Argentinien, AUS: Australien, B: Belgien, BUL: Bulgarien, CAN: Canada, CH: Schweiz, CHI: Chile, FRK: Frankreich, GB: Großbritannien, IT: Italien, NL: Niederlande, PAL: Palästina, TÜR: Türkei, USA: Vereinigte Staaten v. Nordamerika